AF802492

J. Vater, L. Töpfer, A.-K. Reinhold

BASICS Anästhesie, Intensivmedizin und Schmerztherapie

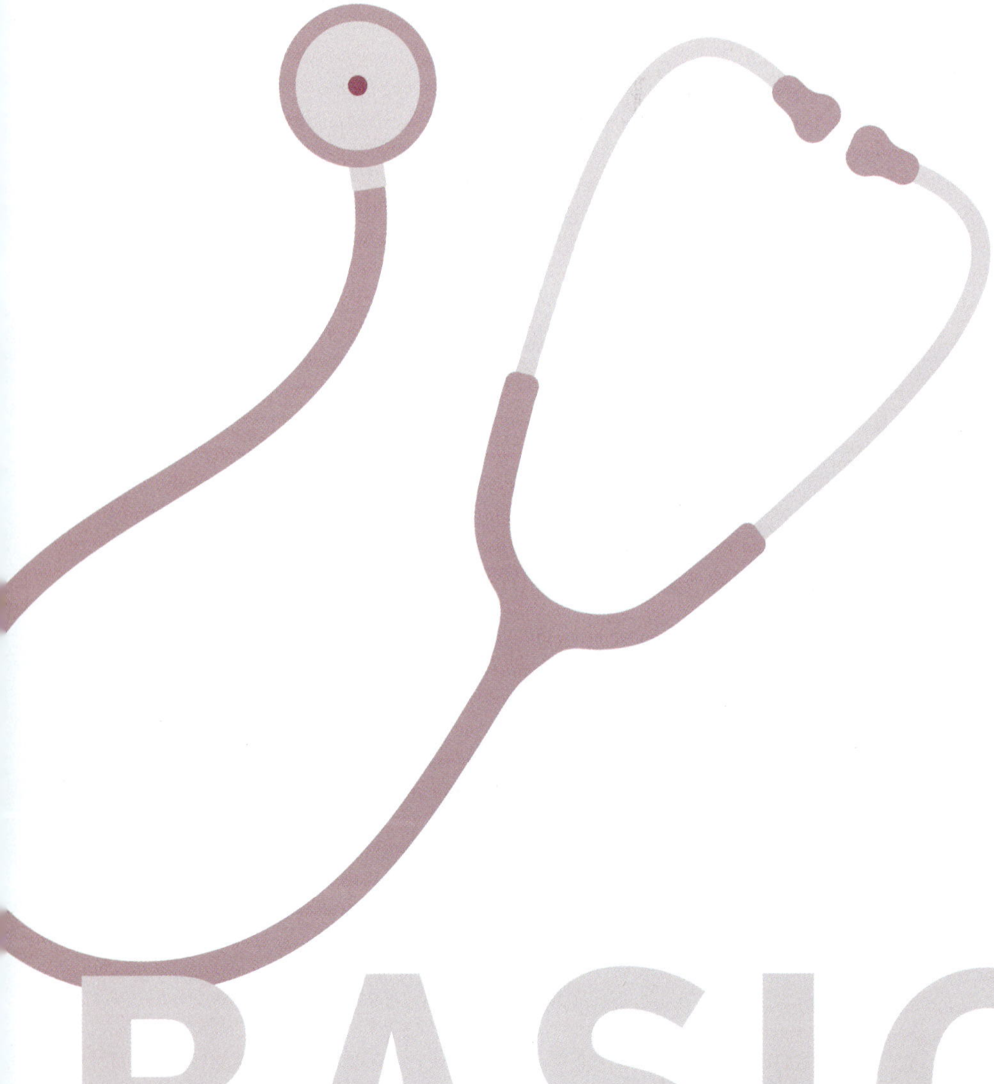

BASICS

Jens Vater, Lars Töpfer, Ann-Kristin Reinhold

BASICS
Anästhesie, Intensivmedizin und Schmerztherapie

7. Auflage

ELSEVIER

Elsevier GmbH, Bernhard-Wicki-Str. 5, 80636 München, Deutschland
Wir freuen uns über Ihr Feedback und Ihre Anregungen an kundendienst@elsevier.com

ISBN 978-3-437-41374 eISBN 978-3-437-06472-2

Aus Gründen der Barrierefreiheit sind die Bilder in elektronischen Ausgaben dieses Buches mit Alt-Text-Beschreibungen (Alternativ-Text) versehen, die von Elsevier bereitgestellt werden. Mehr Informationen erhalten Sie unter https://www.elsevier.com/about/accessibility.

Bücher und Zeitschriften, die von Elsevier veröffentlicht werden, entsprechen den geltenden Produktsicherheitsanforderungen. Für etwaige Bedenken oder Fragen zur Produktsicherheit wenden Sie sich bitte an unseren autorisierten Vertreter, Elsevier B.V., productsafety@elsevier.com.

Elsevier nimmt eine neutrale Position in Bezug auf territoriale Meinungsverschiedenheiten oder Zuständigkeitsansprüche in seinen veröffentlichten Inhalten ein, einschließlich von Landkarten und institutionellen Zugehörigkeiten.

7. Auflage 2026

Wichtiger Hinweis: Die medizinischen Wissenschaften unterliegen einem sehr schnellen Wissenszuwachs. Der stetige Wandel von Methoden, Wirkstoffen und Erkenntnissen ist allen an diesem Werk Beteiligten bewusst. Sowohl der Verlag als auch die Autorinnen und Autoren und alle, die an der Entstehung dieses Werkes beteiligt waren, haben große Sorgfalt darauf verwandt, dass die Angaben zu Methoden, Anweisungen, Produkten, Anwendungen oder Konzepten dem aktuellen Wissensstand zum Zeitpunkt der Fertigstellung des Werkes entsprechen.
Der Verlag kann jedoch keine Gewähr für Angaben zu Dosierung und Applikationsformen übernehmen. Es sollte stets eine unabhängige und sorgfältige Überprüfung von Diagnosen und Arzneimitteldosierungen sowie möglicher Kontraindikationen erfolgen. Jede Dosierung oder Applikation liegt in der Verantwortung der Anwenderin oder des Anwenders. Die Elsevier GmbH, die Autorinnen und Autoren und alle, die an der Entstehung des Werkes mitgewirkt haben, können keinerlei Haftung in Bezug auf jegliche Verletzung und/oder Schäden an Personen oder Eigentum, im Rahmen von Produkthaftung, Fahrlässigkeit oder anderweitig übernehmen.
Obwohl alle Werbemittel mit ethischen (medizinischen) Standards übereinstimmen, stellt die Erwähnung in dieser Publikation keine Garantie oder Anerkennung der Qualität oder des Wertes dieses Produkts oder der Aussagen der Herstellerfirmen dar.

Für die Vollständigkeit und Auswahl der aufgeführten Medikamente übernimmt der Verlag keine Gewähr.
Geschützte Warennamen (Warenzeichen) werden in der Regel besonders kenntlich gemacht (®). Aus dem Fehlen eines solchen Hinweises kann jedoch nicht automatisch geschlossen werden, dass es sich um einen freien Warennamen handelt.

Bibliografische Information der Deutschen Nationalbibliothek
Die Deutsche Nationalbibliothek verzeichnet diese Publikation in der Deutschen Nationalbibliografie; detaillierte bibliografische Daten sind im Internet über https://www.dnb.de abrufbar.

26 27 28 29 30 5 4 3 2 1

In ihren Veröffentlichungen verfolgt die Elsevier GmbH das Ziel, genderneutrale Formulierungen für Personengruppen zu verwenden. Um jedoch den Textfluss nicht zu stören sowie die gestalterische Freiheit nicht einzuschränken, wurden bisweilen Kompromisse eingegangen. Selbstverständlich sind **immer alle Geschlechter** gemeint.

Planung: Veronika Rojacher; Projektmanagement: Sophie Eckart; Dr. Nikola Schmidt, Berlin
Redaktion: Dr. Nikola Schmidt, Berlin
Rechteklärung: Elisabeth Pilhofer, Mainz
Herstellung: Steffen Zimmermann, SZ Publishing Support, München
Gestaltungskonzept: Waltraud Hofbauer, Andrea Mogwitz, Rainald Schwarz
Satz: STRAIVE, Puducherry/Indien
Druck und Bindung: Printer Trento S.r.l., Trento/Italien
Umschlaggestaltung: SpieszDesign, Neu-Ulm
Titelfotografie: Stethoskop © ville – stock.adobe.com; Tabletten © colourbox.de; Skalpell © MVshop/stock.adobe.com

Aktuelle Informationen finden Sie im Internet unter **www.elsevier.de**

Vorwort

"Anesthesia is quite remarkable. It's lost time. And you wake up kind of refreshed."

Michael Keaton

Liebe Leserin, lieber Leser,
zum 20-jährigen geht das BASICS AINS in die 7. Runde!
Für die neue Auflage haben wir uns nicht nur bemüht, alle Kapitel einer gründlichen Überprüfung zu unterziehen und aktuelle Leitlinien und Empfehlungen, wie zum Beispiel die neuen ERC-Guidelines zur Reanimation und die Sepsis-3-Leitlinie einzuarbeiten, wir haben auch eine neue Mitautorin verpflichten können und so das Team mit neuem Input verstärkt. PD Dr. Ann-Kristin Reinhold ist eine erfahrene Anästhesistin und Intensiv- und Notfallmedizinerin. Auch neu in dieser Ausgabe: ein neues dreispaltiges Layout. Wir hoffen, auch dieses Mal wieder allen interessierten Studierenden, ärztlichen und nichtärztlichen Kolleginnen und Kollegen aus Anästhesie und Intensivmedizin einen Einblick in die Fachgebiete der Anästhesie, Intensivmedizin und Schmerztherapie zu geben.
Dieses Buch kann bei Weitem nicht alles abdecken, was man als Anästhesistin oder Anästhesist wissen muss, und will auch kein Lehrbuch ersetzen. Es soll vielmehr, wie auch bisher eine leichte Lektüre ohne viel Ballast sein und bleiben, die jeder und jedem den Einstieg in das unserer Meinung nach vielfältigste und spannendste aller klinischen Fachgebiete erleichtert.
Unser besonderer Dank gilt unseren Familien, die uns während der Erstellung des Buchs an so manchem Abend nicht zu Gesicht bekommen haben und uns dennoch tatkräftig unterstützten.
Vielen Dank auch an die Mitarbeiterinnen und Mitarbeiter vom Verlag Elsevier/Urban & Fischer für die hervorragende Zusammenarbeit und die flexible Terminplanung. Allen voran danken wir Veronika Rojacher für die Planung im Vorfeld, Dr. Nikola Schmidt für die redaktionelle Bearbeitung der Texte und Frau Eckart für die Koordination.
Ein herzliches Dankeschön geht an unsere stillen Berater für spezielle Fachfragen und an alle Leserinnen und Leser, die mit Anregungen und Tipps für Verbesserungen und Hinweisen auf kleine Fehler dazu beigetragen haben, dass dieses Buch entstanden ist. Wir freuen uns auch weiterhin über Anregungen, Ideen und jede Form der Kritik.

Schwäbisch Gmünd, November 2025
Für das Autorenteam,
Jens Vater

Abkürzungsverzeichnis

A., Aa.	Arteria, Arteriae
ACCP	American College of Chest Physicians
ACh	Acetylcholin
ACLS	Advanced Cardiac Life Support
ACT	Activated clotting time
ADH	antidiuretisches Hormon
AEP	akustisch evozierte Potenziale
AF	Atemfrequenz
AKE	Arbeitsgemeinschaft für klinische Ernährung
AKI	Acute kidney injury
AKIN-Schema	Acute-kidney-injury-network-Schema
ALI	Acute lung injury
AMV	Atemminutenvolumen
ANP	atriales natriuretisches Peptid
ANV	akutes Nierenversagen
AP	Angina pectoris
APACHE	Acute physiology and chronic health evaluation
aPTT	aktivierte partielle Thromboplastinzeit
ARDS	Acute respiratory distress syndrome
AS	Aminosäure(n)
ASA	American Society of Anesthesiology
ASB	Assisted spontaneous breathing
ASS	Acetylsalicylsäure
AT	Antithrombin
ATP	Adenosintriphosphat
AV	atrioventrikulär, arteriovenös
AWR	Aufwachraum
AZV	Atemzugvolumen
BE	Base Excess
BGA	Blutgasanalyse
BGK	Blut-Gas-Koeffizient
BIPAP	Biphasic positive airway pressure
BIS	bispektraler Index
BLS	Basic Life Support
BMG	Bundesministerium für Gesundheit
BMI	Body-Mass-Index
BMS	Bare-metal-stent
BPS	Behavioural Pain-Scale
BtMG	Betäubungsmittelgesetz
BURP	Backwards upwards rightwards pressure
BWK	Brustwirbelkörper
BZ	Blutzucker
cAMP	zyklisches Adenosinmonophosphat
CBF	zerebraler Blutfluss
CCR	kardiozerebrale Reanimation
CCT	kraniale Computertomografie
cGMP	zyklisches Guanosinmonophosphat
CIP	Critical Illness Polyneuropathie
CMV	Zytomegalievirus
CO	Kohlenmonoxid
CO_2	Kohlendioxid
COPD	chronisch-obstruktive Lungenerkrankung
COX	Cyclooxygenase, Zyklooxygenase
CPAP	Continuous positive airway pressure
CPP	zerebraler Perfusionsdruck
CPPV	Continuous positive pressure ventilation
CPR	kardiopulmonale Reanimation = Herz-Lungen-Wiederbelebung
CRP	C-reaktives Protein
CRPS	Complex regional pain syndrome
CSE	kombinierte Spinal-Epidural-Anästhesie
CT	Computertomogramm, -grafie
CTG	Kardiotokogramm, -grafie
CVVH	kontinuierliche venovenöse Hämofiltration
D	Dalton
DATHS	dicker aufsteigender Teil der Henle-Schleife
DES	Drug-eluting Stent
DGAI	Deutsche Gesellschaft für Anästhesiologie und Intensivmedizin e. V.
DGEM	Deutsche Gesellschaft für Ernährungsmedizin
DHPR	Dihydropyridinrezeptor
DIC	disseminierte intravasale Gerinnung
Dig., Digg.	Digitus, Digiti
DK	Dauerkatheter
DLT	Doppellumentubus
DSO	Deutsche Stiftung Organtransplantation
ECLA	Extracorporeal lung assist
ECMO	Extracorporeal membrane oxygenation
ECT	Ecarinzeit
ED	effektive Dosis
EDA	Epiduralanästhesie
EEG	Elektroenzophalogramm, -grafie
EF	Auswurffraktion des Herzens
EK	Erythrozytenkonzentrat
EKG	Elektrokardiogramm, -grafie
EKZ	extrakorporale Zirkulation
ELV	Einlungenventilation
EMG	Elektromyogramm
EMLA	Eutectic mixture of local anesthetic
ERC	European Resuscitation Council
ERV	exspiratorisches Reservevolumen
ESBL	Extended spectrum beta-lactamase
ESPEN	European Society for Clinical Nutrition and Metabolism
$etCO_2$	endtidales (am Ende der Ausatmung) gemessenes CO_2
EVLW	extravaskuläres Lungenwasser
EZR	Extrazellularraum
FAST	Focused Assessment with sonography for trauma
FATE	Focused assessed transthoracic echocardiography
FFP	Fresh frozen plasma
FiO_2	inspiratorische Sauerstoffkonzentration
FRC	funktionelle Residualkapazität
G	Gauge
GABA	γ-Aminobuttersäure
GCS	Glasgow Coma Scale
GFP	gefrorenes Frischplasma
GFR	glomeruläre Filtrationsrate
GHB	γ-Hydroxybuttersäure
gtt	Tropfen (von guttae)
Hb	Hämoglobin
HCO_3	Bikarbonat
HD	Hämodialyse
HELLP	**H**emolytic anemia, **el**evated **l**iver enzymes, **l**ow **p**latelets
HES	Hydroxyethylstärke
HF	Herzfrequenz
HFOV	High-frequency oscillatory ventilation
HIPAA	heparininduzierter Plättchenaktivierungsassay
HIT	heparininduzierte Thrombozytopenie
HIV	humanes Immundefizienzvirus
HLA	humanes Leukozytenantigen(-System)

HLM Herz-Lungen-Maschine
HPV hypoxische pulmonale Vasokonstriktion
HRST Herzrhythmusstörungen
HWK Halswirbelkörper
HWS Halswirbelsäule
HWZ Halbwertszeit
HZV Herzzeitvolumen
IBP invasive Blutdruckmessung
ICP intrakranieller Druck
ID Innendurchmesser
I:E-Verhältnis Verhältnis Inspiration zu Exspiration
Ig Immunglobulin
IK Inspirationskapazität
IL Interleukin
ILCOR International Liaison Committee on Resuscitation
INR International Normalized Ratio
IPPV Intermittent positive pressure ventilation
IRV inspiratorisches Reservevolumen
ISF International Sepsis Forum
ITBV intrathorakales Blutvolumen
ITN Intubation(snarkose)
ITP idiopathische thrombozytopenische Purpura
i.v. intravenös
IVAN Innen – Vene – Arterie – Nerv
IVKT In-vitro-Kontrakturtest
IVRA intravenöse Regionalanästhesie
IZR Intrazellularraum
KG Körpergewicht
KHK koronare Herzkrankheit
KI Kontraindikation, Kurzinfusion
LA Lokalanästhetikum, Lokalanästhetika
LCT langkettige Triglyzeride
LD letale Dosis
LMA Larynxmaske
LOR Loss of resistance
LTS Larynxtubus
LWK Lendenwirbelkörper
M., Mm. Musculus, Musculi
MAC minimale alveoläre Konzentration
MAO Monoaminoxidase
MAP mittlerer arterieller Druck
MAT maschinelle Autotransfusion
MCT mittelkettige Triglyzeride
MCV mittleres Erythrozytenvolumen
MEOPA Mélange équimolaire oxygène-protoxyde d'azote
MG Molekulargewicht
MH maligne Hyperthermie
MODS Multiorgan-Dysfunktionssyndrom
MOV Multiorganversagen
MPS mononukleäres Phagozytosesystem
MRE Methicillin-resistente Enterokokken
MRSA Methicillin-resistenter *Staphylococcus aureus*
MRT Magnetresonanztomogramm, -grafie
N., Nn. Nervus, Nervi
NDMR nichtdepolarisierende Muskelrelaxanzien
NIBP nichtinvasive Blutdruckmessung
NIV nichtinvasive Beatmung
NMDA N-Methyl-D-Aspartat
NMH niedermolekulares Heparin
NNR Nebennierenrinde
NO Stickstoffmonoxid
NOPA Nichtopioidanalgetika
NRS numerische Ratingskala
NSAR nichtsteroidale Antirheumatika
NW Nebenwirkung(en)
NYHA New York Heart Association
OELM Optimal external laryngeal manipulation
p Druck
PAK Pulmonalarterienkatheter
paO_2 alveolärer/arterieller Sauerstoffpartialdruck
PAOP pulmonalarterieller Okklusionsdruck (früher PCWP, s. u.)
PAP pulmonalarterieller Druck
pAVK periphere arterielle Verschlusskrankheit
PBP penicillinbindendes Protein
PCA patientenkontrollierte Analgesie
PCEA patientenkontrollierte epidurale Analgesie
PCIA patientenkontrollierte intravenöse Analgesie
PCT Procalcitonin
PCV Pressure controlled ventilation
PCWP Pulmonary capillary wedge pressure
PDA Periduralanästhesie
PDK Periduralkatheter
PEA pulslose elektrische Aktivität
PEEP positiver endexspiratorischer Druck
PEG perkutane endoskopische Gastrostomie
PEJ perkutane endoskopische Jejunostomie
PFA Platelet function analyser
PFO persistierendes Foramen ovale
PGE_2 Prostaglandin E_2
PiCCO® Pulse contour continuous cardiac output
p.o. per os
POCD postoperative kognitive Dysfunktion
PONV Postoperative nausea and vomiting (postoperative Übelkeit/Erbrechen)
PORC postoperative Restcurarisierung
PPSB **P**rothrombin, **P**rokonvertin, **S**tuart-Prower-Faktor, antihämophiles Globulin **B**
PRIS Propofol-Infusionssyndrom
PTT partielle Thromboplastinzeit
PZN Post-Zoster-Neuralgie
R., Rr. Ramus, Rami
RAAS Renin-Angiotensin-Aldosteron-System
RASS Richmond Agitation-sedation-scale
RG Rasselgeräusch(e)
RIFLE **R**isk, **I**njury, **F**ailure, **L**oss of function, **E**nd stage renal disease
RM Rückenmark
ROTEG Rotationselastogramm
ROTEM Rotationselastometrie/Rotationsthrombelastometer
RQ respiratorischer Quotient
RR Blutdruck nach Riva-Rocci
RSI Rapid sequence induction = Crash-Intubation = Ileuseinleitung
RSS Ramsay Sedation-scale
RV Residualvolumen
RYR Ryanoidinrezeptor
SaO_2 Sauerstoffsättigung
SAS Sedation-agitation-scale
SBH Säure-Basen-Haushalt

SCCM	Society of Critical Care Medicine	**TNI**	terminale Niereninsuffizienz
$ScvO_2$	zentralvenöse Sauerstoffsättigung	**TOF**	Train-of-four
SD-Plasma	Solvent detergent plasma	**TRALI**	transfusionassoziierte akute Lungeninsuffizienz
SDD	selektive Darmdekontamination	**TTE**	transthorakale Echokardiografie
SEP	somatosensorisch evozierte Potenziale	**TTS**	transdermales therapeutisches System
SHT	Schädel-Hirn-Trauma	**TUR**	transurethrale Resektion
SIMV	Synchronized intermittent mandatory ventilation	**TXA2**	Thromboxan A2
SIRS	Systemic inflammatory response syndrome	**TZ**	Thombinzeit
s. l.	sublingual	**UFH**	unfraktioniertes Heparin
SLEDD	Slow low-efficiency daily dialysis	**UKG**	Echokardiografie
SOD	selektive orale Dekontamination	**V., Vv.**	Vena, Venae
SPA	Spinalanästhesie	**V. a.**	Verdacht auf
SpO_2	Sauerstoffsättigung	**VAP**	ventilatorassoziierte Pneumonie
SSC	Surviving sepsis campaign	**VAS**	visuelle Analogskala
SSRI	selektive Serotonin-Wiederaufnahmehemmer	**VATS**	videoassistierte Thorakoskopie
SSW	Schwangerschaftswoche	**VF**	Kammerflimmern
STA	*Staphylococcus aureus*	**VIB**	vertikal-infraklavikuläre Blockade
Supp.	Suppositorium	**VILI**	Ventilator-induced lung injury
SV	Schlagvolumen	**VK**	Vitalkapazität
SVV	Schlagvolumenvarianz	**VLE**	venöse Lungenembolie
SVR	systemischer vaskulärer Widerstand	**V/Q**	Ventilations-Perfusions-Verhältnis
TAFI	thrombinaktivierbarer Fibrinolyseinhibitor	**VRE**	Vancomycin-resistente Enterokokken
Tbc	Tuberkulose	**VSD**	Ventrikelseptumdefekt
TCD	transkranielle Dopplersonografie	**V_T**	Tidalvolumen
TEE	transösophageale Echokardiografie	**VT**	ventrikuläre Tachykardie
TEM	Thrombelastometrie	**vWF**	Von-Willebrand-Faktor
TENS	transdermale elektrische Neurostimulation	**WHO**	World Health Organization
TF	Tissue factor	**ZAS**	zentrales anticholinerges Syndrom
THD	Tageshöchstdosis	**Z. n.**	Zustand nach
TIVA	total-intravenöse Anästhesie	**ZNS**	zentrales Nervensystem
TK	Thrombozytenkonzentrat	**ZVD**	zentraler Venendruck
TLK	totale Lungenkapazität	**ZVK**	zentraler Venenkatheter
TNF	Tumor-Nekrose-Faktor		

Fehler gefunden?

https://else4.de/9783437413742

An unsere Inhalte haben wir sehr hohe Ansprüche. Trotz aller Sorgfalt kann es jedoch passieren, dass sich ein Fehler einschleicht oder fachlich-inhaltliche Aktualisierungen notwendig geworden sind.
Sobald ein relevanter Fehler entdeckt wird, stellen wir eine Korrektur zur Verfügung. Mit diesem QR-Code gelingt der schnelle Zugriff.

Wir sind dankbar für jeden Hinweis, der uns hilft, dieses Werk zu verbessern. Bitte richten Sie Ihre Anregungen, Lob und Kritik an folgende E-Mail-Adresse: kundendienst@elsevier.com

Inhaltsverzeichnis

Allgemeiner Teil

Spezieller Teil

Flussdiagramme

Anhang

Allgemeiner Teil

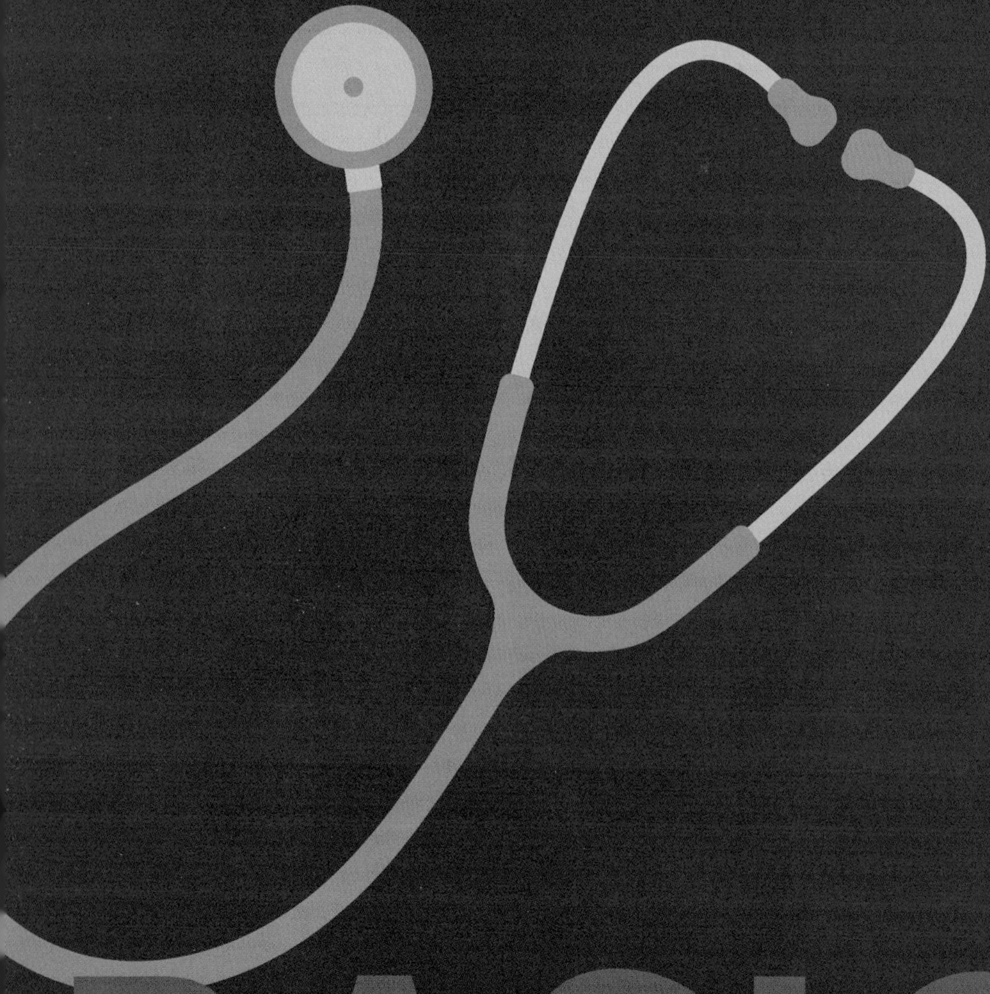

BASICS

Geschichte der Anästhesie

Physiologie

Pharmakologie

Technische Grundlagen

1 Geschichte der Anästhesie

Die moderne Anästhesie ist seit mehr als 150 Jahren bekannt. Ihre Wurzeln hat sie in der Tradition der Schmerzbekämpfung, die bis in die vorchristliche Zeitrechnung zurückreicht. Die Entdeckung der Anästhesie beendete in der Medizin ein heute kaum noch vorstellbares Grauen, das mit jedem operativen Eingriff verbunden war. Ihre Einführung sowie die der Asepsis und der Röntgendiagnostik ermöglichten erst die Entwicklung moderner chirurgischer Fachbereiche.

Antike

2250 v. Chr. Auf einer babylonischen Tonscherbe ist ein Mittel gegen Zahnschmerzen angegeben. Diese setzt sich aus einer Mischung von Bilsenkrautsamen und Gummimasse zusammen.

1200 v. Chr. Dem griechischen Heilgott Aeskulap wird ein schmerzstillender Trank namens „Nepenthe" zugeschrieben.

79 n. Chr. Der römische Gelehrte Plinius der Ältere beschreibt den Wein aus Mandragora (Alraune) als schlafinduzierend und schmerzstillend. Daneben wirkt er gegen Schlangenbisse und sollte vor dem „Schneiden und Brennen, dem Stechen und Punktieren" angewandt werden.

1. Jh. n. Chr. In der Arzneimittellehre des Pedanios Dioskurides aus Anazarbos wird Mandragora als Sud zur Schmerzstillung und bei Schlaflosigkeit angewandt.

Mittelalter

9. Jahrhundert Im Bamberger **Antidotarium** finden sich erste Angaben zu einem Schlafschwamm.

12. Jahrhundert In zahlreichen Antidotarien (Arzneimittelbüchern) sind Schlafschwämme beschrieben. Diese beeinflussten die wundärztliche Literatur.

14. Jahrhundert Der Chirurg und Leibarzt dreier Päpste Guy de Chauliac macht genauere Angaben zu einem Schlafschwamm. Dieser bestand aus Schlafmohn, Bilsenkraut, unreifen Brombeeren, Efeu, Lattich, Schierling, Alraune, Tollkirsche und Ampfer als saftlieferndem Kraut. Mit einem Saft dieser Substanzen wird der Schwamm getränkt und danach zur Aufbewahrung getrocknet. Vor der Anwendung wird er in heißes Wasser getaucht. Als Wirkstoffe enthalten die Schlafschwämme v. a. Skopolamin, Atropin und Opium. Diese werden entweder ad nares, über die Schleimhäute, oder oral aufgenommen. Gleichfalls ist ein Mittel mit Essig zur Aufhebung der Wirkung beschrieben.

Frühe Neuzeit

1540 Der Arzt und Naturforscher Paracelsus beschreibt in seiner **Operum Medico-Chimicorum sive Paradoxorum** die Wirkung des „süssen Vitriols" auf Hühner. Demnach hat es sowohl schmerzstillende wie auch fiebersenkende Wirkung.

1543 Der Mediziner und Begründer der neuzeitlichen Anatomie Andreas Vesalius entdeckt bei Studien die künstliche Beatmung eines Versuchstiers.

1547 Valerius Cordus, Mediziner und Botaniker, beschreibt in seinen **Annotationes in Pedanii Dioscoridis Anazarbei** die Zubereitung des Öls von Vitriol, dem Äther.

1564 Der Chirurg Ambroise Parй führt Lokalanästhesie durch Nervenkompression durch.

1625 Der physiologische Blutkreislauf wird durch den Mediziner und Anatom William Harvey beschrieben.

1657 Der Astronom und Architekt Christopher Wren verabreicht Hunden eine Opiumlösung intravenös.

1665 Der Naturforscher Johann Sigismund Elsholtz versucht eine intravenöse Anästhesie mit Opiatlösung.

1726 Der Naturforscher Stephen Hales misst den menschlichen Blutdruck.

1730 Das „süsse Vitriol" erhält durch den Chemiker W. G. Frobenius den Namen „Äther".

1771 Der Sauerstoff als Bestandteil der Luft wird von dem Chemiker und Apotheker Carl Wilhelm Scheele entdeckt.

1772 Joseph Priestley, Theologe und Chemiker, stellt die Eigenschaften des Stickoxyduls (Lachgas) vor.

19. Jahrhundert

1800 Der Chemiker Humphry Davy veröffentlicht seine umfangreichen Ergebnisse zu Eigenschaften von Gasen. Dabei weist er auf die „schmerzbetäubende" Wirkung von **Stickoxydul (Lachgas)** hin.

1802 Über „die Transfusion des Blutes und die Einspritzung der Arzneyen in die Adern" publiziert Paul Scheel erste umfangreiche Studien.

1804 Der Apotheker Friedrich. W. A. Sertürner extrahiert Morphin aus Opium.

1816 Die Auskultation, das Abhören des menschlichen Körpers, mittels Hörrohr wird von dem Mediziner Rene T. H. Laennec entdeckt.

1818 Die sedativen Wirkungen des Schwefeläthers werden von Michael Faraday, Chemiker und Physiker, beschrieben.

1824 Die erste Bluttransfusion von Mensch zu Mensch wird durchgeführt.

1831 Chloroform wird durch die beiden Chemiker Justus von Liebig und Eugene Souberain entdeckt.

1842 William C. Long führt eine Operation in Narkose durch, publiziert seine Versuche jedoch erst 1849.

1844 Bei Zahnextraktionen wendet der Zahnarzt Horace Wells das Lachgas zur Betäubung an.

1846 16. Oktober, der „Äther-Tag": Der Dentist William T. G. Morton demonstriert die Technik der Äthernarkose am Massachusetts General Hospital bei einer von dem Chirurgen John Collins Warren durchgeführten Operation.

1847 Bereits im Januar werden auch in Erlangen, Leipzig und München die ersten Narkosen mit Schwefeläther praktiziert.

1847 4. November: Der Mediziner James Young Simpson appliziert Chloroform zur Narkose.

1850 Die Messung der Körpertemperatur wird möglich.

1858 Henry R. Silvester stellt eine manuelle Methode zur Beatmung und Wiederbelebung vor.

1867 Das Problem der Anti- und Asepsis, wird mit dem Phenolzerstäuber des Chirurgen Joseph Lister gelöst.

1869 Eine erste Intubation führt Friedrich von Trendelenburg, ein Chirurg, mittels Luftröhrenschnitts durch.

1872 Die intravenöse Narkose am Menschen mittels Injektion von **Chloralhydrat** gelingt.

1877 Der Chirurg Friedrich von Esmarch entwickelt eine Maske zur Narkose mit Schwefeläther und Chloroform. 1887 folgen seine Kollegen Gustave Juillard und 1890 Curt Schimmelbusch (→ Abb. 1.1).

1885 Der Mediziner James L. Corning wendet eine Periduralanästhesie an.

1888 Der Arzt Maximilian Oberst stellt das Verfahren der Leitungsanästhesie vor.

1891 Der Chirurg Ernst Gurlt veröffentlicht seine ersten Statistiken zur Anwendung von Narkosen. Dies war ein erster Beitrag zur Qualitätssicherung in der Anästhesie.

1892 Mit der Infiltrationsanästhesie nach dem Chirurgen Ludwig Schleich konnte

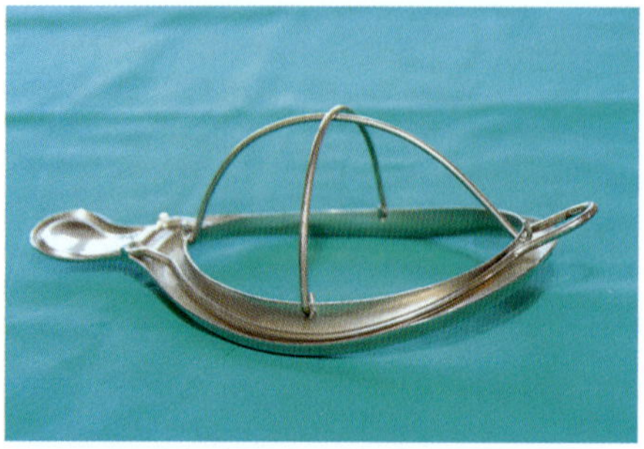

Abb. 1.1 Schimmelbuschmaske [0646]

sowohl bei kleineren Eingriffen wie auch bei Laparatomien Schmerzfreiheit erzielt werden, ohne das Risiko einer Vollnarkose einzugehen.

1895 Durch das **Linde-Verfahren** ist das Abfüllen von Gasen in Flaschen erstmals möglich.

1896 Der Internist Scipione Riva-Rocci stellt das erste Blutdruckmessgerät vor.

1899 Der Chirurg August Bier beschreibt das erste Mal die Spinalanästhesie.

20. Jahrhundert

1900 Die Gabe von analgetischen, anxiolytischen, hypnotischen und salivationshemmenden Mitteln zur Prämedikation wird eingeführt.

1900 Der Pathologe Karl Landsteiner entdeckt das AB0-Blutgruppensystem.

1902 Der Handapparat 145N wird von dem Industriellen Heinrich Dräger als erster Narkoseapparat vorgestellt.

1903 Der Arzt Willem Einthoven entwickelt ein EKG-Gerät.

1905 Novocain wird eingeführt und der Chirurg Heinrich Braun publiziert das erste Lehrbuch zur Lokalanästhesie.

1907 Eine zeitgesteuerte Wechseldruckbeatmung wird im **Dräger-Pulmotor** realisiert.

1910 Der Roth-Dräger-Mischnarkoseapparat wird vorgestellt.

1911 Der Chirurg Franz Kuhn publiziert über perorale Intubation und bleibt zunächst unbeachtet.

1914 Die **Sepsis** wird durch den Internisten Hugo Schottmüller definiert.

1924 Die erste intravenöse Barbituratnarkose wird mit **Somnifen** durchgeführt.

1928 Eine intermittierende Negativdruckbeatmung zur Therapie von Gasvergiftungen wird mit einem Tankrespirator, der **Eisernen Lunge,** möglich.

1929 Der Bakteriologe Alexander Fleming entdeckt das Penicillin.

1932 Der Pharmakologe Helmut Weese entwickelt **Evipan** (Hexoarbital).

1935 **Thiopental** wird vorgestellt. Die i. v. Narkose wurde damit zum anästhesiologischen Gemeingut.

1940 Die kontinuierliche Spinalanästhesie wird durch Weiterentwicklungen möglich.

1940 Die Rhesus-Faktoren werden bestimmt.

1945 Moderne Narkose mittels „Balanced anaesthesia" mit den vier geforderten Qualitäten der Narkose (Hypnose, Analgesie, vegetative Dämpfung, Relaxation) wird realisiert.

1949 Aufgrund der Polioepidemie in Europa werden die ersten Langzeitbeatmungsplätze mit der Eisernen Lunge etabliert.

1952 Der Engström-**Respirator** realisiert eine Steuerung des Atemvolumens und der Atemfrequenz (Positivdruck-Beatmung).

1953 Der **Facharzt für Anästhesie** wird in Deutschland eingeführt.

1956 Das neu eingeführte Inhalationsanästhetikum **Halothan** verbreitet sich rasch.

1960 Der **Vapor** ermöglicht die präzise Dosierung der Inhalationsanästhetika.

1964 **Ketamin** wird als Anästhetikum für die Human- und Tiermedizin entwickelt. Bedeutung erlangt es im Vietnamkrieg als Special K.

1967 Japanische Autoren stellen die fiberoptische Bronchoskopie vor.

1970 **Enflurane** kommt als erstes Anästhetikum aus der Gruppe der Flurane auf den Markt.

1973 Mit **Etomidat** wird ein nahezu ideales intravenöses Hypnotikum vorgestellt.

1977 Mit **Propofol** wird das Problem der total intravenösen Anästhesie (TIVA) gelöst.

1979 Aus der Gruppe der Benzodiazepine kommt **Midazolam** auf den Markt. In der Anästhesie wird es wegen seiner Wirkung der reduzierten Merkfähigkeit und der Angstverminderung zur Prämedikation eingesetzt.

1983 Die von Archie Brain entwickelte **Kehlkopfmaske** beginnt ihren Siegeszug.

1984 **Isofluran** löst Enfluran als Anästhetikum ab. 1994 folgt **Desfluran** aus der Gruppe der Flurane.

1987 Die intravenöse Anästhesie im geschlossenen Kreislauf (Closed loop total intravenous anasthesia) wird möglich.

1988 Die Entwicklung der patientenadaptierten Beatmung beginnt und wird fortlaufend weiterentwickelt.

1994 Der **Bispectral-Index**® als eine Methode zur Überwachung der Bewusstlosigkeit wird vorgestellt.

1996 Erst 7 Jahre nach der Zulassung in den USA kann Propofol auch in Deutschland und Europa eingeführt werden.

1997 Das Edelgas **Xenon** wird als Anästhetikum mit besonderen Anforderungen an die Applikation anerkannt.

2001 Das erste **Videolaryngoskop** (Glidesope Fa. Verathon, CAN) kommt v. a. für Ausbildungszwecke auf den Markt.

2005 **Sevofluran** erhält seine Zulassung in Deutschland.

2005 Durch automatisches Weaning (Entwöhnung vom Respirator) können die Beatmungstage reduziert werden.

2005 Mit der Markteinführung des Anaesthetic Conserving Device (Fa. Sedana Medical, Geretsried, Deutschland) wird **inhalative Sedierung** auf der Intensivstation möglich.

2008 **Sugammadex** wird in Europa als neuartiger Antagonist zur Reversierung des Muskelrelaxans Rocuronium zugelassen.

2014 Das Deutsche Patient Blood Management Netzwerk wird gegründet.

2017 Vorstellung des ersten Beatmungsgeräts für Flow Controlled Ventilation.

2020 ff. Die COVID-19-Pandemie führt zu umfassenden Veränderungen in der Anästhesie- und Intensivmedizin. Die Aufstockung der Beatmungs- und ECMO-Kapazitäten, überregionale Zusammenarbeit und Bettenregister oder Videolaryngoskopie zur Intubation als zusätzlicher Infektionsschutz sind nur einige Beispiele.

Danksagung

Für die Überlassung großer Teile dieser Zusammenstellung danken wir sehr herzlich Dr. phil. Heike Petermann M. A. vom Institut für Ethik, Geschichte und Theorie der Medizin der Universitätsklinikum Münster und Schriftführerin des Wissenschaftlichen Arbeitskreises Geschichte der Anästhesie in der DGAI.

2 Atmung und Beatmung

Die Kenntnis der grundlegenden physiologischen Prinzipien der Atmung sowie der Veränderungen unter maschineller Beatmung ist das A und O der Arbeit des Anästhesisten.

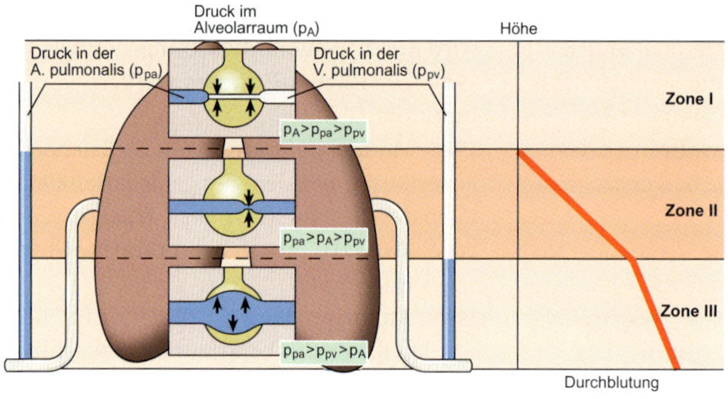

Abb. 2.1 Zonenmodell nach West [L141]

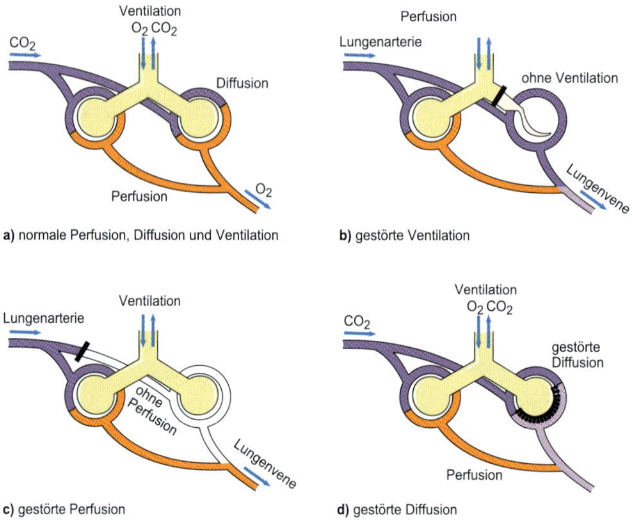

Abb. 2.2 Ventilation, Perfusion, Diffusion und ihre Störungen [L141]

Physiologische Grundlagen

Die treibende Kraft für die Ventilation sind Druckunterschiede zwischen Alveolen und Umwelt.

In Atemruhelage Der Druck in den Alveolen entspricht dem Umgebungsdruck. Hauptatemantrieb geben die Kontraktion von Zwerchfell und Mm. intercostales externi, durch die es zur Volumenzunahme im Thoraxraum kommt. Die Lunge ist durch einen dünnen Flüssigkeitsspalt **(Pleurraum)** verschieblich mit der Thoraxwand verbunden. Die Volumenzunahme überträgt sich durch die Adhäsionskräfte der Pleuraflüssigkeit auf das Lungengewebe, es entsteht ein **Unterdruck in den Atemwegen.**

In Inspiration Der intrapulmonale Druck ist kleiner als der Umgebungsdruck. Entlang des Druckgefälles wird Luft aus der Umgebung in die Lunge gesogen, bis es ausgeglichen und die Inspiration damit beendet ist.

In Exspiration Der intrapulmonale Druck liegt über dem Umgebungsdruck. Der Druck im Pleuraspalt ist während In- und Exspiration stets negativ (4–6 mbar), während der Druck in der Lunge das Vorzeichen zwischen In- und Exspiration ändert. Dadurch wird ein Kollaps der Lunge verhindert. Als Antrieb für die Exspiration dient die Elastizität des Thorax, d. h., die Verkleinerung des Brustraums findet **passiv** statt.

Gasaustausch

Der Gasaustausch (Austausch von Sauerstoff und Kohlendioxid) über die alveolokapilläre Membran hängt im Wesentlichen von drei Determinanten ab:

- Ventilation (V) (Belüftung)
- Perfusion (Q) (Durchblutung)
- Diffusion (Durchtritt der Gase durch die Membran)

Die Beziehung zwischen den Druckverhältnissen in den Kapillaren und den Alveolen wird mit dem **Zonenmodell nach West** erklärt (→ Abb. 2.1). Die **Ventilation (V)** der Lunge verhält sich entsprechend der anatomischen Lage umgekehrt zur **Perfusion (Q).**

- **ZoneI:** Während (beim aufrecht stehenden Menschen) die Alveolen in den oberen Lungenbezirken gut mit Luft gefüllt sind, werden die Kapillaren dort durch den Alveolardruck zusammengepresst und nur schwach perfundiert (V > Q).
- **Zone II:** In der Lungenmitte halten sich Kapillar- und Alveolardruck die Waage, das Verhältnis V/Q ist ausgeglichen.
- **Zone III:** In den basalen Lungenabschnitten sind pulmonalarterieller und pulmonalvenöser Druck höher als der Alveolardruck, d. h., die Alveolen werden gut durchblutet, aber schlecht belüftet (V < Q).

Aus der Summation von Ventilation und Perfusion dieser Bezirke ergibt sich ein physiologisches Ventilations-Perfusions-Verhältnis (V/Q) von 0,8.

Störung von Ventilation oder Perfusion

Die normale Perfusion der Lunge beträgt ca. 6–8 l/min, die normale Ventilation ca. 5–7 l Sauerstoff pro Minute. Eine Störung führt rasch zur Hypoxie (→ Abb. 2.2).

Störungen der Ventilation

- Störung des Atemantriebs (respiratorische Insuffizienz, Intoxikation)
- Atemwegsverlegung (Bolus, Schleim, Lumeneinengung durch Spastik)
- Atelektase (in Narkose)

Das sauerstoffarme Blut wird an den Alveolen vorbeigeführt, es steht dort aber nicht genügend Sauerstoff zur suffizienten Oxygenierung zur Verfügung.

Störungen der Perfusion

- Lungenarterienembolie (LE)
- Hypoxisch-pulmonale Vasokonstriktion (HPV)

In den Alveolen befindet sich ausreichend Sauerstoff. Durch Verschluss der Lungenstrombahn wird jedoch nicht genügend Blut an den Kapillaren vorbeigeführt.

Störungen der Diffusion

- Lungenödem (kardial, toxisch)
- Entzündlich (akutes Lungenversagen)
- Gerüstumbau mit Verlust der aktiven Membran (Emphysem, Fibrose)

Perfusion der Lungenstrombahn und Ventilation der Alveolen funktionieren, Sauerstoff und Kohlendioxid können die verdickte Alveolarmembran jedoch schlechter passieren.

Wichtige Kenngrößen der Atmung

Um die Spontanatemtätigkeit und die maschinelle Beatmung richtig zu beurteilen, sollte man folgende Größen kennen (→ Abb. 2.3) (Normalwerte in Klammern):

- **AZV** (Atemzugvolumen): Menge Luft, die nach Exspiration eingeatmet wird (0,5–0,6 l)
- **IRV** (inspiratorisches Reservevolumen): Volumen, das nach einer normalen Inspiration maximal noch eingeatmet werden kann (ca. 2,5 l)
- **IK** (Inspirationskapazität): AZV + IRV
- **ERV** (exspiratorisches Reservevolumen): Volumen, das nach ruhiger Exspiration noch ausgeatmet werden kann (ca. 1,5 l)
- **RV** (Residualvolumen): Volumen, das nach maximaler Exspiration noch in den Lungen verbleibt (1,5–2 l)
- **FRC** (funktionelle Residualkapazität): RV + ERV. Die FRC ist ein Maß für die Gasaustauschfläche der Lunge und somit einer der wichtigsten Atemparameter.
- **VK** (Vitalkapazität): Summe aller Lungenvolumina (ca. 3,5–5,5 l)
- **TLK** (totale Lungenkapazität): VK + RV

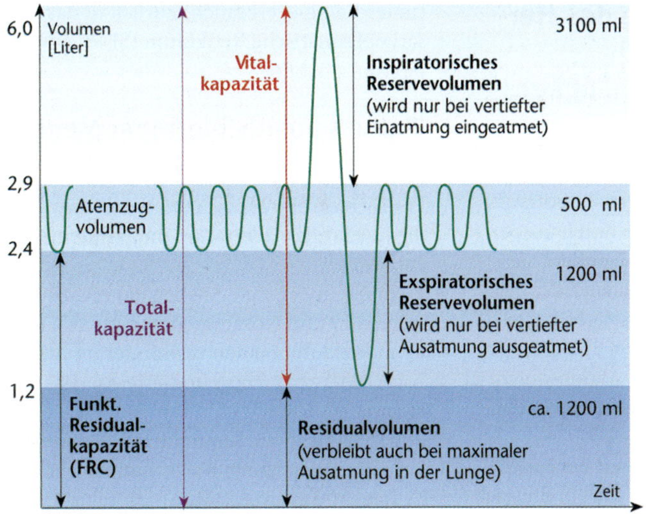

Abb. 2.3 Atemvolumina des Menschen [A400]

Veränderung der Atmungsphysiologie unter Anästhesie

Den größten physiologischen Einfluss hat die intraoperative Lagerung des Patienten. Folgen der Rückenlage auf dem Operationstisch sind:

- FRC nimmt um ca. 20 % ab.
- Durch Verlagerung des Zwerchfells in Richtung Thorax steigt der intrathorakale Druck an → Atelektasenbildung.

Es bildet sich ein **Rechts-links-Shunt,** durch den „venöses" Blut zurück in den großen Kreislauf gelangt. Dieser Shuntanteil steigt bei starker Kopftieflage, Schwangerschaft/Adipositas und langer Operationsdauer. Als Kompensationsmechanismus fungiert die **hypoxische pulmonale Vasokonstriktion (HPV),** auch als Euler-Liljestrand-Mechanismus bekannt. Zur Senkung des Shunts wird eine nicht ventilierte Alveole durch Vasokonstriktion von der Perfusion abgeschnitten und das Blut so in gut belüftete Lungenbezirke umgeleitet.

Physiologische Veränderungen unter maschineller Beatmung

Während bei Spontanatmung ein intrapulmonaler Wechsel zwischen Über- und Unterdruck stattfindet, ist die maschinelle Beatmung immer eine **Überdruckbeatmung.** Der intrapulmonale Druck ist auf wechselndem Niveau positiv. Der intrapleurale Druck ist im Gegensatz zur Spontanatmung bei der Inspiration positiv, bei der Exspiration wieder negativ. Folgen des konstanten Überdrucks für das kardiovaskuläre System sind:

- Der venöse Rückstrom zum Herzen (Vorlast) nimmt ab.
- Das Herzzeitvolumen (HZV) sinkt.
- Durch erhöhten intrathorakalen Druck (bei hohem positivem endexspiratorischem Druck [PEEP]) nimmt die Durchblutung von Leber und Niere ab.

Wird der Patient mit hohen Atemwegsdrücken (> 40 mmHg) beatmet, kann eine direkte Schädigung der Alveolen durch ein **Barotrauma** die Folge sein. Bei Patienten mit vorgeschädigter Alveolarmembran (z. B. beim akuten Lungenversagen) kann eine Beatmung mit hohen Tidalvolumina durch auftretende Scherkräfte zwischen Alveole und Kapillare zu einem **Volutrauma** führen (→ Kap. 40).

Zusammenfassung

- Die Physiologie der Atmung ist hauptsächlich von verschiedenen Druckverhältnissen in Lunge und Blutgefäßen abhängig.
- Das Verhältnis von Ventilation, Perfusion und Diffusion bestimmt den pulmonalen Gasaustausch. Jede Störung kann für eine gewisse Zeit kompensiert werden. Wird die Ursache nicht behoben, ist zwangsläufig eine Minderversorgung mit Sauerstoff die Folge.
- Die maschinelle Beatmung ist eine Überdruckbeatmung, die teilweise Folgen für den gesamten Organismus hat.

Elektrophysiologie des Herzens

Reizbildung und Reizleitungssystem

Elektrische Reize entstehen im Herzen durch die spontane diastolische Depolarisation. Ausgelöst wird sie vor allem durch unspezifische Kationenkanäle, insbesondere die „Funny channels" (HCN-Kanäle), die das Ruhemembranpotenzial ansteigen lassen. Mit Überschreiten eines gewissen Schwellenpotenzials wird ein langsames Aktionspotenzial ausgelöst, das über das Reizleitungssystem weitergeleitet wird.
Die Erregungsbildung beginnt normalerweise im Sinusknoten. Von dort breitet sich die Erregung über das Vorhofmyokard, den AV-Knoten, das His-Bündel, die Tawara-Schenkel und die Purkinje-Fasern auf das Ventrikelmyokard aus (→ Abb. 3.1).

Alternative Schrittmacherzentren

Fällt der Sinusknoten aus, übernehmen nachgeordnete Schrittmacherzentren (AV-Knoten und ventrikulärer Ersatzrhythmus) dessen Funktion. Diese haben eine niedrigere Frequenz und spielen deshalb bei regulärer Funktion des Sinusknotens keine Rolle für die Erregungsbildung.

Herzmechanik

Die Umwandlung der elektrischen Erregung in eine Muskelkontraktion (elektromechanische Kopplung) funktioniert ähnlich wie im Skelettmuskel über den intrazellulären Anstieg der Kalziumionen. Kalzium wird aus dem sarkoplasmatischen Retikulum freigesetzt und strömt zusätzlich von extrazellulär ein. Die erhöhte Kalziumkonzentration in der Herzmuskelzelle führt zu einer Konformitätsänderung der Troponin-C-Moleküle, wodurch Tropomyosin in die Längsrinne zwischen die Aktinstränge gleitet und die Myosinbindungsstellen freigibt. Dies ist Voraussetzung für die folgende Kontraktion. Nach der Kontraktion wird Kalzium aktiv (unter Energieverbrauch) zurück in das sarkoplasmatische Retikulum (SERCA-Pumpe) transportiert.

Einfluss positiv inotroper Medikamente

Positiv inotrope Medikamente erhöhen die Kalziumkonzentration im Zellinneren entweder
- direkt über einen Anstieg des cAMP (z. B. Adrenalin und Noradrenalin) oder
- indirekt über einen verminderten Abbau von cAMP (z. B. Phosphodiesterase-III-Hemmer)

und steigern so die Kontraktilität (→ Kap. 13).
Levosimendan ist ein Kalziumsensitizer.
Es steigert die myokardiale Kontraktilität, indem es die Empfindlichkeit der Myosinfilamente für Kalzium erhöht, ohne den Sauerstoffverbrauch zu beeinflussen oder die diastolische Relaxation zu verschlechtern.

Anpassung der kardialen Pumpfunktion

Die Pumpfunktion des Herzmuskels wird über vier Mechanismen reguliert:
Vorlast Sie bezeichnet die Wandspannung am Ende der Diastole und wird durch die enddiastolische Füllung des Ventrikels bestimmt. Die Vordehnung des Myokards beeinflusst die Kraft der folgenden systolischen Kontraktion. Ein vermehrtes Füllungsvolumen führt zu einer stärkeren Längenzunahme der Muskelfasern und zu einem größeren Schlagvolumen. Dieser Anpassungsvorgang wird als **Frank-Starling-Mechanismus** (→ Abb. 3.2) bezeichnet.
Nachlast Sie beschreibt den Widerstand, gegen den das Herz pumpen muss. Er hängt v. a. vom arteriellen Blutdruck ab, der durch den peripheren Gefäßwiderstand mitbestimmt wird.
Kontraktilität Das Herz ist in der Lage, seine Kontraktionskraft an wechselnde Belastungen anzupassen. Dies geschieht durch Vordehnung der Myokardfasern (Frank-Starling-Mechanismus) und sympathoadrenerge Aktivierung mit erhöhten intrazellulären Kalziumkonzentrationen. Die Kontraktilität ist unabhängig von Vor- und Nachlast.
Frequenz Ein erhöhter Sympathikotonus steigert die Herzfrequenz. Das Herzzeitvolumen (HZV) ist das Produkt aus Schlagvolumen und Herzfrequenz (HZV = SV × f).

Auswurffraktion (EF)

Die EF gibt an, wie viel Prozent des enddiastolischen Ventrikelvolumens während der Systole ausgeworfen wird. Die linksventrikuläre EF (LVEF) beträgt beim Gesunden 55–70 % und ist ein wichtiger Parameter der kardialen Pumpfunktion. Eine Herzinsuffizienz kann auch bei einer normwertigen EF vorliegen.

Blutdruckregulation

Der Blutdruck wird im Wesentlichen durch den peripheren Widerstand und das HZV bestimmt. Außerdem spielt der elastische Widerstand großer Arterien eine Rolle. Die Regulation geschieht auf verschiedenen Ebenen:
Kurzfristig Dehnungsrezeptoren im Aortenbogen und in der A. carotis reduzieren bei einem Blutdruckanstieg die Sympathikusaktivität und erhöhen den Einfluss des Parasympathikus. Chemorezeptoren in den Glomera caroticum und aorticum reagieren auf Hypoxie und Azidose mit einem Blutdruckanstieg und gesteigerter Ventilation. Zusätzlich spielen auch die Reflexe kardialer Dehnungs- und Spannungsrezeptoren eine Rolle.
Mittel- und langfristig Es kommt zur Aktivierung des Renin-Angiotensin-Aldosteron-Systems (RAAS) und zur Freisetzung von antidiuretischem Hormon (ADH), die den Volumenstatus beeinflussen. Außerdem sind transkapilläre Flüssigkeitsverschiebungen und die Anpassung des Gefäßtonus relevant. Der Grundtonus der Gefäße passt sich dem Blutdruck an, wobei eine Hypertonie zur Abnahme des Grundtonus führt.

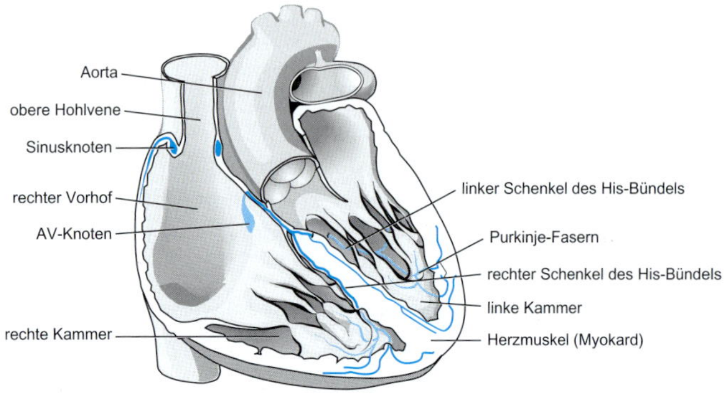

Abb. 3.1 Reizleitungssystem des Herzens [L136]

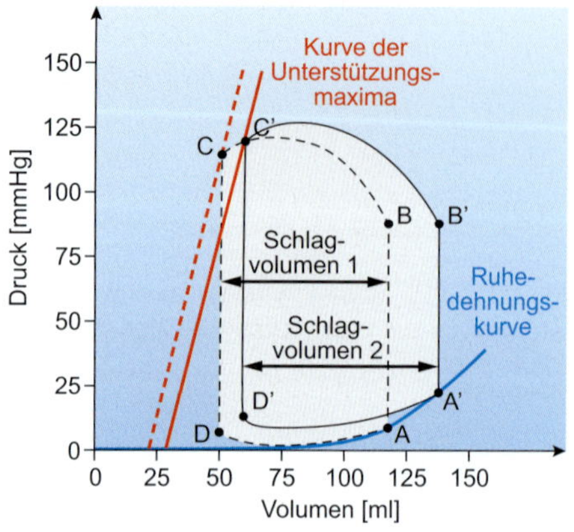

Abb. 3.2 Frank-Starling-Mechanismus [L231]

Koronardurchblutung

Die Herzkranzgefäße werden v. a. während der Diastole durchblutet. Eine erhöhte Herzfrequenz verkürzt die Diastole und kann daher die Perfusion verschlechtern. Bereits in Ruhe erhält das Herz etwa 5 % des HZV, bei körperlicher Belastung bis zu 20 %. Da die Sauerstoffausschöpfung im Koronarkreislauf bereits in Ruhe sehr hoch ist (ca. 70 %), kann ein Mehrbedarf fast nur durch gesteigerte Perfusion gedeckt werden. Das Herz arbeitet fast ausschließlich aerob.

Koronare Herzkrankheit (KHK) und Myokardinfarkt

Arteriosklerotische Veränderungen der Herzkranzgefäße führen zu einem Missverhältnis zwischen Sauerstoffangebot und -bedarf. Die Koronarinsuffizienz kann stumm (asymptomatisch) ablaufen oder sich als Angina pectoris äußern. Wichtige Risikofaktoren für Gefäßveränderungen sind:

- Hypercholesterinämie
- Bluthochdruck
- Diabetes mellitus
- Rauchen
- Familiäre Disposition
- Männliches Geschlecht
- Adipositas

Die häufigste Komplikation der KHK ist der Myokardinfarkt, aber auch Herzinsuffizienz, Herzrhythmusstörungen oder plötzlicher Herztod können auftreten. Zur Senkung perioperativer kardialer Komplikationen ist es wichtig, Risikopatienten durch Anamnese und körperliche Untersuchung zu identifizieren (→ Abb. 3.3) und bei Bedarf weitergehende Diagnostik (z. B. EKG, Bildgebung, Belastungstests) zu veranlassen. Eine Dauermedikation mit β-Blockern und antianginösen Medikamenten sollte fortgesetzt werden. Ist bei Patienten mit eingeschränkter Belastbarkeit ein elektiver Eingriff geplant, sollte versucht werden, den Zustand präoperativ zu optimieren. Die Indikation für ein erweitertes Monitoring sollte großzügig gestellt werden. Eine postoperative Überwachung ist v. a. nach größeren Eingriffen wichtig, da die meisten Infarkte am 3. Tag nach der Operation auftreten.

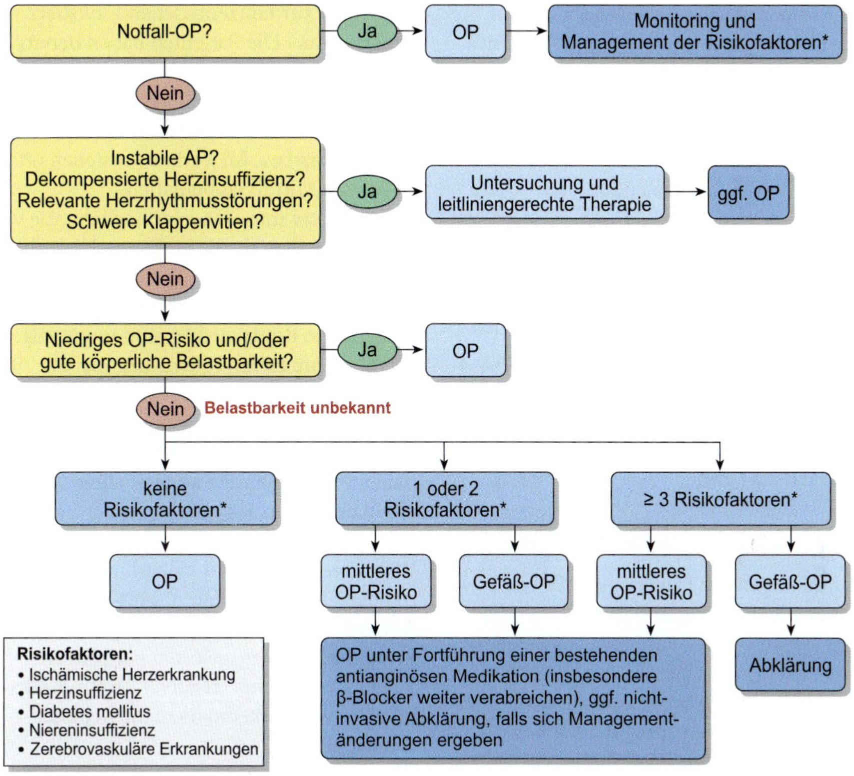

Abb. 3.3 Vorgehen bei kardiovaskulären Risikopatienten [O648, L141]

Arterieller Hypertonus

Bluthochdruck entsteht durch einen erhöhten peripheren Widerstand, ein gesteigertes HZV oder eine Kombination aus beidem. In über 90 % d. F. ist die Ursache unbekannt, man spricht dann von einer essenziellen Hypertonie. Der Bluthochdruck führt zu degenerativen Gefäßveränderungen (Arteriosklerose) in vielen Organen. Mögliche Folgeerkrankungen sind Myokardhypertrophie, KHK, Herzinfarkt, Niereninsuffizienz, periphere Durchblutungsstörungen und Schlaganfall.

Intra- und postoperativ ist mit Blutdruckschwankungen zu rechnen. Bei Diuretikatherapie sind mögliche Elektrolytstörungen zu beachten. Anästhetika können die Wirkung von Antihypertonika verstärken. Bei rückenmarksnaher Regionalanästhesie kann man vermehrt Blutdruckabfälle beobachten.

Herzinsuffizienz

> Herzinsuffizienz ist ein klinisches Syndrom, bei dem typische Symptome (z. B. Atemnot, Müdigkeit, Flüssigkeitsretention) aufgrund einer strukturellen und/oder funktionellen kardialen Störung auftreten, die zu einer verminderten Auswurfleistung des Herzens und/oder erhöhten Füllungsdrücken führt.

Die häufigste Ursache für eine Herzinsuffizienz ist die KHK, gefolgt von Bluthochdruck bzw. hypertensiver Herzerkrankung und Herzklappenfehlern.

Klinik

Linksherzinsuffizienz Es kommt zu Dyspnoe, Orthopnoe, Lungenödem, Schwächegefühl und Leistungsminderung.

Rechtsherzinsuffizienz Typisch sind periphere Ödeme, eine Halsvenenstauung, eine Stauungsleber und Aszites.

Nykturie, Vergrößerung des Herzens und Pleuraergüsse kommen sowohl bei Rechts- als auch bei Linksherzinsuffizienz vor.

Die Stadieneinteilung der Herzinsuffizienz nach New York Heart Association (NYHA) beschreibt den Schweregrad der Symptome anhand der körperlichen Belastbarkeit (→ Tab. 3.1). Eine klinisch übliche Einteilung orientiert sich an der LVEF (Herzinsuffizienz mit reduzierter LVEF, HFrEF; geringgradig eingeschränkter, HFmREF; oder erhaltener HFpEF).

Tab. 3.1 Stadieneinteilung der Herzinsuffizienz nach NYHA [W917]

NYHA I	Keine Beschwerden, normale körperliche Belastbarkeit
NYHA II	Beschwerden bei stärkerer körperlicher Belastung
NYHA III	Beschwerden bei leichter (alltäglicher) körperlicher Belastung
NYHA IV	Ruhebeschwerden

Kompensationsmechanismen

Das Herz versucht, die Insuffizienz durch Myokardhypertrophie zu kompensieren. Wird die kritische Herzmasse von 500 g überschritten, besteht die Gefahr einer relativen Koronarinsuffizienz. Außerdem kommt es zu einer neurohumoralen Aktivierung:

Der Sympathikus und das RAAS werden aktiviert. Dadurch werden Katecholamine ausgeschüttet und vermehrt Natrium und Wasser retiniert (Vorlast ↑). Über die Freisetzung von Angiotensin II kommt es zu einer Vasokonstriktion (Nachlast ↑). ADH fördert zusätzlich die Wasserretention.

Therapie

Präoperativ ist eine kausale Therapie anzustreben. Die Volumentherapie sollte vorsichtig erfolgen, da es bei einer Volumenüberladung zur Dekompensation der Herzinsuffizienz kommen kann. Oft wird eine restriktive Volumentherapie angestrebt. Regionalverfahren eignen sich bei diesen Patienten sehr gut.

Herzklappenerkrankungen

Erkrankungen der Herzklappen **(Vitien)** können alle Klappen in Form einer Verengung (Stenose) oder eines unzureichenden Klappenschlusses (Insuffizienz) betreffen. Zusätzlich können beide Formen kombiniert auftreten. Je nach Ausprägung können die Patienten klinisch asymptomatisch oder schwer beeinträchtigt sein. In Europa sind Aortenklappenstenosen und Mitralklappeninsuffizienzen am häufigsten.

Anästhesisten sind mit Herzklappenerkrankungen konfrontiert, wenn ein Vitium interventionell oder operativ korrigiert werden muss oder wenn ein Vitium im Rahmen eines anderen Eingriffs als Begleiterkrankung vorliegt.

Aortenklappenstenose

Bei einer Aortenstenose muss der linke Ventrikel das Blut gegen einen erhöhten Widerstand auswerfen. Diese Druckbelastung führt zur konzentrischen Linksherzhypertrophie. Die Patienten haben bereits im Alltag eine deutlich eingeschränkte Koronarperfusion und zeigen häufig Angina pectoris, Herzrhythmusstörungen oder Zeichen der Herzinsuffizienz. Im Verlauf entstehen oft zusätzlich Mitralklappenvitien.
Intraoperativ muss v. a. eine Tachykardie vermieden werden, da die verkürzte Diastolendauer zu einer weiteren Verschlechterung der Koronardurchblutung führt. Aber auch ausgeprägte Bradykardien sind ungünstig. Die optimale Herzfrequenz liegt bei 50–70/min. Gleichzeitig muss auf eine suffiziente Vorlast und einen adäquaten Perfusionsdruck geachtet werden. Hypotonien werden daher durch Volumen ausgeglichen, Noradrenalin ist das Katecholamin der Wahl, da es primär die Nachlast erhöht und den Perfusionsdruck stabil hält, ohne die Herzfrequenz stark zu steigern. Eine relevante Aortenklappenstenose stellt wegen der durch Sympathikolyse ausgelösten peripheren Vasodilatation eine (relative) Kontraindikation für eine rückenmarksnahe Regionalanästhesie dar.

Mitralklappenstenose

Die Mitralklappenstenose führt zu einem erhöhten Druck im linken Vorhof mit atrialer Überdehnung. Langfristig kommt es zu einem Rückstau von Blut in den Lungenkreislauf mit pulmonaler Hypertonie und Rechtsherzinsuffizienz. Aufgrund der Gefügedilatation des Vorhofs leiden die Patienten häufig an einem Vorhofflimmern.
Bei diesem Vitium gilt es, intraoperativ eine ausreichende Vorlast sicherzustellen, da der linke Ventrikel durch die Stenose bereits in Ruhe relativ zu wenig gefüllt ist. Gleichzeitig kann eine Hypervolämie schnell zu einem Lungenödem führen. Nachlasterhöhungen oder die Gabe stark negativ inotroper Medikamente sollten vermieden werden. Tachykardien und Bradykardien sind ungünstig, Ziel ist eine Herzfrequenz von 60–80/min. Bestand zuvor ein Sinusrhythmus, ist bei einer akut auftretenden Tachyarrhythmia absoluta ein Rhythmisierungsversuch gerechtfertigt, um die diastolische Füllung und somit das HZV zu optimieren. Hypoxämie, Hyperkapnie und Azidose müssen vermieden werden, um ein akutes Rechtsherzversagen zu verhindern.

Aorten- und Mitralklappeninsuffizienz

Aorten- und Mitralklappeninsuffizienz verursachen eine chronische Volumenbelastung des linken Ventrikels bzw. des linken Vorhofs und führen so zu einer exzentrischen Hypertrophie.
Bradykardien sollten vermieden werden, da eine verlängerte Ventrikelfüllung in der Diastole das Regurgitationsvolumen erhöht. Angestrebt wird eine moderate Tachykardie (90–100/min.). Nachlasterhöhungen und Hypertonie sind unbedingt zu vermeiden, da sie die Ventrikelentleerung verschlechtern. Bei einer Aorten- oder Mitralklappeninsuffizienz mit stark eingeschränkter Hämodynamik sind Dobutamin und ggf. Phosphodiesteraseinhibitoren (z. B. Milrinon, Enoximon) sinnvolle Therapieoptionen. Sie wirken positiv inotrop, ohne die Nachlast zu erhöhen. Dobutamin verursacht zusätzlich eine erwünschte moderate Tachykardie.

Zusammenfassung

- Die Pumpfunktion des Herzens wird durch Vor- und Nachlast, Kontraktilität sowie Herzfrequenz bestimmt. Ein klinisch wichtiger Parameter ist die EF.
- Patienten mit KHK sind perioperativ besonders herzinfarktgefährdet. Präoperativ sollte überprüft werden, ob der Zustand optimiert werden kann. Intraoperativ ist ein adäquates Monitoring wichtig. Tachykardien sollten vermieden werden, da mit Verkürzung der Diastolendauer die koronare Durchblutung abnimmt. Der Blutdruck sollte möglichst stabil gehalten werden.
- Regionalverfahren eignen sich bei Patienten mit Herzinsuffizienz, da die kardiale Belastung oft geringer ist. Auch hier gilt: Bei elektiven Eingriffen ist eine optimale präoperative Vorbereitung das Ziel.

4 Säure-Basen-Haushalt

Damit der Körper optimal funktioniert, muss der pH-Wert im Blut konstant zwischen 7,35 und 7,45 liegen. Schon kleine Abweichungen können die Funktion von Enzymen, transmembranöse Transportmechanismen oder elektrophysiologische Vorgänge an Zellmembranen beeinträchtigen. Drei Systeme sorgen für ein stabiles Säure-Basen-Gleichgewicht:

- Puffersysteme im Blut und in den Zellen
- Lunge: reguliert die Abatmung von Kohlendioxid.
- Niere: scheidet überschüssige Säuren (Protonen, H^+) aus und gewinnt Bikarbonat (HCO_3^-) zurück bzw. bildet es neu.

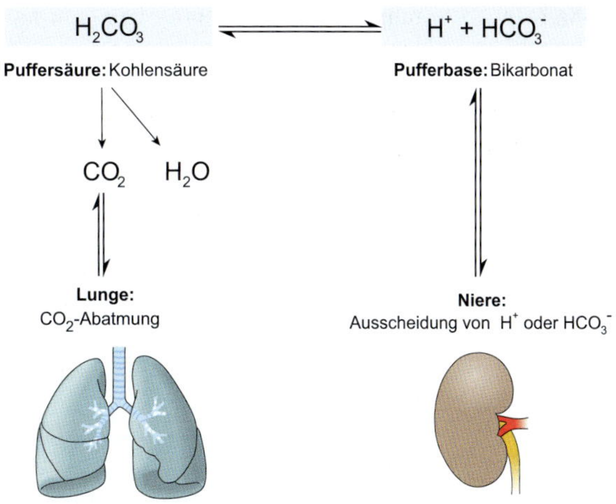

Abb. 4.1 Puffersysteme [L231]

Puffersysteme

Die wichtigsten Puffersysteme im Körper sind das Bikarbonat-, das Phosphat- und das Proteinpuffersystem (→ Abb. 4.1). Das Bikarbonatpuffersystem befindet sich mit den Plasmaproteinen im Extrazellulärraum (EZR), während Phosphat und Hämoglobin v. a. in den Zellen puffern. Die Niere kann HCO_3^- regenerieren bzw. neu bilden und dadurch die Effektivität dieses Puffersystems langfristig erhöhen.

Bikarbonatpuffer

Das Bikarbonatpuffersystem reagiert am schnellsten auf Veränderungen des pH-Werts und ist für die akute Kompensation entscheidend. Folgende chemische Gleichgewichtsreaktion läuft im Körper ab:

$$H^+ + HCO_3^- \leftrightarrow H_2CO_3 \leftrightarrow H_2O + CO_2$$

Die Reaktion wird durch das Enzym Carboanhydrase in beide Richtungen katalysiert, was eine sehr schnelle Anpassung ermöglicht. Das entstehende Kohlendioxid kann über die Lunge abgeatmet werden, wodurch Säure aus dem Körper eliminiert wird.
Bei Hypoventilation vermindert sich die CO_2-Abatmung. Die Reaktion läuft dann in umgekehrter Richtung ab, und der pH-Wert sinkt.

Henderson-Hasselbalch-Gleichung

Den Zusammenhang zwischen Blut-pH, Bikarbonatkonzentration und Kohlendioxidpartialdruck (pCO_2) im Plasma beschreibt die Henderson-Hasselbalch-Gleichung:

$$pH = 6{,}1 + \log\left(HCO_3^- / 0{,}03 \times pCO_2\right)$$

In der Praxis wird die Formel umgestellt: Blutgasanalyseautomaten können die beiden Variablen pH-Wert und pCO_2 messen und berechnen daraus das aktuelle Bikarbonat.

Phosphat- und Proteinpuffer

Die Konzentration von primärem ($H_2PO_4^-$ als Puffersäure) und sekundärem Phosphat (HPO_4^{2-}, Pufferbase) im Blut ist relativ niedrig, sodass die Kapazität dieses Puffers gering ist. Er spielt jedoch intrazellulär und im Urin eine wichtige Rolle.
Die ionisierbaren Seitengruppen von Proteinen (v. a. der Imidazolring des Histidins) können mit den entsprechenden nichtdissoziierten Eiweißen als Puffer fungieren. Sie nehmen also überschüssige Protonen auf. Insbesondere Albumin und Hämoglobin spielen als Proteinpuffer eine Rolle. Desoxygeniertes Hämoglobin hat eine größere Affinität für Protonen als oxygeniertes. Somit wirkt Hämoglobin in minderperfundiertem sauren Gewebe (z. B. bei Schock) nach Sauerstoffabgabe als effektiver Puffer.

Einfluss der Nieren

Die Nieren passen den Säure-Basen-Haushalt über Stunden bis Tage an. Sie resorbieren Bikarbonat, bilden neues und scheiden Wasserstoffionen aus, zum größten Teil als Phosphat oder Ammoniumionen. Dieser Mechanismus ist deutlich langsamer als der respiratorische, aber entscheidend für die chronische Kompensation.

Störungen im Säure-Basen-Haushalt

Steigt der pH-Wert über die Grenze von 7,45, spricht man von einer Alkalose, bei einem Abfall unter 7,35 von einer Azidose. Man unterscheidet:

- **Respiratorische Störungen:** vermehrte oder verminderte Abatmung von CO_2
- **Metabolische Störungen:** Überschuss oder Mangel an Säuren/Basen im Metabolismus

Auch gemischte Störungen mit Kombination von respiratorischer und metabolischer Ursache sind möglich. Oft kompensiert das jeweils andere System die Störung.
Kompensation bedeutet, dass der Körper versucht, die pH-Abweichung durch eine Gegenregulation des jeweils anderen Systems auszugleichen. Ist der pH-Wert trotz Störung im Normbereich, spricht man von einer **kompensierten Störung.**

Blutgasanalyse (BGA)

Die Normalwerte einer arteriellen BGA sind in → Tab. 4.1 dargestellt.
Der **Base Excess (BE)** zeigt im Vergleich zum **Normalwert 0** an, ob zu viele oder zu wenige Pufferbasen vorhanden sind. Ein negativer BE bedeutet Basenmangel, ein positiver Basenüberschuss. Der BE hängt direkt mit dem Standardbikarbonat zusammen.

Interpretation einer BGA

Die Interpretation einer BGA ist einfach, wenn man strukturiert vorgeht. Drei Werte sind für die Beurteilung des Säure-Basen-Haushalts von besonderem Interesse: pH-Wert, pCO_2 und HCO_3^- bzw. BE.

1. Ist der pH-Wert normal (7,35–7,45)?
Ein normaler pH-Wert schließt eine Störung **nicht** aus, es kann sich um eine kompensierte Störung handeln!

Tab. 4.1 Normalwerte einer arteriellen BGA unter Raumluft

pH	7,35–7,45
pO_2	70–100 mmHg (9,3–13,3 kPa)
pCO_2	35–45 mmHg (4,7–6,0 kPa)
HCO_3^-	22–26 mmol/l
BE	± 2–3 mmol/l

2. Ist der pCO2 normal (35–45 mmHg)?
Sind sowohl pH als auch pCO_2 normal, handelt es sich um eine normale BGA. Liegt der pCO_2 außerhalb des Normbereichs, wird geschaut, ob die Veränderung des pCO_2 die Ursache für die pH-Abweichung ist. Bei einer respiratorischen Störung ist der pH entgegengesetzt zum pCO_2 verändert (z. B. pH ↑ und pCO_2 ↓ bei respiratorischer Alkalose). Wenn pH und pCO_2 in die gleiche Richtung abweichen (z. B. beide erniedrigt), deutet dies auf metabolische Störung hin, die respiratorisch teilkompensiert wird. Ist der pCO_2 außerhalb des Normbereichs, der pH-Wert aber normal, liegt eine kompensierte Störung vor. Die BGA allein kann hier nicht zwischen primärer Störung und Kompensation unterscheiden. Dafür ist die Beurteilung der klinischen Situation entscheidend.

3. Gibt es eine metabolische Komponente?
Dies wird anhand des Bikarbonats bzw. des BE beurteilt. Sind der pH-Wert und das Bikarbonat bzw. der BE gleichsinnig verändert (z. B. beide erniedrigt bei einer metabolischen Azidose), erklärt die Veränderung des Bikarbonatwerts die pH-Änderung und es handelt sich um eine metabolische oder gemischte Störung. Lässt sich die Abweichung des pH-Werts nicht mit dem Bikarbonat- oder BE-Wert erklären, liegt eine Teilkompensation vor. Eine Überkorrektur kommt im Körper nicht vor. Das kompensierende System verschiebt den pH-Wert also nicht über den Normalbereich hinaus. Alternativ können die Blutgaswerte auch anhand eines Säure-Basen-Nomogramms (→ Abb. 4.2) analysiert werden.

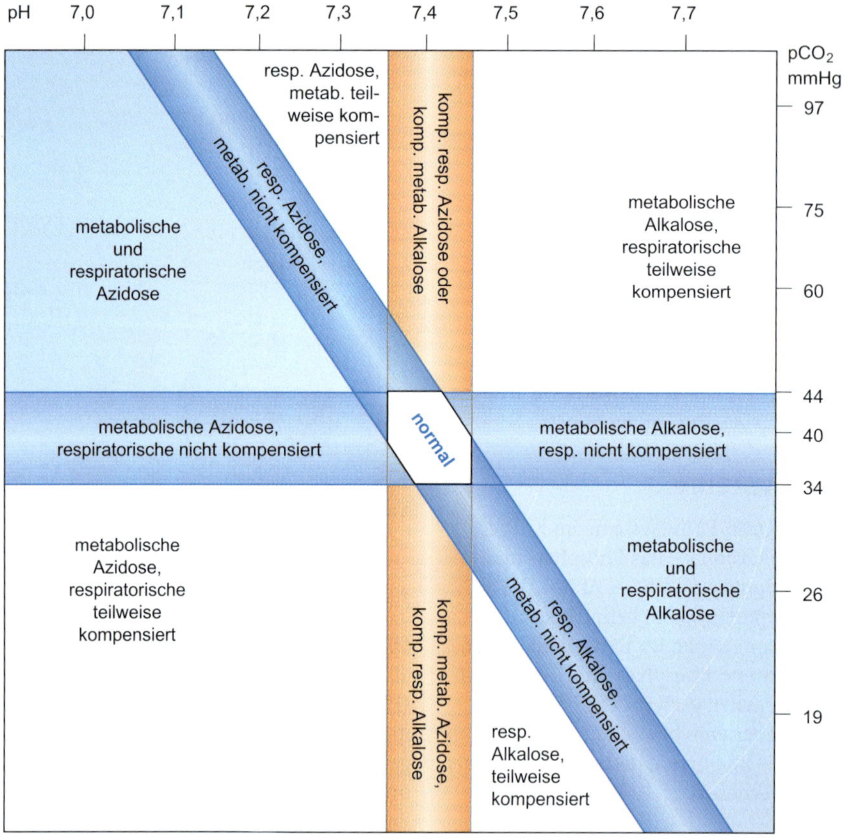

Abb. 4.2 Säure-Basen-Nomogramm [L106]

Respiratorische Azidose

BGA pH ↓ (oder normal, wenn kompensiert), pCO_2 ↑.
Ursachen Unzureichende Elimination von Kohlendioxid aufgrund pulmonaler Erkrankungen (z. B. Asthma bronchiale, COPD, Atelektasen, Lungenfibrose), zentrale Atemdepression (z. B. Narkotika, Trauma, Tumoren).
Symptome Zyanose, evtl. Atemnot, Desorientiertheit bis Koma, Hyperkaliämie. Ein erhöhter pCO_2 führt über eine Vasodilatation zu einer Zunahme der zerebralen (ICP ↑), renalen und koronaren Durchblutung.
Therapie Ursache behandeln, ggf. Beatmung.

Respiratorische Alkalose

BGA pH ↑ (oder normal, wenn kompensiert), pCO_2 ↓.
Ursachen Hyperventilation (z. B. als Kompensation einer Hypoxie, psychogen, bei zerebralen Störungen, Beatmung).
Symptome Tachypnoe, Angst, Benommenheit, Parästhesien als Zeichen einer Hyperventilationstetanie, Muskelzittern.
Therapie Ursache behandeln.

Metabolische Azidose

BGA pH ↓ (oder normal; wenn kompensiert, HCO_3^- ↓/BE ↓.
Ursachen Die Ursachen lassen sich mithilfe der Anionenlücke ermitteln.

Anionenlücke

Im Plasma sind Kationen und Anionen in gleicher Zahl vorhanden, da sie sich elektrisch ausgleichen. Bei der Routinemessung werden jedoch nicht alle Anionen erfasst (v. a. Proteine, organische Säuren und Laktat), während die wichtigsten Kationen (v. a. Na^+) gemessen werden. Diese Differenz wird als Anionenlücke bezeichnet. Sie beträgt normalerweise 8–12 mmol/l und wird wie folgt berechnet:

$$\text{Anionenlücke} = Na^+ - \left(Cl^- + HCO_3^-\right)$$

- **Vergrößerte Anionenlücke:** tritt auf, wenn „neue" Säuren hinzukommen, z. B. bei Laktatazidose (durch Schock, Sepsis, Herzinsuffizienz), Ketoazidose (Diabetes mellitus, Alkohol), Toxine (Salicylate, Methanol), Urämie bei Niereninsuffizienz.
- **Normale Anionenlücke:** Hierbei geht Bikarbonat verloren und Cl^- steigt kompensatorisch an, um die elektrische Neutralität zu wahren, z. B. Diarrhö, renal-tubuläre Azidose, primärer Hyperparathyreoidismus, hyperchlorämische Azidose.

Symptome Vertiefte Atmung (Kußmaul-Atmung) zur Kompensation, Desorientiertheit.
Therapie Ursache behandeln, medikamentöse Pufferung mit Natriumbikarbonat ($NaHCO_3$) nur bei schwerer Azidose (pH < 7,1 und BE < –5 mmol/l) und nur vorsichtig. Es besteht die Gefahr, dass das entstehende Kohlendioxid, das rasch durch Zellmembranen diffundiert, eine intrazelluläre Azidose verstärkt, während Bikarbonat deutlich langsamer in die Zelle gelangt. Außerdem wird dem Körper viel Natrium zugeführt, was bei Hypertonie, Herzinsuffizienz und Ödemen problematisch sein kann.

Metabolische Alkalose

BGA pH ↑ (oder normal, wenn kompensiert), HCO_3^- ↑/BE ↑.
Ursachen Erbrechen (Verlust von Magensäure), Hypokaliämie durch Diuretika (zur Kompensation werden vermehrt Wasserstoffionen ausgeschieden).
Symptome Eventuell verminderte Atmung, Apathie, erhöhte neuromuskuläre Erregbarkeit durch Hypokalziämie, Hypokaliämie.
Therapie Ursache behandeln, Volumen- und Kaliumsubstitution.

Typische Störungen nach einer Narkose

Nach einer OP bzw. Narkose trifft man häufig auf folgende Störungen:

- Respiratorische Azidose: durch Atemdepression, wenn Narkotika oder Muskelrelaxanzien noch wirken
- Metabolische Azidose: bei unzureichender Volumengabe oder Gewebshypoxie
- Respiratorische Alkalose: durch schmerz- oder angstbedingte Hyperventilation

Fallbeispiele

Fall 1: Eine 68-jährige Frau mit bekannter COPD wird wegen zunehmender Dyspnoe und Verwirrtheit in die Notaufnahme gebracht. Sie ist leicht zyanotisch, atmet flach und langsam.

- **Arterielle BGA:** pH = 7,31, pO_2 = 55 mmHg (7,3 kPa), pCO_2 = 65 mmHg (8,7 kPa), HCO_3^- = 32 mmol/l, BE = +5 mmol/l

Fall 2: Eine 25 Jahre alte Studentin kommt nach einer Panikattacke mit Kribbeln in den Fingern und perioralen Parästhesien in die Notaufnahme. Sie atmet sehr schnell und tief.

- **Arterielle BGA:** pH = 7,52, pO_2 = 105 mmHg (14,0 kPa), pCO_2 = 28 mmHg (3,7 kPa), HCO_3^- = 23 mmol/l, BE = +1 mmol/l

Fall 3: Ein 55-jähriger Mann wird mit Fieber, Hypotonie und Tachykardie auf die Intensivstation aufgenommen. Er ist somnolent (GCS 13), die Atmung ist vertieft und schnell (Atemfrequenz 26/min).

- **Arterielle BGA:** pH = 7,18, pO_2 = 70 mmHg (9,3 kPa), pCO_2 = 30 mmHg (4,0 kPa), HCO_3^- = 12 mmol/l, BE = −12 mmol/l, Laktat 59 mg/dl (6,6 mmol/l, Normwert: 4,5–20 mg/dl bzw. 0,5–2,2 mmol/l)

Interpretation

Fall 1: respiratorische Azidose mit metabolischer Teilkompensation, deutliche Hypoxämie → V. a. akute Exazerbation der COPD.
Fall 2: akute respiratorische Alkalose durch Hyperventilation ohne Kompensation, leicht erhöhter pO_2 durch vermehrte O_2-Aufnahme bei Hyperventilation → wahrscheinlich ausgelöst durch Panikattacke.
Fall 3: schwere metabolische Azidose mit respiratorischer Teilkompensation, Anionenlücke wahrscheinlich erhöht wegen Laktatazidose → V. a. Sepsis (→ Kap. 44)

Zusammenfassung

- Ein normaler pH-Wert ist für viele Körperfunktionen essenziell.
- Regulationsmechanismen sind die Pufferung im Blut und in den Zellen, die Abatmung von CO_2 über die Lungen sowie die Ausscheidung von H^+-Ionen und Neubildung/Rückgewinnung von HCO_3^- über die Nieren.
- Die Interpretation einer BGA gelingt mit einem strukturierten Vorgehen.
- Ein normaler pH-Wert schließt eine Störung im Säure-Basen-Haushalt nicht aus. Es kann sich um eine kompensierte Störung handeln.
- Nach einer OP bzw. Narkose treten mitunter typische Störungen auf.

Eine funktionierende Blutgerinnung spielt nicht erst im Operationssaal eine entscheidende Rolle. Bereits beim Prämedikationsgespräch (→ Kap. 21) muss nach möglichen Gerinnungsstörungen gefahndet werden. Anstelle von, für die Detektion von angeborenen Gerinnungsstörungen wie dem Willebrand-Jürgens-Syndrom, unspezifischen Globaltests der Blutgerinnung (Prothrombinzeit und PTT) sind inzwischen strukturierte Anamnesebögen für Erwachsene und auch Kinder (diese schließen die Elternanamnese mit ein) getreten. Perioperativ ist u. U. eine Optimierung der Blutgerinnung notwendig.

Zellbasiertes Gerinnungssystem

In den gängigen Lehrbüchern wird die Hämostase als klassische Gerinnungskaskade dargestellt. Aus neueren Untersuchungen ist aber bekannt, dass dieses System nur in vitro funktioniert und nur zum Verständnis von bestimmten Gerinnungstests verwendet werden kann.

Nach einer Gefäßverletzung setzten rasch die Prozesse der **primären Hämostase** ein:

- **Vasokonstriktion** im traumatisierten Bereich
- **Anlagerung von Thrombozyten (Adhäsion)** an freigelegte subendotheliale Komponenten, wie Kollagen. Diese Adhäsion der Thrombozyten führt zu deren **Aktivierung** und zur Bildung eines Plättchenaggregats (Thrombozyten**aggregation**).

Die eigentlichen Gerinnungsprozesse werden durch Endothelzellen, Thrombozyten und das subendotheliale Kollagen ausgelöst. Die **sekundäre Hämostase** des zellbasierten Gerinnungsmodells (→ Abb. 5.1) gliedert sich in die folgenden vier Phasen:

Initiation An der verletzten Gefäßwand kommt Tissue Factor (TF) mit dem endogenen Faktor VII/VIIa des zirkulierenden Blutes in Kontakt. Dies führt zur Bildung eines **TF/FVIIa-Komplexes,** der lokal die Gerinnung initiiert. Auf der Oberfläche TF-tragender Zellen aktiviert der TF/FVIIa-Komplex folgende Faktoren: Faktor IX zu IXa und Faktor X zu Xa. Faktor Va und Faktor Xa bilden am Ort der Gefäßverletzung einen Komplex.

Amplifikation Der FXa/FVa-Komplex führt lokal zur Umwandlung geringer Mengen von **Prothrombin (II) in Thrombin (IIa).** Diese geringe Thrombinmenge aktiviert u. a. die Faktoren V, VIII und Thrombozyten. Die Faktoren Va, VIIIa und IXa lagern sich an die Oberfläche aktivierter Thrombozyten an.

Propagation Thrombinaktivierte Thrombozyten verändern ihre Form und exprimieren

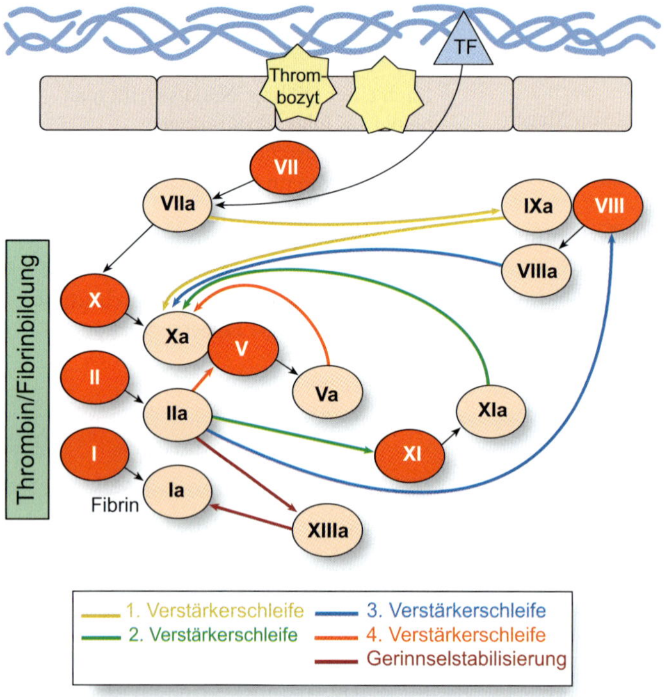

Abb. 5.1 Das zellbasierte Gerinnungssystem [O646, L141]

negativ geladene Phospholipide, an die sich der Komplex der Faktoren VIIIa/IXa anlagert. Dies führt zu einer Faktor-X-Aktivierung auf der Oberfläche aktivierter Thrombozyten. Der FXa/FVa-Komplex wandelt große Mengen Prothrombin in Thrombin um (sog. **„Thrombin-Burst"**), wodurch Fibrinogen (I) in Fibrin (Ia) umgewandelt und der fibrinstabilisierende Faktor XIII aktiviert wird.

Stabilisation Der **fibrinstabilisierende Faktor XIII** macht aus den noch locker vernetzten Fibrinpolymeren durch Quervernetzung ein stabiles Gerinnsel. Durch den Thrombin-Burst kommt es parallel zur Aktivierung von thrombinaktivierbarem Fibrinolyseinhibitor (TAFI), der das frisch gebildete Gerinnsel vor Fibrinolyse schützt. Zusammenfassend und vereinfachend kann man sagen, dass es im Rahmen der plasmatischen Gerinnung nach einer **kurzen Aktivierungsstrecke,** ausgehend von Thrombozyten und Faktor VIIa, rasch zur Bildung von Thrombin und Fibrin kommt. Die weitere Synthese von ausreichenden Mengen Fibrin wird durch **Verstärker- und Feedbackschleifen** im Thrombin-Burst generiert.

Umgebungsbedingungen für suffiziente Hämostase

Neben einer ausreichenden Anzahl von Gerinnungsstoffen (Thrombozyten, Faktoren) sind auch optimale Umgebungsbedingungen von entscheidender Bedeutung. Da es sich bei den meisten Gerinnungsfaktoren um Enzyme handelt, müssen **pH-Wert** und **Körpertemperatur im Normbereich** gehalten werden. Der Spiegel des **ionisierten Kalziums (Faktor IV!)** sollte normal bis hochnormal sein. Eine Bestimmung des Gesamtkalziums ist hier wenig aussagekräftig, besser ist die potenziometrische Bestimmung mit dem Blutgasanalysegerät. Das wichtigste Substrat der Hämostase ist **Fibrinogen**. In akuten Blutungssituationen werden große Mengen davon verbraucht. In diesem Fall muss frühzeitig an eine Substitution gedacht werden.

Da die Thrombozyten beim Start der Hämostase eine große Rolle spielen, brauchen sie optimale „Arbeitsbedingungen". Die absolute Thrombozytenzahl spielt erst unter 100.000 Zellen/µl eine Rolle. Um die Hämostase in Gang setzen zu können, müssen sich die Blutplättchen im Randstrom der Blutsäule befinden. Nur so können Löcher im Gefäßendothel registriert werden. Dies ist nur bei **Hb-Werten** über 8 (bis 10) mg/dl gegeben. Fällt der Hb-Wert, löst sich die laminare Strömung in eine turbulente auf. Die Lokalisation von Erythrozyten in der Mitte (Zentralstrom) und Thrombozyten am Rand geht verloren.

Gerinnungsdiagnostik

Zur Überprüfung und Überwachung des Gerinnungssystems steht neben den klassischen Globaltesten, wie Prothrombinzeit (als Quick-Wert oder INR), aktivierte partielle Thromboplastinzeit (aPTT), Thombinzeit (TZ) und Thrombozytenzählung, inzwischen auch eine Reihe von neuen funktionellen Tests und Point-of-care-Methoden zur Verfügung.

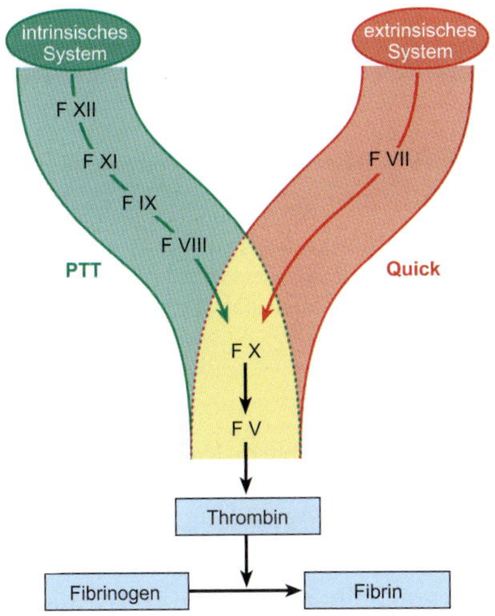

Abb. 5.2 Zuordnung der plasmatischen Gerinnungsfaktoren zu Globaltests der Gerinnung [L141]

Globaltests

Prothrombinzeit

Die Bestimmung der Prothrombinzeit als Quick-Wert oder INR erfasst weitestgehend die Gerinnungsfaktoren des klassischen **extrinsischen Systems (V, VII, X)** und einen Teil der Endstrecke **(Prothrombin, Fibrinogen)** (→ Abb. 5.2). Neben der Therapieüberwachung unter **Vitamin-K-Antagonisten** dient die Untersuchung auch der Beurteilung der **Syntheseleistung der Leber** und dem perioperativen Gerinnungsmonitoring.

Aktivierte partielle Thromboplastinzeit

Ein Gruppentest zur Überwachung des klassischen intrinsischen Systems ist die Bestimmung der aPTT. Hier werden die Gerinnungsfaktoren **V, VIII, IX, X und XII sowie Prothrombin (II)** und **Fibrinogen (I)** erfasst (→ Abb. 5.2).
Eingesetzt wird der Test sowohl beim **Hämophilie-Screening** als auch zur Therapiekontrolle unter **unfraktioniertem Heparin.**

> Niedermolekulare Heparine lassen sich nur durch direkte Bestimmung der Anti-Faktor-Xa-Aktivität monitoren.

Anti-Faktor-Xa-Aktivität

Dieser Test dient zur Therapiekontrolle von Gerinnungsmedikamenten, die hauptsächlich oder ausschließlich über eine Hemmung des aktivierten Faktor X (FXa) wirken:

- Niedermolekulare Heparine, Enoxaparin, Certoparin, Danaparoid, Fondaparinux
- Direkte orale Antikoagulanzien (DOAK), wie Rivaroxaban, Apixaban und Edoxaban

Gemessen wird die Hemmwirkung des Patientenplasmas in vitro mit Faktor Xa und einem synthetischen Farbstoff, der durch FXa freigesetzt wird (sog. **chromogenes Substrat**). Die Farbentwicklung ist umgekehrt proportional zur Anti-FXa-Aktivität. Der Test muss für die zu untersuchenden Substanzen kalibriert sein, die Angabe des verwendeten Gerinnungshemmers ist daher notwendig.

Thrombinzeit (TZ)

Die Endstrecke und somit der Abschnitt der Fibrinpolymerisation wird mittels TZ überwacht. Auf Thrombininhibitoren und Hemmstoffe der Fibrinvernetzung reagiert dieser Parameter hoch sensibel, während er erst bei extremen Fibrinogenspiegeln oder Fibrinogendysproteinämien auffällig wird.

Thrombozytenzahl, Blutungszeit

Die reine Zählung der **Thrombozytenzahl** kann zwar einen Anhaltspunkt über das Gerinnungspotenzial geben, macht jedoch keine Aussage über die Funktion der Plättchen. Insbesondere bei dauerhafter Einnahme von Acetylsalicylsäure (ASS) werden sehr hohe Thrombozytenkonzentrationen gemessen, die aber in ihrer Funktion deutlich reduziert sind.
Ein alter Test zur Prüfung der primären Hämostase und somit zur Thrombozytenfunktion ist die **Blutungszeit.** Da der Test allerdings nur wenig standardisiert ist, muss von einer geringen Aussagekraft ausgegangen werden.

Einzelfaktorenbestimmung

In hämostaseologischen Speziallabors können die Konzentrationen jedes einzelnen Gerinnungsfaktors bestimmt und so auch seltene Gerinnungsstörungen detektiert werden. Diese Untersuchungen sind jedoch sehr teuer und sollten daher nur bei konkretem Verdacht durchgeführt werden.

Fibrinogenspiegel

Da Fibrinogen das Hauptsubstrat des stabilen Clots darstellt und im Fall einer akuten Blutung von allen Gerinnungsfaktoren zuerst verbraucht wird, ist eine Bestimmung der Konzentration von therapeutischer Bedeutung. Die Bestimmung erfolgt mittels ELISA oder nach der **Clauss-Methode** über die Messung der Gerinnungszeit. Die Anwesenheit von bestimmten Kolloiden (HES) führt zu falsch hohen Werten.

Point-of-care-Diagnostik

Rotationsthrombelastometrie

Durch technische Weiterentwicklung wird dieses Verfahren aktuell verstärkt perioperativ und in der Traumaversorgung eingesetzt. Von Vorteil sind die dynamische Darstellung der Gerinnselbildung und schnellere Befunde im Vergleich zu Quick und aPTT. Die Tests werden mit einer Zitrat-Vollblut-Probe durchgeführt und erlauben über verschiedene Testansätze Aussagen über Ausprägung und Stabilität des Gerinnsels und dessen Fibrinanteil. Zusätzliche Testansätze können zum Ausschluss einer Heparinwirkung (HEPTEM) bzw. einer Hyperfibrinolyse durch Zugabe eines Antifibrinolytikums (APTEM) verwendet werden. Im letzteren Fall gilt das ROTEM® mittlerweile als **Goldstandard** für die Diagnostik der **Hyperfibrinolyse.**

Thrombozytenfunktionsanalyse

Für die rasche Funktionsanalyse gibt es industriell zwei Systeme: das PFA-200® und das Multiplate®. Damit kann unter Verwendung von Zitrat-Vollblut beispielsweise die Wirksamkeit einer Therapie mit Thrombozytenaggregationshemmern überprüft werden. In beiden Geräten stehen unterschiedliche Tests zu Verfügung, sodass die verschiedensten Aktivierungsmechanismen der Blutplättchen getestet werden können.

Hämorrhagische Diathesen

Definition

Unter hämorrhagischen Diathesen fasst man über das Maß hinausgehende Blutungsneigungen zusammen. Die Blutung kann hierbei stärker, länger oder ohne adäquaten Grund auftreten. Hämorrhagische Diathesen können vaskulärer, thrombozytärer oder plasmatischer Ursache sein.

Vaskuläre hämorrhagische Diathesen

Definition

Durch Veränderungen der Gefäßwände im Rahmen von Entzündungen (Endothel) oder strukturellen Veränderungen ist die Stabilität der Gefäße lokal vermindert.
Lebensbedrohlich sind diese Blutungen nicht, da Thrombozyten und plasmatische Gerinnung intakt sind. Man kennt folgende Formen:

Purpura Schönlein-Henoch Typ-III-Immunreaktion, die v. a. bei Kindern und Jugendlichen nach Infekten der oberen Atemwege auftritt.
Ehlers-Danlos-Syndrom Genetische Störung der Kollagensynthese.
Medikamentös induzierte Purpura Ausgelöst durch Acetylsalicylsäure (ASS), Atropin, Digoxin, Penicilline, Tolbutamid, Furosemid, Cumarine, Östrogene etc.

Thrombozytäre Diathesen

Klinisch fällt diese Gruppe durch **petechiale Blutungen** auf, die durch Thrombozytopenie oder Thrombozytopathien verursacht werden.

Morbus Werlhof (idiopathischethrombozytopenische Purpura,ITP) Akute Form bei Kindern meist nach Infekten, chronische Form bei Erwachsenen. Flohstich- bis linsengroße Petechien (→ Abb. 5.3) an Haut und Schleimhäuten.

Arzneimittelbedingte thrombozytopenische Purpura: Unterscheidung zwischen Hapten- und Autoimmuntyp mit in beiden Fällen verstärktem Abbau von Blutplättchen in der Milz. Mögliche Auslöser sind Paracetamol, Diclofenac, Heparin, Carbamazepin, Furosemid, Thiazide, Ranitidin, Cimetidin, Procainamid etc.

Heparin-induzierte-Thrombozytopenie (HIT)

Man unterscheidet zwei Formen dieser Erkrankung, wobei der Typ 1 benigne verläuft, Typ 2 auch letal verlaufen kann (→ Tab. 5.1). Die HIT ist eine relativ seltene, aber dennoch nicht zu unterschätzende Erscheinung. Es gibt wenige klinische Studien zur Inzidenz der HIT in der Intensivmedizin, schätzungsweise tritt bei 1 von 200 Intensivpatienten eine HIT auf. Die Mortalität kann bis zu 20 % betragen, wenn eine HIT-2 zu spät erkannt und therapiert wird.

Pathogenese der HIT

HIT Typ 1 Direkte Bindung von Heparin an Thrombozyten führt zu einer Minderung des thrombozytären cAMP-Spiegels mit Absinken der Aktivierungsschwelle. Die Thrombozyten reagieren leichter auf proaggregatorische Reize (Kollagen, ADP).

HIT Typ 2 Bei der Bildung von Komplexen aus Plättchenfaktor (PF4) und Heparinmolekülen (UFH) kommt es mitunter zu sterischen Veränderungen am PF4. Der Plättchenfaktor wird daraufhin als vermeintlich körperfremdes Protein erkannt und mit Antikörpern, v. a. IgG, aber auch IgA und IgM, markiert. Thrombozyten binden am Fc-Teil des Antikörper-PF4-Heparin-Komplexes und werden bei Passage der Milz durch Makrophagen eliminiert. Die parallel verlaufende Aktivierung der Thrombozyten führt zum vermehrten Auftreten von thrombotischen Ereignissen (→ Abb. 5.4).

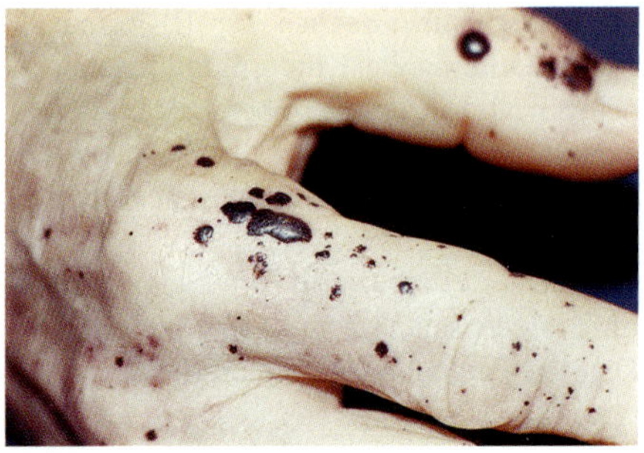

Abb. 5.3 Petechien [R246]

Tab. 5.1 Synopsis Heparin-induzierte Thrombozytopenie (HIT)

HIT Typ 1	HIT Typ 2
• Häufigste Form (1–5 %, weniger häufig bei NMHs) • Früher Beginn (2–4 d nach erster UFH-Gabe) • Milde Form ohne Blutungsneigung (Thrombozyten ≅ 100/nl) • Spontane Besserung nach 1–5 d • Fortführung der NMH-Therapie	• Selten (0,1–1 %) • Später Beginn (6–14 d nach erster UFH-Gabe) • Schwere Thrombopenie mit Blutungsneigung und Thrombenbildung in Arterien und Venen • Thrombozyten < 100/nl • Bei Verdacht: Screening mittels Plättchenaggregationstest und Bestätigung durch heparininduzierten Plättchenaktivierungsassay (HIPAA) • Antikoagulation erfolgt ersatzweise mit Danaparoid (Orgaran®), einem Heparinoid. • Letalität 25 %

Diagnostik und Klinik

Die Diagnosestellung gestaltet sich insbesondere bei Intensivpatienten manchmal schwierig, da es eine Reihe von Differenzialdiagnosen (→ Tab. 5.2) zu beachten gibt. Mithilfe des sog. **4T-Tests** erfolgt die klinische Diagnosestellung (→ Tab. 5.3). Daneben gibt es spezielle funktionelle Tests bzw. die Möglichkeit zum Nachweis der HIT-Antikörper:

- **HIPA-Test** (heparininduzierte Plättchenaggregation): funktioneller Test, bei dem Testblut mit fremden Thrombozyten versetzt wird
- **ELISA:** PF4/Heparin-Komplexe auf einer Plastikfolie werden mit verdächtigem Blut benetzt. Sind HIT-Antikörper in der Probe vorhanden, kommt es zu Bindung. Anschließend werden die gebundenen HIT-Antikörper über eine zweite Reaktion sichtbar gemacht.

Leitsymptome der HIT-2: Thrombopenie + Thrombose
- Thrombozytenabfall um mehr als 50 % des Ausgangswerts
- Thromboembolische Komplikationen (häufig):
  - Phlebothrombose (77 %)
  - Lungenembolie (52 %)
  - Arterieller Gefäßverschluss (31 %)
- Blutungen sind selten!

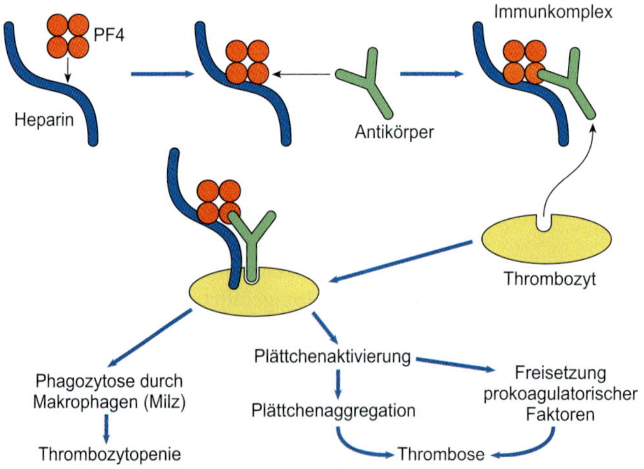

Abb. 5.4 Pathomechanismus HIT-2 [0646, L141]

Tab. 5.2 Ausgewählte Differenzialdiagnosen der HIT-2

Differenzialdiagnose	Diagnostische Sicherung
EDTA-induzierte Pseudothrombopenie	Untersuchung von frischem EDTA-Blut, ggf. kapilläre Thrombozytenzählung, Begutachtung des Blutausstrichs (Aggregate im Randbereich)
Verbrauch (Blutung, Sepsis, DIC)	Bestimmung von Fibrinspaltprodukten, Veränderungen in der plasmatischen Gerinnung
Autoimmunthrombopenie	Nicht mit Heparingabe assoziiert
Medikamenteninduzierte Thrombopenie	Thrombozytenzahl meist $< 10 \times 10^9$/l
Thrombotisch-thrombozytopenische Purpura (TTP)	Hämolyse, Fragmentozyten, neurologische Symptomatik
Posttransfusionelle Thrombozytopenie	Meist Frauen, Antikörper gegen Fibrinogenrezeptor etwa 1 Woche nach Bluttransfusion

Tab. 5.3 4T-Test zur HIT-Diagnostik

HIT-Verdachtskriterium			
Thrombopenie	Niedrigster Wert > 20/nl und Abfall um > 50 %	Niedrigster Wert 10–19/nl oder Abfall um 30–50 %	Niedrigster Wert < 10/nl oder Abfall um < 30 %
Tag des Auftretens	An Tag 5–10 oder Tag 1 nach früherer Heparintherapie (innerhalb von 30 Tagen)	Unbekannt, aber könnte zu HIT passen	Vor Tag 4 (keine Heparintherapie in den letzten 2–3 Monaten)
Thrombosen oder andere Komplikationen	Gesicherte neue Thrombose, Hautnekrosen, anaphylaktische Reaktion nach Heparinbolus	Rezidivierende oder fortschreitende Thrombose, V. a. Thrombose oder nicht nekrotische Hautläsionen	Keine Komplikationen
Andere (oTher) Gründe für Thromboyztenabfall	Keine	Denkbar	Definitiv
Score	**2 Punkte**	**1 Punkt**	**0 Punkte**

Werte von 0–3 haben einen hohen negativen prädiktiven Wert. Die Wahrscheinlichkeit für relevante HIT-Antikörper liegt dann unter 2 %.

Therapie(prinzipien)

- Do's:
  - Heparin sofort absetzen
  - Warnhinweise am Patientenbett: HIT! **Kein** Heparin!
  - Verdachtsdiagnose im Labor bestätigen
  - Antikoagulation mit nicht-kreuzreagierenden Antikoagulanzien
- Don'ts:
  - Niedermolekulare Heparine verabreichen
  - Hoch dosiert Vitamin-K-Antagonisten verabreichen (Nekrosen!)
  - Innerhalb von 48 h nach Absetzen Heparin Thrombozyten transfundieren (Ausnahme: akute Blutung unter relevanter Thrombozytopenie)

Antikoagulation bei HIT-2
- Heparinoide: z. B. Danaparoid
- Hiurdine: z. B. Bivalirudin
- Thrombininhibitoren: Argatroban

Koagulopathien

Definition

Zu dieser Gruppe von Erkrankungen gehören angeborene und erworbene Störungen der Blutgerinnung, die auf einem Fehlen, einer Verminderung oder Fehlfunktion eines oder mehrerer Gerinnungsfaktoren beruhen. Klinisch fallen Koagulopathien durch eher flächenhafte Einblutungen (Suffusionen, Sugillationen) in Haut und Schleimhäute sowie Gelenkeinblutungen auf.

Hämophilien
- Hämophilie A (Faktor VIII)
- Hämophilie B (Faktor IX)

Hämpophilie C (Faktor XI, Rosenthalsyndrom)
Die schwere Hämophilie A kommt mit einer Häufigkeit von 1:5.000 der männlichen Neugeborenen vor und ist etwa 5- bis 6-mal häufiger als die Hämophilie B (1:25.000 bis 1:30.000) Durch die X-chromosomal-rezessive Vererbung sind nur Männer betroffen. Außer für die Hämophilie C stehen inzwischen verschiedenste und auch rekombinante Medikamente zur Therapie zur Verfügung, die ein normales und aktives Leben möglich machen.

Willebrand-Jürgens-Syndrom Hereditärer Mangel an Von-Willebrand-Faktor (vWF), einem gerinnungsunterstützenden Glykoprotein, autosomal-rezessiver Erbgang und die häufigste angeborene Gerinnungsstörung (1 % der Bevölkerung). Es werden drei Haupttypen unterschieden:
- Typ 1: 60–80 % der Fälle, quantitativer Mangel an vWF
- Typ 2: 15–20 % der Fälle. Fünf Subtypen mit qualitativen Defekten am vWF führen zu verminderter Bindung des vWF an Blutplättchen, die Gefäßwand oder an Faktor VIII.
- Typ 3: seltenste und schwerste Form. Durch homozygote Defizienz kann kein vWF gebildet werden.

Prothrombinkomplexmangel Mangel der Vitamin-K-abhängigen Gerinnungsfaktoren, z. B. unter Cumarintherapie sowie bei Leber- und Pankreaserkrankungen.

Faktor-XIII-Mangel Erworbene Störung durch Verbrauch von Gerinnungsfaktoren, die zu instabilen Fibringerinnseln (fibrinstabilisierender Faktor) führt und auch als Kofaktor für das Auftreten von Wundheilungsstörungen verantwortlich ist.

Verbrauchskoagulopathie (DIC)

Aufgrund verschiedenster Faktoren (Schock, Sepsis, Polytrauma, extrakorporaler Kreislauf, Hämolyse etc.) kommt es zur **Gerinnungsaktivierung.** Die intravasale Thrombenbildung führt zu Organschäden. In der Folge kommt es durch Verbrauch von Gerinnungsfaktoren zu **hämorrhagischen Diathesen,** die zusätzlich von einer **Hyperfibrinolyse** begleitet sein können.
Analog den pathophysiologischen Vorgängen werden drei Stadien unterschieden:
1. Triggerstadium, initiale Gerinnungsaktivierung, Hyperkoagulabilität
2. Organversagen und Dekompensation der Hämostaseprozesse
3. Reaktive Hyperfibrinolyse

Therapie Sie erfolgt stadienabhängig und symptomatisch. Außerdem muss das auslösende Grundproblem behoben werden.

Verdünnungs-/Verlustkoagulopathie

Mit Störungen der Hämostase muss auch in folgenden Situationen gerechnet werden:
- Ausgedehnte **Traumata** (Polytraumaversorgung)
- Perioperativ bei ausgedehnten Operationen, die mit **großen Wundflächen** (Deperitonealisierung etc.) oder **hohem Blutumsatz** (Aortenchirurgie, Tumorchirurgie etc.) einhergehen.

Durch den Blutverlust bzw. die Verabreichung von Kristalloiden und Kolloiden wird ein **Verdünnungseffekt** erzeugt, der zunächst zu **primären Hämostasestörungen** führt (Verdünnungskoagulopathie). Zugleich laufen auch ständig Gerinnungsprozesse ab, wenn die Blutungen nicht gestoppt werden können bzw. die Verluste über die Wundflächen persistieren. Daher werden zunehmend auch Gerinnungsfaktoren und Thrombozyten verbraucht (Verlustkoagulopathie, Verbrauchskoagulopathie).

Therapie Zunächst werden Flüssigkeitsverluste mit Kristalloiden und Blutverluste mit Kolloiden ersetzt. Bei Annäherung an den Transfusionstrigger (→ Kap. 15 und → Kap. 16) müssen dann frühzeitig auch Blutprodukte (Erythrozytenkonzentrate, gefrorenes Frischplasma) transfundiert werden. Engmaschige Beobachtung von Vitalparametern, Operationsfeld, Saugern und Tüchern, eine gute Kommunikation mit dem Operationsteam und regelmäßige Kontrollen der Laborwerte sind dabei unbedingt erforderlich. Nur so kann die Dynamik der Situation erfasst werden. Gegebenenfalls ist auch **frühzeitig** über den **Einsatz von Faktorenkonzentraten** (s. u.) oder anderen **Gerinnungstherapeutika** nachzudenken.

Thrombophilie

Als Thrombophlie oder Thromboseneigung bezeichnet man die genetisch bedingte und/oder erworbene Neigung zur Bildung von

Blutgerinnseln innerhalb von Blutgefäßen (Thrombose) oder von Embolien infolge veränderter Eigenschaften von Blutzellen, Blutplasma, Blutströmung und/oder Gefäßwänden. Sie treten bis zu 5-mal häufiger auf als Blutungsneigungen!

APC-Resistenz

Die APC-Resistenz, also die Resistenz des Faktors V gegen einen Abbau durch aktiviertes Protein C (körpereigenes Hemmprotein der Hämostase), ist der häufigste und wichtigste thrombophile Risikofaktor. 95 % der Fälle werden durch eine Punktmutation im Faktor-V-Gen (Faktor-V-Leiden-Mutation, nach der holländischen Stadt Leiden) ausgelöst.
Die Vererbung erfolgt autosomal-dominant. Bei Heterozygotie (10 % Prävalenz) ist das Thromboserisiko 4- bis 8-fach erhöht Bei Homozygoten (ca. 0,04 % Prävalenz) 80- bis 100-fach.

Andere angeborene Thrombophilien

Prothrombinmutation G20210A

- „Höherer Prothrombinspiegel
- Heterozygot 2–3 %, Risiko für venöse Thrombose ca. 2–6-fach
- Homozygot, Risiko für venöse Thrombose ca. 50–80-fach

Weitere selteneTrombophilien mit hohem Thromboserisiko

- Angeborener Mangel an Gerinnungsinhibitoren. Homozygote Störungen meist nicht mit dem Leben vereinbar.
- Heterozygoter Antithrombin-Mangel
- Heterozygoter Protein-S-Mangel. **Cave:** Differenzialdiagnose von erworbenem Protein-S-Mangel (Östrogene, Akutphase, VKA-Therapie).
- Heterozygoter Protein-C-Mangel

Pharmakologie des Gerinnungssystems

Das Gerinnungssystem lässt sich sowohl durch hemmende als auch aktivierende Pharmaka beeinflussen. Die Gerinnungsaktivität kann durch Substitution von einzelnen Gerinnungsfaktoren, oder Faktorenkombinationen verbessert werden. Daneben gibt es noch Einzelpräparate, die in Gerinnungsprozesse eingreifen können.

Antikoagulanzien und Thrombozytenaggregationshemmer

Zu den klassischen Gerinnungshemmern gehören Heparine und deren „Abkömmlinge" die Heparinoide, Cumarine, die Gruppe der direkten oralen Antikoagulanzien (DOAK) und Thrombozytenaggregationshemmer (→ Abb. 5.5). DOAKs gelten als die modernen Nachfolger des Marcumar®. Die Gruppe umfasst inzwischen vier Wirkstoffe: Rivaroxaban, Apixaban und Edoxaban als direkte Faktor-Xa-Inhibitoren und Dabigatran als Thrombinhibitor. Sie können sowohl prophylaktisch als auch therapeutisch zum Einsatz kommen. Die Haupteinsatzgebiete sind inzwischen Vorhofflimmern und tiefe Venenthrombosen bzw. Lungenembolien (→ Tab. 5.4).

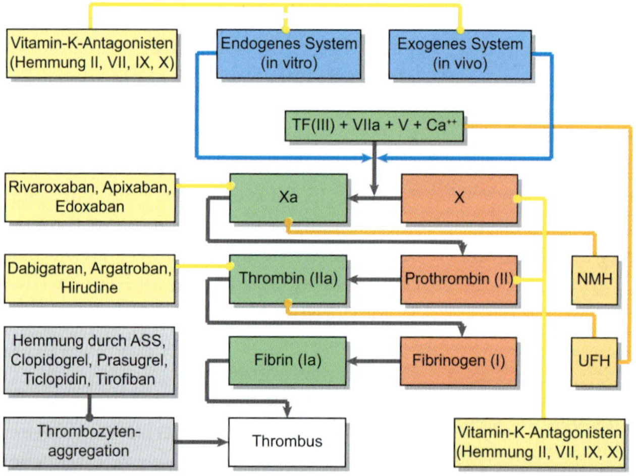

Abb. 5.5 Antikoagulanzien und Thrombozytenaggregationshemmer greifen an verschiedenen Stellen in die Gerinnungskaskade ein. [O646, L231]

Tab. 5.4 Antikoagulation bei Vorhofflimmern und TVT/LAE

Antikoagulans	TVT/LAE		Vorhofflimmern		
	Startdosierung	Erhaltungsdosierung	Startdosierung	Erhaltungsdosierung	Besonderheiten
UFH	5.000–10.000 I. E.	Nach PTT Ziel: 2- bis 3-facher Ausgangswert	5.000–10.000 I. E.	Nach PTT Ziel: 2- bis 3-facher Ausgangswert	
NMH	1 mg/kg KG s. c. 1-0-1		1 mg/kg KG s. c. 1-0-1		Bei Niereninsuffizienz: Anti-Xa-Kontrollen, ggf. Dosisanpassung 1 mg/kg KG s. c. 1–0–0
Phenprocoumon (Marcumar®)	6 mg/d für 2 Tage NMH, UFH parallel bis INR ≥ 2,0	Nach INR (2–3)	6 mg/d für 2 Tage NMH, UFH parallel bis INR ≥ 2,0	Nach INR (2–3)	
Rivaroxaban (Xarelto®)	15 mg (1–0–1) für 21 Tage	20 mg (1–0–0)	1× tgl. 20 mg 1× tgl. 15 mg, wenn GFR 30–49 ml/min		Mit Mahlzeit einnehmen. Zermörserbar; Gabe über Sonde möglich.
Apixaban (Eliquis®)	10 mg (1–0–1) für 7 Tage	5 mg (1–0–1) nach 6 Monaten: 2,5 mg (1–0–1)	2× tgl. 5 mg 2× tgl. 2,5 mg, wenn 2 der Kriterien: ≥ 80 J., ≤ 60 kg, Krea ≥ 133 µmol/l		Einnahme unabhängig von der Mahlzeit. Zermörserbar; Gabe über Sonde möglich.
Edoxaban (Lixiana®)	NMH oder UFH für 5 Tage	60 mg (1–0–0)	1× tgl. 60 mg. 30 mg, wenn: GFR 15–50 ml/min oder ≤ 60 kg oder Kombination mit P-gp-Inhibitoren		Einnahme unabhängig von der Mahlzeit. Zermörserbar; Gabe über Sonde möglich.
Dabigatran (Pradaxa®)	NMH oder UFH für 5 Tage	150 mg (1–0–1)	2× tgl. 150 mg 2× tgl. 110 mg, wenn > 80 J. oder GFR 30–50 ml/min, erhöhtes Blutungsrisiko		Einnahme unabhängig von der Mahlzeit. Kapseln nicht öffnen; keine Gabe über Sonde!

Ggf. Dosisanpassungen bei Nieren- oder Leberfunktionsstörungen beachten! Siehe hierzu die entsprechende Fachinformation.

Das Einsatzgebiet der Antikoagulanzien reicht von der Thromboseprophylaxe bis zur therapeutische Antikoagulation aus den verschiedensten Ursachen.
Die pharmakologische **Hemmung der Thrombozyten** beruht hautsächlich auf folgenden drei Mechanismen:

- Hemmung der Cyclooxygenase-1: Acetylsalicylsäure
- Hemmung des ADP-Rezeptors: Clopidogrel, Ticlopidin
- Hemmung des GPIIb/IIIa-Rezeptors: Abciximab, Eptifibatid, Tirofibran

Fibrinolytika

Zur Auflösung von Thromben und bei Embolien stehen Fibrinolytika zu Verfügung. Die Wirkungsweise beruht auf der Aktivierung von Plasminogen und dem enzymatischen Abbau der Fibrinketten in Fibrinspaltprodukte wie dem D-Dimer. Physiologische Fibrinolytika sind der Gewebsplasminogenaktivator (t-PA) und die Urokinase. Die am häufigsten eingesetzten Lysemedikamente sind rt-PA (Aktilyse®) und Tenecteplase (Metalyse®).

Gerinnungsfaktoren

GFP (gefrorenes Frischplasma) → Kap. 16.

Fibrinogen (Faktor I) Er wird als nichtenzymatischer Gerinnungsfaktor bei aktiven Blutungen schneller verbraucht und muss daher bei nicht kontrollierbaren Blutungen frühzeitig substituiert werden.

PPSB (Faktoren II, VII, IX, X) Der Prothrombinkomplex enthält die Vitamin-K-abhängigen Gerinnungsfaktoren und wird bei Marcumar®-induzierten Blutungen als Antidot sowie perioperativ zur Optimierung der Gerinnungssituation unter Cumarintherapie eingesetzt. Die **meisten PPSB-Konzentrate** enthalten **zusätzlich** eine geringe Menge **Heparin und Protein S und C.**

rFVIIa (Novoseven®) Ist zur Therapie und Substitution bei Hämophilie A und B sowie bei erworbenen Hämophilien, der Hemmkörperhämophilie, Faktor-VII-Mängeln und Morbus Glanzmann zugelassen, wird allerdings auch off-label bei akuten traumatischen Blutungen eingesetzt, um den Thrombin-Burst zu fördern. Voraussetzung für eine gute Wirkung sind jedoch ausreichend hohe Thrombozytenzahlen und Fibrinogenspiegel sowie Normothermie.

Andere Gerinnungstherapeutika

Antithrombin (AT) Zur Prophylaxe und Therapie von Thromboembolien bei erworbenen (Sepsis, Polytrauma, DIC etc.) und angeborenen Zuständen mit AT-Mangel. Antithrombin ist der physiologische **Kofaktor von Heparin** und verstärkt dessen Wirkung etwa um den Faktor 1.000. Bei unzureichendem Ansprechen auf unfraktioniertes Heparin (UFH) muss AT ggf. nach Spiegelbestimmung substituiert werden.

Desmopressin Es wird ursprünglich zur Therapie bei Diabetes insipidus und Enuresis nocturna eingesetzt. Der Wirkstoff verfügt jedoch auch über eine hämostaseologische Wirkung und kann **Thrombozyten aktivieren** und **vWF** aus dem Gefäßendothel freisetzen. Mögliche Einsatzgebiete sind das Willebrand-Syndrom, peripartale und perioperative Gerinnungsstörungen.

Tranexamsäure Wirkt antifibrinolytisch und kann bei Hyperfibrinolyse therapeutisch eingesetzt werden.

Protamin Kann zur Antagonisierung von UFH eingesetzt werden. Das Molekül legt sich aufgrund entgegengesetzter Ladung an ein Heparinmolekül und blockiert so dessen Bindung an AT.

Zusammenfassung

- Im Gerinnungssystem unterscheidet man eine primäre und sekundäre Hämostase.
- Für die primäre Hämostase sind in erster Linie die Thrombozytenadhäsion und Vasokonstriktion verantwortlich.
- Die sekundäre Hämostase beruht auf der Aktivierung von plasmatischen Gerinnungsfaktoren mit dem Ziel, in kurzer Zeit eine ausreichend große Menge an Thrombin/Fibrin für ein stabiles Gerinnsel zu generieren. Dies wird über kurze Aktivierungsreaktionen und anschließende verstärkende Feedbackmechanismen erreicht.
- Neben den typischen Gruppentests (Quick und PTT) stehen inzwischen auch Einzelfaktorenanalysen und Point-of-care-Verfahren zur Gerinnungsdiagnostik zu Verfügung.
- Gerinnungsstörungen können angeboren und erworben sein, sie haben ihre Ursachen in Gefäßanomalien, den Thrombozyten oder den Gerinnungsfaktoren.
- Die HIT vom Typ II ist eine z. T. tödlich verlaufende Gerinnungsstörung und manifestiert sich erst nach einigen Tagen unter Gabe von UFH.
- Neben Blutplasma können auch Einzelfaktoren zur Behandlung von Gerinnungsstörungen und bei erhöhtem Verbrauch an Gerinnungsstoffen verabreicht werden.
- Neben Gerinnungsfaktoren werden auch Antifibrinolytika oder Desmopressin zur Unterstützung der Blutgerinnung eingesetzt.

Schmerzentstehung

Im Normalfall entsteht Schmerz, wenn es zur Verletzung eines „Organs" kommt, und diese Information an das Gehirn weitergeleitet wird (→ Abb. 6.1), ähnlich einer Türklingel. Die Organverletzung entspricht dem Kopf, die Nervenfasern entsprechen den Klingeldrähten und die Glocke ist das Gehirn. Schmerz ist aber deutlich komplexer und lässt sich nicht immer auf dieses einfache Modell reduzieren. Hier drei wichtige Erklärungsansätze zur Entstehung und Leitung von Schmerz:

Spezifitätstheorie Spezielle hochschwellige Schmerzrezeptoren reagieren auf schmerzhafte Reize.

Intensitätstheorie Niederschwellige Mechano-/Thermorezeptoren reagieren je nach Reiz mit einer mehr oder weniger raschen Folge auf einen Reiz.

Mustertheorie Niederschwellige Mechano-/Thermorezeptoren reagieren je nach Reiz mit einem bestimmten Muster von Impulsen.

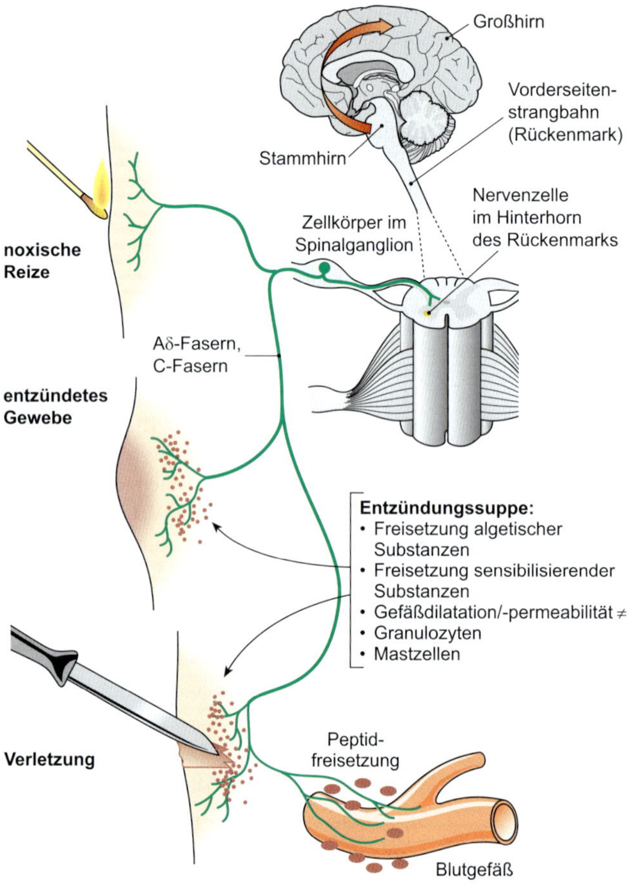

Abb. 6.1 Schmerzentstehung und -leitung [L141, L106]

Schmerzleitung

Nervenfasern

Die Schmerzinformation wird über spezielle Nervenfasern geleitet. Die langsameren (1 m/s) und dünneren (1 µm) unmyelinisierten **C-Fasern** leiten dumpfen brennenden Schmerz. Dieser ist anhaltend und schlecht lokalisierbar.
Scharfe oder stechende Schmerzen, die gut lokalisierbar sind, werden über myelinisierte A-δ-Fasern (15 m/s, 3 µm) geleitet.

Sensibilisierung der Schmerzleitung

Verschiedene Substanzen können die Nozizeption verstärken. Die wichtigsten werden im Folgenden kurz aufgeführt und bilden in ihrer Gesamtheit eine Art „Entzündungssuppe":

- Kalium, Wasserstoffionen und ATP: werden bei Zellschäden aus dem Plasma freigesetzt.
- Entzündungsmediatoren: Bradykinin, Serotonin, Histamin, Prostaglandin E und F2
- Substanz P: ein Neuropeptid aus Nervenzellen und Leukozyten, das u. a. schmerz- und entzündungsmodulierend wirkt

Die Übertragung der Schmerzinformation erfolgt vom peripheren Nerv im Rückenmark auf die nozizeptiven Neurone der Laminae I und V des Hinterhorns und kann hier moduliert werden (Gate-control-Theorie von Melzack und Wall, 1965).
Deszendierende Bahnen aus den Raphe-Kernen und dem periaquäduktalen Höhlengrau können von zentral hemmend in die Schmerzleitung eingreifen. NMDA-Rezeptoren auf Rückenmarksebene können die Schmerzsensationen über Glutamat modulieren. Es kommt zum Anstieg der Neuronenentladungsfrequenz. Ketamin blockiert diese Rezeptoren und hemmt so die Schmerzverstärkung.

Schmerzverarbeitung

Die Schmerzbahn läuft im Tractus spinothalamicus über den Thalamus zum Kortex, wo die Schmerzverarbeitung stattfindet. Der Gyrus postcentralis ist Ort der kognitiven Verarbeitung, hier erfolgt die Zuordnung der Schmerzlokalisation. Die affektive Schmerzverarbeitung mit Charakterisierung des Schmerztyps (bohrend, stechend, brennend etc.) erfolgt im limbischen System.

Pathogenese der Schmerzursachen

Aus der Pathogenese der Schmerzursachen ergeben sich bereits Konsequenzen für die Therapie. Man unterscheidet den Nozizeptorschmerz (viszeral oder somatisch) vom neuropathischen Schmerz (→ Abb. 6.2). Beide treten auch als Mischform auf. Da sich die Therapiekonzepte je nach Pathogenese des Schmerzes stark unterscheiden, ist insbesondere das diagnostische Herausfiltern einer neuropathischen Komponente von großer Bedeutung.

Nozizeptorschmerz

Dieser Schmerztyp entsteht durch direkte Gewebeschädigung. **Somatische Schmerzinformation** aus Knochen, Bändern, Bindegewebe, Muskulatur haben einen bohrenden, dumpfen Charakter und sind stets gut lokalisierbar. Der **viszerale** Schmerz entstammt den Eingeweideorganen und wird als **schlecht zu lokalisierender und häufig kolikartiger** Schmerz beschrieben.

Neuropathischer Schmerz

Nervenschmerzen können entweder dem zentralen oder peripheren Nervensystem zugeordnet sein. Dabei sind die Orte der Schmerzentstehung und -wahrnehmung im Gegensatz zum Nozizeptorschmerz stets unterschiedlich, da der Schmerz in das Versorgungsgebiet des Nervs projiziert wird. Der Schmerzcharakter wird als brennend oder (elektrisierend) einschießend beschrieben. Sind gemischte Nerven mit sympathischen Faseranteilen betroffen, werden Veränderungen der Schweißsekretion und

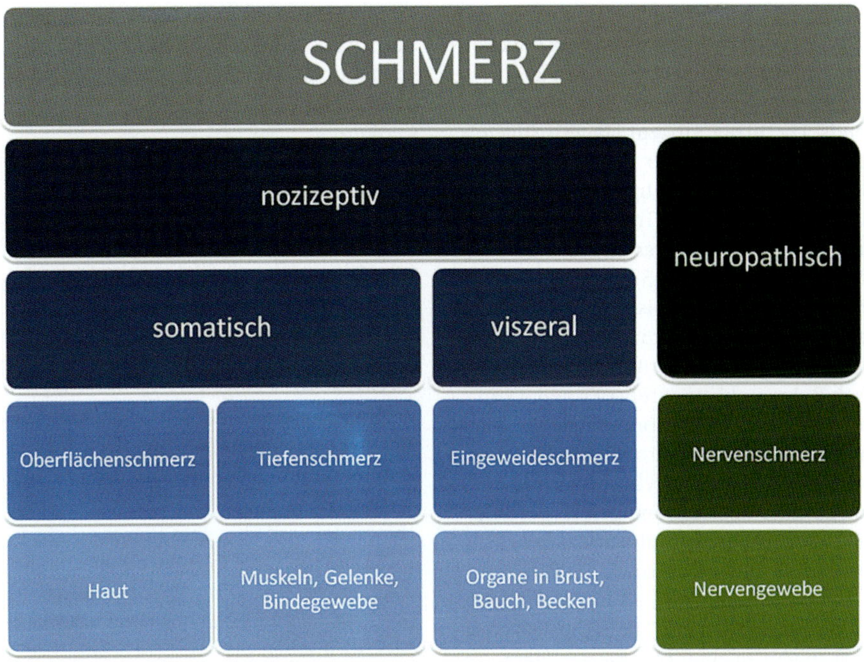

Abb. 6.2 Einteilung der Schmerzarten nach Ursprung und Repräsentanz im Organismus [O646]

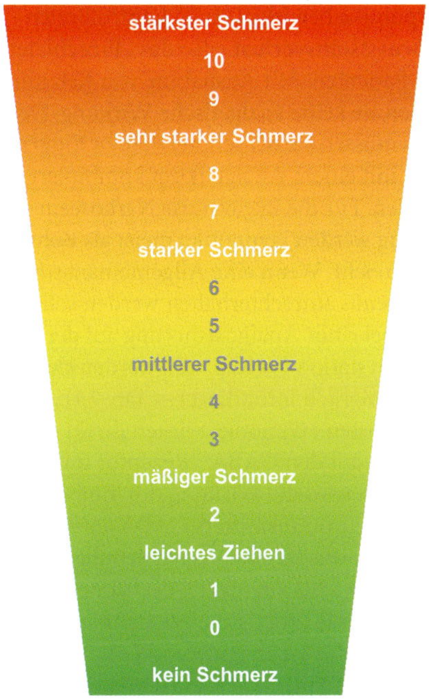

Abb. 6.3 NRS [O646]

Hauttemperatur beobachtet (s. Complex regional pain syndrome [CRPS], → Kap. 51).

Chronifizierung

Primär stellt der Schmerz ein **Warnsignal** dar (Beispiel: heiße Herdplatte). Werden diese Warnsignale nicht „beachtet", entstehen auf neuronaler und Neurotransmitterebene Modulationen. Nicht nur die Großhirnrinde ist „lernfähig". Inzwischen wurde nachgewiesen, dass Neuroplastizität auch in anderen Bereichen des Nervensystems existiert. Dies führt zu einer Veränderung der Wahrnehmung. Es kann zu einer **Hyperästhesie** kommen. Dabei werden sowohl schmerzhafte als auch nichtschmerzhafte Reize verstärkt wahrgenommen (Wind up). Anschließend kann sich eine **Allodynie** einstellen: Einfache Berührungsreize (Luftzug, Wattebausch) werden als (zunehmend) schmerzhaft empfunden. Es entsteht ein Schmerzgedächtnis, der Schmerz „brennt" sich förmlich ins Gehirn ein und hat sich verselbstständigt, die Warnfunktion ist verlorengegangen.
Wie lange es dauert, bis ständig wiederkehrende Schmerzreize die entsprechenden Veränderungen an den Nervenzellen bewirken, ist unklar. Die körpereigene Schmerzdämpfung (hemmende Schmerzbahnen, Endorphine) funktioniert bei jedem Menschen unterschiedlich gut. Prinzipiell kann jeder Schmerz mit der Zeit chronisch werden. Je länger er anhält und je stärker er ist, desto größer ist das Risiko der Chronifizierung.

Auch unter Narkose, während das Bewusstsein ausgeschaltet ist, kann ein chirurgischer Eingriff Chronifizierungsprozesse im zentralen Nervensystem in Gang setzen. Aus diesem Grund wird bei Amputationen empfohlen, bereits präoperativ Regionalanästhesieverfahren einzusetzen, um die Schmerzleitung zu unterbrechen (s. Phantomschmerz, → Kap. 51).
Einer Chronifizierung der Schmerzen muss durch adäquate, angepasste und rechtzeitige Behandlung vorgebeugt werden. Dies gelingt durch eine vorausschauende Schmerztherapie.

Schmerzmessung

Eine Quantifizierung von Schmerzen ist aufgrund des subjektiven Charakters der Schmerzempfindung nur über Hilfsmittel möglich und nicht objektiv messbar.
Am häufigsten werden die visuelle Analogskala (VAS) oder die Numerische Ratingskala (NRS) verwendet. Die Patienten werden gebeten, auf einer Skala oder auch einem Schieber (→ Abb. 6.3) einen Wert von 0 (kein Schmerz) bis 10 (maximal vorstellbarer Schmerz) einzustellen oder zu benennen.

Zusammenfassung

- Nozizeptoren registrieren schädigende Einflüsse, die über Schmerzbahnen und den Thalamus zum Kortex geleitet werden, wo der Schmerz bewusst wird.
- Schmerzentstehung, -leitung und -wahrnehmung können auf verschiedenen Ebenen und durch unterschiedliche Mechanismen moduliert werden.
- Schmerz wird nach Art der Entstehung und seiner Lokalisation eingeteilt.
- Werden Schmerzen nicht adäquat behandelt, kann es durch Veränderungen im Bereich der Nozizeption und Schmerzleitung (Neuroplastizität) zur Chronifizierung kommen.
- Zur „Schmerzmessung" werden verschiedene Skalensysteme als Hilfsmittel eingesetzt.

Hypnotika bewirken einen kontrollierten **Bewusstseinsverlust**, also das „Einschlafen" des Patienten. Mit Ausnahme von Ketamin haben sie keine analgetische Wirkung. Deshalb müssen sie bei schmerzhaften Eingriffen stets mit einem Analgetikum kombiniert werden. Für die intravenöse Narkoseeinleitung werden Hypnotika meist als Bolus verabreicht. Wenn eine Allgemeinanästhesie intravenös aufrechterhalten werden soll oder bei einer Analgosedierung auf der Intensivstation (→ Kap. 42), werden sie auch kontinuierlich infundiert (→ Tab. 7.1).

Die meisten Hypnotika wirken direkt oder indirekt auf den $GABA_A$-Rezeptor im ZNS. Dadurch wird die Wirkung des inhibitorischen Neurotransmitters GABA am Rezeptor verstärkt, was zu einer Verschiebung des Gleichgewichts zugunsten der dämpfenden Komponente führt. Eine Ausnahme bildet Ketamin, das einen anderen Wirkmechanismus hat und primär als NMDA-Rezeptor-Antagonist wirkt.

Propofol (z. B. Disoprivan®)

Propofol ist heute das am häufigsten zur Narkose eingesetzte Hypnotikum. Seine kurze Wirkdauer und geringe Kumulationsneigung ermöglichen eine **gut steuerbare Narkose.** Es eignet sich sowohl für die **balancierte Anästhesie** (Einleitung mit Propofol, Aufrechterhaltung mit volatilen Anästhetika) als auch für die **totale intravenöse Anästhesie (TIVA).** Die Wirkdauer wird bei Leber- oder Niereninsuffizienz nur geringfügig beeinflusst. Für die Platzierung einer Larynxmaske ist Propofol anderen Hypnotika überlegen, da es die pharyngealen Atemwegsreflexe stark dämpft. Sein **antiemetischer Effekt** macht es zur ersten Wahl bei erhöhtem Risiko für postoperative Übelkeit und Erbrechen (PONV).

In niedrigen Dosierungen wird Propofol zur Sedierung bei kurzen diagnostischen Eingriffen wie Gastroskopien eingesetzt.

Da Propofol nicht wasserlöslich ist, wird es in einer fetthaltigen Emulsion aus Sojabohnenöl und Triglyzeriden verabreicht (→ Abb. 7.1). Aufgezogene Lösungen müssen wegen des **hohen Kontaminationsrisikos** innerhalb kurzer Zeit verbraucht oder entsorgt werden. Die Standardkonzentration ist 1 % (10 mg/ml), zur längerfristigen Analgosedierung auf der Intensivstation wird meist die 2-prozentige Lösung (20 mg/ml) verwendet, um die Triglyzeridzufuhr zu begrenzen. Für Kinder gibt es auch eine 0,5-prozentige Lösung (5 mg/ml). Sie verursacht seltener den typischen brennenden **Injektionsschmerz,** der v. a. bei Gabe über kleinlumige Venen auftritt.

Nach Bolusapplikation führt Propofol zu einer Atemdepression von wenigen Minuten. Außerdem kommt es durch Vasodilatation, Sympathikolyse und direkte Myokarddepression zu einer **dosisabhängigen Hypotonie,** mit einem Abfall des Blutdrucks um ca. 30 %. Bei Hypovolämie sowie bei Patienten mit arterieller Hypertonie kann dieser noch stärker ausgeprägt sein. Die Sympathikolyse führt zudem zu einer **reduzierten Herzfrequenz.**

Bei hochdosierter Langzeitanwendung und schwerer Erkrankung kann das seltene, aber lebensbedrohliche **Propofolinfusionssyndrom(PRIS)** auftreten. Es kommt zu Laktatazidose, Rhabdomyolyse, akutem Nierenversagen, bradykarden Herzrhythmusstörungen und Kreislaufversagen. Die Ursache dieses Syndroms ist unklar, wird aber mit einer Störung des mitochondrialen Fettsäurestoffwechsels in Verbindung gebracht. Zur Analgosedierung auf der Intensivstation soll Propofol deshalb nicht länger als 7 d und nur in einer Dosis < 4 mg/kg KG/h gegeben werden.

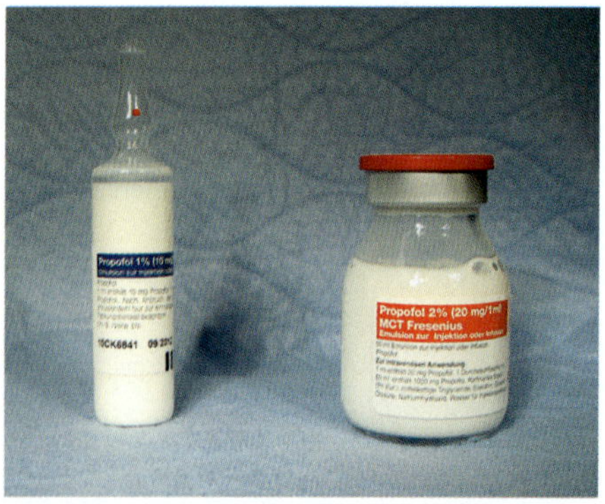

Abb. 7.1 Propofol ist wasserunlöslich und liegt daher in einer Öl- und Fettemulsion vor. [O647]

Thiopental (z. B. Trapanal®)

Thiopental gehört zu den Barbituraten, den ersten weit verbreiteten intravenösen Hypnotika. Obwohl es durch Propofol an Bedeutung verloren hat, wird es in Europa noch bei der **Allgemeinanästhesie zur Sectio caesarea** eingesetzt, da das Kind dem Wirkstoff aufgrund der schnellen Anflutung und raschen Umverteilung aus dem fetalen in den mütterlichen Kreislauf nur sehr kurze Zeit ausgesetzt ist.

Thiopental wird als gelbes Pulver geliefert und muss vor Gabe in Aqua ad iniectabilia aufgelöst werden. Die gelöste Form enthält 25 mg Wirksubstanz/ml und hat einen stark alkalischen pH-Wert (pH > 10). Die Injektion darf nur über einen sicher venösen Zugang appliziert werden. Eine paravenöse oder intraarterielle Gabe kann zu schweren Nekrosen bis zum Verlust der Extremität führen.

Nach i. v. Gabe treten rasch der Bewusstseinsverlust und eine mehrminütige Atemdepression ein. Am Herzen wirkt Thiopental negativ inotrop. Zusammen mit der Vasodilatation führt dies zu einer **arteriellen Hypotonie,** die allerdings etwas schwächer ausgeprägt ist als die von Propofol. Typischerweise steigt die Herzfrequenz nach Gabe von Thiopental leicht an.

Anders als Propofol führt Thiopental nicht zur Bronchodilatation. Da es zudem **Histamin** freisetzt, sollte es bei Patienten mit **Asthma bronchiale nicht oder nur vorsichtig** eingesetzt werden. Durch seine **antikonvulsive Wirkung** können Krampfanfälle durchbrochen werden. Bei Patienten mit Schädel-Hirn-Trauma und erhöhtem intrakraniellen Druck (ICP) kann Thiopental als Ultima Ratio zur Hirndrucksenkung dienen. Leber- und Niereninsuffizienz verlängern die Wirkung teils deutlich. Bei Porphyrie

Tab. 7.1 Charakteristika ausgewählter Hypnotika. Die Dosierungen gelten für die Allgemeinanästhesie bei gesunden Erwachsenen. Bei älteren Patienten, Organinsuffizienzen und zur Sedierung muss die Dosierung teils deutlich reduziert werden.

Wirkstoff	Gruppe	Intravenöse Einleitungsdosis (mg/kg KG)	Wirkungseintritt (s)	Wirkdauer (min)	Kontinuierliche Dosis (mg/kg KG/h)
Propofol	Phenolderivat	1,0–2,5	30–40	5–8	4–8
Thiopental	Barbiturat	3,0–5,0	20–30	6–8	Nicht geeignet
Etomidat	Imidazolderivat	0,15–0,3	30	4–5	Nicht geeignet
Midazolam	Benzodiazepin	0,15–0,3	90	30–45	0,03–0,1
S-Ketamin (Dosisverdopplung für Razemat)	Phenzyklidinderivat	0,5–1,0	60	5–10	0,5–3,0

(Stoffwechselstörung der Hämsynthese) ist Thiopental absolut kontraindiziert.

Etomidat (z. B. Etomidat®-Lipuro)

Etomidat zeichnet sich durch seine **hämodynamische Stabilität** aus und bietet Vorteile bei der Narkoseeinleitung kardialer Risikopatienten. Es wird beispielsweise bei schwerer Herzinsuffizienz oder zur Narkoseeinleitung bei Herzklappeninterventionen eingesetzt. Erhältlich ist es als wässrige Lösung (Hypnomidate®) oder als Emulsion (Etomidat®-Lipuro) in einer Konzentration von 2 mg/ml, wobei die Emulsion weniger Injektionsschmerz verursacht.
Die durch Etomidat vermittelte Atemdepression ist nur kurz. Charakteristisch sind teils ausgeprägte **Myoklonien,** die sich durch vorherige Opioid- oder Benzodiazepingabe abschwächen lassen. Häufiger als andere Hypnotika löst Etomidat **PONV** aus. Schon eine Einzeldosis **hemmt die Kortisolsynthese** (durch Hemmung der 11-beta Hydroxylase) und kann zu einer relativen Nebennierenrindeninsuffizienz führen. Aus diesem Grund darf Etomidat weder für die Narkoseeinleitung bei (vermuteter) Sepsis noch für die Langzeitsedierung verwendet werden.

Midazolam (z. B. Dormicum®)

Midazolam ist ein Benzodiazepin. Es wirkt langsamer und weniger zuverlässig als andere Hypnotika und wird daher zur Narkoseeinleitung allenfalls **in Kombination mit anderen Hypnotika** verwendet. Seine Stärken sind die gute anxiolytische, antikonvulsive und amnestische Wirkung, weshalb es **zur Sedierung** bei diagnostischen Eingriffen und auf der Intensivstation oder zur **Prämedikation** eingesetzt wird.
Bei langsamer i. v. Injektion bleibt der **Kreislauf meist stabil.** In höherer Dosierung kann es zu einer Atemdepression kommen. Wie bei allen Benzodiazepinen können besonders bei älteren Patienten paradoxe Wirkungen mit Erregungszuständen und Aggressivität auftreten. Wegen der zentral muskelrelaxierenden Wirkung ist es bei Patienten mit obstruktivem Schlafapnoesyndrom (OSAS) oder Muskelerkrankungen wie Myasthenia gravis nicht geeignet. Die Wirkung kann mit Flumazenil (Anexate®, fraktionierte Gabe von 0,2 mg) antagonisiert werden.

Remimazolam (Byfavo®)

Remimazolam ist ein neu entwickeltes Benzodiazepin, das bereits für die **diagnostische Sedierung** zugelassen ist. Weitere Anwendungsgebiete wie Allgemeinanästhesien oder die Langzeitsedierung auf der Intensivstation befinden sich in der klinischen Erprobung. Ähnlich wie beim Opioid Remifentanil wird Remimazolam **organunabhängig** durch unspezifische Esterasen abgebaut. Dies macht die Wirkdauer gut berechenbar und verhindert eine Kumulation bei längerer Infusion oder Organinsuffizienz. Remimazolam soll die Hämodynamik geringer beeinflussen und seltener einen Atemstillstand hervorrufen als andere Hypnotika. Die Wirkung kann durch Flumazenil aufgehoben werden.

Ketamin (z. B. Ketanest® S)

Ketamin nimmt unter den Hypnotika eine Sonderstellung ein, da es als einziges auch **analgetisch** wirkt. Es hemmt den NMDA-Rezeptor, wodurch weniger des exzitatorischen Neurotransmitters Glutamat zur Verfügung steht. Zusätzlich bindet es an Opioidrezeptoren und monoaminerge Rezeptoren. Ketamin ist als Razemat oder als rechtsdrehendes Enantiomer S-Ketamin (auch: Esketamin) erhältlich. Strukturell ähnelt es Halluzinogenen und erzeugt eine nur oberflächliche Bewusstlosigkeit, die als **dissoziative Anästhesie** bezeichnet wird. Patienten berichten von Halluzinationen und Albträumen. Deshalb wird Ketamin oft mit **Benzodiazepinen oder Propofol kombiniert.** Die psychotropen Nebenwirkungen sollen bei S-Ketamin wesentlich seltener auftreten.
Im Gegensatz zu anderen Hypnotika bleiben **Spontanatmung und Schutzreflexe** nach Ketamingabe **erhalten.** Es kommt lediglich zu einer leichten Hypoventilation mit Hyperkapnie. Durch den resultierenden Hirndruckanstieg galt Ketamin beim Schädel-Hirn-Trauma lange als kontraindiziert. Unter kontrollierter Beatmung kann Ketamin auch bei erhöhtem ICP sicher eingesetzt werden. Die sympathomimetische Wirkung führt zu stabilen oder sogar erhöhten Blutdruckwerten. Dies kann jedoch bei Patienten mit koronarer Herzkrankheit (KHK) durch erhöhten myokardialen Sauerstoffverbrauch zu Herzmuskelischämien führen. Seine **bronchodilatatorische Wirkung** macht Ketamin bei obstruktiven Lungenerkrankungen oder im Status asthmaticus vorteilhaft. Problematisch ist die **erhöhte Speichelsekretion,** weshalb eine Kombination mit Atropin oder Glykopyrrolat empfohlen wird.
Für die Notfall-, Katastrophen- und Militärmedizin ist es hervorragend geeignet, da **Spontanatmung und Kreislauf weitgehend unverändert** bleiben und Ketamin über beinahe **jeden denkbaren Zugangsweg** (z. B. intramuskulär, intranasal, rektal) verabreicht werden kann, was bei schwer zugänglichen oder stark zentralisierten Patienten vorteilhaft ist. Ketamin eignet sich auch zur ergänzenden Analgesie bei Regionalanästhesien.

Zusammenfassung

- Hypnotika machen bewusstlos, aber nur Ketamin hat auch eine analgetische Wirkung.
- Propofol ist das Standardhypnotikum mit kurzer Wirkdauer und geringer Kumulationsneigung und ist daher für eine TIVA gut geeignet. Nach Bolusgabe kommt es zu einer teils ausgeprägten dosisabhängigen Hypotonie.
- Für Thiopental gibt es einen langen Erfahrungsschatz. Es ist aber schlechter steuerbar als Propofol und hat nur noch für die Anästhesie bei Schwangeren Bedeutung.
- Etomidat ist kreislaufstabil, führt jedoch bereits nach Einmalgabe zu einer relativen Nebenniereninsuffizienz und ist zur Langzeitanwendung nicht geeignet.
- Midazolam wird häufiger zur Sedierung eingesetzt. Remimazolam ist ein neueres Benzodiazepin mit organunabhängigem Abbau, guter Steuerbarkeit und geringen hämodynamischen Auswirkungen.
- Ketamin bewirkt eine gute Analgesie bei nur oberflächlicher Bewusstlosigkeit. Wegen seiner großen therapeutischen Breite, des Erhalts der Schutzreflexe und der Kreislaufstabilität ist es besonders für die Notfallmedizin geeignet. Aufgrund seiner psychomimetischen Nebenwirkungen sollte es mit Benzodiazepinen oder Propofol kombiniert werden.

8 Volatile Anästhetika und Lachgas

Volatile Anästhetika

Definition

Volatile Anästhetika sind Narkotika, die dem Patienten über die Atemluft zugeführt, über die Alveolen in das Blut aufgenommen und so in das Gehirn transportiert werden, wo sie das Bewusstsein ausschalten.

Das ideale Narkosegas

Ein ideales Narkosegas, das leider in dieser Form nicht existiert, ist charakterisiert durch folgende Faktoren:

- Schnelles An- und Abfluten
- Gute Muskelrelaxierung
- Analgesie
- Bronchodilatation
- Hohe Wirkstärke
- Geringe Kreislaufdepression
- Keine Metabolisierung
- Kein Auslöser von postoperativer Übelkeit/Erbrechen (PONV)
- Fehlende Triggerung der malignen Hyperthermie (MH)
- Geringe Kosten

Wegen ihrer geringen Kosten und der recht sicheren Handhabung sind volatile Anästhetika auch heute noch das Standardnarkotikum. Die meisten heute gebräuchlichen volatilen Anästhetika sind **chlorierte Kohlenwasserstoffe** und unterscheiden sich hauptsächlich durch ihre Wirkdauer und ihre Eignung oder Nichteignung zur Narkoseeinleitung.

Verabreichung

Volatile Anästhetika sind bei Raumtemperatur flüssig und müssen daher mit einem speziellen Verdampfer (**Vapor,** → Abb. 8.1) in einen gasförmigen Zustand überführt und in die Einatemluft des Narkosekreisteils eingeleitet werden.
Die Einatemluft wird durch den Vapor am Narkosegas vorbeigeleitet (→ Abb. 8.2). Währenddessen wird das Atemgas mit dem Narkosegas aufgesättigt und dieses Luft-Gas-Gemisch dem Patienten zugeführt. Über die Einstellung am Handrad wird bestimmt, wie viel vom aufgesättigten Luft-Gas-Gemisch der Atemluft beigemischt wird, der Rest läuft über einen Bypass am Narkosegas vorbei zum Patienten. Die Höhe des Frischgasflusses bestimmt, welche Menge des Gemischs dem Patienten in welcher Zeit verabreicht wird. Je höher der Frischgasfluss, desto schneller steigt die Narkotikakonzentration in den Alveolen. Die verabreichte Menge wird sowohl in der In- als auch in der Exspirationsluft mittels Gasmonitor überwacht. Am Ende der Operation wird der Vapor abgedreht, das Anästhetikum flutet wieder

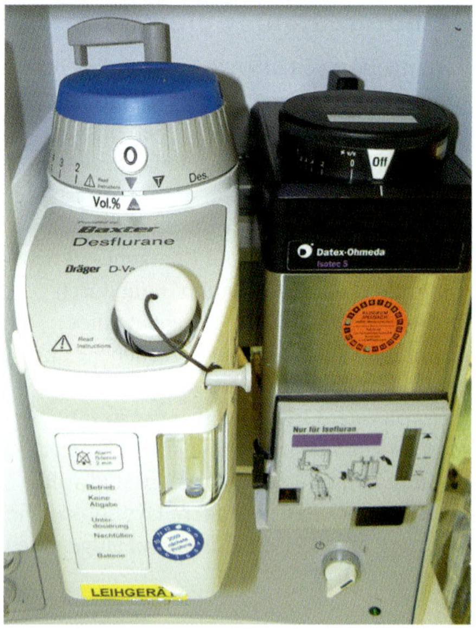

Abb. 8.1 Vaporen in einem Narkosekreisteil [O649]

ab und muss über die Narkosegasabsauganlage aus dem Operationssaal entfernt werden, um eine Gefährdung des Personals zu verhindern. Wie alle chlorierten Kohlenwasserstoffe zerstören volatile Anästhetika die Ozonschicht.

Wirkmechanismen

Die Wirkung volatiler Anästhetika beruht vermutlich auf einer **Verstärkung inhibitorischer Axone im Gehirn,** wobei der genaue Wirkort und die molekularen Wirkmechanismen unbekannt sind. Seit Jahrzehnten weit verbreitete Theorien sind:

1 Theorie des kritischen Volumens
Das Anästhetikum wird in die Phospholipiddoppelschicht der Nervenzellmembran absorbiert und erhöht deren Volumen. Durch diese Volumenexpansion kommt es zur Obstruktion der Proteinkanäle für den Natriumeinstrom, dadurch nimmt die Erregbarkeit ab.

2 Fluidisationstheorie
Das Anästhetikum stört die parallele Anordnung der Fettalkylketten und deren Mobilität in der Lipiddoppelschicht, was zu einer Störung der Membranproteine führt.

3 Theorie der proteinvermittelten Wirkung
Das Anästhetikum hemmt den Abbau der γ-Aminobuttersäure (GABA). Stimulation von GABA-Rezeptoren führt im zentralen Nervensystem zu einem vermehrten Natriumeinstrom in die Nervenzelle, es kommt zu einer Hyperpolarisation mit erschwerter Reizweiterleitung.
Die Wirkung der Inhalationsanästhetika wird lediglich durch zwei seit Langem bekannte grundsätzliche Gesetzmäßigkeiten beschrieben:
Meyer-Overton-Regel Danach hängt die Potenz eines volatilen Anästhetikums direkt von seiner Lipidlöslichkeit ab.
Ferguson-Regel Der Dampfdruck volatiler Anästhetika ist umgekehrt proportional zu ihrer Wirksamkeit.
Keine dieser Theorien kann die vielfältigen Wirkungen volatiler Anästhetika genau erklären. Heutzutage nachweisbare Wirkungen sind:

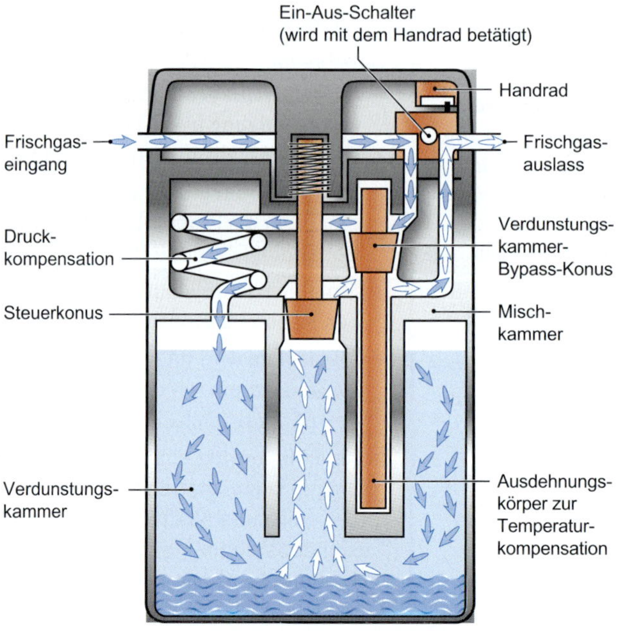

Abb. 8.2 Funktion eines Verdampfers [L141]

Tab. 8.1 Wichtige Eigenschaften einiger volatiler Anästhetika

Name	BGK	MAC in 100 % O_2	MAC in 60 % N_2O	Vorteile	Nebenwirkungen
Desfluran	0,42	6–7 Vol.-%	2,8 Vol.-%	Schnelles An- und Abfluten	RR ↑↑ bei schneller Anflutung
Isofluran	1,4	1,15 Vol.-%	0,5 Vol.-%	Kostengünstig	RR ↓, Hirndruckanstieg, langsames An- und Abfluten
Sevofluran	0,69	2,0 Vol.-%	1,1 Vol.-%	Zur inhalativen Einleitung geeignet, schnelles An- und Abfluten	Compound-A-Bildung bei Low-flow
Xenon	1,9	70 Vol.-%	–	Kreislaufstabilität, schnelles An- und Abfluten	Sehr teuer, Gefahr der Reperfusionshypoxie

- Verlängerung der **GABA-induzierten Dämpfung** der neuronalen Erregbarkeit
- **Reduzierung** von Frequenz und Amplitude **im EEG**
- Direkte Stimulation von $GABA_A$-Rezeptoren
- **Steigerung des zerebralen Blutflusses** (CBF) und Erhöhung des Hirndrucks (ICP) durch zerebrale Vasodilatation
- Blockade der Motoneurone und **Dämpfung** von Neuronen im Hinterhorn **des Rückenmarks.**

Dosierung

Maßgeblich für den Grad der Narkosetiefe ist der Partialdruck des Gases im Gehirn. Dieser Partialdruck ist direkt nicht messbar, also wird als indirektes Maß für die Wirkstärke eines volatilen Anästhetikums die **minimale alveoläre Konzentration (MAC)** herangezogen. Dies ist die Menge eines volatilen Anästhetikums, bei der 50 % der Probanden nicht mehr auf einen chirurgischen Stimulus reagieren (MAC_{50}).

Der MAC-Wert wird gesenkt durch folgende Faktoren:

- Schwangerschaft, hohes Alter, Neugeborenenperiode
- Hypothermie, Hypotonie, Hypoxie
- Anämie, Hyponatriämie
- Gleichzeitige Verwendung von Opiaten/Lachgas
- Benzodiazepine, Barbiturate, Alkoholintoxikation

Der MAC-Wert steigt unter folgenden Bedingungen:

- Säuglinge und Kleinkinder
- Hyperthermie, Hypernatriämie
- Chronischer Alkohol- und Nikotinabusus
- MAO-Hemmer (erhöhte Katecholaminspiegel)

Löslichkeit

Die Geschwindigkeit des Wirkeintritts hängt vom **Blut-Gas-Koeffizienten (BGK)** ab (→ Tab. 8.1). Bei einem hohen BGK wird viel Gas im Blut gelöst und nur schwer an das Gehirn abgegeben, was das An- und Abfluten des Narkotikums verzögert. Narkosegase werden auch an andere Gewebe abgegeben. Stark durchblutete Organe (Niere, Leber, Herz) werden schnell, Muskeln und Fett nur langsam aufgesättigt. Nach langen Operationen kann allerdings die Abgabe von bedeutsamen Anästhetikamengen aus dem Fettgewebe mehrere Stunden anhalten.

Nebenwirkungen

- Alle volatilen Anästhetika sind Triggersubstanzen für die MH.
- Schwache bis ausgeprägte Kreislaufdepression, Ausnahme: Xenon
- Mitverursacher von postoperativer Übelkeit/Erbrechen (PONV)
- Atemdepression
- Postnarkotisch Unruhe, Exzitationen (v. a. bei Kindern), Shivering
- Vermutlich Ursache für erhöhte Rate an Frühgeburten und Spontanaborten bei schwangerem Anästhesiepersonal
- Sevofluran reagiert bei Low Flow (Frischgaszufuhr < 1 l/min) mit Atemkalk zum Compound A, das in hohen Dosen nephrotoxisch wirkt (klinisch nicht relevant).
- Xenon wird wegen schlechter Verfügbarkeit und hohem Preis nicht flächendeckend verwendet (wenig klinische Erfahrung).

Lachgas

Lachgas (Stickoxydul, N_2O) ist ein farb- und geruchloses Gas, das gute analgetische und nur geringe hypnotische Eigenschaften besitzt. Es ist nicht explosiv, unterstützt aber Verbrennungsvorgänge. Um seine Wirkung zu entfalten, müssen der Atemluft mindestens 60 % N_2O zugesetzt werden. Um die Entstehung eines hypoxischen Gasgemischs (inspiratorische Sauerstoffkonzentration [FiO_2] unter 21 % oder Sauerstoffangebot unter 250 ml/min) v. a. im Low-Flow-Betrieb zu verhindern, muss zwingend die **Sauerstoffkonzentration der Inspirationsluft kontinuierlich gemessen** werden.

Aus OP-Sälen ist Lachgas weitgehend verschwunden. Die Substanz erlebt als MEOPA (Mélange équimolaire oxygène-protoxyde d'azote) in einer festen äquimolaren Mischung aus Lachgas und Sauerstoff eine kleine Renaissance in der Zahnheilkunde oder bei Kurzanästhesien z. B. in Notaufnahmen.

Pharmakologie

- MAC 104 Vol.-%!
- BGK: 0,47 → schnelles An- und Abfluten

Indikation

Hauptsächlich als zusätzliches Analgetikum zur Einsparung von Anästhetika (Second gas effect), als Mononarkotikum wegen der hohen MAC ungeeignet.

Nebenwirkungen

- N_2O diffundiert wegen 35-fach besserer Löslichkeit als Sauerstoff in luftgefüllte Hohlräume (Innenohr, Darm, Tubuscuff) und dehnt sich dort aus.
- Gefahr der lebensbedrohlichen **Reperfusionshypoxie** bei der Narkoseausleitung durch Verdrängung des Sauerstoffs aus den Alveolen → Narkoseausleitung immer mit 100 % Sauerstoff!
- Erhöhung des intrakraniellen Drucks durch direkte Vasodilatation
- PONV-Triggersubstanz

Kontraindikationen

- Ileus
- Pneumothorax, Pneumenzephalon
- Erhöhter Hirndruck
- Operation am Innenohr

Zusammenfassung

- Volatile Anästhetika sind das Standardnarkosemittel. Die verwendeten Mittel sind sicher, gut steuerbar und im Low-Flow-Verfahren kostengünstig einsetzbar. Mit Sevofluran ist eine Maskeneinleitung ohne i. v. Zugang möglich.
- Lachgas (N_2O) wird als Zusatzanästhetikum zur Anästhetika-Einsparung verwendet.

9 Muskelrelaxanzien

Muskelrelaxanzien blockieren die Erregungsübertragung an der neuromuskulären Endplatte und führen zur vollständigen **Lähmung der quergestreiften Muskulatur.** Sie werden bei Allgemeinanästhesien eingesetzt, um die Intubation durch bessere Sicht auf den Larynx zu erleichtern und das Risiko von Stimmlippenverletzungen zu verringern. Für den Operateur können sie die Eingriffsbedingungen verbessern, was v. a. bei Eingriffen im Thorax oder Abdomen sowie bei mikrochirurgischen Operationen wie in der Neurochirurgie von Bedeutung ist. Wichtig ist, dass Muskelrelaxanzien keine analgetische oder hypnotische Wirkung haben. Sie müssen daher immer in Kombination mit einem Hypnotikum und/oder Analgetikum verabreicht werden, um sicherzustellen, dass der Patient während der Muskellähmung nicht bei Bewusstsein ist.

Neuromuskuläre Übertragung

Die Kommunikation zwischen Nerv und Muskel wird durch den **Neurotransmitter Acetylcholin** (ACh) vermittelt. Kommt ein Nervenimpuls an der motorischen Endplatte an, wird ACh präsynaptisch freigesetzt und diffundiert durch den synaptischen Spalt zum postsynaptischen nikotinergen ACh-Rezeptor. Dadurch öffnen sich Natriumkanäle und es wird ein Aktionspotenzial ausgelöst. Anschließend wird das ACh innerhalb von Millisekunden durch die ACh-Esterase in den Einfältelungen der postsynaptischen Membran abgebaut (→ Abb. 9.1), sodass der Muskel für den nächsten Impuls bereit ist.

Einteilung

Muskelrelaxanzien werden nach ihrem Wirkmechanismus in zwei Gruppen eingeteilt:

Nichtdepolarisierende Muskelrelaxanzien (NDMR) Sie konkurrieren mit ACh um die Bindungsstellen am postsynaptischen Rezeptor. Da sie keine intrinsische Aktivität besitzen (kompetitive Antagonisten), lösen sie kein Aktionspotenzial aus, sondern verhindern die Bindung von ACh. Ihre Wirkung endet primär durch Umverteilung aus dem Blutkreislauf in andere Gewebe. Abhängig von der jeweiligen Wirkdauer diffundieren sie vom Rezeptor ab, wodurch ACh wieder zunehmend mehr Rezeptoren besetzen kann und die Muskelrelaxation nachlässt. Der Abbau der Substanzen (z. B. hepatische/renale Elimination, Hofmann-Elimination, Esterhydrolyse) ist für die letztendliche Elimination aus dem Körper verantwortlich.

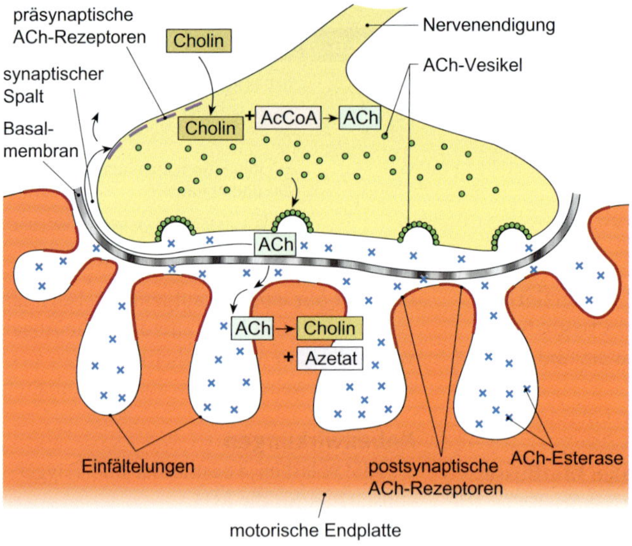

Abb. 9.1 Acetylcholin an der neuromuskulären Endplatte [L141]

Depolarisierende Muskelrelaxanzien Diese besetzen die postsynaptischen ACh-Rezeptoren und lösen einmalig ein Aktionspotenzial und damit eine Muskelkontraktion aus (Phase-I-Block). Klinisch zeigt sich dies durch kurzzeitige Muskelfaszikulationen. Danach bleibt die Endplatte so lange blockiert, bis das Muskelrelaxans von der Plasmacholinesterase abgebaut wurde.

Pharmakologie

Anschlagszeit (Zeit bis zur maximalen Wirkung) und Wirkdauer sind dosisabhängig. Eine höhere Dosierung verkürzt die Anschlagszeit und verlängert die Wirkdauer. Eine weitere wichtige Größe ist die ED_{95}. Sie ist die Dosis, die zu einer 95-prozentigen neuromuskulären Blockade führt. Zur Intubation wird meist die zweifache ED_{95} verwendet, um eine schnelle und tiefe Blockade zu erreichen. Vor allem bei Substanzen mit längerer Wirkdauer oder bei eingeschränkter Elimination können wiederholte Gaben eines NDMR zu einer Kumulation führen. Daher müssen wiederholte Gaben niedriger dosiert werden. Muskelrelaxanzien überwinden die Blut-Hirn- oder Plazentaschranke kaum, weshalb sie keine zentralnervösen Effekte haben und auch in der Schwangerschaft eingesetzt werden können.

Vor Gabe eines Muskelrelaxans muss immer ein Hypnotikum appliziert werden, und die Möglichkeit zur Beatmung sichergestellt sein. Vor Narkoseausleitung muss die muskuläre Erholung unabhängig vom eingesetzten Relaxans immer mit einem Relaxometer (→ Kap. 19) überprüft werden.

Nichtdepolarisierende Muskelrelaxanzien (NDMR)

NDMR werden in zwei Gruppen unterteilt:

Benzylisochinoline („-acurium") Z. B. Atracurium, Cis-Atracurium, Mivacurium werden meist organunabhängig abgebaut (Hofmann-Elimination, Esterhydrolyse) und sind daher bei Leber- oder Niereninsuffizienz besser steuerbar.

Aminosteroide („-uronium"), Z. B. Rocuronium, Vecuronium, Pancuronium werden v. a. in der Leber metabolisiert und über die Niere ausgeschieden.

Klinisch wichtige NDMR (→ Tab. 9.1):

- **Rocuronium:** Das am häufigsten verwendete NDMR für die Routineintubation. Vor allem bei hoher Dosierung (1,0 mg/kg KG) schneller Wirkeintritt (Anschlagszeit 60–90 s), daher Alternative zu Succinylcholin bei RSI, dann jedoch lange Wirkdauer (ca. 45–75 min); durch hepatische Elimination teils deutliche Verlängerung bei Leberinsuffizienz.
- **Atracurium:** organunabhängiger Abbau (Hofmann-Elimination, Esterhydrolyse), Nebenwirkung: Histaminfreisetzung
- **Cis-Atracurium:** Isomer von Atracurium, organunabhängiger Abbau (ausschließlich Hofmann-Elimination), keine Histaminfreisetzung (Vorteil gegenüber Atracurium)
- **Mivacurium:** sehr kurze Wirkdauer, aber bei Cholinesterasemangel stark verlängert, Nebenwirkung: Histaminfreisetzung
- **Vecuronium:** hepatische Metabolisierung, vorwiegend hepatische Elimination
- **Pancuronium:** lange Wirkdauer, heute nur noch selten verwendet (z. B. bei geplanter Nachbeatmung), hepatische Metabolisierung, vorwiegend renale Elimination, Nebenwirkung: Tachykardie

Aufhebung der Wirkung

Antagonisierung

Die Wirkung von NDMR kann durch die **ACh-Esterase-Inhibitoren** Neostigmin und Pyridostigmin aufgehoben werden. Sie hemmen den Abbau von ACh, wodurch dessen Konzentration im synaptischen Spalt ansteigt und das NDMR vom Rezeptor verdrängt wird. ACh-Esterasehemmer werden immer in **Kombination mit Atropin** (0,01 mg/kg KG) oder Glykopyrrolat (0,005 mg/kg KG) verabreicht (→ Tab. 9.2), da sie auch an muskarinergen Rezeptoren wirken und sonst Bradykardie, Bronchokonstriktion und erhöhter Speichel- und Bronchialsekretion auslösen würden. Die Antagonisierung ist nur sinnvoll, wenn bereits eine Erholung der neuromuskulären Übertragung nachweisbar ist, d. h. mindestens eine Reizantwort in der Train-of-four-Stimulation (TOF, → Kap. 19). Vor einer Antagonisierung muss immer abgewogen werden, ob nicht ein Abwarten unter Nachbeatmung schonender ist („Time is not toxic.").

Reversierung

Mit Sugammadex steht ein schnell wirkendes Präparat zur Verfügung, das die Wirkung von Rocuronium und Vecuronium gezielt inaktiviert. Der Name leitet sich von der chemischen Struktur ab: **Sugar gamma** cyclodextrin. Das **ringförmige Oligosaccharid** schließt die freien Relaxansmoleküle aus der Blutbahn irreversibel in seinen zentralen Hohlraum ein. Durch den entstehenden Konzentrationsgradienten werden die rezeptorgebundenen Moleküle gelöst und ebenfalls „enkapsuliert". Nach Sugammadex-Gabe muss bei einer erneuten Operation innerhalb von 24 h ein anderes Relaxans als Rocuronium/Vecuronium eingesetzt werden. Als Nebenwirkungen sind **Überempfindlichkeitsreaktionen** bis hin zu schweren Anaphylaxien bekannt. Der **hohe Preis** limitiert den breiten klinischen Einsatz.

Tab. 9.1 Charakteristika klinisch gebräuchlicher Muskelrelaxanzien

Einteilung		Wirkstoff (Handelsname)	Anschlagszeit	Wirkdauer (min)	Intubationsdosis Zweifache ED95 (mg/kg KG)
Nichtdepolarisierend	**Benzylisochinoline**	Atracurium (z. B. Tracrium®)	2–4 min	30–40	0,5–0,6
		Cis-Atracurium (z. B. Nimbex®)	3–5 min	45	0,1–0,15
		Mivacurium (z. B. Mivacron®)	2–3 min	15–20	0,2
	Aminosteroide	Pancuronium (z. B. Pavulon®)	3–6 min	60–100	0,1
		Rocuronium (z. B. Esmeron®)	1,5–3 min	30–40	0,6
		Vecuronium (z. B. Norcuron®)	3–4 min	30–40	0,1
Depolarisierend		Succinylcholin	45–60 s	5–8	1,0–1,5

Tab. 9.2 Dosierung zur Antagonisierung bzw. Reversierung von Muskelrelaxanzien

Wirkstoff (Handelsname)	Dosierung (mg/kg KG)	Wirkmaximum/Wirkdauer (min)
Neostigmin (z. B. Prostigmin®)	0,02 plus Atropin oder Glykopyrrolat	10/60
Pyridostigmin (z. B. Mestinon®)	0,1 plus Atropin oder Glykopyrrolat	15/90
Sugammadex (z. B. Bridion®)	2–16	2/unklar (s. u.)

Depolarisierende Muskelrelaxanzien

Klinisch wird ausschließlich **Succinylcholin** eingesetzt (→ Tab. 9.1). Es **wirkt extrem schnell und sehr kurz.** Aufgrund seiner zahlreichen, teils **schweren Nebenwirkungen** wird es heute nur noch für die **Rapid Sequence Induction (RSI)** bei Erwachsenen eingesetzt. Bei Kindern ist es fast nie indiziert, da das Risiko für schwere Bradykardien/Asystolien und maligne Hyperthermie erhöht ist.

Nebenwirkungen

Die initiale Muskelkontraktion (Faszikulation) führt zu einer kurzzeitigen Erhöhung des intrakraniellen, intragastralen und Augeninnendrucks **sowie zu einer Kaliumfreisetzung** aus den Muskelzellen, die für Gesunde meist unproblematisch ist. Bei vorbestehender Hyperkaliämie können hierdurch jedoch lebensbedrohliche Herzrhythmusstörungen auftreten. Die klinische Relevanz der **Druckanstiege** ist geringer als früher angenommen. Bei einem Glaukom oder einem Schädel-Hirn-Trauma sollte jedoch Alternativen der Vorzug gegeben werden. Patienten nach Brandverletzung, längerer Immobilisation (z. B. bettlägerige Patienten), Polytrauma oder Sepsis bilden Rezeptoren außerhalb der neuromuskulären Endplatte **(extrajunktionale ACh-Rezeptoren)** aus, die nach Succinylcholin-Gabe einen abnorm hohen Kaliumanstieg verursachen können. Succinylcholin ist **Triggersubstanz der malignen Hyperthermie** (→ Kap. 35). Succinylcholin wird über die **Plasmacholinesterase** metabolisiert. Bei angeborenem oder erworbenem Cholinesterase-Mangel (Leberzirrhose, Unterernährung, Schwangerschaft im letzten Trimenon) verlängert sich die Wirkdauer teils deutlich. Da Succinylcholin über muskarinerge ACh-Rezeptoren auch auf das autonome Nervensystem wirkt, verursacht es **Bradykardie** und **erhöhte Speichel- und Bronchialsekretion.** Die Gabe führt häufig zur Histaminfreisetzung. Nach hohen Dosen (5–6 mg/kg KG) kann ein sog. Phase-II-Block entstehen, der einem Block mit langwirksamen NDMR ähnelt. Therapeutisch werden die Patienten bis zum sicheren Abklingen der Blockade nachbeatmet.

Zusammenfassung

- Muskelrelaxanzien hemmen die neuromuskuläre Übertragung.
- Sie werden in nichtdepolarisierende (NDMR) und depolarisierende Muskelrelaxanzien unterteilt.
- NDMR unterscheiden sich in Wirkdauer, Abbau und Nebenwirkungen. Die Auswahl muss individuell auf Patienten und Operation abgestimmt werden.
- NDMR können, wenn unbedingt notwendig, durch ACh-Esterasehemmer (plus Atropin oder Glykopyrrolat) antagonisiert werden. Für Rocuronium und Vecuronium steht Sugammadex mit spezifischem Wirkmechanismus zur Verfügung.
- Das einzige depolarisierende Muskelrelaxans Succinylcholin wird heute fast nur noch zur RSI bei Erwachsenen eingesetzt. Hier überwiegen die Vorteile der kurzen Anschlagszeit bei kurzer Wirkdauer die möglichen schweren Nebenwirkungen.

10 Opioide

Opioide sind aufgrund ihrer starken **analgetischen Wirkung** unverzichtbar in der Anästhesie und bei der Analgosedierung auf Intensivstationen. Auch in der Therapie akuter oder chronischer Schmerzen spielen sie eine wichtige Rolle und sind fester Bestandteil des WHO-Stufenschemas in den Stufen 2 und 3 (→ Kap. 49).

Der Begriff „Opioid" umfasst alle morphinartig wirkenden Substanzen, unabhängig davon, ob sie natürlich, halbsynthetisch oder synthetisch hergestellt wurden. Opiat dagegen bezeichnet nur die im Opium (Milchsaft des Schlafmohns, Papaver somniferum, → Abb. 10.1) enthaltenen Alkaloide wie Morphin oder Kodein.

Wegen ihres Abhängigkeitspotenzials unterliegen alle stark wirksamen Opioide in Deutschland dem **Betäubungsmittelgesetz (BtMG),** das besondere Anforderungen an Verschreibung, Dokumentation und Lagerung stellt.

Pharmakologie

Opioide entfalten ihre Wirkung hauptsächlich über **spezifische Rezeptoren** im zentralen Nervensystem und hier v. a. in der der Substantia gelatinosa des Rückenmarkhinterhorns, im periaquäduktalen Grau des Hirnstamms, im Thalamus, Hypothalamus und limbischen System. Es gibt verschiedene Opioidrezeptoren, die unterschiedliche Wirkungen vermitteln (→ Tab. 10.1). Vereinzelt finden sich auch periphere Opioidrezeptoren.

Morphin ist die **Referenzsubstanz** aller Opioide. Die Wirkstärke (analgetische Potenz) anderer Opioide wird stets mit der von Morphin verglichen. Der Name leitet sich von Morpheus, dem griechischen Gott der Träume, ab.

Einteilung

Opioide unterscheiden sich in ihrer Rezeptoraffinität, -selektivität und intrinsischen Aktivität:

- **Reine Agonisten:** Fast alle in der Anästhesie verwendeten Opioide (s. u.) sind reine μ-Agonisten mit Wirkung auf μ_1- und μ_2-Rezeptoren.
- **Partialagonisten** (z. B. Buprenorphin: Temgesic®): entfalten nur eine submaximale Wirkung am μ-Rezeptor und haben einen Ceiling-Effekt. Dies bedeutet, dass sich die Wirkung ab einer bestimmten Dosis nicht mehr durch Dosissteigerung verstärken lässt. Klinisch ist es relevant, da eine weitere Dosiserhöhung keine zusätzliche Analgesie bewirkt, aber Nebenwirkungen verstärken kann.
- **Gemischte Agonisten-Antagonisten** (z. B. Nalbuphin: Nubain®): wirken antagonistisch am μ-Rezeptor, vermitteln aber eine schwächere Analgesie durch Stimulation des κ-Rezeptors.
- **Antagonisten** (z. B. Naloxon, s. u.): heben die Opioidwirkung auf, ohne selbst eine Wirkung zu entfalten.

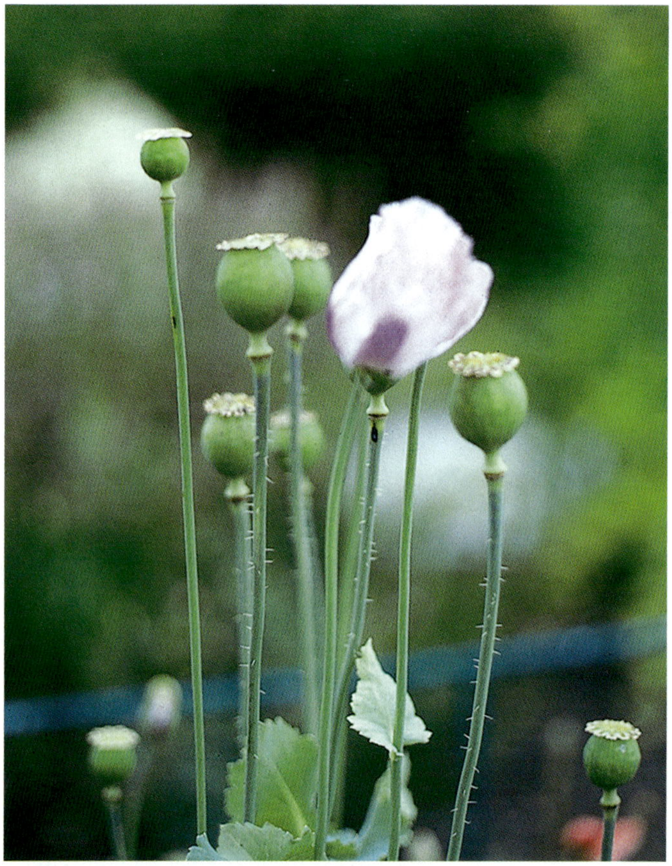

Abb. 10.1 Schlafmohn bildet die Grundlage für die Herstellung von Opioiden. [O430]

Tab. 10.1 Übersicht der Opioidrezeptoren

Rezeptor	Wirkung
μ_1	Supraspinale (starke) Analgesie ohne Ceiling-Effekt (Erklärung siehe unter Einteilung), Sedierung, Miosis
μ^2	Atemdepression, Abhängigkeit, Euphorie, Obstipation
κ	Spinale Analgesie (schwach, mit Ceiling-Effekt), Sedierung, Halluzinationen, Dysphorie, nur geringe Atemdepression
δ	Spinale Analgesie (schwach), Modulation emotionaler Reaktionen

Nebenwirkungen

Die wichtigste Nebenwirkung ist die **Atemdepression.** Das Atemzentrum reagiert weniger auf einen Anstieg des Kohlendioxidpartialdrucks (pCO_2). Die Atemdepression ist dosisabhängig und wird durch andere Substanzen (z. B. Propofol, Benzodiazepine, Alkohol) verstärkt. Typischerweise wird v. a. die Atemfrequenz reduziert. Ist der Patient wach, kann er Patient durch Kommandos zum Atmen angeregt werden **(Kommandoatmung).** Bei Gabe hochpotenter Opioide muss immer eine Beatmungsmöglichkeit vorhanden sein.

Durch Senkung des Sympathikotonus verursachen Opioide eine **Bradykardie und Hypotonie.** Diese hämodynamischen Effekte sind jedoch geringer als bei Hypnotika, weshalb Opioide in der Kardioanästhesie dominierender Bestandteil der Narkose sind.

Die **sedierende Wirkung** ermöglicht theoretisch den Einsatz als Monoanästhetikum in hoher Dosierung, allerdings mit lang anhaltender Atemdepression und hohem Risiko intraoperativer Wachheit.

Die typische **Miosis** (enge Pupillen) entsteht durch Stimulation des Edinger-Westphal-Kerns. Über Stimulation des Brechzentrums wirken Opioide anfangs stark emetogen, später wird das Brechzentrum eher gedämpft.

Weitere charakteristische Nebenwirkungen sind eine **reduzierte Darmmotilität** bis hin zur Magen-Darm-Atonie sowie eine Tonuserhöhung des Sphincter Oddi und der Gallengänge.

Nach schneller i. v. Gabe kurz wirksamer Opioide (Alfentanil, Remifentanil) kann eine ausgeprägten **Muskelrigidität von Thorax** („Wooden chest") **und Abdomen** auftreten, die die Beatmung erschwert. Sie bildet sich meist nach kurzer Zeit wieder spontan

zurück, kann aber manchmal Muskelrelaxanzien erforderlich machen.
Opioide können v. a. bei rückenmarksnaher Gabe **Juckreiz** auslösen. Auch **Harnverhalt** ist nicht selten.
Bei längerer Anwendung besteht **Suchtpotenzial,** jedoch ist das Risiko bei schmerzadaptierter Gabe gering. Vor allem darf die Sorge vor einer Abhängigkeit nicht dazu führen, Patienten mit starken Schmerzen eine wirksame Opioidtherapie vorzuenthalten.
Eine **Tachyphylaxie** kann bereits nach wenigen Tagen auftreten. Dies bedeutet, dass für eine gleich bleibende Wirkung höhere Dosen benötigt werden.
In den letzten Jahren wurde die **opioidinduzierte Hyperalgesie (OIH)** als klinisch relevantes Phänomen erkannt. Dabei verstärken Opioide Schmerzen, anstatt sie zu lindern. In der Anästhesie tritt das Phänomen häufig bei Gabe von Remifentanil auf. In der chronischen Schmerztherapie ist die OIH oft eine große Herausforderung. Die Pathophysiologie ist komplex und beinhaltet u. a. die Aktivierung von NMDA-Rezeptoren.

Antagonisierung

Die Opioidwirkung kann durch **Naloxon** (früher: Narcanti®) aufgehoben werden. Bei postoperativer Antagonisierung ist meist die Aufhebung der Atemdepression das Ziel. Um weiterhin eine Analgesie beizubehalten, wird die Antagonisierung immer nur fraktioniert verabreicht (Naloxon z. B. in Schritten von 0,1 mg). Zu beachten ist die **kurze Wirkdauer** von Naloxon (ca. 1 h), während viele Opioide länger wirken. Nach einer Antagonisierung sollten die Patienten daher verlängert überwacht und die Antagonisierung ggf. wiederholt werden. Dies ist besonders wichtig, um ein Wiederauftreten der Atemdepression (Rebound-Phänomen) zu verhindern.
Opioide mit sehr hoher Rezeptoraffinität, wie Buprenorphin, sind mit Naloxon nur schwer antagonisierbar.

Tab. 10.2 Der Einsatzbereich entscheidet über das Opioid und den Applikationsweg.

Einsatzbereich	Häufig eingesetzte Opioide	Applikationswege
Anästhesie	Alfentanil, Fentanyl, Remifentanil, Sufentanil	i. v.
Akutschmerztherapie oder postoperativ	Morphin, Oxycodon, Piritramid, (Tramadol)	i. v., s. c., p. o.
Chronische Schmerztherapie	Stufe 2: Tilidin/Naloxon, Tramadol, Dihydrocodein Stufe 3 (oral): Hydromorphon, L-Methadon, Morphin, Oxycodon, Tapentadol Stufe 3 (transdermal): Buprenorphin, Fentanyl	p. o. als Tabletten oder Tropfen (meist retardierte Präparate), transdermal („Schmerzpflaster“)

Wichtige Opioide

Je nach Anwendungsbereich werden unterschiedliche Opioide und Applikationswege gewählt (→ Tab. 10.2).
Anästhesie/Akutschmerztherapie Hier sind ein schneller Wirkbeginn, hohe analgetische Potenz und gute Steuerbarkeit wichtig. Ein i. v.-Zugang ist meist vorhanden.
Chronische Schmerztherapie Hier steht die Aufrechterhaltung eines konstanten Wirkspiegels und eine möglichst unkomplizierte Einnahme im Vordergrund. Für eine detaillierte Darstellung der Opioide in der Schmerztherapie → Kap. 6, → Kap. 50 und → Kap. 51.

Anästhesie

Die Auswahl des Opioids richtet sich nach Patienten, Vorerkrankungen und Eingriff. Häufig eingesetzte Opioide sind:

- **Fentanyl:** „Standardopioid“ in der Anästhesie, starke Kumulationsneigung bei kontinuierlicher Infusion oder wiederholten Gaben, was bei längeren Eingriffen zu einem verzögerten Erwachen führen kann. Ebenso Kumulation bei eingeschränkter Leberfunktion.
- **Sufentanil:** weniger Kumulation, nur geringe Beeinträchtigung des Kreislaufs → häufiger Einsatz in Kardioanästhesie, auch für rückenmarksnahe Analgesie einsetzbar
- **Alfentanil:** gut geeignet für kurze Eingriffe (schneller Wirkeintritt, kurze Wirkdauer), häufig Bradykardien, ggf. Vorgabe von Atropin, bei Leberinsuffizienz stark verlängerte Wirkdauer

Tab. 10.3 Opioide für die Allgemeinanästhesie. Die Dosierungen gelten für eine balancierte Allgemeinanästhesie ohne Verwendung von Lachgas.

Wirkstoff (Handelsname)	Analgetische Potenz (im Vergleich zu Morphin)	Wirkbeginn (min)	Wirkdauer (min)	Initialdosis	Wiederholungsdosis	Erhaltungsdosis bei kont. Infusion
Fentanyl (z. B. Fentanyl-Janssen®)	100	3–6	30	1,5–3 µg/kg KG	0,5–1,5 µg/kg KG	2–10 µg/kg KG/h
Sufentanil (z. B. Sufenta®)	1.000	2–3	20	0,2–0,4 µg/kg KG	0,15–0,3 µg/kg KG	0,5 µg/kg KG/h
Alfentanil (z. B. Rapifen®)	10	1–2	10	15–30 µg/kg KG	15 µg/kg KG	20–80 µg/kg KG/h
Remifentanil (z. B. Ultiva®)	100	1–2	5	0,5–1 µg/kg KG/min	–	0,05–0,5 µg/kg KG/min

- **Remifentanil:** extrem kurze Wirkdauer, wird organunabhängig durch Esterasen in Gewebe und Blut abgebaut → keine Kumulation, hervorragend steuerbar. Allerdings dadurch keine länger anhaltende postoperative Analgesie. Diese muss schon vor Beendigung der Zufuhr sichergestellt werden (präemptive Analgesie). Bradykardien sind häufig, daher meist keine Bolusgabe, ggf. Vorgabe von Atropin, kann eine opioidinduzierte Hyperalgesie auslösen.

Die klinisch üblichen Dosierungen sind in → Tab. 10.3 aufgeführt.

Postoperativ/Akutschmerztherapie

Für die postoperative Schmerztherapie und die Therapie akuter Schmerzen kommen Substanzen mit längerer Wirkdauer und geringer ausgeprägter Atemdepression zum Einsatz:

- **Morphin:** nicht bei schwerer Leber- oder Niereninsuffizienz, da aktive Metaboliten (v. a. Morphin-6-Glukuronid), Nebenwirkungen: häufig Übelkeit, bei schneller i. v. Gabe häufig Histaminfreisetzung
- **Piritramid:** vergleichsweise geringes Risiko für Übelkeit, stabiler Kreislauf, gut für PCA geeignet, bei Leberinsuffizienz geringere Dosis wählen
- **Oxycodon:** gute orale Bioverfügbarkeit, auch als Retard-Präparat
- **Tramadol:** niedrig potent, Ceiling-Effekt (max. 400 mg/d), unterliegt nicht dem BtMG, hemmt zusätzlich die Wiederaufnahme von Serotonin/Noradrenalin → stimmungsaufhellende Wirkung, aber hohes Risiko für Übelkeit; Risiko für serotonerges Syndrom bei Kombination mit SSRI/SNRI.

Die klinisch üblichen Dosierungen sind in → Tab. 10.4 aufgeführt.

Tab. 10.4 Beispiele für Opioide in der postoperativen Schmerztherapie oder Akutschmerztherapie

Wirkstoff (Handelsname)	Analgetische Potenz (im Vergleich zu Morphin)	Wirkdauer (h)	Dosierung i. v. (mg/kg KG)
Morphin (z. B. MSI®)	1	4	0,05–0,1
Piritramid (z. B. Dipidolor®)	0,7	4–8	0,05–0,1
Oxycodon (z. B. Oxygesic®)	1,5	3–6	0,05–0,1
Tramadol (z. B. Tramal®)	0,1	2–4	0,5–1,0

Zusammenfassung

- Opioide sind stark analgetisch wirksame Substanzen, die häufig in der Anästhesie, Intensivmedizin und Schmerztherapie eingesetzt werden.
- Sie wirken über spezifische Opioidrezeptoren, v. a. im ZNS.
- Eine typische Nebenwirkung ist die Atemdepression. Hochpotente Opioide sollten daher nur appliziert werden, wenn eine Beatmungsmöglichkeit besteht.
- Bei schmerzorientierter Gabe sind Abhängigkeitsreaktionen meist kein Problem.
- Die Opioidwirkung kann durch Naloxon antagonisiert werden. Da Naloxon kürzer wirkt als die meisten Opioide, müssen die Patienten nach einer Antagonisierung verlängert überwacht und die Gabe ggf. wiederholt werden.

11 Nichtopioidanalgetika

Nichtopioidanalgetika (NOPA) sind eine wichtige Säule der Schmerztherapie. Sie bilden eine heterogene Gruppe von Medikamenten, die sich in ihren genauen Wirkmechanismen unterscheiden, aber alle primär analgetisch (schmerzlindernd) und antipyretisch (fiebersenkend) wirken (→ Tab. 11.1). Viele besitzen zudem antiphlogistische (entzündungshemmende) Eigenschaften. Im Gegensatz zu Opioiden wirken NOPA nicht über Opioidrezeptoren und haben kein relevantes Abhängigkeitspotenzial.

Tab. 11.1 Wirkprofile ausgewählter NOPA

Wirkstoff	Analgetische Wirkung	Antipyretische Wirkung	Antiphlogistische Wirkung
ASS	↑	↑	↑
Diclofenac	↑↑	↑	↑↑
Ibuprofen	↑	↑	↑
Metamizol	↑↑↑	↑↑	0/(↑)
Paracetamol	↑	↑	0
Parecoxib	↑↑	↑	↑

Pharmakologie

Der häufigste Wirkmechanismus vieler NOPA ist die **Hemmung der Zyklooxygenase** (COX) im Prostaglandinmetabolismus. Prostaglandine lösen nicht direkt Schmerz aus, senken aber die Erregungsschwelle von Schmerzfasern und erhöhen so die Empfindlichkeit der Nozizeptoren auf Schmerzreize (Hyperalgesie). Bei Entzündungen und Verletzungen werden vermehrt Prostaglandine freigesetzt, was zu verstärktem Schmerzempfinden führt. Medikamente, die die COX hemmen, setzen genau hier an: Sie verringern die Prostaglandinproduktion und lindern dadurch Schmerzen. Dabei wirken sie peripher im Gewebe, wo Entzündung und Schmerz entstehen, aber auch zentral in Gehirn und Rückenmark.

Weitere Wirkungen In Thrombozyten entsteht aus Prostaglandin **Thromboxan A_2**, das vasokonstriktorisch wirkt und die Plättchenaggregation fördert. Wird die COX gehemmt, gibt es weniger Prostaglandin und damit auch weniger Thromboxan A_2. Je nachdem, ob die COX reversibel (z. B. durch Ibuprofen) oder irreversibel (z. B. durch Acetylsalicylsäure, ASS) gehemmt wird, resultiert eine unterschiedlich lang andauernde und unterschiedlich stark ausgeprägte **Thrombozytenaggregationshemmung.** Da Thrombozyten kernlos sind und die COX nicht nachbilden können, hält die Aggregationshemmung durch ASS so lange an, bis ausreichend neue Thrombozyten gebildet wurden. Typischerweise ist dies nach einigen Tagen der Fall.

Prostazyklin ist der funktionelle Gegenspieler von Thromboxan. Es wird in den Gefäßendothelzellen ebenfalls aus Prostaglandin gebildet. Prostazyklin wirkt vasodilatierend, hemmt aber ebenfalls die Thrombozytenaggregation. Im Gegensatz zu Thrombozyten können Endothelzellen COX nachbilden, sodass nach irreversibler COX-Hemmung die blutverdünnende Wirkung überwiegt.

Prostaglandin E_2 (PGE_2) erhöht den Temperatursollwert im vorderen Hypothalamus. Dies führt zu verminderter Wärmeabgabe und gesteigerter Wärmeproduktion. Die zentrale COX-Hemmung vermindert diese Sollwertverstellung und wirkt so fiebersenkend **(antipyretisch).**

Isoformen der COX Es gibt zwei Typen der COX:

- **COX-1** wird in den meisten Körpergeweben (z. B. Magen, Niere, Thrombozyten, Gefäßendothel) ständig und unabhängig von äußeren Reizen gebildet (konstitutiv exprimiert). Sie sorgt für normale Organfunktionen und schützt z. B. die Magenschleimhaut.
- **COX-2** wird v. a. bei Entzündungen in Monozyten oder Makrophagen gebildet. Sie spielt aber auch bei der Wundheilung und anderen physiologischen Vorgängen (z. B. Nierendurchblutung, Ovulation, Weheninduktion) eine Rolle.

Andere NOPA wie Paracetamol oder Metamizol wirken über komplexere oder noch nicht vollständig geklärte Mechanismen, die nur minimal oder gar nicht auf einer peripheren COX-Hemmung basieren.

Nebenwirkungen

Die meisten Nebenwirkungen entstehen durch die COX-Hemmung. Es gibt aber auch COX-unabhängige Nebenwirkungen, z. B. allergische Reaktionen oder Agranulozytose bei Metamizol. Die wichtigsten Nebenwirkungen sind:

- **Gastrointestinaltrakt:** Ulzera, Erosionen, Blutungen (v. a. bei nicht-selektiven NSAR durch Hemmung der protektiven COX-1)
- **Herz-Kreislauf-System:** Blutdruckanstieg, Ödeme, erhöhtes kardiovaskuläres Risiko (insbesondere bei selektiven COX-2-Hemmern und bei längerer Anwendung/höherer Dosis; gilt nicht für ASS, Metamizol, Paracetamol)
- **Niere:** verminderte renale Perfusion bis zum akutem Nierenversagen, wobei das Risiko bei Patienten mit vorbestehender Niereninsuffizienz oder Hypovolämie erhöht ist. Besonders kritisch ist die Kombination aus NSAR, Diuretika und ACE-Hemmern/Sartanen (bekannt als „triple whammy“), da sie das Risiko eines akuten Nierenversagens signifikant erhöht. Natrium- und Wasserretention.
- **Atemwege und Lunge:** Bronchokonstriktion, ASS-induziertes Asthma (durch alle NSAR möglich)
- **Blutbildendes System:** Hemmung der Thrombozytenaggregation, selten Agranulozytose (v. a. Metamizol), sehr selten aplastische Anämie

Einteilung und Wirkprofile

Man unterscheidet (→ Tab. 11.2):

- Saure antipyretisch-antiphlogistische Analgetika (Nichtsteroidale Antirheumatika, NSAR): z. B. ASS, Diclofenac, Ibuprofen

Tab. 11.2 Dosierungen ausgewählter NOPA. Die Dosierungsangaben gelten für Erwachsene (75 kg), die Angaben in mg/kg KG für Kinder. THD = Tageshöchstdosis.

Wirkstoff	Dosierung			THD
	Gabe p. o.	Gabe rektal	Gabe i. v.	
Diclofenac	2- bis 3-mal 50 mg unretardiert 2-mal 75 mg retardiert	2- bis 3-mal 50 mg 1- bis 2-mal 100 mg	1-mal 75 mg	150 mg p. o./i. v.
Ibuprofen	3-mal 400–800 mg unretardiert 3-mal 800 mg retardiert	3-mal 500–800 mg	2-mal 600 mg	2.400 mg p. o. (20–30 mg/kg KG) 1.200 mg i. v.
Metamizol	4-mal 500–1.000 mg (4-mal 8–16 mg/kg KG)	–	4-mal 500–1.000 mg über jeweils 30 min (4-mal 6–16 mg/kg KG)	4.000 mg (70 mg/kg KG)
Paracetamol	4- bis 5-mal 500–1.000 mg (4- bis 5-mal 10–15 mg/kg KG)	4- bis 5-mal 500–1.000 mg	4-mal 1.000 mg als Kurzinfusion	4.000 mg (60 mg/kg KG)
Parecoxib	–	–	2- bis 4-mal 20–40 mg	80 mg

- Nichtsaure antipyretische Analgetika: z. B: Paracetamol, Metamizol
- COX-2-Hemmer: z. B. Parecoxib, Celecoxib, Etoricoxib

Diclofenac (z. B. Voltaren®)

Diclofenac wirkt stärker analgetisch als Ibuprofen und hat eine hohe antiphlogistische Potenz. Es wird sowohl bei akuten Schmerzen als auch bei rheumatischen Erkrankungen eingesetzt.
Kontraindikationen Schwangerschaft (v. a. im dritten Trimenon, da es durch Hemmung der Prostaglandinsynthese zur Wehenhemmung und zum vorzeitigen Verschluss des Ductus arteriosus Botalli kommen kann), Magen-Darm-Ulzera, ungeklärte Blutbildungs- und Gerinnungsstörungen, Herzinsuffizienz (NYHA II–IV), schwere Nieren- oder Leberfunktionsstörungen.
Nebenwirkungen Gastrointestinale Beschwerden (sehr häufig bei längerer Einnahme), Transaminasenerhöhung, Na^+- und Wasserretention, Nierenschäden.

Ibuprofen (z. B. Nurofen®)

Ibuprofen hemmt die COX reversibel und besitzt eine gute analgetische, antiphlogistische und antipyretische Wirkung. Die Gefahr schwerwiegender Komplikationen bei Überdosierung ist geringer, da es nicht kumuliert. Es ist eine gute Alternative zu Paracetamol, besonders in der Pädiatrie als Ibuprofensaft.
Kontraindikationen Drittes Trimenon der Schwangerschaft (s. Diclofenac), schwere Nieren- oder Leberfunktionsstörungen, schwere Herzinsuffizienz (NYHA IV).
Nebenwirkungen Gastrointestinale Beschwerden (häufigste Nebenwirkung), Kopfschmerzen, Schwindel.

Metamizol (z. B. Novalgin®)

Metamizol gehört zur Gruppe der Pyrazolone. Es besitzt eine sehr hohe analgetische Potenz und wird häufig in der postoperativen Schmerztherapie sowie bei Kolikschmerzen wegen seiner spasmolytischen Eigenschaften eingesetzt. Es wirkt gut antipyretisch. Im Gegensatz zu klassischen NOPA wirkt es über verschiedene Signalwege, wobei der genaue Mechanismus noch nicht vollständig geklärt ist. Diskutiert werden Interaktionen mit dem Opioid-, Cannabinoid- und Stickoxid-System. Die COX-Hemmung ist nur minimal, daher wirkt es nicht antiphlogistisch und verursacht seltener gastrointestinale Nebenwirkungen.
Kontraindikationen Störungen der Blutbildung, hepatische Porphyrie, Glukose-6-phosphat-Dehydrogenase-Mangel, Säuglinge < 3 Monate oder < 5 kg.
Nebenwirkungen selten: anaphylaktische Reaktionen, Blutdruckabfall (v. a. bei schneller i. v. Gabe), Agranulozytose (sehr selten, aber lebensbedrohlich, Risiko laut aktuellen Daten etwa 1–6 pro 1.000.000 Behandlungen), Leberschädigung.

Paracetamol (z. B. ben-u-ron®, Perfalgan®)

Paracetamol wirkt v. a. über eine COX-Hemmung im ZNS sowie über Substanz P und NMDA-Rezeptoren. Auch eine Beteiligung des serotonergen Systems und des endogenen Cannabinoid-Systems wird diskutiert. Im Gegensatz zu NSAR hemmt es die periphere COX fast nicht. Dies erklärt, warum es zwar analgetisch und antipyretisch, aber kaum antiphlogistisch wirksam ist und v. a. gastrointestinal und renal ein günstigeres Nebenwirkungsprofil als NSAR aufweist. Da es rektal verabreicht werden kann, wird es häufig in der Pädiatrie verwendet. Es ist auch für Schwangere und Stillende geeignet.
Kontraindikationen Glukose-6-phosphat-Dehydrogenase-Mangel, schwere Leber- und Nierenfunktionsstörungen.
Nebenwirkungen Geringe therapeutische Breite, Hepatotoxizität.
Intoxikation Paracetamol hat eine geringe therapeutische Breite und wirkt bei Überdosierung hepatotoxisch. Bei Überdosierung reicht das verfügbare Glutathion nicht aus und toxische Metaboliten (N-Acetyl-p-benzochinonimin) binden an Leberproteine, was zu Leberzellnekrosen führt. Als Antidot dient N-Acetylcystein, das SH-Gruppen bereitstellt. Es muss innerhalb von 8–10 h nach Intoxikation gegeben werden. Typische Symptome einer Intoxikation sind Übelkeit, Erbrechen und Somnolenz (Tag 1), gefolgt von scheinbarer Besserung (Tag 2) und dann erhöhten Transaminasewerten, Gerinnungsstörungen und Leberkoma (Tag 3).

Parecoxib (z. B. Dynastat®)

Parecoxib ist ein selektiver COX-2-Hemmer zur kurzfristigen Behandlung postoperativer Schmerzen. Es gehört zur Gruppe der Coxibe. Sie verursachen seltener Magen-Darm-Beschwerden als klassische NSAR, die die COX-1 hemmen, erhöhen aber das Risiko kardiovaskulärer/thrombotischer Komplikationen, da bei unbeeinflusster thrombozytärer Thromboxan A_2-Synthese weniger Prostazyklin in den Endothelzellen gebildet wird. Neben Parecoxib sind weitere COX-2-Hemmer wie Celecoxib und Etoricoxib klinisch relevant. Sie sind allerdings nur oral verfügbar.
Kontraindikationen Aktive Ulzera, gastrointestinale Blutungen, schwere Leberfunktionsstörungen, entzündliche Darmerkrankungen, Herzinsuffizienz NYHA II–IV, KHK, pAVK, zerebrovaskuläre Erkrankungen.
Nebenwirkungen Anämie, Hypokaliämie, Hyper- und Hypotonie, respiratorische Insuffizienz, Agitation, Schlafstörungen, Oligurie, Ödeme, Kreatininanstieg, Niereninsuffizienz, Myokardinfarkt.

Zusammenfassung

- Die meisten NOPA wirken über die COX-Hemmung. Auch viele Nebenwirkungen werden durch diesen Mechanismus verursacht.
- Sie bilden die Basis des WHO-Stufenschemas. Die Kombination mit Opioiden verstärkt die Wirkung und erhöht das Analgesieniveau.
- Diclofenac ist ein potentes NSAR mit hoher antiphlogistischer Wirkung, aber auch relevanten gastrointestinalen und kardiovaskulären Risiken.
- Ibuprofen ist weit verbreitet und gut verträglich. Es hat analgetische, antipyretische und antiphlogistische Wirkung.
- Metamizol ist stark wirksam und hat spasmolytische Eigenschaften. Das Risiko einer Agranulozytose ist sehr gering, aber vorhanden.
- Paracetamol wird häufig bei Kindern und Schwangeren angewendet. Bei Überdosierung wirkt es hepatotoxisch. Antidot ist N-Acetylcystein.
- COX-2-Hemmer wie Parecoxib verursachen weniger gastrointestinale Nebenwirkungen, erhöhen aber das kardiovaskuläre Risiko.
- ASS wird wegen seines Nebenwirkungsprofils bei höheren Dosen kaum noch zur Schmerztherapie eingesetzt. In niedriger Dosis bleibt es ein wichtiges Medikament zur Thrombozytenaggregationshemmung bei kardiovaskulären Erkrankungen.
- Bei allen NOPA gilt: Nebenwirkungen und Kontraindikationen beachten und immer individuell abwägen.

12 Lokalanästhetika

Lokalanästhetika finden sowohl im **perioperativen** Bereich als auch zur **postoperativen Schmerztherapie** im Rahmen von Regionalanästhesieverfahren (Spinalanästhesie [SPA], Periduralanästhesie [PDA] und periphere Leitungsanästhesie) Anwendung. Auch chirurgischerseits werden nach Arthroskopien Lokalanästhetika in das OP-Gebiet injiziert, um eine Schmerzreduktion in der ersten postoperativen Phase zu erzielen.

Wirkmechanismus

Die Informationsweiterleitung an Nervenzellen erfolgt durch Depolarisation der Zellmembran und wird durch Natriumeinstrom und darauffolgenden Kaliumausstrom erzeugt. Lokalanästhetika wirken durch Blockade von Natriumkanälen membranstabilisierend. Das Schwellenpotenzial wird nicht mehr erreicht, die Depolarisation bleibt aus. Hierüber erklären sich die kardialen Wechsel- und Nebenwirkungen (s. u.). Lidocain fungiert auch als Antiarrhythmikum der Klasse IB.

Die Moleküle können nicht direkt von extrazellulär in den Natriumkanal gelangen, sie müssen zunächst in ungeladenem Zustand (BH) durch die Axonmembran diffundieren und nach Übergang in den geladenen Kationenzustand von der Innenseite in den geöffneten Ionenkanal einwandern. Base und Kation stehen in einem Gleichgewicht, je nach Umgebungs-pH-Wert liegt dies auf Seite der Base oder des Kations. Der pK_a-Wert der meisten Lokalanästhetika liegt zwischen 7,7–9.

Somit liegt nur ein geringer Anteil bei physiologischem Gewebe pH-Wert (ca. 7,4) in Basenform vor und kann in die Nervenfasern eindringen. Im sauren entzündeten Gewebe liegt der pH-Wert im noch tiefer, was die schlechtere Wirkung erklärt (→ Abb. 12.1).

Typen

Chemisch unterscheidet man zwei Typen Lokalanästhetika: die älteren Ester, wie das Procain oder auch die Droge Kokain, und die neueren Amide, zu denen die meisten, häufig genutzten Lokalanästhetika (Ropivacain, Bupivacain etc.) gehören (→ Abb. 12.2).

Pharmakologische Kenndaten

Nähere Einzelheiten dazu finden sich in → Tab. 12.1.

> Zur Umrechnung der Prozentangabe auf den Ampullen in mg/ml multipliziert man die %-Zahl mit dem Faktor 10. Beispiel: Bupivacain 0,5 % enthält somit 5 mg Wirkstoff pro Milliliter Lösung.

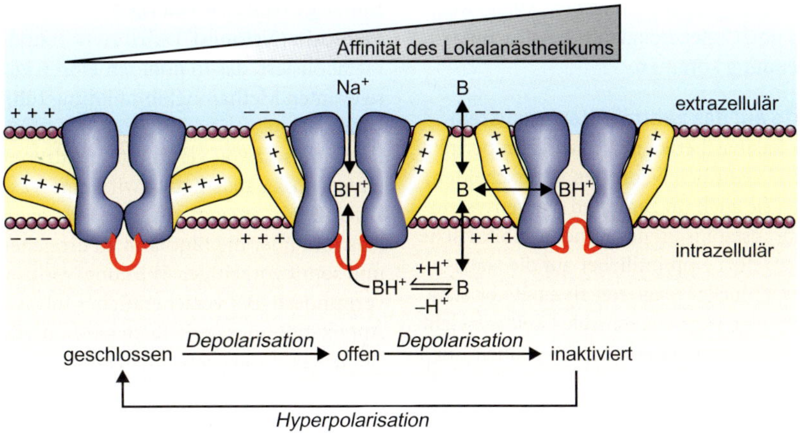

Abb. 12.1 Abhängigkeit der Lokalanästhetikum-Bindung vom Ionisierungsgrad und Membranpotenzial [O522]

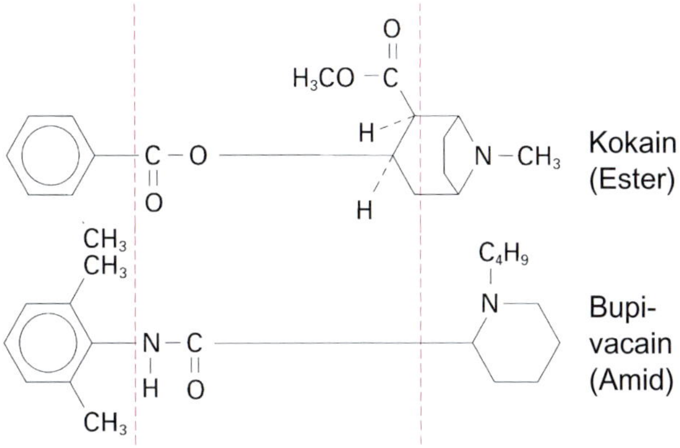

Abb. 12.2 Chemische Struktur der Lokalanästhetika [O522]

Tab. 12.1 Wichtige pharmakologische Daten zu ausgewählten Lokalanästhetika

Medikament	Wirkdauer (Wirkeintritt)	Höchstdosis	Potenz (Toxizität)
Ester			
Procain (Novocain®)	0,5–1 h (langsam)	500/750 mg	1 (1)
Chlorprocain (Ampress®)	1–1,5 h (schnell)	50 mg 800/1.000 mg	1 (< 1)
Amide			
Prilocain (Xylonest®/Takipril®)	1–2 h (langsam)	400/600 mg	2 (2,5)
Lidocain (Xylocain®)	1–2 h (rasch)	200/500 mg	2 (2)
Mepivacain (Scandicain®)	1,5–2 h (relativ rasch)	300/500 mg	2 (2)
Bupivacain (Carbostesin®)	2–5 h (langsam)	150 mg	8 (8)
Ropivacain (Naropin®)	3–5 h (schnell)	Keine Angaben	8 (< 8)

Höchstdosis: wird mit und ohne Zugabe von Vasokonstriktor angegeben und hat nur orientierenden Charakter (Statur und Größe des Patienten, Applikationsort und -art müssen mit beachtet werden).
Potenz/Toxizität: relativ bezogen auf Procain.

Nebenwirkungen

Klinisch relevante Nebenwirkungen der Lokalanästhetika sind allergische Reaktionen und toxische Effekte auf das zentrale Nervensystem und das Herz-Kreislauf-System. Außerdem können Abbauprodukte einzelner Wirkstoffe ebenfalls unerwünschte Effekte verursachen.

Allergische Reaktionen

Beim Abbau der Lokalanästhetika vom Estertyp entsteht Paraaminobenzoesäure, die kutane und systemische allergische Reaktionen auslösen kann. Die Symptome reichen hierbei von Urtikaria (Nesselsucht) über asthmaartige Beschwerden mit Bronchospasmus bis zu Blutdruckabfall und anaphylaktischem Schock oder Kreislaufstillstand. Die allergischen Reaktionen haben keine Bedeutung im klinischen Alltag, weil kaum noch Ester-Lokalanästhestika zur Anwendung kommen.

Effekte auf das zentrale Nervensystem
Da Lokalanästhetika nicht zwischen peripheren und zentralen Neuronen unterscheiden, wirken sie auch im zentralen Nervensystem membranstabilisierend, wobei inhibitorische Nervenzellen empfindlicher auf die Natriumkanalblocker reagieren als exzitatorische. In der Folge wird das sensible Gleichgewicht zwischen hemmenden und erregenden Einflüssen gestört und zugunsten der Exzitation verschoben. Dies äußert sich typischerweise durch metallische Geschmackssensationen und Parästhesien im Mund- und Zungenbereich. Daneben treten Unruhe, Muskelzuckungen, Schwindel, Störungen des Hör-, Seh- und Sprachsinns sowie zerebrale Krampfanfälle auf.
Sehr hohe Dosen können zu zentraler Atemlähmung und Kreislaufversagen führen, wenn auch die erregenden Neurone gehemmt sind.

Effekte auf das Herz-Kreislauf-System
Eine Membranstabilisierung am Reizleitungssystem kann Bradykardien und AV-Blockierungen auslösen. Die negative inotrope Wirkung kann zu Hypotonie und Kreislaufstillständen führen. Therapeutisch wird dies beispielsweise zur Unterdrückung von Kammertachykardien und -extrasystolen genutzt (Klasse-IB-Antiarrhythmika).

Sonstige Nebenwirkungen
Prilocain (Xylonest®) wird zu o-Toluidin metabolisiert, das in höheren Dosen zu einer relevanten Methämoglobinbildung führen kann.
Durch Zusatz von verdünntem **Adrenalin** zu einigen Lokalanästhetika wird eine Vasokonstriktion erzeugt, um einen verzögerten Abstrom über die Blutbahn zu erreichen und somit vorzeitigen Wirkungsverlust zu vermindern. Bei versehentlicher intravasaler Applikation muss mit Tachykardien und Blutdruckanstieg gerechnet werden.

Cave
Im Bereich von Endarterien (Finger, Ohren, Nase, Penis) ist die Anwendung von Lokalanästhetika mit Vasokonstriktorzusatz streng kontraindiziert. Minderperfusion bis zur Nekrosenbildung wäre die Folge.

Lipid Rescue

Bei akzidenteller Injektion eines Lokalanästhetikums in das Gefäßsystem kann es wie oben beschrieben zu Krampfanfällen und Herzrhythmusstörungen bis zur Asystolie kommen. Als Antidot kann – auch unter Reanimationsbedingungen – eine 20 % Fettlösung (z. B. Lipovenös 20 %® oder Intralipid 20 %®) eingesetzt werden.
Durch die Infusion steigt die letale Dosis von Bupivacain um 50 % und sinkt die freie Bupivacain-Konzentration im Plasma (Eindringen freier LA-Moleküle in die Lipidphase = „Lipid-sink-Mechanismus“). Im Tiermodell konnte der kardiotoxische Effekt von Bupivacain durch die Gabe einer Lipidlösung aufgehoben werden, weil die myokardiale Bupivacainkonzentration reduziert und die Auswaschung des Lokalanäthetikums aus dem Herzmuskelgewebe erhöht wird.

Vorgehen bei Intoxikation mit Lokalanästhetika
- Lokalanästhetikazufuhr stoppen
- Hilfe holen!
- Adäquate Oxygenierung, ggf. Beatmung
- Kardiopulmonale Reanimation bei Herz-Kreislauf-Stillstand
- Lipidemulsion (Dosisschema, s. Kasten)
- Antikonvulsiva bei Krampfanfällen

Dosierungsschema Lipid Rescue
Initialbolus: 1,5 ml/kg KG (entspricht 100 ml für 70 kg Patient), gefolgt von
Infusion:
- 0,1 ml/kg/min über 30 min oder
- 0,5 ml/kg/min über 10 min

→ Erwäge erneute Bolusgabe bei persistierender Reanimation
→ Erwäge Infusionsrate von 0,5 ml/kg KG/min bei ROSC + Hypotonie
→ Empfohlene Maximaldosis 10 ml/kg KG innerhalb 30 min

Zusammenfassung

- Lokalanästhetika wirken durch Blockade von Natriumkanälen membranstabilisierend.
- Chemisch werden Ester von Amiden unterschieden.
- Unerwünschte Nebenwirkungen sind hauptsächlich toxische Effekte auf Herz-Kreislauf-System und zentrales Nervensystem. Allergische Reaktionen treten kaum noch auf, da in der Klinik keine Ester-Lokalanästhetika mehr eingesetzt werden.
- Leitsymptome einer versehentlichen intravasalen Applikation und zentralnervösen Wirkung sind metallischer Geschmack und Parästhesien im Mundbereich.
- AV-Blockierungen, Bradykardie, Abnahme der Inotropie und des Blutdrucks sowie Kreislaufstillstände sind typische kardiale Nebenwirkungen.

13 Katecholamine und Inotropika

Definition

Als Katecholamine im engeren Sinn bezeichnet man **Hormone der Nebenniere** und **Neurotransmitter** mit Wirkung auf das sympathische Nervensystem. Hierzu zählen Adrenalin, Noradrenalin und Dopamin. Im weiteren Sinn handelt es sich um Pharmaka mit sympathoadrenerger Wirkung, die bei instabilem Kreislauf unterschiedlicher Genese eingesetzt werden, um Herzfrequenz, Herzkraft, Blutdruck und Gefäßwiderstand zu beeinflussen.
Inotropika sind Pharmaka mit einer die Herzkraft steigernden Wirkung (positiv inotrop). Sie kommen bei Herzinsuffizienz und durch Herzinsuffizienz bedingte Hypotonie zum Einsatz. Neben einigen Katecholaminen werden neuere Substanzen wie Phosphodiesterase-III-Hemmer oder Levosimendan (s. u.) verwendet.

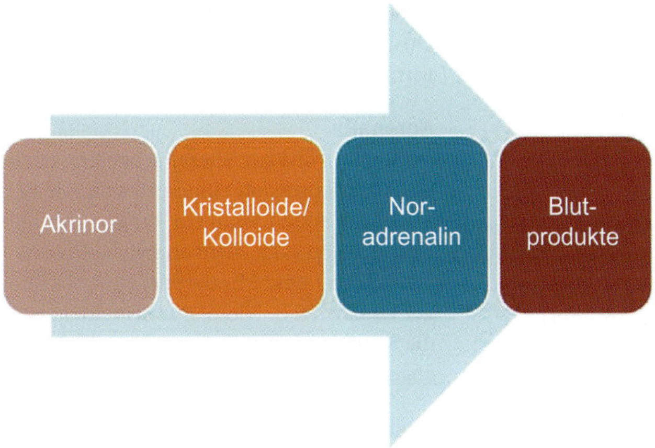

Abb. 13.1 Therapie-Stufenschema bei Hypotonie durch Volumenmangel [O646]

Tab. 13.1 Formen der Herzinsuffizienz

Einteilungskriterium	Form
Herzzeitvolumen	• Low-output-failure: Verminderung des HZV (Vorwärtsversagen) • High-output-failure: erhöhtes HZV (mangelhafte Sauerstoffversorgung bei Anämie, Hyperthyreose, AV-Fistel)
Anatomie	• Linksherzinsuffizienz • Rechtsherzinsuffizienz • Globalinsuffizienz
Zeitlicher Verlauf	• Akute Herzinsuffizienz durch: – Pumpversagen nach Myokardinfarkt, hypertoner Krise, Myokarditis – Akute Vitien (VSD nach Infarkt, Papillarmuskelabriss, Endokarditis) – Mechanische Behinderung der Kammerfüllung (Perikardtamponade) – Herzrhythmusstörung • Chronische Herzinsuffizienz: entwickelt sich im Verlauf von Monaten bis Jahren und kann kompensiert sein oder auch (akut) dekompensieren

Hypotonie

Die häufigste Ursache für Hypotension sind relativer oder absoluter Volumenmangel und Herzinsuffizienz.

Volumenmangel

Neben akutem Blutverlust durch Trauma, Gefäßläsionen oder gastrointestinale Blutungen können auch Flüssigkeitsverluste durch Verbrennungen oder Abführmaßnahmen vor Operationen zu akuten Volumenmangelzuständen führen. Relative Volumenmangelzustände werden durch Sympathikolyse im Rahmen von Spinal- oder Periduralanästhesien erzeugt, ebenso im Rahmen von Mediator vermittelten Schockzuständen (Anaphylaxie, Sepsis).
Nach der Narkoseeinleitung muss auch mit Blutdruckabfällen gerechnet werden, da das Schmerzempfinden ausgeschaltet ist und vorübergehend keine aktivierenden Stimuli mehr auf den Patienten einwirken.

Therapie-Stufenschema

Zur Überbrückung kurzfristiger Hypotonien kann **Akrinor® (Cafedrin/Theodrenalin)** eingesetzt werden. Die Wirkdauer beträgt klinisch ca. 10–15 min. Parallel sollte bereits damit begonnen werden, einen eventuellen Volumenmangel auszugleichen (→ Abb. 13.1). Reichen hierfür **Kristalloide** nicht aus, können im Rahmen der strengen Anwendungsbeschränkungen **Kolloide** bei Blutverlusten eingesetzt werden, bis entsprechende Blutprodukte (Erythrozytenkonzentrate [EK], gefrorenes Frischplasma [FFP]) zur Verfügung stehen.
Wenn diese Maßnahmen nicht genügen, oder eine Volumenüberladung vermieden werden soll, werden höherpotente Katecholamine verabreicht. Mittel der ersten Wahl ist **Noradrenalin.**

Herzinsuffizienz

Man unterscheidet verschiedene Formen der Herzinsuffizienz (→ Tab. 13.1). Neben einer kausalen und der Langzeittherapie der chronischen Herzinsuffizienz werden Inotropika zur Behandlung des akuten Pumpversagens eingesetzt. Es kommen verschiedene Katecholamine sowie Phosphodiesterase-III-Hemmer und Levosimendan zum Einsatz.

Medikamentöse Behandlung der Hypotonie

Pharmakologie

Die Wirkung von Katecholaminen wird über drei Klassen sympathoadrenerger Katecholaminrezeptoren (α, β, Dopamin) mit jeweils zwei Subtypen vermittelt:

α-Rezeptoren

Vasokonstriktion wird durch die Aktivierung postsynaptischer **α_2-Rezeptoren** ausgelöst. In der präsynaptischen Membran sind diese für die Hemmung der Noradrenalinfreisetzung verantwortlich (Feedbackhemmung). Postsynaptische **α_1-Rezeptoren** vermitteln ebenfalls Vasokonstriktion und wirken positiv inotrop. α-Rezeptoren sind darüber hinaus auch an Bronchien, Uterus und im Gastrointestinaltrakt vertreten:

α_1-Rezeptoren
- Bronchialsystem → Kontraktion
- Harnwege/Uterus → Kontraktion
- Speicheldrüsen → Sekretion
- Leber → Glykogenolyse (Hyperglykämie)

α_2-Rezeptoren
- Magen-Darm-Trakt → Relaxation und Hemmung der Drüsensekretion
- Fettgewebe → Hemmung der Lipolyse
- Pankreas → Hemmung der Insulinsekretion

β-Rezeptoren

Am Herzen werden Chrono-, Dromo- und Inotropie und in der Niere die Reninsekretion über **β_1-Rezeptoren** positiv beeinflusst. **β_2-Rezeptoren** sind an vielen Organen nachgewiesen und beeinflussen nicht nur das kardiovaskuläre System, sondern auch Stoffwechselprozesse:
- Gefäße → Vasodilatation
- Bronchodilatation
- Steigerung von Glukoneogenese und Glykolyse, Senkung des Plasmakaliumspiegels
- Uterusrelaxation

Dopaminrezeptoren

Eine Vasodilatation der Koronarien, im Mesenterium, an Leber und Niere wird über die Aktivierung von **Typ-1-Dopaminrezeptoren (DA_1-Rezeptoren)** vermittelt. Außerdem werden Reninsekretion und Natriurese gefördert.
Die Hemmung der Noradrenalinfreisetzung sowie eine verminderte Aldosteronsekretion erfolgen durch Aktivierung von **Typ-2-Dopaminrezeptoren (DA_2-Rezeptoren).**
Die Rezeptoraffinitäten der klinisch eingesetzten Katecholamine führen insbesondere im kardiovaskulären System zu unterschiedlichen Effekten, die teilweise auch dosisabhängig sind (→ Tab. 13.2).

Wirkstoffe/Wirkstoffklassen

Cafedrin/Theodrenalin (Akrinor®)

Um eine Hypotonie nach Narkoseeinleitung oder Anlegen einer Spinalanästhesie (SPA) rasch behandeln zu können, müssen nicht sofort hochpotente Katecholamine verabreicht werden. Eine Ampulle Akrinor® (2 ml) enthält 10 mg **Theodrenalin-HCl** und 200 mg **Cafedrin-HCl.** Zur Anhebung des Blutdrucks werden 0,5–1,0 ml, auch repetitiv i. v. verabreicht.
Die Stimulation von β-Rezeptoren steigert den Gefäßtonus im venösen System und fördert so den Rückstrom zum Herzen. Folglich steigen Herzzeitvolumen (HZV) und Blutdruck an. Die Wirkung setzt rasch ein, hält aber nur kurz vor. Ein adäquater Ausgleich des Volumendefizits ist zwingend erforderlich.

Noradrenalin

Noradrenalin ist ein **potenter Vasopressor** und wird v. a. dann eingesetzt, wenn eine ausreichende Volumengabe nicht zu einer hinlänglichen Stabilisierung des Blutdrucks führt. Zustände mit erniedrigtem systemischem Gefäßwiderstand und erhöhtem HZV, z. B. beim septischen Schock, sind typische Einsatzgebiete von Arterenol®. Die Dosierung erfolgt hier titriert nach Wirkung, da eine Dosissteigerung zu steigender Nachlast bei verminderter Organperfusion führen kann.

Adrenalin

Adrenalin wird zur Therapie bei schwerster Kreislaufdepression eingesetzt und gilt als Mittel der ersten Wahl zur kardiozerebralen Reanimation oder beim anaphylaktischen Schock. Um eine Minderperfusion wichtiger Organe (z. B. Niere) zu vermeiden, ist die Kombination mit einem Vasodilatator angeraten.

Vasopressin(analoga)

Vasopressin (= ADH) ist ein Hormon des Hypophysenhinterlappens und reguliert v. a. den Natrium- und Wasserhaushalt. Eine Abwandlung des körpereigenen Hormons ist **Argipressin** – Arginin-Vasopressin. Durch Kontraktion der glatten Muskulatur des Gefäßsystems wirkt es steigernd auf den Blutdruck und antidiuretisch. Bei septischen Schock mit unzureichendem Effekt von Noradrenalin kann es zur Stabilisierung des Herz-Kreislauf-Systems zusätzlich eingesetzt werden. Als **Katecholamin-refraktäre Hypotonie** wird definiert, wenn bei einem Patienten trotz adäquater Volumentherapie und Einsatz von Katecholaminen (Noradrenalin) der mittlere arterielle Blutdruck nicht stabilisiert werden kann (Zielwert 65–75 mmHg). Die antidiuretische Wirkung wird über V2-Rezeptoren vermittelt. Die vasokonstriktorische und blutdrucksteigernde Wirkung von Vasopressin erfolgt durch Stimulation von V1a-Rezeptoren.
Argipressin wird kontinuierlich über eine Spritzenpumpe verabreicht. Es soll einschleichend mit einer Dosis von 0,01 I. E. Vasopressin pro Minute begonnen werden, die alle ca. 15 min auf eine Höchstdosierung von 0,03 I. E./min gesteigert werden kann. Dosen über 0,03 I. E./min sollten nur als Notfalltherapie eingesetzt werden, da sie Darm- und Hautnekrosen verursachen können.

Dopamin

Dopamin ist die physiologische Vorstufe von Noradrenalin, führt zu Tachykardie, erhöht den Sauerstoffverbrauch des Myokards und den pulmonalerteriellen Druck (PAP).
Unter Dopamin wird eine vermehrte Diurese berichtet, weswegen es teils zur Prophylaxe eines akuten Nierenversagens (ANV) eingesetzt wurde, obwohl es keinen wissenschaftlichen Beleg für diesen Effekt gibt. Zur kurzfristigen Behandlung von Schockzuständen und arterieller volumenrefraktärer Hypotonie ist Dopamin geeignet.

Medikamentöse Behandlung der Herzinsuffizienz

Pharmakologie

Siehe oben.

Wirkstoffe/Wirkstoffklassen

Dobutamin

Dobutamin ist ein synthetisch hergestelltes Katecholamin. Bei Patienten mit eingeschränkter linksventrikulärer Funktion, bei denen Vasodilatatoren und Diuretika zu keinem ausreichenden Effekt führen, wird es als Mittel der ersten Wahl eingesetzt. Bei steigendem HZV und sinkendem systemischen vaskulärem Widerstand (SVR) nehmen Vor- und Nachlast am Herzen ab und die Organperfusion in der Peripherie zu. Gleichzeitig verändert sich der Sauerstoffbedarf des Herzmuskels kaum, es werden allerdings häufig Tachykardien beobachtet.

Phosphodiesterase-III-Hemmer

Vertreter dieser Klasse sind Milrinon oder Enoximon. Durch die Hemmung des Abbaus von cAMP steigt die intrazelluläre Konzentration. Der Effekt addiert sich zur Katecholaminwirkung und wird bei β-blockierten Patienten nicht abgeschwächt. Es ergibt sich eine positive Inotropie in Kombination mit

Tab. 13.2 Wirkungen und Rezeptoraffinität verschiedener Katecholamine. Arr = Arrhythmogenität.

Katecholamin (μg/kg/min)	Rezeptoren						Effekte				
	α_1	α_2	β_1	β_2	DA_1	DA_2	HZV	HF	MAP	SVR	Arr
Adrenalin											
< 0,05	+	+	++	++	–	–	↑	↑	↑	↔–↓	↑
0,05–0,2	++	++	+++	+++	–	–					
> 0,2	+++	+++	+++	+++	–	–	↑	↑–↑↑	↑↑	↑–↑↑	↑
Noradrenalin	+++	+++	+++	(+)	–	–	↔	↓/↑	↑↑	↑↑	(↑)
Dopamin											
< 3	–	–	+	–	++	++					
3–5	+(+)	+	++	+	+++	+++					
> 5	++(+)	+	++	+	+++	+++	↑	↑–↑↑	↑	↑	↑
Dobutamin	(+)	–	+++	++	–	–	↑	↑	↓/↑	↔–↓	↑

Vasodilatation (vgl. Andrenalinwirkung). Als klinisches Anwendungsgebiet kommt die katecholaminrefraktäre Herzinsuffizienz in Betracht (**Cave:** Hypovolämie!). Nach kardiochirurgischen Eingriffen können sie bei myokardialer Dysfunktion zusammen mit klassischen Katecholaminen eingesetzt werden.

Levosimendan

Levosimendan verbessert ohne Erhöhung des Sauerstoffverbrauchs die systolische Myokardfunktion. Durch Kalziumsensibilisierung verbleibt Troponin C länger in der für die Kontraktion notwendigen Konformation. Dabei kommt es zu keiner bleibenden Veränderung des intrazellulären Kalziumspiegels, sodass die Entspannung der Kardiomyozyten in der Diastole nicht beeinträchtigt wird. Obwohl es auch vasodilatierende Effekte besitzt, führt Levosimendan nicht zum Abfall des arteriellen Mitteldrucks (MAP). Aufgrund seiner positiven hämodynamischen Wirkung (Steigerung HZV, Senkung Vor- und Nachlast) kann Levosimendan bei dekompensierter Linksherzinsuffizienz eingesetzt werden.

Ivabradin

Ivabradin hemmt am Sinusknoten den If-Kanal und führt im Sinusrhythmus zur Senkung der Herzfrequenz. Bei Vorhofflimmern ist es wirkungslos. Für Patienten mit niedriger EF < 35 % und NYHA II–IV, bei denen die Standardtherapie ohne ausreichenden Erfolg ist, oder bei β-Blocker-Unverträglichkeit wird diese Substanz empfohlen.

Angiotensin-Rezeptor-Neprilysin-Inhibitor (ARNI)

Die Kombination aus Valsartan und dem Nepirlysin-Inhibitor Sacubitril wird unter dem Namen Entresto® vermarktet.
Der Abbau von natriuretischen Peptiden (ANP, BNP) und Bradykinin wird gehemmt. Bei einer EF < 35 % und persistierender NYHA-II–IV-Situation unter Standardtherapie gibt es auch hier eine Empfehlung für den Einsatz.

Zusammenfassung

- Katecholamine sind Hormone des Nebennierenmarks und Neurotransmitter des vegetativen Nervensystems.
- Pharmazeutisch hergestellte Katecholamine werden insbesondere zur Beeinflussung der Herz-Kreislauf-Funktion und bei verschiedenen Schockzuständen eingesetzt.
- Der Einsatz von Katecholaminen erfolgt in Abhängigkeit von ihrer Rezeptoraffinität zu α-, β- und DA-Rezeptoren meist titriert nach Effekt.
- Phosphodiesterase-III-Hemmer und Levosimendan gehören zu den Inodilatatoren und werden anstelle oder ergänzend zu Katecholaminen bei der Behandlung der Herzinsuffizienz eingesetzt.
- Akrinor® wird zur raschen Therapie einer Hypotonie verwendet.

Neben der Hypotonie kommt es in Narkose gelegentlich auch zu behandlungsbedürftigen hypertonen Entgleisungen. Die Therapie richtet sich weitgehend nach dem Zustand des Patienten. Sollten Herzrhythmusstörungen auftreten, ist auch hier die Therapie zunächst symptomatisch, nach Behebung der Probleme muss postoperativ aber die Ursache beseitigt werden.

Hypertonie

Hypertonien bis ca. 180 mmHg sind nicht zwingend behandlungsbedürftig. Zunächst muss aber ausgeschlossen sein, dass der Patient **Schmerzen** hat, **nicht relaxiert** oder gar **wach** ist. Nach Ausschluss o. g. Ursachen muss eine massive Hypertonie > 180 mmHg behandelt werden, da sonst ernsthafte gesundheitliche Schäden auftreten können:

- Höherer Blutverlust im Operationsgebiet
- Intrazerebrale Blutung, Apoplex
- Herzinfarkt

Bei der Vielzahl der Antihypertensiva müssen die möglichen Nebenwirkungen und Kontraindikationen beachtet werden, um eine Verschlechterung des Zustands zu verhindern. Wichtig ist, eine schwere **Hypotonie zu vermeiden,** da sonst neurologische Symptome und Nierenversagen die Folge sein können.

Antihypertonika

Wirkstoffe/Wirkstoffklassen

Folgende Substanzklassen sind in der perioperativen und intensivmedizinischen Hypertoniebehandlung etabliert:

β-Blocker

Beispiele Metoprolol, Esmolol, Carvedilol.

Pharmakologie β-Blocker hemmen die sympathischen Effekte von Adrenalin und Noradrenalin durch Blockade der β-Rezeptoren des Herzens und führen dadurch zu einer Frequenz- und Blutdrucksenkung.

Indikationen

- Hypertonie mit Tachykardie
- Patienten unter laufender β-Blocker-Therapie
- Insbesondere Patienten mit koronarer Herzkrankheit (KHK)

Kontraindikationen

- Asthma, schwere COPD
- Bradykardie
- Höhergradiger AV-Block

Kalziumkanalblocker

Beispiele Verapamil, Nifedipin, Diltiazem.

Pharmakologie Kalziumkanalblocker verhindern den Einstrom von Kalzium in die Zellen der glatten Gefäßmuskulatur und des Myokards, was zu einer verminderten Kontraktion derselben führt. Die Folgen sind eine **Blutdrucksenkung durch verminderte Kontraktilität** des Herzens und eine **Gefäßweitstellung.** Außerdem bewirken Kalziumantagonisten (v. a. vom Diltiazem- und Verapamiltyp) eine **Verlangsamung der Herzfrequenz.**

Indikationen

- Hypertonie (Nifedipin)
- Tachykardie (Diltiazem, Verapamil)

Kontraindikationen

- Schwere KHK (Nifedipin wegen Reflextachykardie)
- Bradykardie (Diltiazem, Verapamil wegen frequenzsenkender Wirkung)
- Schwere Herzinsuffizienz (≥ NYHA III)

Nifedipin sollte wegen seiner ausgeprägten blutdrucksenkenden Wirkung nicht als Mittel der ersten Wahl benutzt werden.

α_2-Agonisten

Beispiel Clonidin.

Pharmakologie α_2-Agonisten bewirken zentral eine verringerte Ausschüttung von Noradrenalin und somit einen verminderten Sympathikotonus.

Indikationen

- Hypertonie mit Tachykardie
- Entzugssymptomatik
- Einsparung von Anästhetika

Kontraindikationen

- Bradykardie
- Höhergradiger AV-Block

Antisympathotonika

Beispiel Urapidil.

Pharmakologie Urapidil bewirkt durch Blockade der peripheren α_1-Rezeptoren eine rasche Blutdrucksenkung und verhindert durch Stimulation zentraler Serotoninrezeptoren eine Reflextachykardie.

Indikationen Hypertonie, auch bei Bradykardien (während einer Narkose Mittel der Wahl).

Kontraindikationen Schwangerschaft und Stillzeit.

Direkte Vasodilatanzien

Beispiel Dihydralazin.

Indikationen Schwere Hypertonie, v. a. in der Schwangerschaft (HELLP-Syndrom), da die uteroplazentare Durchblutung unbeeinflusst bleibt.

Kontraindikationen

- Stillzeit
- Herzinsuffizienz (Wasser- und Natriumretention)

Herzrhythmusstörungen

Gelegentliche Arrhythmien sind nicht ungewöhnlich und häufig nicht bedrohlich (z. B. respiratorische Arrhythmie bei Volumenmangel). Wenn der Patient jedoch **kreislaufinsuffizient** wird **oder schwere Vorerkrankungen** hat (Aortenklappenstenose, Aortenklappeninsuffizienz, schwere Herzinsuffizienz, instabile Angina-pectoris-Beschwerden), muss eine Arrhythmie sofort bekämpft, zumindest eine normale Herzfrequenz wiederhergestellt werden.

Bradykardie (Herzfrequenz < 40/min)

Viele Patienten haben normalerweise eine niedrige Herzfrequenz ≤ 50/min, ohne dass diese Krankheitswert besitzt (Sportler, Patienten unter β-Blocker-Therapie). Während der Narkose kann es gelegentlich zu **kurzzeitigen Bradykardien** kommen, mögliche **Ursachen** dafür sind:

- Vagaler Reiz (Intubation, Würgereflex, Zug am Peritoneum [gyn. Operationen])
- Medikamentennebenwirkung:
  - Propofol-, Noradrenalinbolus
  - Magnesiumgabe
  - Intravasale Lokalanästhetika-Applikation

Andere **bradykarde Herzrhythmusstörungen** können ohne bestimmte Ursache auftreten und persistieren:

- Vorhofflimmern mit Bradyarrhythmia absoluta
- AV-Block Grad II
- AV-Block Grad III

Therapiebedarf besteht bei Zeichen der hämodynamischen Instabilität:

- RR < 90 mmHg systolisch
- Übelkeit
- Angina-pectoris-Beschwerden
- Herzinsuffizienz, Dyspnoe
- Bewusstseinstrübung

Therapie Bei symptomatischer Bradykardie (→ Abb. 14.1):

1. **0,5 mg Atropinsulfat i. v.,** ggf. Wiederholung bis max. 3 mg (bei niedrigen Dosierungen manchmal paradoxe Bradykardie)
2. **Adrenalin 2–10 µg i. v.** (0,1 mg auf 10 ml verdünnt, dann milliliterweise Gabe nach Wirkung)
3. Bei Versagen der medikamentösen Therapie transkutane oder transvenöse **Schrittmacherstimulation**

Die Initialtherapie muss schnell erfolgen, da auf Übelkeit und Erbrechen rasch die **Bewusstlosigkeit** und damit eine mögliche Aspiration folgen kann.

Tachykardie (Herzfrequenz > 150/min)

Intraoperative Tachykardien haben oft leicht **behebbare Ursachen,** z. B.:

- Volumenmangel nach Nüchternheit oder durch Blutverlust
- Schmerzen oder unzureichende Narkosetiefe
- Manipulation an Peritoneum oder Uterus
- Hypokaliämie (z. B. durch Abführmaßnahmen)
- Volle Blase!

Außerdem finden sich bei Frequenzen unter 150/min selten Zeichen der hämodynamischen Instabilität. Bessert sich die Tachykardie nach Ausschluss obiger Ursachen nicht, muss eine bedrohliche Tachykardie in Erwägung gezogen werden.

Die **Sinustachykardie** ist meist reaktiv auf eine äußere Ursache (s. o.), oder auch Medikamentenentzug (β-Blocker, Clonidin).

Die häufigste perioperative Tachykardie ist die **Tachyarrhythmia absoluta (TAA),** die plötzlich auftritt, aber auch in ca. 85 % der Fälle innerhalb weniger Tage wieder verschwindet. Vorsicht ist bei **Tachykardie und** bestimmten **Begleiterkrankungen** geboten:

- Aortenklappenstenose (kardiale Dekompensation)
- KHK (Ischämie durch erhöhten myokardialen Sauerstoffverbrauch)
- Schwere Herzinsuffizienz (kardiale Dekompensation)

Therapie Wie bei der Bradykardie muss auch bei Tachykardien **bei Zeichen der Kreislaufinsuffizienz sofort gehandelt** (Hypotonie, Dekompensationszeichen) werden, Therapie der Wahl ist hier allerdings die elektrische Kardioversion (synchronisierte Defibrillation). Bei hämodynamisch stabilen Patienten wird zunächst eine medikamentöse Frequenzkontrolle bzw. Konversion in einen Sinusrhythmus versucht.

Das detaillierte Vorgehen nach GRC-Richtlinien ist in → Abbildung 52.1 dargestellt.

Antiarrhythmika

→ Tab. 14.1 zeigt die üblicherweise verwendeten Antiarrhythmika, die nach Vaughan und Williams nach ihren Wirkorten und Wirkmechanismen eingeteilt werden.

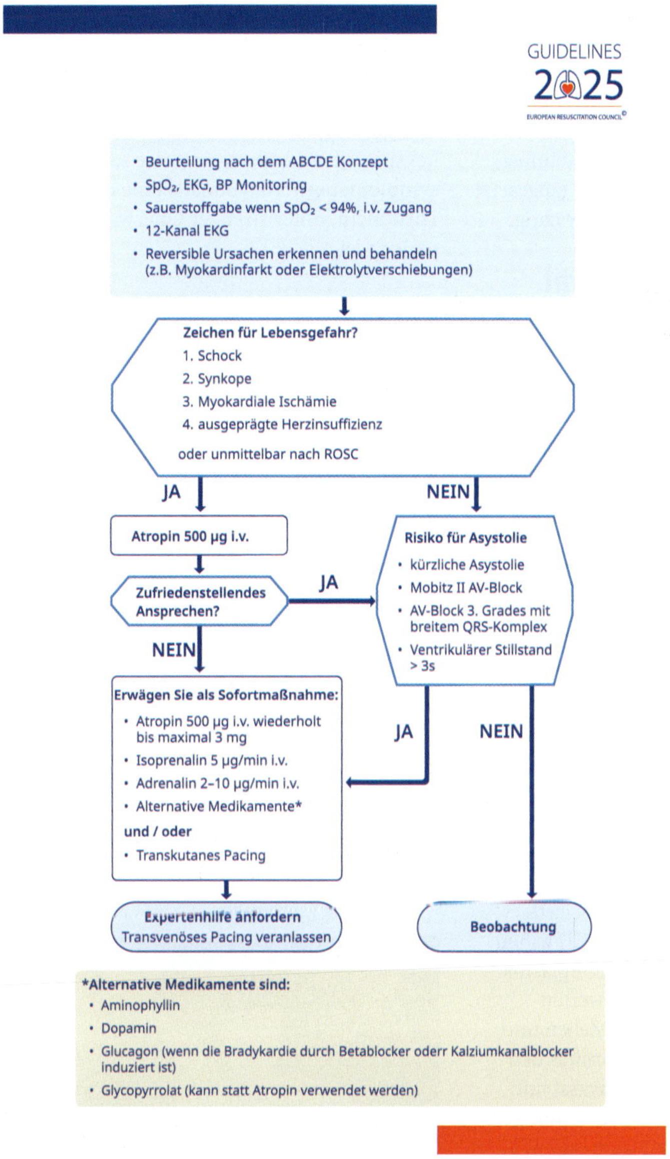

Abb. 14.1 Algorithmus Bradykardie (© German Resuscitation Council [GRC] und European Resuscitation Council [ERC] 2025) [F781-057]

Tab. 14.1 Einteilung der Antiarrhythmika nach Vaughan Williams [G1505]

Klasse	Stoffgruppe	Wirkstoffe
I	Natriumkanalblocker	
Ia	Mit Verlängerung des Aktionspotenzials	Chinidin, Ajmalin
Ib	Mit Verkürzung des Aktionspotenzials	Lidocain, Phenytoin
Ic	Ohne Veränderung des Aktionspotenzials	Propafenon, Flecainid
II	β-Blocker	Metoprolol, Esmolol, Bisoprolol
III	Kaliumkanalblocker	Amiodaron, Sotalol
IV	Kalziumkanalblocker	Verapamil, Diltiazem
	Sonstige Antiarrhythmika	Adenosin, Digitalis

Zusammenfassung

- Hypertonien > 180 mmHg müssen intraoperativ bekämpft werden. Zur Therapie bieten sich β-Blocker oder Antisympathotonika an, da sie nach i. v. Gabe rasch und dosisabhängig den Blutdruck senken.
- Bei symptomatischen Bradykardien ist Atropin das Mittel der Wahl.
- Tachykardien werden in Abhängigkeit vom Zustand des Patienten medikamentös oder mit elektrischer Kardioversion bekämpft.

Infusionslösungen zählen zu den am häufigsten eingesetzten Medikamenten in der Medizin. Sie gleichen Flüssigkeitsverluste aus, ersetzen intravasales Volumen oder dienen als Trägerlösung für Medikamente. Um zu verstehen, wie verschiedene Infusionslösungen wirken und wann sie eingesetzt werden, sind zwei Eigenschaften wichtig.

Osmolarität und Tonizität

Die beiden Begriffe werden oft verwechselt, beschreiben aber unterschiedliche Eigenschaften der Lösungen und ihrer Wirkung im Körper.
Die **Osmolarität** gibt an, wie viele gelöste Teilchen insgesamt in einer Lösung enthalten sind (gemessen in mOsmol/l). Das menschliche Blutplasma hat eine Osmolarität von etwa 280–300 mOsmol/l. Die Osmolarität ist eine rein physikalische Größe und sagt nichts über die biologische Wirkung aus.
Die **Tonizität** ist für die klinische Praxis wichtiger. Sie beschreibt, wie stark eine Lösung Wasser in oder aus den Zellen zieht. Entscheidend ist dabei die Konzentration der Teilchen, die nicht frei durch die Zellmembran wandern können („effektive Osmolyte"). Die Tonizität bestimmt, ob Zellen schrumpfen, anschwellen oder stabil bleiben.
Je nach Tonizität unterscheidet man:

- **Isotone Lösungen** (z. B. balancierte Vollelektrolytlösungen, 0,9 % NaCl) haben eine Osmolarität ähnlich dem Blutplasma. Sie verursachen keine nennenswerten Wasserverschiebung zwischen Zellen und Extrazellulärraum und füllen primär den extrazellulären Raum auf (intravasal und interstitiell). Sie sind die Standardlösungen zum Flüssigkeitsersatz.
- **Hypotone Lösungen** (z. B. 5-prozentige Glukoselösung nach Verstoffwechslung der Glukose) enthalten weniger effektive Osmolyte als das Plasma. Das freie Wasser diffundiert schnell in die Zellen, die dadurch anschwellen können. Sie werden gezielt bei Hypernatriämie oder zur Zufuhr von freiem Wasser eingesetzt.
- **Hypertone Lösungen** (z. B. 3-prozentige NaCl) enthalten mehr gelöste Teilchen als das Plasma. Sie ziehen Wasser aus den Zellen in den Extrazellulärraum, sodass die Zellen schrumpfen. Solche Lösungen werden nur bei speziellen Indikationen, wie schwerer symptomatischer Hyponatriämie oder Hirnödem, unter strenger Überwachung verwendet.

Einteilung

Infusionslösungen (→ Abb. 15.1) werden nach der Größe ihrer gelösten Teilchen in kristalloide und kolloidale Lösungen eingeteilt.

Kristalloide

Kristalloide Lösungen bestehen aus Wasser und darin gelösten Elektrolyten wie Natrium oder Kalium und/oder Zucker. Da das Gefäßendothel für diese Substanzen durchlässig ist, diffundieren etwa 70 % rasch ins Interstitium. Der intravasale Volumeneffekt ist daher geringer als bei Kolloiden und nur kurzfristig. Um Plasmaverluste zu ersetzen, muss die 3- bis 4-fache Menge infundiert werden, was zur Bildung interstitieller Ödeme führen kann. Bei einem primären Flüssigkeitsmangel im Interstitium z. B. bei Dehydratation ist dieser Effekt im Extrazellulärraum jedoch erwünscht.
Heute werden fast ausschließlich Vollelektrolytlösungen (Na^+-Gehalt > 120 mmol/l) eingesetzt. Zweidrittel- (Na^+ 91–120 mmol/l), Halb- (Na^+ 61–90 mmol/l) und Eindrittelelektrolytlösungen (Na^+ < 60 mmol/l) spielen in der modernen Flüssigkeitstherapie kaum noch eine Rolle.

Balancierte Vollelektrolytlösungen

Balancierte Vollelektrolytlösungen sind heute der Standard in der Flüssigkeitstherapie. Sie ähneln in ihrer Zusammensetzung dem Blutplasma am stärksten und sind daher physiologischer als nichtbalancierte Lösungen wie 0,9 % NaCl. Neben Natrium und Chlorid enthalten sie auch Kalium, Kalzium und teilweise Magnesium (→ Tab. 15.1).
Blutplasma enthält Bikarbonat als Anion. In einer Infusionslösung wäre dies aber instabil und würde zusammen mit Kalzium ausfallen. Um den ansonsten unphysiologisch hohen Chloridgehalt zu reduzieren, werden stattdessen andere metabolisierbare Anionen zugesetzt:

- **Acetat** wird schnell und unter geringerem Sauerstoffverbrauch verstoffwechselt, auch bei Leberfunktionsstörungen.

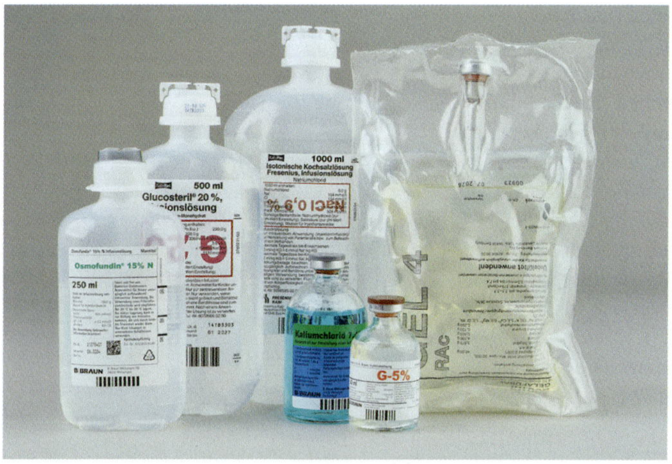

Abb. 15.1 Verschiedene Infusionslösungen [K115]

Tab. 15.1 Zusammensetzung ausgewählter Vollelektrolytlösungen im Vergleich zu Blutplasma

Präparat	Osmolarität (mOsmol/l)	Kationen				Anionen			
		Na^+ (mmol/l)	K^+ (mmol/l)	Ca^{2+} (mmol/l)	Mg^{2+} (mmol/l)	Cl^- (mmol/l)	Acetat (mmol/l)	Malat (mmol/l)	Laktat (mmol/l)
Plasma	289	135–145	3,5–5,0	2,2–2,7	0,6–1,1	100–110	–	–	0,6–2,4
NaCl 0,9 %	308	154	–	–	–	154	–	–	–
Ringer-Lösung	309	147	4	2,3	–	156	–	–	–
Ringer-Laktat	278	131	5,4	1,8	–	112	–	–	28
Jonosteril®	291	137	4	1,7	1,3	110	37	–	–
Sterofundin ISO®	309	145	4	2,5	1	127	24	5	–
E153®	303	140	5	2,5	1,5	105	50	–	–

- **Malat** wird überall im Körper im Rahmen des Zitronensäurezyklus metabolisiert, unabhängig von Leber- oder Nierenfunktion. Aus einem Molekül Malat entstehen zwei Moleküle Bikarbonat.
- **Laktat** findet sich nur noch selten in modernen balancierten Lösungen: Es wird hauptsächlich in der Leber unter hohem Sauerstoffverbrauch abgebaut. Zudem ist eine Unterscheidung zwischen infusionsbedingtem Laktatanstieg und einem Anstieg durch Ischämie oder gestörte Laktat-Clearance nicht möglich. Ringer-Laktat kann nach Verstoffwechselung des Laktats funktionell hypoton wirken und eine Zellschwellung verursachen.

Balancierte Vollelektrolytlösungen werden primär zum Volumenersatz, Elektrolyt- und Flüssigkeitsausgleich eingesetzt. Für Säuglinge und Kleinkinder sind sie ebenfalls erste Wahl, ggf. mit 1-prozentigem Glukosezusatz wegen der geringeren Glukosespeicher.
Halbelektrolytlösungen werden in der Pädiatrie wegen des Risikos einer gefährlichen Hyponatriämie und Hirnödems nicht mehr empfohlen.

0,9-prozentige NaCl-Lösung (Kochsalzlösung)

Die 0,9-prozentige NaCl-Lösung ist zwar annahernd plasmaisoton, aber keinesfalls physiologisch. Sie enthält deutlich mehr Natrium und Chlorid als das Blutplasma (→ Tab. 15.1). Die Infusion größerer Mengen führt zu einer hyperchlorämischen metabolischen Azidose. Sie wird daher meist nur als Trägerlösung für Medikamente oder bei speziellen Indikationen wie hypotoner Dehydratation eingesetzt.
Obwohl wegen des fehlenden Kaliums manchmal empfohlen wird, bei Hyperkaliämie 0,9 % NaCl anstelle einer balancierten Vollelektrolytlösung zu verwenden, ist dies nicht sinnvoll. Die geringe Kaliummenge in balancierten Lösungen ist weniger problematisch als die durch NaCl verursachte Azidose, die eine Hyperkaliämie durch Kaliumverschiebung aus den Zellen sogar verschlimmern kann.

Glukoselösung

Eine 5-prozentige Glukoselösung enthält 50 g/l Glukose, die nach Infusion rasch verstoffwechselt wird. Es bleibt freies Wasser zurück, das die extrazelluläre Osmolarität senkt und schnell in die Zellen diffundiert. Die Folge ist Zellschwellung, die von der infundierten Menge und Geschwindigkeit abhängt. 5-prozentige Glukoselösung wird nur zur Therapie der Hypernatriämie oder bei hypertoner Dehydratation eingesetzt. Sie dient auch als Trägerlösung für bestimmte Medikamente.

Kolloide

Kolloidale Lösungen enthalten Makromoleküle, die nicht frei durch das Endothel diffundieren können. Dadurch verbleiben sie länger intravasal und haben einen nachhaltigeren Volumeneffekt. Je nach Konzentration sind sie iso- oder hyperonkotisch. Es gibt natürliche Kolloide (Albumin) und synthetisch hergestellte (Gelatine, HES).
Die Bedeutung künstlicher Kolloide hat in den letzten Jahren aufgrund ihres eingeschränkten Nutzen-Risiko-Profils drastisch abgenommen. Alle synthetischen Kolloide bergen ein Risiko für allergische Reaktionen (Gelatine > HES) und können Nierenfunktionsstörungen bis hin zum Nierenversagen verursachen. Kolloide verbessern durch Hämodilution und Coating (Umhüllung) der Blutzellen die Mikrozirkulation und Fließeigenschaften (Rheologie) des Bluts. Dieser Effekt kann therapeutisch erwünscht sein, führt aber perioperativ zu klinisch relevanten Gerinnungsstörungen.

Albumin

Albumin ist ein natürliches Kolloid. Da es als Blutprodukt klassifiziert wird, ist es nur eingeschränkt verfügbar und teuer. Es ist nur bei bestimmten Indikationen (→ Tab. 15.2) sinnvoll einzusetzen.

Gelatine

Gelatinelösungen (z. B. Gelafundin®, Gelafusal®) haben eine geringere Molekülgröße (mittleres MG ca. 30.000 Da) als andere Kolloide. Ihr initialer Volumeneffekt beträgt etwa 80–100 % der infundierten Menge, und die Gelatinemoleküle werden schnell über die Nieren ausgeschieden, was zu einer osmotischen Diurese führt. Die Plasma-HWZ liegt bei 2,5 h.
Anaphylaktische Reaktionen (sowohl IgE-vermittelt als auch direkt, nicht IgE-vermittelt) sind häufiger (Inzidenz ca. 0,35 %) als bei anderen Kolloiden. Klinisch relevante Gerinnungsstörungen treten selten auf. Da Gelatine aus Rinderkollagen hergestellt wird, besteht theoretisch ein Risiko der Übertragung von Prionenerkrankungen, das jedoch als extrem gering eingestuft wird.

Hydroxyethylstärke (HES)

HES (z. B. Volulyte®, Voluven®) war lange Zeit das meistverwendete Kolloid. Nach einer Neubewertung durch die Europäische Arzneimittelagentur (EMA) aufgrund schwerer Nebenwirkungen (insbesondere Nierenversagen und erhöhte Sterblichkeit bei Intensivpatienten) wurde die Anwendung stark eingeschränkt. Obwohl die EMA einen Widerruf der Zulassung empfohlen hatte, entschied die EU-Kommission, die Zulassungen unter noch strengeren Auflagen beizubehalten. Zahlreiche Krankenhäuser halten mittlerweile keine HES-Präparate mehr vor.
HES besteht aus Amylopektin aus Mais- oder Kartoffelstärke, das durch Hydroxyethylgruppen am C2- oder C6-Atom des Amylopektins modifiziert wird, um den Abbau durch Amylasen zu verzögern.

Aktuelle Indikation und Risikobewertung Große Studien zeigten eine erhöhte Rate an Nierenversagen bei septischen Patienten und eine erhöhte Sterblichkeit. Bei einigen Studien mit positiven HES-Effekten wurde später Wissenschaftsbetrug nachgewiesen.
Nach aktueller Risikobewertung darf HES nur noch **bei akuter blutungsbedingter Hypovolämie** eingesetzt werden, wenn **Kristalloide allein nicht ausreichen** oder **andere Volumenersatzmittel nicht verfügbar oder ungeeignet** sind. Die Anwendung muss auf die niedrigst wirksame Dosis (max. 30 ml/kg KG/d) und kürzestmögliche Dauer beschränkt werden. HES ist kontraindiziert bei Sepsis, Nierenfunktionsstörungen, Lebererkrankungen, intrakranieller Blutung und Intensivpatienten.
HES wird im mononukleären Phagozytosesystem (MPS) und in der Haut gespeichert. Die Hautspeicherung verursacht vermutlich den manchmal auftretenden lang anhaltenden Pruritus, der bereits nach einmaliger Gabe auftreten kann.
Die HES-Moleküle werden von der α-Amylase abgebaut, was zu erhöhten

Tab. 15.2 Wann nehme ich welche Infusionslösung?

Balancierte Vollektrolytlösung	Standard für Volumenersatz, Elektrolyt- und Flüssigkeitsausgleich
0,9 % NaCl	Trägerlösung, selten bei hypotoner Dehydratation (vorsichtig!)
Glukoselösung	Hypernatriämie, hypertone Dehydratation, Trägerlösung
Albumin	Leberzirrhose mit Komplikationen (z. B. spontan bakterielle Peritonitis, hepatorenales Syndrom, nach großvolumiger Parazentese), Sepsis (umstritten), Verbrennungen, kurzfristiger Volumenersatz, wenn keine Stabilisierung mit Kristalloiden zu erreichen ist
Gelatine	Kurzfristiger Volumenersatz, wenn keine Stabilisierung mit Kristalloiden zu erreichen ist

Laborwerten führen kann. Die Abbauprodukte werden überwiegend renal ausgeschieden.

Interaktionen

Bei der Gabe von Infusionslösungen müssen wichtige Interaktionen beachtet werden:

Medikamentenkompatibilität Nicht alle Medikamente vertragen sich mit allen Infusionslösungen. Manche Antibiotika und andere Medikamente dürfen nicht mit kalziumhaltigen Lösungen gemischt werden, da es sonst zu Ausfällungen kommen kann. Das Antiarrhythmikum Amiodaron darf nur mit 5-prozentiger Glukoselösung verdünnt werden. Es ist immer die Fachinformation des jeweiligen Medikaments zu beachten.

Kompatibilität mit Blutprodukten Für die Transfusion von Erythrozytenkonzentraten darf nur 0,9 % NaCl als Spüllösung verwendet werden. Kalziumhaltige Lösungen können zum Gerinnen des Bluts führen.

Zusammenfassung

- Osmolarität und Tonizität sind entscheidend für die Wirkung von Infusionslösungen. Die Tonizität, bestimmt durch effektive Osmolyte, gibt an, wie eine Lösung den Wasserfluss in und aus den Zellen beeinflusst.
- Kristalloide sind die Basis der Flüssigkeitstherapie. Sie gleichen Flüssigkeits- und Elektrolytverluste aus.
- Ein Großteil der Kristalloide diffundiert ins Interstitium, der Volumeneffekt ist geringer als der der Kolloide.
- Balancierte Lösungen sind heute der Standard. Sie enthalten Acetat oder Malat als metabolisierbare Anionen und sind physiologischer als chloridreiche Lösungen.
- Synthetische Kolloide werden wegen ihrer Risiken (Nierenschäden, allergische Reaktionen) nur noch selten eingesetzt. Ihre Indikation, insbesondere für HES wurde drastisch eingeschränkt.
- Albumin ist ein natürliches Kolloid hat in bestimmten Situationen einen wichtigen Stellenwert.
- Gelatine hat das höchste Allergierisiko und eine vergleichsweise kurze Wirkdauer.

Erst seit Anfang des 20. Jahrhunderts sind „Blutgruppen" (AB0-System: Landsteiner 1901, Rhesus: Landsteiner und Wiener 1940) bekannt. Das erste Bundesgesetz (Gesetz zur Regelung des Transfusionswesens, „Transfusionsgesetz") trat 1998 in Kraft und wurde zuletzt 2023 aktualisiert. Die „Querschnittsleitlinie zur Therapie mit Blutkomponenten und Plasmaderivaten" wird vom wissenschaftlichen Beirat der Bundesärztekammer herausgegeben und ist als Anwenderhandbuch für den Einsatz von Blutprodukten gedacht. Dem entgegen haben die Richtlinien zur Gewinnung von Blut und Blutbestandteilen und zur Anwendung von Blutprodukten (Gesamtnovelle 2023) Gesetzescharakter und regeln die Praxis des gesamten Transfusionswesens.

Blutgruppensysteme

Aktuell sind gemäß Einteilung der International Society of Blood Transfusion (ISBT) 47 Blutgruppensysteme anerkannt, die 366 verschiedene Antigene umfassen. Die drei bekanntesten und auch wichtigsten sind das AB0-, das Rhesus- und das Kell-System (→ Tab. 16.1). Membranständige Moleküle, die meist aus Oligosacchariden und/oder Peptiden aufgebaut werden, bilden die Antigene der einzelnen Blutgruppen. Die entsprechenden Antikörper findet man gelöst im Blutplasma.

Tab. 16.1 Blutgruppensysteme und Blutgruppen

Blutgruppensystem	Wichtige Blutgruppen [Antigene]
AB0	A, B, AB, 0 A, B, A1 [A1, A2,B,H]
Rhesus (56 Blutgruppenantigene)	Rh-D-negativ, Rh-D-positiv [D, C, E, c, e, f, Cw, G]
Kell (38 Blutgruppenantigene)	Kell-neagtiv (kk), Kell-positiv (KK, Kk) [K, k, Kp(a), Kp(b)]

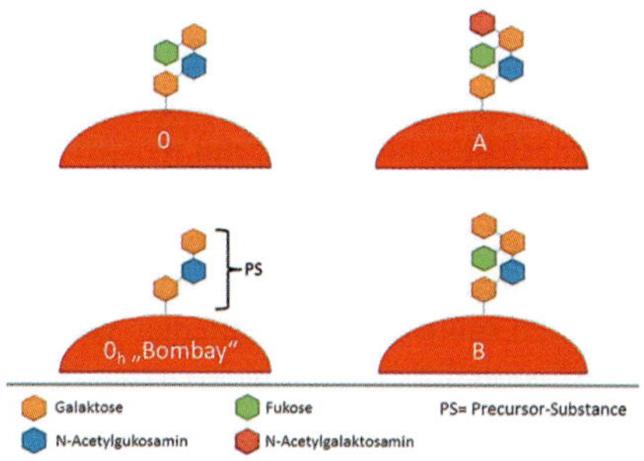

Abb. 16.1 Blutgruppenantigene im AB0-System [0646]

AB0-System

Die Antigene des AB0-Sytems finden sich nicht nur auf der Oberfläche von Erythrozyten, sondern auch auf vielen anderen Membranoberflächen. Zu einer Bildung von Antikörpern kommt es regelhaft erst nach Kontakt mit „fremden" Blutgruppenantigenen, beispielsweise durch Kontakt mit Bakterienbestandteilen oder über die Nahrung. Die Antigene der einzelnen Blutgruppen unterscheiden sich lediglich durch ein Zuckerrest, allen gemeinsam ist die **„Precursor-Substance"**, auch Antigen „h" (→ Abb. 16.1). Erst durch Anhängen einer Fukose-Einheit an die Precursor-Substance entsteht das Antigen H, das gleichbedeutend mit der Blutgruppe „0" ist. „0-Erythrozyten" sind somit nicht völlig nackt! **Das H-Antigen** bildet die Basis für die Antigene der Blutgruppen A und B. Fehlt durch einen genetischen Defekt das Enzym zum Anheften der Fukose-Einheit, können auch keine Antigene A oder B synthetisiert werden. Dieses sehr seltene Phänomen bezeichnet man als 0-Bombay (nach dem Ort der ersten Entdeckung) oder 0_h. Weltweit gibt es etwa 20.000 Menschen mit diesem Phänotyp, mit einer Häufung bei den Parsen (Indien).

Rhesus-System

Die Antigene des Rhesus-Systems finden sich nur auf der Erythrozytenmembran. Die eigentliche Rhesusformel setzt sich aus den Antigenen: C, c, D., dd, E, e zusammen. Der Rhesusfaktor D hat nach dem AB0-System die höchste Immunogenität, nach ihm wird die Blutgruppe Rhesus-positiv (D.) bzw. Rhesus-negativ (dd) bestimmt. 85 % der Bevölkerung sind Rh-positiv, d. h. mindestens ein „D" wird nachgewiesen (→ Abb. 16.2).
Eine rhesusungleiche Transfusion sollte nur im Notfall, bei Mädchen und Frauen im gebärfähigen Alter nur bei vitaler Indikation, erfolgen! Bei etwa jeder dritten Rh-ungleichen Transfusion kommt es zur Bildung von Anti-D-Antikörpern und im Rahmen jeder 20. Schwangerschaft werden Anti-D-Antikörper gebildet, wenn keine Rhesusprophylaxe erfolgt ist. Bereits 0,1 ml D.-Blut reichen aus, um eine Antikörperbildung zu triggern.

Bluttransfusion

Bevor ein Patient eine Blutkonserve oder ein anderes Blutprodukt erhält, müssen einige wichtige Voraussetzungen erfüllt sein. Diese sind in den entsprechenden Vorschriften (s. o.) im Einzelnen geregelt.
Bereits bevor eine Blutkonserve in Verkehr gebracht werden darf, sind umfangreiche Labortests notwendig. Neben der genauen Bestimmung der AB0-Blutgruppe, der Rhesusformel, des Kell-Faktors und einem Antikörpersuchtest wird bei Spender und Produkt u. a. das folgende Programm untersucht, um eine Krankheitsübertragung durch das Blutprodukt ausschließen zu können:

- Anti-HIV-1/2-Antikörper, HIV-1-NAT (**N**ukleinsäure-**A**mplifikations-**T**est)
- Anti-HCV-Antikörper, HCV-NAT
- HBs-Antigen, Anti-HBc, HBV-NAT
- *Treponema-pallidum*-Antikörper
- HEV-NAT (Hepatitis E)
- Parvovirus B19
- Saisonal: WNV (West-Nil-Virus)

Empfängerserologie

Zur Verträglichkeitsprobe gehören die Bestimmung von AB0-Blutgruppe und Rhesusfaktor sowie eine Testung auf Antikörper beim Empfänger (Coombs-Test, Suchtest auf Serum-Antikörper mit AG-reichen Test-Erythrozyten). Für die Bestimmungen stehen Testsera für die Erythrozyteneigenschaften (Anti-A/-B/-AB/-C/-c/-D/-E/-e/-K) und Testerythrozyten für die Isoagglutinine (Anti-A1/Anti-A2/Anti-B und Anti-H) für die Serumgegenprobe zur Verfügung (→ Abb. 16.3, → Abb. 16.4).
Bei der **Kreuzprobe** wird Empfängerplasma mit „Spender"-Erythrozyten (Major-Test) gemischt. Nur wenn es nicht zu einer Verklumpung in den Testfeldern kommt, gilt die Konserve als verträglich und darf dem Empfänger transfundiert werden.

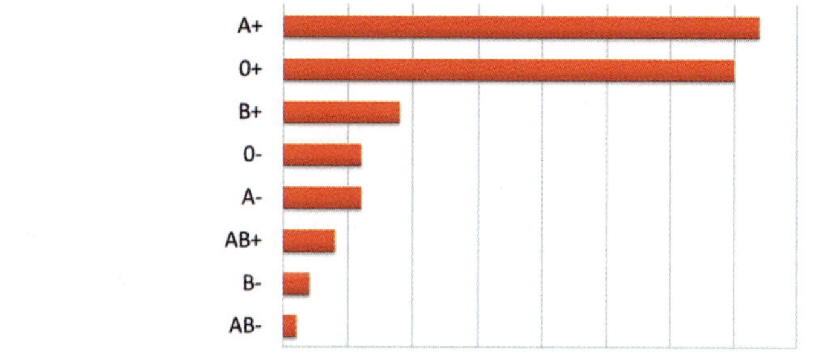

	AB-	B-	AB+	A-	0-	B+	0+	A+
Verteilungshäufigkeit des AB0- und Rhesus-Systems	1%	2%	4%	6%	6%	9%	35%	37%

Abb. 16.2 Häufigkeitsverteilung der AB0- und Rhesus-Blutgruppen [0646]

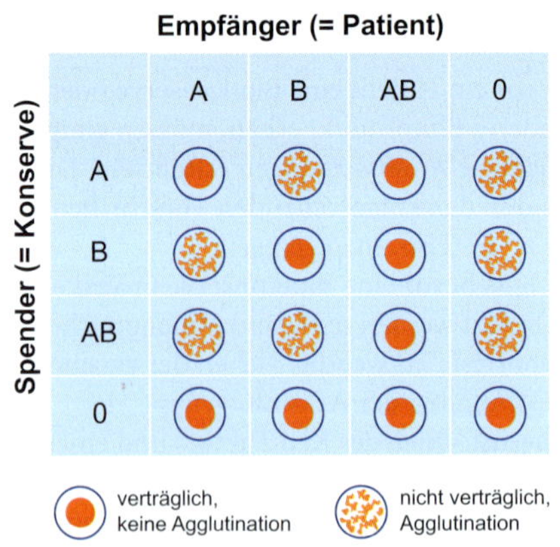

Abb. 16.3 Kompatible Blutgruppen [0646]

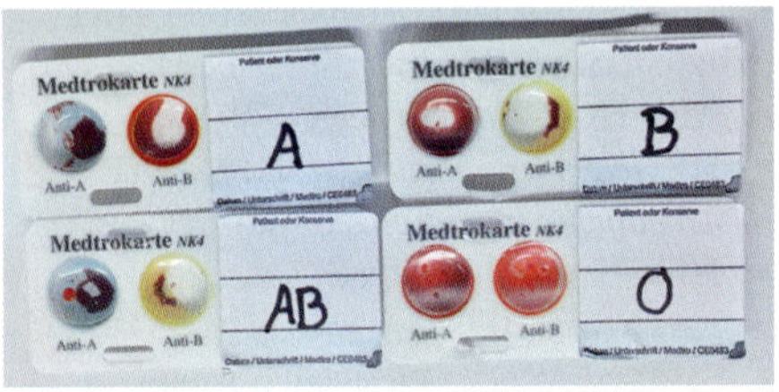

Abb. 16.4 Bedside-Test [0646]

Vorgehen bei der Transfusion

Vor Beginn der Transfusion muss der transfundierende **Arzt** am Patienten **persönlich** überprüfen:

- Übereinstimmung der Präparatenummer mit den Angaben im Begleitschein und des Empfängers
- Übereinstimmung/Kompatibilität von Blutgruppe des Präparats mit dem Blutgruppenbefund des Empfängers
- Verfallsdatum und Unversehrtheit der Blutkonserve
- Übereinstimmung der Chargennummer zwischen Blutkonserve und Begleitschein
- Gültigkeit der Verträglichkeitsprobe (= „Kreuzprobe")

Als letzte Sicherheitskontrolle zur Vermeidung einer Fehltransfusion muss unmittelbar vor der Transfusion der **AB0-Identitätstest („Bedside-Test"**, → Abb. 16.4) durchgeführt werden. Hierbei werden dem Empfänger einige Tropfen Blut entnommen und mittels einer Testkarte auf die AB0- (und Rhesus-) Merkmale getestet. Er dient der Bestätigung der zuvor bestimmten AB0-Blutgruppenmerkmale des Empfängers und muss vom transfundieren Arzt, oder unter seiner unmittelbaren Aufsicht direkt am Patientenbett (→ Bedside) durchgeführt werden.

Sonderfall: Notfalltransfusion (ungekreuzte Konserven)

Eine Notfalltransfusion setzt eine akute vitale Gefährdung des Patienten voraus. Die Transfusion wird ohne die sonst notwendigen Voruntersuchungen durchgeführt, was ein deutlich erhöhtes Transfusionsrisiko für den Empfänger bedeutet. Es werden bei unbekannter Blutgruppe des Empfängers Erythrozytenkonzentrate der Blutgruppe 0 verabreicht, die Beachtung des Rhesusfaktors ist seit 2017 nicht mehr vorgeschrieben.

Wichtig
Auch im Notfall ist der AB0-Identitätstest (Bedside-Test) durchzuführen!

Es muss unbedingt sichergestellt werden, dass auch retrospektiv die Verträglichkeit der Transfusion noch überprüft werden kann und zukünftige Transfusionen unter Angabe der korrekt bestimmten Blutgruppe des Patienten durchgeführt werden können. Deswegen sollte man dem Patienten **vor Transfusion der ersten ungekreuzten Blutkonserve** Blut für die Blutgruppenbestimmung, Antikörpersuche und nachträgliche Kreuzprobe entnehmen und sofort ins Labor weiterleiten.

Blutprodukte

Erythrozytenkonzentrate (EKs)

Aus Vollblut können verschiedene Typen von Erythrozytenkonzentraten hergestellt werden. Als Standard gilt in Deutschland das **leukozytendepletierte EK in Additivlösung.** Die Leukozytendepletion reduziert das Risiko einer Infektion mit zellständigen Viren (z. B. CMV) und einer Immunisierung gegen HLA-Antigene. Durch Verwendung von Additivlösung ist der Plasmagehalt geringer als bei früheren Verfahren. Bei 4 °C ist diese Konserve im Mittel etwa 45 Tage haltbar. Der durchschnittliche Hb-Gehalt beträgt etwa 65 g (Hämatokrit 50 %).

Gewaschene EKs werden durch mehrfache Waschprozesse von den restlichen Plasmaproteinen und Thrombozyten befreit. Die Indikation (seltene transfusionsrelevante Antikörper gegen IgA oder bei IgA-Mangel, mehrfache nicht geklärte hämolytische Transfusionsreaktionen) ist sehr eng zu stellen und eine unverzügliche Transfusion vorgeschrieben. Von sehr seltenen Blutgruppen werden in einigen Zentren auch **kryokonservierte EKs** hergestellt. Herstellungsprozess und Transfusionsvorbereitung sind sehr aufwendig und diese Produkte sehr teuer (ca. 3.500€/Einheit)

Mit einem Standard-EK kann der Hämoglobingehalt eines Patienten (70 kg) um etwa 1 g/dl angehoben werden.

Für die Transfusion von EKs gibt es keine harten Richtlinien, sondern nur Empfehlungen, die sich an Hb-Wert, Anamnese und klinischen Befunden des Patienten orientieren (→ Tab. 16.2), die Indikation sollte jedoch stets streng gestellt werden. Bei Gesunden sind Hämoglobinkonzentration von 3 g/dl für den Sauerstofftransport ausreichend.

Tab. 16.2 Empfehlungen zur Transfusion von Erythrozyten bei akuter Anämie unter Berücksichtigung der aktuellen Hämoglobinkonzentration (Hb), der physiologischen Kompensationsfähigkeit, des Vorhandenseins kardiovaskulärer Risikofaktoren und physiologischer Transfusionstrigger [W867-003]

Hb-Bereich	Kompensationsfähigkeit/Risikofaktoren	Transfusion
< 7 g/dl (< 4,3 mmol/l)	–	Ja[1]
≥ 7 und < 8 g/dl (≥ 4,3 und < 5,0 mmol/l)	Kompensation adäquat, keine Risikofaktoren	Nein
	Kompensation eingeschränkt oder Risikofaktoren vorhanden	Ja[2]
	Hinweise auf anämische Hypoxie (physiologische Transfusionstrigger)	Ja
≥ 8 und < 10 g/dl (≥ 5,0 und < 6,2 mmol/l)	Hinweise auf anämische Hypoxie (physiologische Transfusionstrigger)	Ja
≥ 10 g/dl (≥ 6,2 mmol/l)		Nein[3]

Beachte:
- Die Hämoglobinkonzentration allein ist kein adäquates Maß des O_2-Angebots.
- Bei Hypovolämie oder Hypervolämie geben die Hb-Konzentration und der Hämatokrit den Erythrozytengehalt nicht korrekt wieder.
- Individuelle Faktoren können eine von den Empfehlungen abweichende Indikationsstellung erforderlich machen.

[1] Der Hb-Wert von 7 g/dl (4,3 mmol/l) war bei Patienten mit stabilen Herz-Kreislauf-Funktionen einschließlich kritisch kranker Intensivpatienten als Grenzwert zur Transfusionsindikation höheren Hb-Werten gleichwertig. Bei stabilen Kreislaufverhältnissen, Normovolämie, fehlenden patienteneigenen Risikofaktoren und gegebener Überwachungsmöglichkeit ist auch eine Hb-Konzentration unter 7 g/dl (4,3 mmol/l) allein nicht immer ein suffizientes Transfusionskriterium. Bei adäquater Kompensation können individuell niedrigere Hb-Werte, beispielsweise infolge peripartaler Blutung, ohne Transfusion toleriert werden.
[2] Die Empfehlung trifft insbesondere auf ältere orthopädisch-unfallchirurgische Patienten, kardiochirurgische Patienten sowie Patienten mit schwerwiegenden kardiovaskulären Erkrankungen zu.
[3] Im begründeten Einzelfall kann eine Transfusion auch bei höheren Hb-Werten indiziert sein.

Bei allen Formen der Anämie können Erythrozyten gegeben werden. Im Rahmen massiver akuter Blutungen (Polytrauma, gastrointestinale Blutung) kann es sinnvoll sein, auch Plasmapräparate, Gerinnungsfaktoren und Thrombozytenkonzentrate zu verabreichen. In diesem Fall sind aufgrund des positiven Effekts auf die primäre Hämostase (→ Kap. 5) Hb-Werte im Bereich von 10 g/dl anzustreben.

Therapeutisches Plasma

Hierbei handelt es sich um **schockgefrorenes Plasma** aus der Gewinnung von EKs. In Deutschland gibt es vier verschieden zugelassene Präparate, die sich durch ihr Herstellungsverfahren und dadurch bedingt auch im Gehalt an Gerinnungsstoffen unterscheiden. Am häufigsten wird therapeutisches Plasma aus Einzelspenden in den Verkehr gebracht, das seit 2023 nicht mehr quarantänegelagert sein muss, wenn eine entsprechend sensitive NAT-Testung der Spendererfolgt ist. Alternativ zum tiefgefrorenen GFPO/FFP gibt es auch ein gefiergetrocknetes lyophylisiertes Präparat: LyoPlas®. Zur Pathogeninaktivierung werden Methylenblasu, Amotosalen/UVA oder Solvens/Detergens für virusinaktiviertes Poolplasma (SD-Plasma) eingesetzt. Die Haltbarkeit beträgt bis zu 3 Jahre. Die therapeutische Anwendung von Plasma ist prinzipiell in folgenden Fällen indiziert:

- Bei Massivblutungen, wenn Plasmavolumen ersetzt werden muss
- Bei Plasma-Aktivitäten der Gerinnungsfaktoren V und ggf. auch XI – wenn kein FXI-Konzentrat verfügbar ist und für deren Substitution noch keine zugelassenen Konzentrate zur Verfügung stehen
- Wenn eine Plasmaaustauschbehandlung bei der thrombotisch-thrombozytopenischen Purpura (TTP) notwendig ist

Für akute Blutungen liegt eine **Dosisempfehlung von 30 ml/kg KG** vor, wenn eine adäquate Aktivitätssteigerung der Gerinnungsfaktoren erzielt werden soll. Dies bedeutet eine entsprechende Volumenbelastung mit freiem Wasser (→ Abb. 16.5). Für die Bereitstellung von Plasmen muss zudem eine **Auftauzeit von 30 min** zuzüglich Transport etc. kalkuliert werden. Aus diesen beiden Gründen sollte frühzeitig auch an die Anwendung von Faktorenkonzentraten gedacht werden (→ Kap. 5).
In folgenden Fällen besteht **keine Indikation** für die Anwendung von Plasma:

- Verwendung als primärer Volumenersatz
- Parenterale Ernährung
- Substitution von Immunglobulinen
- Mangel an Gerinnungsstoffen, die mit Konzentraten verträglicher und wirksamer behandelt werden können (Hämophilie, Marcumar®-Blutung)
- Hämostasestörungen, die mit Plasma grundsätzlich nicht therapierbar sind (Thrombopathie, Thrombopenie, Hyperfibrinolyse)

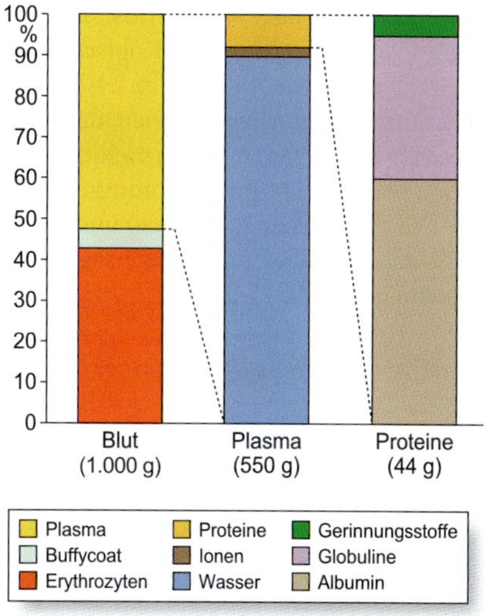

Abb. 16.5 Zusammensetzung von Blut, Blutplasma und Plasmaproteinen. FFP besteht aus physiologischem Blutplasma, die Zusammensetzung ist somit vergleichbar. [O646, L141]

Bei der Transfusion von Plasmen ist neben der **Volumenüberladung** auch eine Zitratintoxikation mit nachfolgender **metabolischer Alkalose (Kalziumsubstitution!)** zu bedenken.

Thrombozytenkonzentrate (TKs)

TKs werden entweder durch **Zellapherese** (Einzelspende) oder durch **Poolen** mehrerer Vollblutspenden hergestellt. Ein Plättchenkonzentrat enthält dann $2–4 \times 10^{11}$ Zellen. Plättchenkonzentrate werden in speziellen gasdurchlässigen sterilen Beuteln bei 22 ± 2 °C unter gleichförmiger Bewegung aufbewahrt und sind nur 4 Tage lagerbar.
Die Indikation zur Thrombozytentransfusion ist abhängig von Blutung, Blutungsrisiko, Grunderkrankung und Thrombozytenzahl (Einzelheiten, s. Querschnittsleitlinie Hämotherapie, 2020, → Kap. 2). Daten aus kontrollierten Studien gibt es nur für hämato-onkologische Patienten, sodass die Transfusionsempfehlungen hier nur auf Einzelfallberichten oder Expertenmeinung beruhen.
Der Einsatz sollte aus Kostengründen (teuerstes Blutprodukt!) und v. a. wegen der hohen Rate an Unverträglichkeitsreaktionen zurückhaltend erfolgen. Wenn beim Empfänger HLA-1- oder HPA-Antikörper nachgewiesen sind, sollen HLA- bzw. HPA-angepasste Apheresepräparate eingesetzt werden. Bei einer ITP können unangepasste und bevorzugt gepoolte Thrombozytenkonzentrate verwendet werden.
Wenn möglich, sollte die **Blutgruppe (AB0, Rh)** bei der Transfusion berücksichtigt werden, da eine klinisch relevante Immunmodulation und Antikörperbildung nicht ausgeschlossen werden kann.

Humanalbumin

Humanalbumin wird meist in 5-, 20- oder 25-prozentigen Lösungen angeboten. Das physiologische Protein weist eine Wirkdauer von bis 36 h auf, kann aber aufgrund der geringen Molekülgröße (im Vergleich zu HES) durch Kapillarlecks (z. B. im Rahmen einer Sepsis) in das Interstitium übertreten. Aus diesem Grund gibt es für **Akutpatienten** (Trauma, Verbrennung, Intensivpatienten) **keine Empfehlung zur Albuminsubstitution.** In vielen Patientengruppen war in Studien die Mortalität nach Humanalbumin höher. Bei chronischen Mangelzuständen, Leberzirrhose oder Aszites (nach Punktion) kann die Transfusion von Humanalbumin indiziert sein. Im Kapitel 5 der aktuellen Querschnittleitlinie Hämotherapie der Bundeärztekammer (Version 2020) sind Indikationen und Therapieempfehlungen zusammengefasst.

Patient Blood Managment

Das Konzept des Patient Blood Management steht auf drei Säulen (→ Abb. 16.6). Die Einzelmaßnahmen erfolgen prä-, intra- und postoperativ. Der Anästhesist arbeitet in den meisten Fällen aktiv intraoperativ in der zweiten Säule mit.
Fremdblutsparende Maßnahmen mussten bei elektiven Eingriffen mit Transfusionswahrscheinlichkeit > 10 % (hausinterne Statistik) auch bisher schon eingesetzt werden:

Maschinelle Autotransfusion (MAT)

Bei der MAT wird das **Wundblut** während und ggf. auch noch nach der Operation in ein antikoaguliertes steriles Auffanggefäß gesaugt. Ist das Reservoir voll oder die maximale Sammelzeit (i. d. R. 6 h nach Öffnen) verstrichen, wird das Wundblut in einer (glockenförmigen) Zentrifuge unter Zumischung von steriler Kochsalzlösung gewaschen, d. h., Zelltrümmer, Gewebereste, Fett, Knochenfragmente und überschüssige Flüssigkeit werden abzentrifugiert. Das verbleibende Konzentrat enthält v. a. Erythrozyten und Reste von Blutplasma sowie Spüllösung.
Für den Umgang mit MAT-Blut gelten verschärfte Bedingungen. Um eine mögliche

Keimbesiedelung zu minimieren, dürfen die Zeitvorgaben des Herstellers bezüglich Sammelzeit, Aufbereitung und Retransfusion nicht überschritten werden. Die Konservenbeutel sind mit dem Vermerk „EIGENBLUT" zu kennzeichnen. Bei von entsprechenden Instituten hergestellten Fremdblutkonserven trägt gemäß Transfusionsgesetz der Hersteller die Verantwortung für den Inhalt (Blutgruppe). Aus diesem Grund ist hier nur ein einfacher Bedside-Test mit Empfängerblut notwendig. Bei Eigenblutkonserven und MAT-Blut ist dagegen eine Testung von Konserve und Empfänger vorgeschrieben, um eine mögliche Verwechselung und Inkompatibilität auszuschließen.

Akute normovolämische Hämodilution und Eigenblutspende

Aufgrund des hohen Aufwands und des geringen Benefits für den Patienten haben diese Methoden an Bedeutung verloren.

Transfusionszwischenfälle

Immunologische Risiken

- Hämolytische Transfusionsreaktionen: akut intravasal/akut extravasal/verzögert
- Febrile, nicht hämolytische Transfusionsreaktion
- Allergische Reaktionen
- Transfusionsassoziiertes Lungenversagen (TRALI)
- HLA-Antikörperbildung
- Immunsuppression/-modulation
- Graft-versus-Host-Disease (GvHD)
- Posttransfusionspurpura (selten)

Akute hämolytische Transfusionsreaktion

Es kann sich um eine Reaktion von Antikörpern im Serum des Empfängers gegen die transfundierten Erythrozyten (**Major-Reaktion**) oder nach Transfusion von Plasma mit Antikörpern gegen Empfänger-Erythrozyten (**Minor-Reaktion**) handeln. Die schwersten Fälle treten bei AB0-Inkompatibilität auf, aber auch bei Rhesusantikörpern und Anti-Kell.

Die häufigste Ursache für einen Transfusionszwischenfall ist **Verwechslung und nicht** die **Fehlbestimmung** der Blutgruppe!

Die **Klinik** stellt sich hauptsächlich mit **uncharakteristischen Symptomen** wie Unwohlsein, Unruhe, Schüttelfrost, Fieber, seltener Flush, Brechreiz und Kopfschmerzen, welche während oder bis zu 2 h nach der Transfusion auftreten können, dar. In **schweren Fällen** treten Flankenschmerz, Angina pectoris, Dyspnoe, Blutungsneigung (DIC, Verbrauchskoagulopathie) und Schock auf. Es kann zu akutem Nierenversagen etc. Schockfolgen (SIRS) kommen.

Nichtimmunologische Risiken

- Hämosiderose
- Embolie
- Hypervolämie
- Hypothermie
- Elektrolytstörungen
- Gerinnungsstörungen
- Infektionsübertragungen

Die am weitesten verbreitete Angst auf Seiten der Patienten ist die Ansteckung mit einer Infektionskrankheit durch die Fremdblutgabe. Nach aktuellen Schätzungen liegt das Ansteckungsrisiko bei:

- HIV bei < 1:25 Millionen
- HCV bei < 1:75 Millionen
- HBV bei < 1:8 Millionen

Im Vergleich bilden bakterielle Infektionen durch kontaminierte Blutprodukte (v. a. Thrombozytenkonzentrate, Risiko 1:1.000!) eine deutliche größere Gefahrenquelle. Eine große Unbekannte sind (neue) Krankheitserreger, die noch nicht zur Testroutine gehören und ebenfalls ein Risiko für den Empfänger darstellen.

Am häufigsten kommen allergische und die febrile nichthämolytische Transfusionsreaktion vor (ca. 1:100).

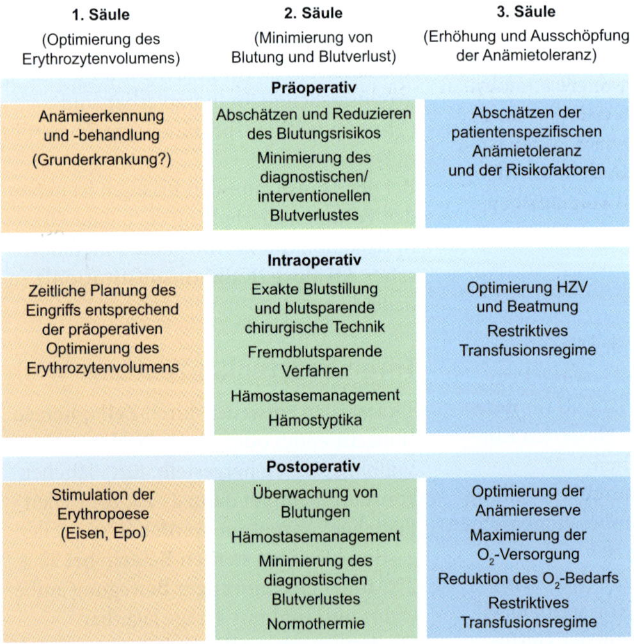

Abb. 16.6 Konzept des Patient Blood Management [O646, L231]

Zusammenfassung

- Die wichtigsten Blutgruppensysteme sind AB0, Rhesus und Kell.
- Voraussetzung für die Freigabe einer Blutkonserve zur Transfusion ist eine unauffällige Verträglichkeitsprobe.
- Vor jeder Transfusion(sserie) muss ein AB0-Identitätstest (Bedside-Test) durchgeführt werden.
- EKs sind das adäquate Mittel zur Substitution von Sauerstoffträgern bei Anämie und Blutung. Als absolute Transfusionsgrenze ist ein Hb-Wert von 6 g/dl anzusehen.
- FFPs bestehen aus physiologischem Blutplasma und enthalten zu etwa 5 % Gerinnungsfaktoren.

Damit eine Narkose sicher abläuft, müssen Inhalationsnarkosegeräte bestimmte Mindestanforderungen erfüllen. Diese sind in der deutschen bzw. europäischen Norm für Anästhesiegeräte festgelegt. Folgende Bestandteile sind die Grundausstattung eines modernen Anästhesiegeräts und unverzichtbar:

- **Gasdosierung:** für Sauerstoff, Luft und ggf. Lachgas
- **Narkosegasverdampfer:** für die präzise Dosierung von volatilen Anästhetika wie Sevofluran, Desfluran oder Isofluran
- **Atemsystem und Ventilator:** ermöglichen sowohl die manuelle als auch die maschinelle Beatmung und bieten verschiedene Beatmungsmodi (z. B. druck- oder volumenkontrolliert).
- **Monitoring:** überwacht die inspiratorische Sauerstoffkonzentration, Atemwegsdrücke (inspiratorischer Spitzendruck, Plateaudruck, PEEP), die Zusammensetzung des Atemgases (O_2, CO_2, volatile Anästhetika) und das Exspirationsvolumen.

Moderne Geräte verfügen zusätzlich über ein integriertes Patientenmonitoringsystem für Blutdruck, EKG, Sauerstoffsättigung und Kapnografie. Viele bieten weitere Funktionen wie die kontinuierliche arterielle Blutdruckmessung, Temperaturüberwachung oder EEG-Monitoring zur Narkosetiefemessung, was zur Vermeidung von Awareness beitragen kann.

Gasdosierung

Die Zusammensetzung des Frischgasflusses wird durch Feinnadelventile geregelt. Ältere Geräte nutzen mechanische, konisch geformte Glasröhrenrotameter, bei denen die Höhe eines Schwimmers den Gasfluss anzeigt (→ Abb. 17.1). Für jedes Gas existiert ein eigenes Rotameter. Wird Lachgas verwendet, sorgt ein Oxygen-ratio-control-Ventil dafür, dass immer genug Sauerstoff im Gemisch enthalten ist, um eine Hypoxie des Patienten zu verhindern.

Moderne Narkosegeräten arbeiten mit elektronischen Ventilen, die vom Hersteller kalibriert werden. Diese Systeme gewährleisten eine hohe Präzision der eingestellten Gaskonzentrationen und können Druck- und Temperaturschwankungen automatisch kompensieren. Die Übereinstimmung muss aber regelmäßig durch Techniker überprüft werden.

Systeme

Narkosesysteme werden nach ihrem funktionellen Aufbau und dem Grad der Rückatmung in vier Kategorien eingeteilt: offen, halboffen, halbgeschlossen und geschlossen.

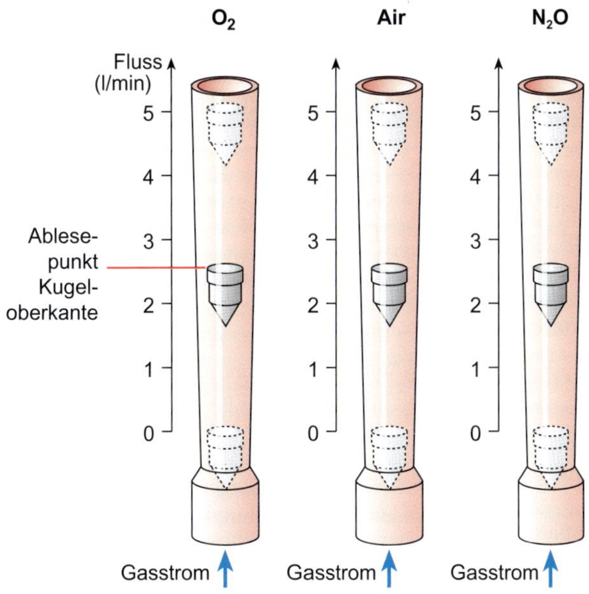

Abb. 17.1 Glasröhrenrotameter [L106]

Offenes System

Der Prototyp des offenen Systems ist die Schimmelbusch-Maske (→ Abb. 1.1). Heute kann man sie nur noch im Museum finden. Sie bestand aus einer über ein Drahtgestell gespannten Kompresse, auf die Ether oder Chloroform getropft wurde. Der Patient atmete ein Gemisch aus Raumluft und Narkosemitteldampf ein. Die Ausatemluft ging in die Raumluft über. Die Narkosemitteldosierung war ungenau und hing unter anderem vom Atemzugvolumen des Patienten und der Narkotikakonzentration auf der Maske ab. Die Raumluftbelastung war für alle Anwesenden erheblich. Offene Systeme werden praktisch nicht mehr verwendet.

Halboffene Systeme

Halboffene Systeme verfügen über ein Frischgasreservoir. Der Patient atmet reines Frischgas aus dem Reservoir ein, die Ausatemluft wird vollständig aus dem System entfernt. Dies geschieht entweder durch Nichtrückatemventile oder einen ausreichend hohen Frischgasfluss. Die Inspirationsluft entspricht dem zugeführten Frischgas, der Fluss muss mindestens dem Atemminutenvolumen entsprechen. Typische Beispiele sind Beatmungsbeutel (z. B. Ambu®-Beutel), Intensivbeatmungsgeräte und die von Mapleson charakterisierten Systeme A bis F (→ Abb. 17.2). Bei unzureichendem Frischgasfluss kann bei Mapleson-Systemen eine teilweise Rückatmung ohne CO_2-Absorption auftreten, was zu einer CO_2-Retention führen kann. Um dies zu vermeiden, muss der Frischgasfluss deutlich über dem Atemminutenvolumen liegen (Faustregel: 2–3× AMV).

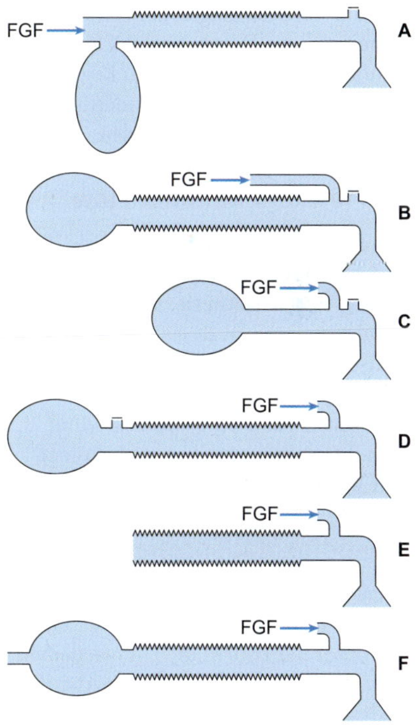

Abb. 17.2 Klassifizierung der halboffenen Narkosesysteme nach Mapleson; FGF = Frischgaszufuhr [F434-002]

Halbgeschlossene Systeme

Bei halbgeschlossenen Systemen wird die Ausatemluft teilweise zurückgeatmet, nachdem das Kohlendioxid absorbiert wurde. Durch kontinuierliche Frischgaszufuhr entsteht überschüssiges Atemgas im System, das über die Narkosegasabsaugung abgeleitet wird. Das typische Beispiel sind Kreissysteme, die heute Standard in der klinischen Anästhesie sind. Der grundsätzliche Aufbau ist in → Abb. 17.3 dargestellt. Vorteile dieses Systems sind:

- Erhalt von Feuchtigkeit und Wärme in der Atemluft
- Deutlich geringerer Verbrauch an Narkose- und Frischgas, dadurch umweltschonender

Die Technik ist allerdings komplexer. So muss z. B. die Zusammensetzung der Inspirationsluft kontinuierlich überwacht werden. Zudem reagiert das System deutlich langsamer auf Veränderungen der Narkosegaszusammensetzung. Dieser Nachteil kann durch eine höhere Frischgaszufuhr zu Beginn der Narkose oder bei schnellen Änderungen der Narkosetiefe kompensiert werden.

Low-Flow und Minimal-Flow

Dank der Rückatmung kann der Frischgasflussdeutlich reduziert werden:

- **Low-Flow-Anästhesie:** Frischgasfluss < 1 l/min
- **Minimal-Flow-Anästhesie:** Frischgasfluss < 0,5 l/min

Die Minimal-Flow-Anästhesie gewinnt wegen ihrer ökonomischen und ökologischen Vorteile zunehmend an Bedeutung.

Kohlendioxidabsorption

Bei halbgeschlossenen und geschlossenen Systemen wird das ausgeatmete CO_2 entfernt, bevor der Patient die Luft wieder einatmet. Hierfür sind Absorber mit Atemkalk eingebaut, der hauptsächlich aus Kalziumhydroxid [$Ca(OH)_2$] besteht und zusätzlich etwas Wasser und Natriumhydroxid (NaOH) enthält. Das NaOH dient hierbei als Katalysator, der die Reaktion beschleunigt. Die chemische Reaktion läuft wie folgt ab:

$$CO_2 + H_2O \leftrightarrow H_2CO_3$$

$$H_2CO_3 + 2\,NaOH \leftrightarrow Na_2CO_3 + 2\,H_2O + \text{Wärme}$$

$$Na_2CO_3 + Ca(OH)_2 \leftrightarrow CaCO_3 + 2\,NaOH$$

Ein Farbindikator zeigt an, wann der Atemkalk erschöpft ist. Achtung: Diese Verfärbung kann nach einiger Zeit wieder verschwinden, was aber nicht bedeutet, dass der Atemkalk wieder funktionsfähig ist. Moderne Narkosegeräte messen zusätzlich den CO_2-Gehalt in der Ein- und Ausatemluft. Der Atemkalk muss gewechselt werden, wenn

- die inspiratorische CO_2-Konzentration 1 % bzw. 7 mmHg überschreitet oder
- ein Großteil des Atemkalks sich verfärbt hat.

Ist der Atemkalk zu trocken, kann gefährliches Kohlenmonoxid (CO) entstehen. CO bindet an Hämoglobin und verhindert den Sauerstofftransport im Blut, was lebensbedrohlich sein kann. Die Gefahr der CO-Bildung ist bei der Verwendung von Desfluran besonders hoch. Bei nicht genutzten Geräten muss der Frischgasfluss auch aus diesem Grund immer ausgeschaltet sein.

Geschlossene Systeme

Geschlossene Systeme ähneln halbgeschlossenen, jedoch atmet der Patient die Ausatemluft nach CO_2-Absorption vollständig wieder ein. Der Frischgasfluss ist so niedrig, dass nur der Verbrauch ersetzt wird. Es entweicht kein Gas aus dem System. Der technische Aufwand ist am höchsten, aber der Gasverbrauch am geringsten. Aufgrund des hohen Überwachungsbedarfs (Gefahr der Hypoxie oder Überdosierung bei Fehlern in der Frischgaszufuhr) werden geschlossene Systeme seltener im klinischen Alltag eingesetzt.

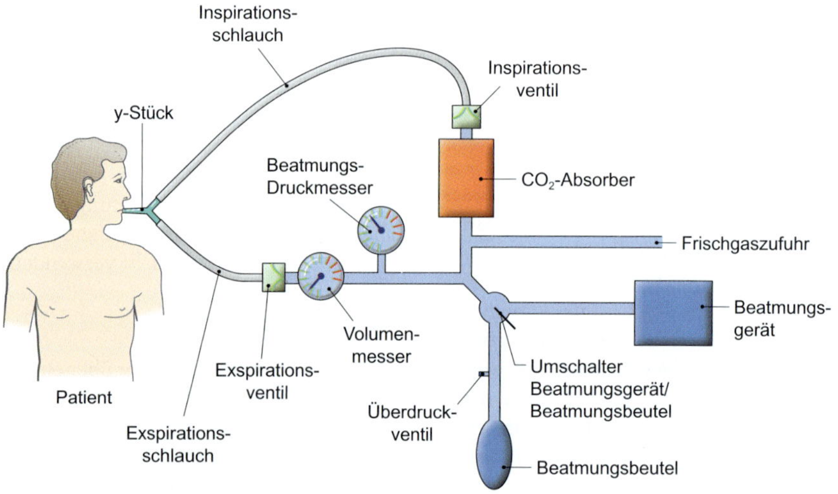

Abb. 17.3 Aufbau eines Kreissystems [O648, L141]

Zusammenfassung

- Offene Narkosesysteme sind Geschichte. Halboffene Systeme wie der Beatmungsbeutel werden v. a. in Notfällen eingesetzt. Auch Intensivrespiratoren zählen zu den halboffenen Systemen.
- Halbgeschlossene Systeme (meist Kreissysteme) dominieren die moderne Anästhesie. Sie sparen Ressourcen, bieten eine bessere Klimatisierung des Atemgases und reduzieren die Umweltbelastung.
- Geschlossene Systeme bieten den geringsten Gasverbrauch, erfordern aber den höchsten technischen Aufwand.

Eine zentrale Aufgabe der Anästhesie ist die Sicherung der Sauerstoffversorgung des Patienten. Wenn er nicht selbst atmet, stehen verschiedene Systeme zur Atemwegssicherung zur Verfügung. Das Wichtigste ist, dass der Anästhesist Maßnahmen und richtige Reihenfolge der Anwendung beherrscht. Das Vorgehen bei unerwartet schwierigem Atemweg wird in → Kap. 32 dargelegt.

Maskenbeatmung

Indikationen

- Kurze Eingriffe (< 20 min) bei nüchternen Patienten (Abrasio, Abszessspaltung)
- Präoxygenierung vor Intubation bzw. Larynxmaske

Kontraindikationen

- Nicht nüchterner Patient
- Adipositas per magna
- Besondere Lagerungen des Patienten (Seitenlage, extreme Kopftieflage)

Vorgehen

- Leicht erhöhte Lagerung des Kopfs (verbesserte Jackson-Position)
- Überstreckung des Halses
- Umfassen der Beatmungsmaske am Übergang zwischen Maske und Beatmungsschlauch mit Daumen und Zeigefinger („C-Griff")
- Dichtes Aufsetzen der Maske über Mund und Nase – am besten von oben (Nasenwurzel) oder unten (Unterlippe) ansetzen
- Einhaken von Mittel-, Ring- und kleinem Finger am Unterkiefer
- Überstreckung des Halses beibehalten und durch langsames und gleichmäßiges Ausdrücken des Beatmungsbeutels den Patienten beatmen (→ Abb. 18.1)
- Kontrolle des Erfolgs durch sichtbare Thoraxexkursionen

Risiken

- Luftinsufflation in den Magen, Aspiration
- Kontamination der Raumluft mit Anästhesiegasen

> Niemals Maskenbeatmung bei nicht nüchternen Patienten, sei der Eingriff noch so kurz!

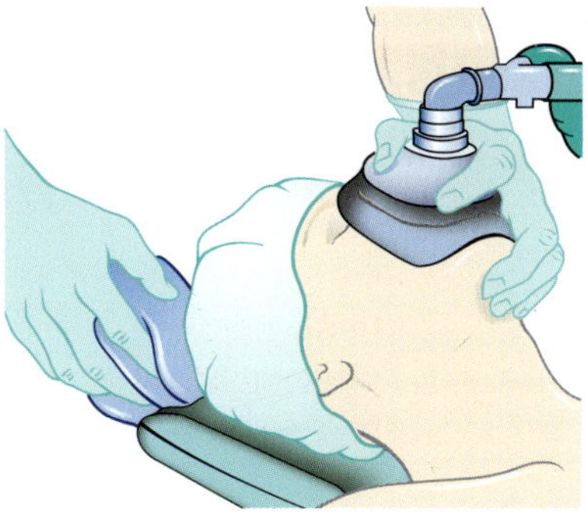

Abb. 18.1 Maskenbeatmung [L141]

Larynxmaske

Die Larynxmaske (LMA) ist ein oropharyngealer Tubus mit einem Cuff am distalen Ende, der in geblocktem Zustand den Kehlkopfeingang wie eine Maske umschließt.

Indikationen

- Eingriffe, für die eine endotracheale Intubation (Relaxierung) nicht erforderlich ist
- Operationsdauer bis 2 h
- Unerwartet schwierige Intubation
- Notfallbeatmung

Größenauswahl

Die Auswahl der LMA-Größe erfolgt entsprechend dem Patientengewicht (→ Tab. 18.1).

Tab. 18.1 Einteilung der Larynxmaskengrößen nach Patientengewicht

Größe	Anwendung
1	Säuglinge bis 6,5 kg
2	Kleinkinder bis 20 kg
2,5	Kinder 20–30 kg
3	Jugendliche/Erwachsene 30–ca. 50 kg
4	Erwachsene
5	Große Erwachsene > 90 kg oder schlechter Sitz der Größe 4

Kontraindikationen

- Nichtnüchternheit bzw. erhöhtes Aspirationsrisiko, **die LMA bietet keinen vollständigen Aspirationsschutz!**
- Anatomische Verhältnisse, welche die Platzierung der LMA nicht zulassen
- Bauchlagerung (relativ)
- Thorakale und intrakranielle Eingriffe
- Adipositas per magna (BMI > 35)

Vorgehen

- Auswahl der richtigen LMA-Größe (→ Tab. 18.1)
- Die Einführung der LMA verlangt tief sedierte Patienten, um Würgen, Singultus und Laryngospasmen zu verhindern.
- Nach Narkoseeinleitung, Lagerung des Kopfs in verbesserter Jackson-Position und Überstreckung des Halses, Öffnen des Munds
- Die LMA wird wie ein Bleistift und mit der schwarzen Linie zur Nase gehalten.
- Mit dem Zeigefinger wird die LMA am harten Gaumen entlang hinter die Zunge geführt.
- Wenn die LMA mit einem federnden Widerstand aufsitzt, ist die richtige Position erreicht (→ Abb. 18.2).
- Dann wird der Cuff geblockt (max. 60 mmHg), dabei hebt sich die LMA etwas an.
- Patienten beatmen, Kontrolle durch Thoraxexkursionen

Risiken

- Aspiration
- Verletzung des Zungenbands durch „Stopfen" der LMA
- Zahnschäden

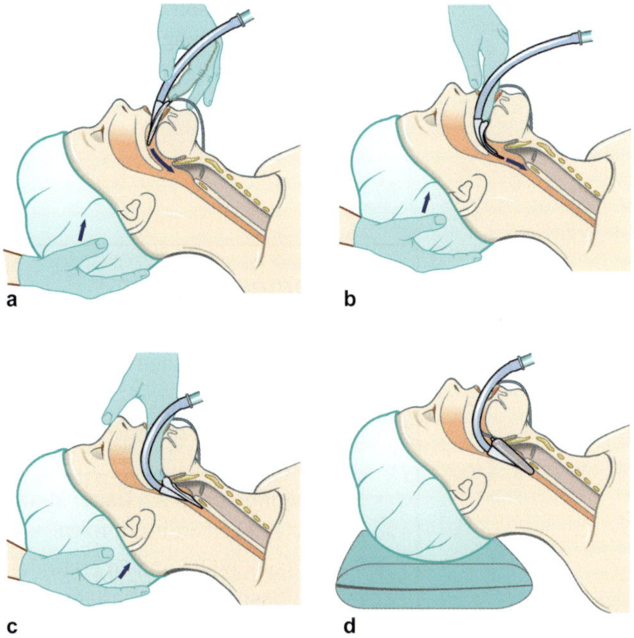

Abb. 18.2 Korrektes Einführen der Larynxmaske [L141]

Larynxtubus

Der Larynxtubus® (LTS) der Firma VBM ist eine Alternative zur Larynxmaske und soll als blockbarer supraglottischer Atemweg die einfache Anwendung der LMA mit einem höheren Aspirationsschutz der Intubationsnarkose kombinieren (→ Abb. 18.3). Die Größe wird anhand des Körpergewichts bzw. der Körpergröße des Patienten mithilfe einer farblichen Kodierung der Larynxtuben® ermittelt (→ Tab. 18.2).

Indikationen

- Eingriffe, für die eine endotracheale Intubation nicht erforderlich ist
- Unerwartet schwierige Intubation
- Notfallbeatmung, auch präklinisch

Kontraindikationen

- Nicht nüchterne Patienten (geplante Narkose)
- Unmöglichkeit der Applikation

Vorgehen

- Auswahl der korrekten Größe (→ Tab. 18.2)
- Lagerung des Kopfs in Jackson-Position
- Entblocken des Cuffs
- Einführen des Larynxtubus in den Mund, bis dieser mit einem federnden Widerstand aufsitzt
- Blocken des Cuffs mit dem am Ansatzstück angegebenen Volumen
- Kontrolle der suffizienten Beatmung
- Über das tracheale Lumen kann beatmet werden, während über das ösophageale eine Magensonde zur Absaugung gelegt werden kann (LTS II).

Risiken

- Verletzung von Zungenband, Schleimhaut durch zu grobes Einführen
- Unmöglichkeit der Beatmung durch Wahl der falschen Größe

Tab. 18.2 Größentabelle VBM-Larynxtubus®

Größe	Gewicht bzw. Größe des Patienten	Farbkodierte Spritze und Beißblock
0	Neugeborene < 5 kg	Transparent
1	Babys 5–12 kg	Weiß
2	Kinder 12–25 kg	Grün
2,5	Kinder 125–150 cm	Orange
3	Erwachsene < 155 cm	Gelb
4	Erwachsene 155–180 cm	Rot
5	Erwachsene > 180 cm	Violett

Endotracheale Intubation

Indikationen

- Notfalleingriffe/nicht nüchterne Patienten
- Operation an Kopf, Hals, Thorax, im Bauchraum

Kontraindikationen

Im Notfall keine, daher auch Mittel der Wahl für die präklinische Atemwegssicherung durch qualifiziertes (ärztliches) Personal.

Tubusgröße

Die Auswahl des Tubus richtet sich bei Erwachsenen nach dem Geschlecht. Frauen werden standardmäßig mit einem Tubus mit 7 oder 7,5 mm Innendurchmesser (ID), Männer mit Tubusgröße 8–8,5 mm ID intubiert. Die Faustregel, dass bei Kindern der kleine Finger als Anhaltspunkt für die Tubusdicke verwendet werden, passt häufig leider nicht, die Tuben werden zu groß gewählt. Ab dem 1. Lebensjahr gilt die Formel (→ Kap. 26):

$$\text{Tubusgröße}(\text{ID}) = 4{,}5 + \text{Alter} / 4$$

Vorgehen

- Lagerung des Patienten mit erhöhtem Kopf (verbesserte Jackson-Position)
- Nach Maskenbeatmung und Gabe eines Muskelrelaxans Öffnen des Munds mit der rechten Hand
- Einführen des Laryngoskops mit der linken Hand rechts an der Zunge vorbei, bis die Epiglottis sichtbar wird
- Anheben der Epiglottis durch Anheben des gesamten Laryngoskops fußwärts-himmelwärts (**Nicht am Griff hebeln,** sonst besteht hohe Verletzungsgefahr für die Schneidezähne!)
- Hat man freie Sicht auf die Stimmbänder, wird der Tubus unter Sicht in die Trachea vorgeschoben und der Cuff geblockt (max. 30 mmHg).
- Sieht man trotz korrekter Haltung die Stimmritze nur teilweise oder gar nicht, kann der Helfer durch vorsichtiges Schieben des Kehlkopfs nach oben und rechts (**BURP,** Backwards upwards rightwards pressure) die Sicht verbessern.
- Nach Intubation erfolgt die Lagekontrolle des Tubus. **Sichere Intubationszeichen** sind:
  - Intubation der Trachea unter Sicht
  - Exspiratorisch gemessenes Kohlendioxid
- Einführung eines Beißschutzes (Mullbinde, Guedel-Tubus etc.) neben dem Tubus zur Verhinderung des Zubeißens des Patienten
- Fixierung des Tubus durch Pflaster oder Band eng am Mundwinkel („21 cm sind fast immer gut").

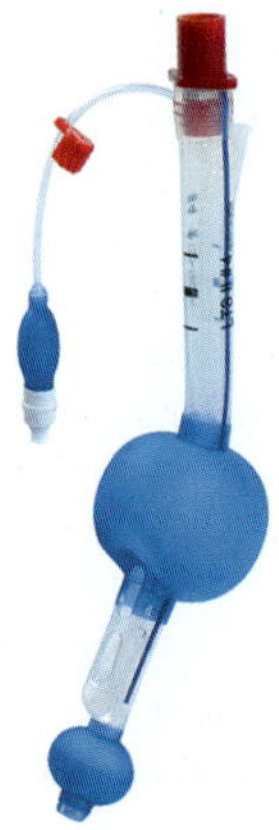

Abb. 18.3 Larynxtubus [V348]

Zusammenfassung

- Die Sicherung der Atemwege ist die Hauptaufgabe des Anästhesisten.
- Je nach Eingriff können verschieden invasive Atemwegssicherungssysteme eingesetzt werden.
- Für Kurznarkosen bei nüchternen Patienten eignet sich eine einfache Maskennarkose.
- Bei Eingriffen unter 2 h Dauer kann eine LMA eingesetzt werden. Alternativ kann man einen Larynxtubus nutzen.
- Für Notfalleingriffe und Operationen an Kopf, Hals und im Bauchraum ist die Intubationsnarkose das adäquate Mittel zur Atemwegssicherung.

Noch vor wenigen Jahrzehnten wurden Patienten in der Anästhesie buchstäblich „mit der Hand am Puls" überwacht. Seitdem hat sich die Überwachung der Vitalparameter durch nichtinvasives oder invasives Monitoring enorm weiterentwickelt. Die apparative Überwachung bietet neben sinnvollen Alarmen auch potenzielle Fehlerquellen. Diese lassen sich besser einordnen, wenn man die Messmethoden kennt. Wichtig ist, dass die Alarme stets aktiviert und die Alarmgrenzen sinnvoll eingestellt sind.

Zum apparativen Basismonitoring, das bei jeder Allgemein- und Regionalanästhesie sowie bei Analgosedierung und anästhesiologischem „Stand-by" durchgeführt wird, zählen:

- **EKG:** Überwachung von Herzfrequenz und -rhythmus, meist Ableitung II. Bei Risikopatienten zusätzlich ST-Strecken-Überwachung (z. B. Ableitung V5).
- **Nichtinvasive Blutdruckmessung (NIBP):** automatisch, meist alle 2,5–5 min. Die richtige Manschettengröße ist entscheidend.
- **Sauerstoffsättigung (SpO_2):** Pulsoxymetrie am Finger, Ohrläppchen oder Zeh. Die Tonhöhe signalisiert die Sättigung.
- **Körpertemperatur:** besonders bei längeren Eingriffen und bei Kindern Standard.
- **Kapnometrie ($etCO_2$):** bei jeder maschinellen Beatmung zur Überwachung der CO_2-Konzentration in der Ausatemluft.
- **Relaxometrie:** bei Gabe von Muskelrelaxanzien zur Überwachung der neuromuskulären Funktion.
- **Beatmungsparameter:** Bei maschineller Beatmung werden FiO_2, $etCO_2$, Atemwegsdruck und ggf. Narkosegaskonzentration gemessen.

Bei großen Operationen, multipel (kardial) vorerkrankten Patienten und auf Intensivstationen reicht das Standardmonitoring oft nicht aus. Hier kommen erweiterte Monitoringverfahren zum Einsatz.

Klinische Beobachtung

Trotz aller Technik bleibt die klinische Beobachtung unverzichtbar. Die apparativ gewonnenen Messwerte unterliegen Fehlerquellen und müssen immer kritisch hinterfragt werden.
Intraoperativ sollte regelmäßig Folgendes überprüft werden:

- Regelmäßige seitengleiche Thoraxexkursionen und unauffällige Auskultation als Hinweise für eine suffiziente Ventilation
- Veränderungen des Hautkolorits, z. B. Zyanose als (spätes) Zeichen einer unzureichenden Oxygenierung
- Hautturgor, Urinausscheidung, Blutverlust und Gefäßinjektion der Konjunktiven als Hinweise auf Volumenstatus oder das Vorliegen einer Blutungsanämie. Die Rekapillarisierungszeit ist ein schneller und wichtiger Indikator für die periphere Perfusion.
- Vegetative Zeichen wie Schwitzen, Augentränen oder weite Pupillen als Hinweis auf unzureichende Narkosetiefe
- Korrekte Lagerung zum Schutz vor Nerven- und Plexusschäden

Zusätzlich gibt es bei vielen Operationen eingriffsspezifische Momente, die besondere Aufmerksamkeit erfordern, wie das Einbringen von Knochenzement oder das Abklemmen großer Gefäße. Bei wachen Patienten unter Regionalanästhesie hilft das Gespräch, Komplikationen frühzeitig zu bemerken und Ängste zu nehmen.

EKG

Das EKG dient mit der dreipoligen Ableitung der **Überwachung von Herzfrequenz und Herzrhythmus.** Meist bietet Einthoven II die besten Ableitungsbedingungen. Bei Patienten mit Herzerkrankung wird die Überwachung auf eine Analyse der ST-Strecke erweitert, um intraoperative Myokardischämien zu erkennen. Da ein 12-Kanal-EKG im OP nicht praktikabel ist, beschränkt man sich auf eine zusätzliche Ableitung von V_5 mit dem 5-Kanal-EKG, wodurch ein Großteil der Ischämien erfasst wird. V_5 ist besonders sensitiv, da es die Vorder- und Seitenwand des linken Ventrikels abbildet.
Im EKG werden Potenzialdifferenzen gemessen, die durch Erregungsbildung und -ausbreitung im Herzen entstehen. Störungen der EKG-Ableitung treten häufig beim Einsatz anderer elektrischer Geräte auf, wie dem Elektrokauter, aber auch durch Muskelzittern. Da elektrische, nicht aber mechanische Phänomene abgeleitet werden, ist ein normaler Rhythmus auf dem Bildschirm kein Garant für eine tatsächliche Herzaktion.

5-Kanal-EKG mit ST-Strecken-Analyse

Indikationen

Patienten mit hohem Risiko für intraoperative kardiale Ereignisse (Myokardischämie).

Vorgehen

- Anlegen eines 5-Kanal-EKGs: linke und rechte Schulter, linker und rechter Unterbauch, Herzspitze
- Kontinuierliche Aufzeichnung der **Ableitungen II und V5** („Poor-man's ECG"): Diese Ableitungen sind am sensitivsten für Myokardischämien.

Moderne Überwachungssysteme analysieren die **ST-Strecke automatisch** und alarmieren bei signifikanten ST-Hebungen oder -Senkungen.

Nichtinvasive Blutdruckmessung (NIBP)

Zusammen mit der Herzfrequenz lässt die Blutdruckmessung Rückschlüsse auf die Perfusion zu. In vielen Fällen reicht die intermittierende (meist alle 2,5–5 min) **automatische nichtinvasive Blutdruckmessung** (*engl.* Non-invasive blood pressure, NIBP) an einer Extremität aus. Zu kurze Messintervalle können zu Druckläsionen führen. Die manuelle Messung nach Riva-Rocci mit Auskultation der Korotkow-Töne ist durch die **automatische oszillometrische Messung** abgelöst worden. Dabei werden die Schwingungen gemessen, die beim Ablassen der mit Luft gefüllten Blutdruckmanschette durch arterielle Pulsationen entstehen. Die maximale Amplitude entspricht dem arteriellen Mitteldruck (Mean arterial pressure, MAP). Systolischer und diastolischer Druck werden aus der Kurvenform abgeleitet. Eine Kompression der Blutdruckmanschette von außen oder Erschütterungen sind die häufigsten Ursachen von Messfehlern.

Die Manschettengröße muss zur Oberarmgröße passen: zu schmal = falsch hoher, zu breit = falsch niedriger Wert. Die Manschettenbreite sollte ⅔ der Oberarmlänge betragen.

Sauerstoffsättigung (SpO_2)

Die Messung der Sauerstoffsättigung (Normwert 95–99 %, bei Patienten mit chronischen Lungenerkrankungen können auch niedrigere Werte tolerabel sein) hat die anästhesiologische Überwachung deutlich verbessert. Sie wird peripher meist am Finger bestimmt, alternativ an Zehen, Nase oder Ohrläppchen. Mit hoher Genauigkeit entspricht sie der **Sauerstoffsättigung des Hämoglobins im arteriellen Blut.** Anästhesiemonitore geben die Sauerstoffsättigung akustisch durch die Tonhöhe an. Bei Normalwerten ist der Ton hoch; sinkt die Sauerstoffsättigung, wird auch der Ton tiefer.
Das Messprinzip basiert auf der unterschiedlichen Lichtabsorption von oxygeniertem und nichtoxygeniertem Hämoglobin. Zur

Messung wird Licht zweier Wellenlängen verwendet und die gemessene Lichtabsorption ins Verhältnis gesetzt. Anhand von Eichdaten berechnet das Gerät hieraus einen Sättigungswert. Da nur pulsatile Flüsse betrachtet werden, wird die Sauerstoffsättigung in Venen und Kapillaren nicht berücksichtigt. Die Geräte mitteln die gemessene Sauerstoffsättigung der letzten 15–30 s, Veränderungen werden also verzögert angezeigt. Falsch hohe Werte zeigt das Pulsoxymeter bei Vergiftung mit Methämoglobin und Kohlenmonoxid an. Auch Nagellack und die i. v. Injektion von Farbstoffen wie Methylenblau können das Messergebnis beeinflussen. Fehlerhafte Messwerte entstehen ebenfalls durch Bewegungsartefakte und bei peripherer Minderperfusion, z. B. im Rahmen der Zentralisation bei Schock.

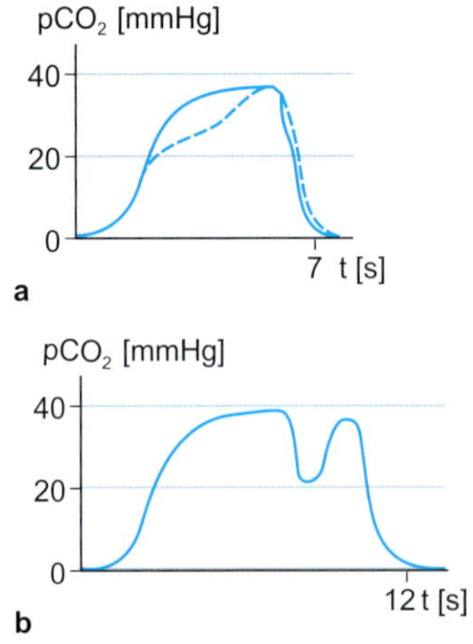

Abb. 19.1 Kapnografiekurven. a) Normales Kapnogramm (durchgezogene Linie) und verzögerter Anstieg des $etCO_2$ bei Atemwegsobstruktion. b) Zwischenatmen während der Beatmung. [L126]

Kapnometrie und Kapnografie

Die Kapnometrie misst die **Kohlendioxidkonzentration derAusatemluft.** Da zu Beginn der Exspiration Totraumvolumen mit Frischluft abgeatmet wird, betrachtet man ausschließlich das endexspiratorische oder endtidale Kohlendioxid ($etCO_2$) als Ausdruck des alveolären CO_2. Wird zusätzlich die Kurve des ausgeatmeten Kohlendioxids dargestellt, spricht man von Kapnografie. Ein über mehrere Atemzüge messbares Kohlendioxid bzw. die typische Kohlendioxidkurve in der Kapnografie gehören zu den **sicheren Zeichen der endotrachealen Tubuslage.** Sie sind zudem das früheste und sicherste Zeichen einer Diskonnektion oder Tubusfehllage. Intraoperativ wird die Beatmung anhand der $etCO_2$-Konzentration gesteuert. Meist wird eine Normokapnie (4,6–6,0 kPa bzw. 35–45 mmHg) angestrebt. Langsame Veränderungen werden sehr häufig durch die Beatmung hervorgerufen, plötzliche Änderungen sind Hinweise auf Komplikationen (→ Tab. 19.1). Die Kapnografie gibt durch die Kurvenform zusätzliche Informationen (→ Abb. 19.1).

Temperaturmessung

Bei Operationen über 30 min und bei Kindern ist die Temperaturmessung Standard. Dabei wird aktiv die Normothermie angestrebt, um Komplikationen wie Wundinfektionen oder Gerinnungsstörungen zu vermeiden. Geeignete Messorte sind Nasopharynx und Ösophagus. Bei liegendem Blasenkatheter kann auch die Blasentemperatur ermittelt werden. Die Rektaltemperatur spiegelt nicht immer die korrekte Körperkerntemperatur wider. Die Hauttemperatur ist zwar einfach zu messen, aber nicht aussagekräftig für die Kerntemperatur.

Tab. 19.1 Ursachen von Veränderungen des $etCO_2$

Anstieg	Abnahme
• Hypoventilation • Vermehrter CO_2-Anfall (z. B. maligne Hyperthermie, Öffnen eines Tourniquets) • HZV-Anstieg • Kapnoperitoneum bei Laparoskopie • Rebreathing (z. B. Defekt des Atemkalks)	• Hyperventilation • Diskonnektion, Leckage • Verlegung, Abknicken des Tubus • Perfusionsstörungen (z. B. Lungenarterienembolie, HZV-Abfall, Herzstillstand) • Technischer Defekt, Kalibrierung

Neuromuskuläres Monitoring (Relaxometrie)

Durch die Relaxometrie werden **Wirkung und Abbau vonMuskelrelaxanzien** überwacht. Intraoperativ wird überprüft, ob die erforderliche chirurgische Relaxierung erreicht wurde, während vor der Narkoseausleitung die sichere **Rückkehr der Schutzreflexe** im Vordergrund steht.

Jeder Patient, der ein Muskelrelaxans erhalten hat, muss **zwingend durch neuromuskuläres Monitoring** überwacht werden. Dies gilt auch nach Gabe von kurzwirksamen Substanzen, da es nach wiederholter Gabe zur Kumulation gekommen oder der Abbau durch eine veränderte Metabolisierung verlängert sein kann.

Exkurs
In einem Selbstversuch ließ sich der Brite Dr. Prescott im Jahr 1944 bei vollem Bewusstsein ein Muskelrelaxans spritzen. Das Erlebnis war traumatisch: Er hatte das Gefühl, sich an seinem eigenen Speichel zu verschlucken und daran zu ersticken. Die Umstehenden gingen davon aus, alles sei in Ordnung, doch der Wissenschaftler konnte sich niemandem bemerkbar machen. Seine Atemfrequenz stieg dann so stark an, dass sich einer der Beobachter schließlich ein Herz fasste, Prescott beatmete und ihm ein Antidot verabreichte. Nach weiteren 10 min voller Angst konnte er wieder ohne Unterstützung atmen. Ganz Wissenschaftler wiederholte Prescott das Experiment mit einer anderen Dosierung, allerdings erst nach einer mehrwöchigen Erholungspause.

Es ist Aufgabe des Anästhesisten, derartige Ereignisse durch Einsatz des neuromuskulären Monitorings zu verhindern. Ein postoperativer Relaxansüberhang (PORC) führt nicht nur zu einer psychischen Traumatisierung, sondern erhöht wegen der eingeschränkten Schutzreflexe auch die Rate pulmonaler Komplikationen.
Früher wurde das Abklingen der neuromuskulären Blockade ausschließlich klinisch beurteilt. Das Herausstrecken der Zunge, ein weites Öffnen der Augen oder das Anheben des Kopfs > 5 s galten als Zeichen der abgeklungenen Blockade. Doch allein die Relaxometrie erlaubt die sichere Beurteilung des Relaxationsgrads vor Narkoseausleitung. Für die Relaxometrie werden zwei Elektroden im Abstand von 2–4 cm am distalen Unterarm über dem Verlauf des N. ulnaris aufgeklebt (→ Abb. 19.2). Nach Anschluss des Stimulators (meist: schwarz = distale und weiß = proximale Elektrode) wird der Nerv supramaximal elektrisch stimuliert und die Kontraktion des M. adductor pollicis (Beugung und Adduktion des Daumens) ausgewertet. Da die Kraft nur durch aufwendige

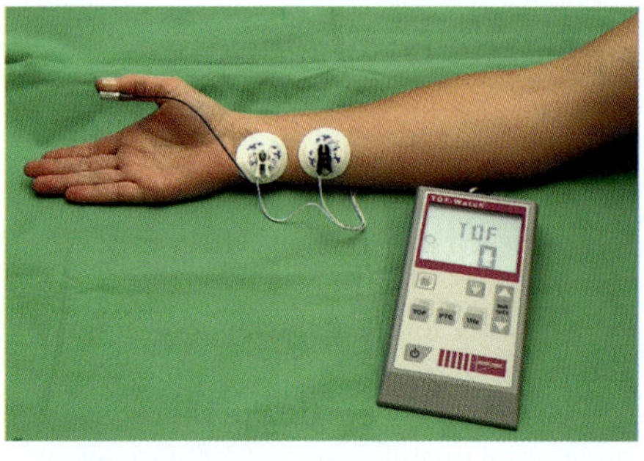

Abb. 19.2 Relaxometer mit korrekter Platzierung der Elektroden [M582]

Apparaturen messbar ist, nutzt man in der Praxis der Messung der Beschleunigung (Akzelerometrie), die zur Kraft proportional ist. Die Stimulation ist schmerzhaft und sollte erst am narkotisierten Patienten durchgeführt werden.

Train-of-four-Stimulation (TOF)

Es existieren mehrere Stimulationsmuster, von denen die TOF-Stimulation am häufigsten eingesetzt wird. Dabei werden vier Einzelreize im Abstand von 0,5 s (2 Hz) appliziert.
Nichtdepolarisierende Muskelrelaxanzien (NDMR) blockieren neben den postsynaptischen auch präsynaptische Acetylcholin-Rezeptoren. Diese sorgen für die Bereitstellung von Acetylcholin, wenn die Speicher aufgebraucht sind. Wird kurz nach einer Kontraktion ein zweiter Reiz ausgelöst, ist die Kontraktionskraft nach Gabe eines NDMR geringer. Bei der TOF-Stimulation spiegelt sich dies in einem Fading wider. Das bedeutet, der erste der vier Reize ist am stärksten, die nachfolgenden fallen immer schwächer aus. Aus dem Quotienten der Kontraktionsamplitude der vierten und der ersten Zuckung wird der TOF-Quotient berechnet.
Wird dem narkotisierten Patienten ein NDMR verabreicht, nimmt der TOF-Quotient von 1,0 (d. h., alle vier Reize sind gleich stark auslösbar) zunächst ab (→ Abb. 19.3a). Bei tiefer neuromuskulärer Blockade ist keine Kontraktion nachweisbar. Lässt die Blockade nach, sind wieder Kontraktionen auslösbar und der TOF-Quotient steigt. Dabei reicht die Relaxierung für die meisten chirurgischen Eingriffe noch aus, wenn ein oder zwei Reizantworten gemessen werden. Zur Extubation ist ein TOF-Quotient von > 0,9 erforderlich. Dies bedeutet, dass die neuromuskuläre Funktion zu über 90 % wiederhergestellt ist.
Nach Gabe eines depolarisierenden Muskelrelaxans (Succinylcholin) bleibt ein Fading aus, die Kontraktionsamplituden sind also gleich stark vermindert (→ Abb. 19.3b). Der TOF-Quotient zeigt den Wert 1 bei beginnender oder nachlassender Blockade bzw. den Wert 0 bei tiefer Relaxation.

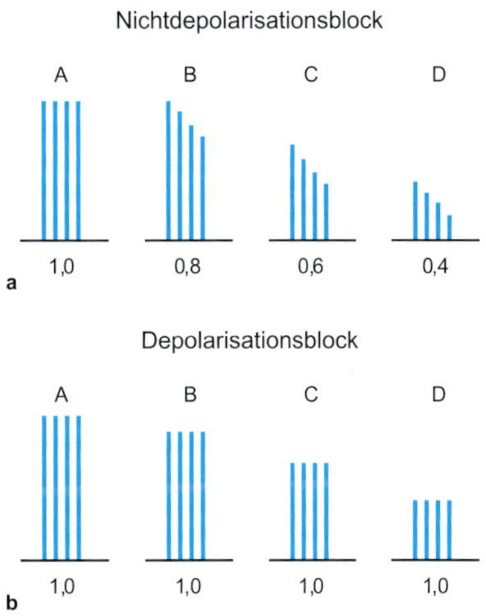

Abb. 19.3 TOF-Stimulation nach Gabe eines NDMR (a) und von Succinylcholin (b) [L126]

Invasive Blutdruckmessung (IBP)

Durch die kontinuierliche Messung des intraarteriellen Drucks können selbst kleinere Schwankungen registriert und Tendenzen früher erkannt werden als bei der intermittierenden Messung mittels Blutdruckmanschette. Dies ermöglicht eine schnelle Reaktion auf Kreislaufveränderungen und außerdem die Möglichkeit zur arteriellen Blutgasanalyse.
Zudem erlaubt die Analyse der arteriellen Druckkurve die Ableitung dynamischer Parameter der Volumenreagibilität (z. B. Schlagvolumenvariation, Pulsdruckvariation), die zunehmend zur zielgerichteten Volumentherapie eingesetzt werden.

Indikationen

- Instabile Kreislaufverhältnisse (Anlage der arteriellen Druckmessung bereits vor Narkoseeinleitung [sog. „Wach-Arterie"])
- Eingriffe mit erhöhtem Blutungsrisiko oder unter Katecholamintherapie
- Kardiochirurgie, Neurochirurgie, Thoraxchirurgie, Operation an großen Gefäßen
- Unmöglichkeit der indirekten RR-Messung (z. B. ausgedehnte Verbrennungen)
- Ggf. Patienten mit lang dauernder maschineller Beatmung und eingeschränktem Gasaustausch zur Beurteilung der arteriellen Blutgasanalyse

Kontraindikationen

Im Notfall keine.

Risiken

- Gefäßverletzung (Aneurysma)
- Ischämie des Endglieds
- Infektion
- Hämatom

Punktion

- Am häufigsten wird die **A. radialis** punktiert.
- A. brachialis am Oberarm, wenn A. radialis nicht möglich
- A. femoralis in der Leiste (letzte Alternative oder für PiCCO®-Katheter)

Vorgehen

Die Hand liegt mit der Palmarseite nach oben, das Handgelenk wird unterpolstert (z. B. Watterolle), dorsal flektiert. Unter Palpation des Pulses oder unter sonografischer Kontrolle führt man die Punktionsnadel im 30°-Winkel unter die Haut ein. Wenn hellrotes Blut zurückläuft, hat man die Arterie sicher punktiert. Je nach Verfahren schiebt man entweder einen Seldinger-Draht in die Kanüle vor und wechselt dann auf eine Kunststoffkanüle (Draht niemals loslassen: **Don't lose the wire!**) oder man zieht den Stahlmandrin unter Vorschieben des bereits angebrachten Kunststoffkatheters zurück. Schließlich wird das **Druckmesssystem** angeschlossen und ein **Nullabgleich** mit dem Umgebungsdruck durchgeführt. Erst danach sind die angezeigten Blutdruckwerte verlässlich.
Der **Druckaufnehmer** besteht aus einer Membran, die die Druckschwankungen aus der Arterie (übertragen von der Flüssigkeitssäule im Mess-System) aufnimmt und in ein elektrisches Signal umwandelt. Das elektrische Signal wird über einen Verstärker geleitet und als Kurve und Zahlenwert ausgegeben.

Zentraler Venenkatheter (ZVK)

Indikationen

- Gefäßzugang bei schwieriger oder unmöglicher peripherer Punktion
- Parenterale Ernährung
- Katecholamintherapie
- Infusion gefäßreizender Pharmaka (Kaliumchlorid, hyperosmolare Lösungen etc.)
- In Form eines großlumigen Shaldon-Katheters zur Hämodialyse und Volumentherapie bei Schock oder Trauma
- Messung von zentralvenöser Sauerstoffsättigung ($ScvO_2$) beim kritisch kranken Patienten

Kontraindikationen

- Verletzung, Tumor oder Infektion im Punktionsgebiet
- Stenose/Verschluss A. carotis kontralateral (V. jugularis)
- Pneumothorax kontralateral (V. subclavia)

Risiken

- Punktion der A. carotis (V. jugularis)
- Pneumothorax (V. subclavia)
- Nervenläsion
- Infektion
- Luftembolie (besonders V. subclavia bei Hypovolämie), Prävention durch Kopftieflage und Valsalva-Manöver

Punktion

- V. jugularis interna
- V. subclavia
- V. jugularis externa, V. anonyma
- V. femoralis
- V. basilica.

Vorgehen

Die Anlage eines ZVK erfolgt heute standardmäßig unter Ultraschallkontrolle (→ Abb. 19.4, → Abb. 19.5) durch **Seldinger-Technik** in die V. jugularis oder V. subclavia durch direkte Punktion der Vene und Vorschieben eines Drahts über die Stahlkanüle. Dann wird die Einstichstelle durch einen Dilatator erweitert und anschließend der ZVK über den Draht eingeführt (auch hier wieder: **Don't lose the wire!**).

Bei Punktion der **V. subclavia** wird die Klavikula mit der Kanüle touchiert und anschließend unterfahren, Stichrichtung zum Jugulum. Ein Vorteil dieser Methode ist, dass auch bei schlechtem Volumenstatus die Vene stets durch ihre **bindegewebige Fixierung** offengehalten wird.

Zur besseren Venenfüllung erfolgt die Punktion in Kopftieflage. Die Lagekontrolle wird bei Patienten mit Sinusrhythmus mittels **EKG-Ableitung** über den noch liegenden Seldinger-Draht durchgeführt (hohe P-Welle → Katheterspitze liegt im Vorhof → Zurückziehen bis P-Welle wieder normal → zentralvenöse Position).

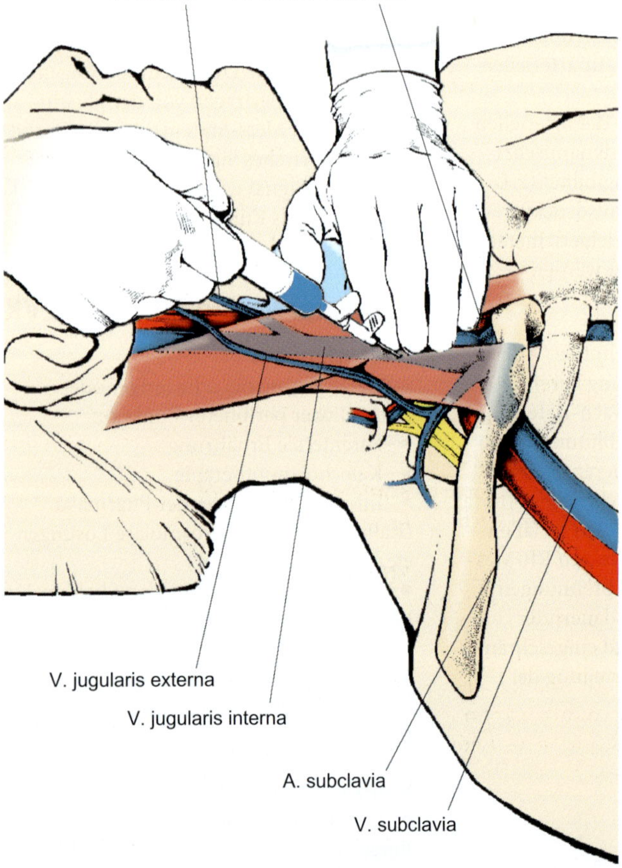

Abb. 19.4 Relevante Anatomie für die ZVK-Anlage in die V. jugularis interna [L106]

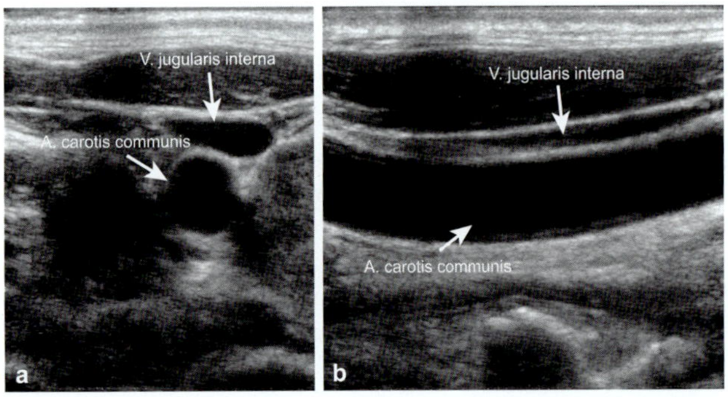

Abb. 19.5 Sono-Anatomie für die ZVK-Anlage. Darstellung in der kurzen (a) und in der langen Achse (b). Die V. jugularisinterna liegt hier etwas oberhalb der Arterie und kann durch leichten Druck komprimiert werden. [G724]

Messung der Parameter

Zentralvenöse Sauerstoffsättigung ($ScvO_2$)

Die gemischtvenöse Sättigung (SVO_2) spiegelt das Verhältnis von Sauerstoffangebot und Sauerstoffverbrauch (Sauerstoffextraktion) wider. Allerdings erfordert die Bestimmung der SVO_2 einen Pulmonalarterienkatheter.

Die $ScvO_2$ kann **analog zur gemischtvenösen Sauerstoffsättigung** über einen ZVK beurteilt werden. Die normale $ScvO_2$ ist 70–75 %, da bei regulären Kreislaufverhältnissen nicht mehr Sauerstoff vom Körper ausgeschöpft wird. Besonders in der Frühphase der Sepsis (Sauerstoffmangel in der Peripherie durch Volumenmangel) ist der $ScvO_2$ ein gesicherter Parameter für die Beurteilung der peripheren Sauerstoffversorgung. Eine $ScvO_2$ > 70 % bei Sepsis deutet auf eine ausreichende Sauerstoffversorgung der Peripherie hin und sollte der Zielwert sein.

Zur Messung wird entweder eine BGA über den distalen Schenkel eines ZVK abgenommen oder ein spezieller Katheter (z. B. CeVOX®-Katheter) in den distalen ZVK-Schenkel eingelegt.

Zentraler Venendruck (ZVD)

Der ZVD hat seit vielen Jahren an Bedeutung verloren. Die Messwerte stellen keine zuverlässigen Absolutwerte zur Beurteilung des Volumenstatus dar (Ausnahme: negativer ZVD bei schwerer Hypovolämie) und müssen stets im Verlauf und im Kontext anderer klinischer und hämodynamischer Parameter beurteilt werden. Der ZVD hängt vom intrathorakalen Druck ab und wird daher durch viele Faktoren verfälscht (Pulmonalarterienhochdruck, Herzinsuffizienz oder auch Erkrankungen der Herzklappen, hohe PEEP-Werte, Katecholamine).

Gemessen wird er meist **elektronisch** über ein **Druckaufnehmersystem** (s. o.) mit Aufzeichnung der Venendruckkurve.

Messung des Herzzeitvolumens (HZV)

Vor allem bei Patienten mit Sepsis und im Schock kann die normale Blutdruckmessung unzureichend sein. Die kontinuierliche Messung von Parametern wie **HZV,** systemischem Widerstand **(SVR),** Schlagvolumenvarianz **(SVV),** intrathorakalem Blutvolumen **(ITBV)** etc. und die entsprechende Therapieanpassung können das **Outcome kritisch Kranker verbessern.**

Echokardiografie

Die Echokardiografie (→ Kap. 20) hat in den letzten Jahren eine **zentrale Rolle im hämodynamischen Monitoring** eingenommen. Sie ermöglicht eine direkte und dynamische Beurteilung der Herzfunktion, des Volumenstatus und der Ursachen hämodynamischer Instabilität. Weil sie die Herzfunktion und den Volumenstatus so klar sichtbar macht, hat die Echokardiografie die Bedeutung rein parameterbasierter hämodynamischer Messverfahren, z. B. des Pulmonalarterienkatheters (PAK), verringert.

PiCCO®-System

PiCCO® (Pulse contour continuous cardiac output) ist eine Methode zur kontinuierlichen Messung des HZV und zur Beurteilung des Volumenstatus des Patienten. Es wird häufiger auf Intensivstationen als im OP eingesetzt.

Vorgehen

Das HZV wird mittels **transpulmonaler Thermodilution** berechnet.
Dabei wird ein definiertes Volumen kalter isotonischer Kochsalzlösung schnell zentralvenös injiziert. Es entsteht eine Thermodilutionskurve (→ Abb. 19.6) vom zentralvenösen Injektionsort bis zum Messpunkt (idealerweise an der Femoralarterie). Die Geschwindigkeit des Weitertransports des Injektats ist vom **Cardiac Output** abhängig. Bei der **Pulskonturanalyse** werden das HZV und einige andere Parameter auf Basis der arteriellen Druckkurve sowie mathematischer Algorithmen berechnet. Besonders relevant für therapeutische Entscheidungen sind der **systemische Widerstand (SVR)** und die **Schlagvolumenvarianz (SVV).**

LiDCO®

Das LiDCO®-System (Lithium cardiac output) der LiDCO Group misst das HZV und weitere Parameter mittels **Indikatorverdünnungsverfahren von injiziertem Lithiumchlorid.** Es wird ebenfalls eher auf Intensivstationen als im OP eingesetzt.
Nach zentralvenöser Applikation von 0,3 mmol (2 ml) Lithiumchlorid wird dessen transpulmonale Dilutionskurve aufgezeichnet und das Herzzeitvolumen durch Analyse der Dilutionskurve an einem speziellen arteriellen Katheter mit lithiumsensitiver Membran ermittelt.

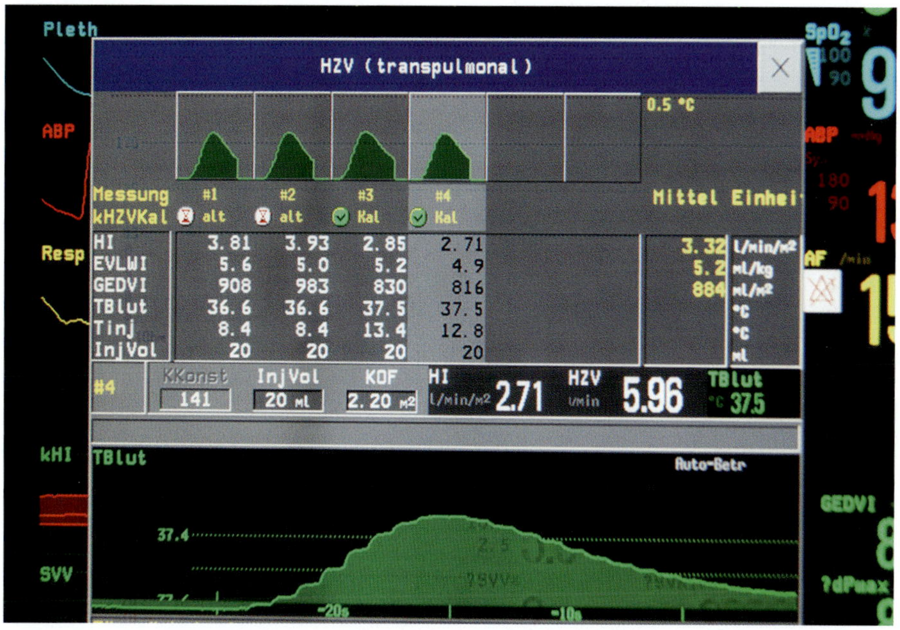

Abb. 19.6 Beispielhafte Thermodilutionskurve während einer PiCCO®-Messung [0649]

Weitere Messverfahren

In den letzten Jahren haben sich noch weitere Messmethoden mit geringerer Invasivität etabliert. Ein Beispiel ist das FloTrac®-System, das unter Verwendung eines komplexen mathematischen Algorithmus **aus der arteriellen Druckkurve** eines normalen arteriellen Zugangs u. a. **HZV, SVV, SVR, CO** berechnet. Weitere Verfahren sind der Ösophagus-Doppler zur Messung des Aortenflusses oder die nichtinvasive ClearSight®-Technologie, die das HZV und andere hämodynamische Parameter kontinuierlich über eine Finger-Manschette misst.

Pulmonalarterienkatheter (PAK)

Der PAK hat in der Anästhesie und operativen Intensivmedizin nur noch in Ausnahmefällen Bedeutung. Zur Bestimmung von HZV etc. haben sich die risikoärmeren und einfacher handhabbaren Verfahren (s. o.) durchgesetzt.

Messung der Narkosetiefe mittels EEG

Das EEG zeichnet die Hirnströme des Menschen auf. Diese ändern sich unter dem Einfluss von Narkotika. Aus den Veränderungen lassen sich Rückschlüsse auf Hirnperfusion und Narkosetiefe des Patienten ziehen, zudem können Krampfpotenziale frühzeitig erkannt werden.

Indikationen

- Total-intravenöse Anästhesie (TIVA) zur Vermeidung einer zu flachen (Awareness) oder zu tiefen Narkose (längere Aufwachzeiten, postoperatives Delir)
- Operation an hirnversorgenden Gefäßen
- Kritisch kranke Patienten, bei denen wenig Narkotika eingesetzt werden können

Kontraindikationen

Keine.

Störeinflüsse

- Muskelzittern (Ableitung eines EMG)
- Monopolarer Elektrokauter

Methoden

Ein auf anästhesiologische Erfordernisse angepasstes EEG-Monitoringverfahren stellt der **BIS**® (bispektraler Index) dar. Er ermittelt aus 2–4 frontolateralen Ableitungen (→ Abb. 19.7) den **Sedierungsgrad** des Patienten. Dazu wird eine spezielle vierteilige Elektrode von Stirnmitte bis zu einem Augenwinkel aufgeklebt. Die Skala des BIS® reicht von 0–100. Bei 70–100 ist der Patient wach bis leicht sediert, zwischen 40 und 60 ist eine ausreichende Narkosetiefe erreicht,

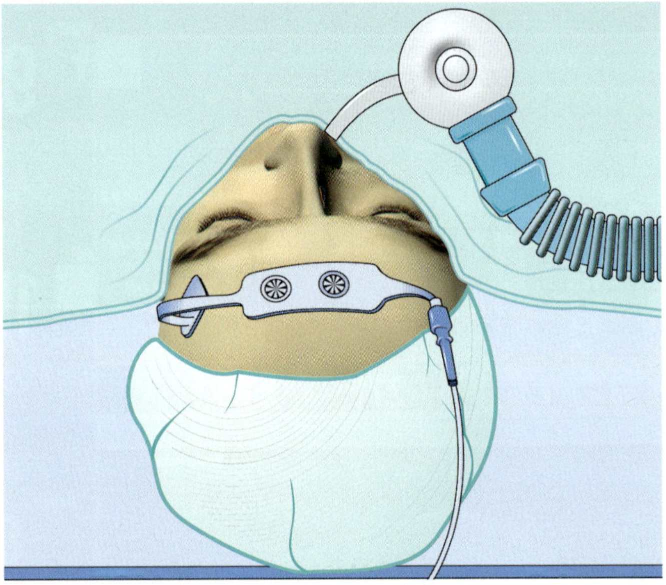

Abb. 19.7 Patient mit BIS®-Elektrode [L141]

und Werte unter 30 entsprechen einer (zu) tiefen Narkose (Burst-suppression-EEG).
Das **Narcotrend**®-Verfahren ermittelt aus einem EEG, unter Berücksichtigung von Alter und Geschlecht des Patienten, dessen Narkosetiefe und teilt diese von A (wach) bis F (sehr tiefe Narkose) ein. Hierbei werden drei Elektroden an der Stirn befestigt und das EEG mit einer speziellen Software analysiert.
Neben diesen Systemen kommen auch andere EEG-basierte Monitore wie Entropy® (mit State und Response Entropy) oder SedLine® (mit vierkanaligem EEG und Patient State Index) zum Einsatz.

Zusammenfassung

- Das Basismonitoring umfasst EKG, NIBP und Pulsoxymetrie und Kapnometrie bei Beatmung und wird stets durch die klinische Beurteilung ergänzt.
- Die Körpertemperatur wird bei längeren Eingriffen und Kindern gemessen. Die Messung von Beatmungs- und Narkosegaskonzentrationen sind bei Beatmung Standard.
- Durch Relaxometrie mit Beschleunigungsmessung kann eine PORC mit dem Risiko schwerer pulmonaler Komplikationen ausgeschlossen werden. Meist wird hierfür die TOF-Stimulation eingesetzt.
- Bei komplexen Eingriffen oder kreislaufinstabilen Patienten kommen erweiterte Monitoringverfahren wie die invasive Blutdruckmessung zum Einsatz. Damit kann der Blutdruck kontinuierlich überwacht werden.
- Zur differenzierten Beurteilung der Kreislaufsituation hat sich die Echokardiografie etabliert und die Bedeutung anderer Verfahren verringert. Herzzeitvolumen-Messverfahren werden zunehmend weniger invasiv.
- Die Messung der Narkosetiefe mittels EEG hilft, Awareness oder eine zu tiefe Narkose zu vermeiden.

Ultraschallverfahren haben sich in den letzten Jahren zu unverzichtbaren Werkzeugen in der Anästhesie, Notfall-, Intensivmedizin und Schmerztherapie entwickelt. Sie machen invasive Verfahren wie Regionalanästhesien oder Gefäßpunktionen nicht nur sicherer, sondern auch angenehmer für die Patienten, indem sie die Erfolgsrate erhöhen und das Risiko von Komplikationen minimieren. In Notfällen ermöglichen sie eine schnelle Diagnostik direkt am Patientenbett und das ohne Strahlenbelastung wie bei Röntgenuntersuchungen.
Wie bei jeder medizinischen Technik gilt: Eine gute Ausbildung ist wichtig, aber nur wer die Technik regelmäßig anwendet, kann sich auf das Ergebnis verlassen.

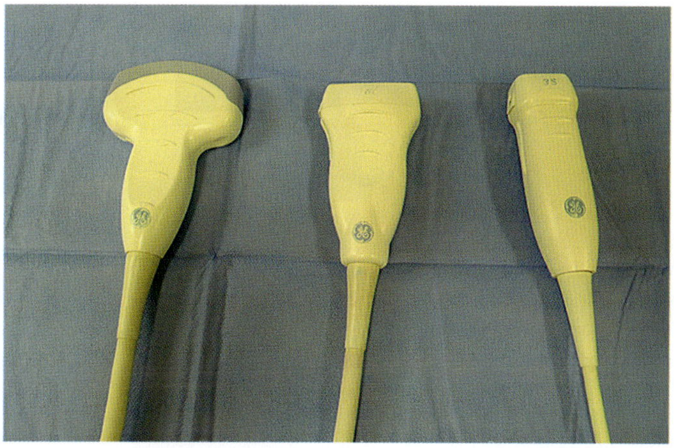

Abb. 20.1 Konvex-, Linear- und Sektorschallkopf [O647]

Technische Grundlagen

Wie entsteht ein Ultraschallbild?

Das Herzstück jedes Schallkopfs sind **piezoelektrische Kristalle.** Legt man Strom an, verformen sie sich und senden Ultraschallwellen aus (inverser Piezoeffekt). Die Schallwellen breiten sich im Körper aus und werden je nach Gewebe reflektiert, absorbiert, gebrochen oder gestreut. Wenn die zurückkehrenden Wellen auf die Kristalle in der Sonde treffen, wandeln diese sie wieder in elektrische Impulse um (direkter Piezoeffekt). Das Ultraschallgerät verrechnet diese Daten zu einem Bild. Reflexionen erzeugen helle Bildanteile, während Absorption und Streuung zu einer Abschwächung des Signals führen.
In der Medizin werden meist Ultraschallfrequenzen von 2–20 MHz eingesetzt. Dabei gilt: je höher die Frequenz, desto besser die Auflösung, aber desto geringer die Eindringtiefe. Niedrigere Frequenzen dringen tiefer in den Körper ein, zeigen aber weniger Details. Die Wahl der Frequenz hängt somit stark von der zu untersuchenden Struktur ab. Für das Abdomen wird typischerweise eine niedrige Frequenz genutzt, für Nervenblockaden eine hohe.

> **Cave!**
> Die piezoelektrischen Kristalle im Schallkopf sind empfindlich. Obwohl die Sonden in den letzten Jahren robuster geworden sind, sollten die Schallköpfe vor Stürzen geschützt werden. Auch die korrekte Lagerung in speziellen Halterungen ist wichtig, um Beschädigungen zu vermeiden. Die Herstellerangaben zur Reinigung sollten beachtet werden, denn einige Schallköpfe vertragen keine alkoholhaltigen Desinfektionsmittel.

Untersuchungsmodi

Die meisten Ultraschalluntersuchungen werden im **B-Mode** (B für „brightness“) durchgeführt. Das Gerät zeigt ein zweidimensionales Querschnittsbild mit verschiedenen Graustufen. Luft und Flüssigkeiten erscheinen schwarz (echoarm), während Knochen den Schall beinahe vollständig reflektieren und weiß (echoreich) dargestellt werden. Luft und Knochen reflektieren den Schall stark, was zu einer fast vollständigen Abschattung dahinterliegender Strukturen führt.
In der Echokardiografie kommt häufig zusätzlich der **M-Mode** (M für „motion“) zum Einsatz. Er zeigt kontinuierlich nur eine einzelne Bildzeile, bietet dafür aber eine hohe zeitliche Auflösung. Der M-Mode ist besonders geeignet für die dynamische Analyse sich schnell bewegender Strukturen. Damit können beispielsweise Herzklappenbewegungen gut dargestellt und vermessen werden.
Dopplerverfahren sind in der Gefäßdiagnostik wichtig. Mit ihnen lassen sich Blutflüsse sichtbar machen (Farbdoppler) und ihre Geschwindigkeit messen (Pulsed-wave- oder Continuous-wave-Doppler). Dies ist essenziell zur Beurteilung von Stenosen, Thrombosen oder Shunts. Der Power-Doppler ist eine weitere Doppler-Variante, die zwar keine Flussrichtung anzeigt, aber eine höhere Sensitivität für langsame Blutflüsse besitzt.

Ultraschallsonde (Schallkopf)

Leider kann nicht jede Fragestellung mit nur einer Ultraschallsonde beantwortet werden. Die Sonden unterscheiden sich in ihrem **Frequenzbereich** und in ihrem **Aufbau.**
In der Anästhesiologie sind diese drei am wichtigsten (→ Abb. 20.1):

- **Konvexschallkopf:** für tieferliegende Strukturen wie Abdomen, Pleurarguss
- **Linearschallkopf:** für oberflächliche Strukturen, z. B. bei Gefäßpunktionen, Regionalanästhesie, Thrombose-/Emboliediagnostik, Pneumothorax
- **Sektorschallkopf (oder Phased-array-Schallkopf):** für die transthorakale Echokardiografie und tieferliegende Strukturen

Da Ultraschallwellen in Luft nicht fortgeleitet werden, muss immer ein **Kopplungsmedium** zwischen Sonde und Haut aufgetragen werden. Meist wird spezielles Ultraschallgel verwendet, aber auch Kochsalzlösung oder Lokalanästhetikum können diese Funktion erfüllen. Wichtig ist, dass das Kopplungsmedium luftfrei aufgetragen wird, um Bildartefakte zu vermeiden.
Jeder Schallkopf hat eine **Seitenmarkierung,** die sich auch auf dem Bildschirm wiederfindet. Das erleichtert die Orientierung und ist für Standardschnittebenen unerlässlich.

Einsatzgebiete

Vorbereitung und Hygiene

Vor jeder Ultraschalluntersuchung, besonders vor sonografisch gestützten Punktionen, sollte das Ultraschallgerät in der **Blickachse des Untersuchers** stehen. So behält man den Bildschirm immer im Blick und vermeidet unnötiges und unbequemes Kopfdrehen. Dies fördert die Ergonomie und Konzentration während des Eingriffs.
Bei Punktionen oder Kathetereinlagen ist strenge **Asepsis** Pflicht:

- Hygienische Händedesinfektion, Hautdesinfektion des Punktionsgebiets
- Sterile Handschuhe, Kopfhaube und Mund-Nasenschutz
- Sterile Abdeckung des Punktionsgebiets mit einem Lochtuch
- Für Single-shot-Blockaden: Schallkopf mit steriler Klebefolie oder sterilem Handschuh beziehen

- Für Katheteranlagen: zusätzlich steriler Kittel, Schallkopf und Kabel werden komplett in eine sterile Hülle verpackt
- Auch das Kopplungsmedium muss steril sein

Punktionstechniken

Die Zielstruktur kann längs (lange Achse) oder quer (kurze Achse) dargestellt werden. Die Punktionsnadel wird entweder in der Schallebene (in-plane) oder senkrecht zum Schallkopf (out-of-plane) geführt (→ Abb. 20.2). Die In-plane-Technik bietet durch die durchgehende Sichtbarkeit der Nadel eine höhere Sicherheit, während die Out-of-plane-Technik mehr Erfahrung erfordert, da nur die Nadelspitze im Fokus ist.

Tipp
Die Punktionsnadel und v. a. die Nadelspitze im Bild zu finden, ist Übungssache. Durch kleine Bewegung des Schallkopfs und Anpassen des Winkels wird die Sicht oft besser. Auch das leichte „Wackeln" der Nadel (Needle-Wiggle) kann helfen, die Spitze zu identifizieren. Wichtigste Regel: Die Nadel darf nur vorgeschoben werden, wenn die Spitze sicher zu sehen ist. Neuere Ultraschallgeräte bieten verbesserte Nadelerkennungstechnologien, die das Auffinden erleichtern.

Intraoperatives Monitoring

Bei der transösophagealen Echokardiografie (TEE) wird beim Patienten unter Narkose eine spezielle Ultraschallsonde über den Mund in den Ösophagus eingeführt. Sie liegt dann direkt hinter dem Herz. So lassen sich Veränderungen der globalen oder regionalen Pumpfunktion, der Klappenfunktionen oder des Blutflusses intraoperativ in Echtzeit erkennen und zielgerichtet behandeln. Zusätzlich ermöglicht die TEE die Beurteilung des Volumenstatus und die schnelle Erkennung von Luftembolien.
Die TEE ist Standard bei den meisten **kardiochirurgischen Eingriffen** und wird auch bei anderen Eingriffen eingesetzt, wenn Patienten schwere **kardiovaskuläre Vorerkrankungen** haben oder der Eingriff mit hohem Risiko verbunden ist.
Die TEE gilt als **semi-invasives** Verfahren, da Komplikationen wie Ösophagusverletzungen, Zahnschäden oder Pharynxverletzungen äußerst selten sind.

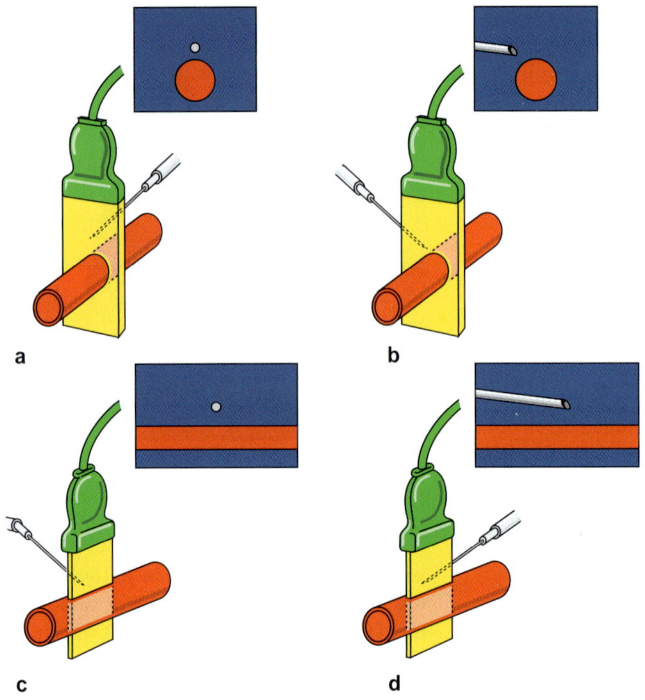

Abb. 20.2 Darstellung der Zielstruktur in der kurzen (a, b) und langen Achse (c, d). Führung der Punktionsnadel in-plane (b, d) und out-of-plane (a, c). [L106]

Regionalanästhesie

Plexusblockaden der oberen und unteren Extremität (→ Kap. 30 und → Kap. 31) sowie Blockaden einzelner Nerven werden heute meist ultraschallgesteuert durchgeführt. Die Sonografie kann mit der Nervenstimulation kombiniert werden. Auch andere Regionalanästhesieverfahren wie Paravertebralblockaden oder TAP-Blocks werden i. d. R. sonografisch gesteuert durchgeführt.
Das Punktionsgebiet wird sonografisch untersucht, die **optimale Punktionsstelle** festgelegt und der kürzeste geeignete Weg zur Zielstruktur gewählt. Die früher notwendige Orientierung an anatomischen Landmarken ist nicht erforderlich. Anatomische Varianten sind sonografisch gut erkennbar. Nach Punktion und korrekter Positionierung der Nadelspitze wird das **Lokalanästhetikum** injiziert. Die **Ausbreitung muss immer beobachtet** werden. Nur so ist der Erfolg der Blockade sichergestellt und Komplikationen wie eine intravasale oder intraneurale Injektion werden vermieden. Durch die Sonografie kann die Menge des erforderlichen Lokalanästhetikums reduziert werden. Für eine Plexusblockade sind meist 20–30 ml ausreichend, oft sogar weniger.

Gefäßpunktionen

Mit Ultraschall werden zentralvenöse Venenpunktionen sicherer. Das Risiko von Komplikationen wie arteriellen Fehlpunktionen oder Verletzungen umliegender Strukturen sinkt deutlich. Durch die **direkte Gefäßdarstellung** können anatomische Varianten oder Gefäßthrombosen vor einer Punktion erkannt und Punktionsort oder Punktionsrichtung angepasst werden.
Für die ultraschallgesteuerte ZVK-Anlage eignen sich besonders die Vv. jugulares internae oder die Vv. femorales. Die V. subclavia ist oft nur schwer darstellbar. Nach Einbringen des Seldinger-Drahts wird der Drahtverlauf kontrolliert, um die intravenöse Lage zu bestätigen. Zur Kontrolle der korrekten Einführtiefe ist eine intrakardiale EKG-Ableitung erforderlich. Eine Röntgenaufnahme des Thorax ist in diesen Fällen bei Nachweis der korrekten Lage nicht mehr notwendig, kann aber bei Unsicherheiten oder speziellen Fragestellungen indiziert sein.
Auch arterielle Katheter oder im Falle von schwierigen Venenverhältnissen auch periphervenöse Venenverweilkanülen lassen sich unter Ultraschallkontrolle sicherer platzieren.

Notfallversorgung

Bei Traumapatienten wird unmittelbar nach Aufnahme im Schockraum die **FAST- oder eFAST Sonografie** (Extended focussed assessment with sonography for trauma) durchgeführt. An sechs definierten Stellen wird in einem **standardisierten Untersuchungsablauf** (→ Abb. 20.3) nach freier Flüssigkeit in Thorax und Abdomen gesucht. So kann schnell entschieden werden, ob eine Thoraxdrainage, Perikardpunktion oder eine explorative Laparotomie notwendig ist. Die Untersuchung dauert weniger als 3 min.
Bei kardialen Notfällen oder akuter hämodynamischer Instabilität hilft die **transthorakale Notfallechokardiografie FATE** (Focussed assessed transthoracic echocardiography), die wichtigsten Ursachen wie Myokardinfarkt, Herzinsuffizienz, Klappenfehler, Lungenembolie, Aortendissektion oder Perikardtamponade schnell zu erkennen. Sie ist auch wertvoll zur Beurteilung des Volumenstatus und zum Nachweis eines Lungenödems.

Intensivmedizin

Durch die Sonografie können viele Fragestellungen auf der Intensivstation direkt am Patientenbett geklärt werden.

- **Pleuraergüsse** und Infiltrate können dargestellt werden. Zur Diagnose eines **Pneumothorax** ist sie dem konventionellen Röntgen sogar überlegen, da sie dynamische Zeichen wie das fehlende Lungengleiten oder den Verlust von B-Linien erkennen lässt und auch ventrale Pneumothoraces diagnostiziert werden können.
- Die **Echokardiografie** liefert transthorakal (TTE) oder transösophageal (TEE) wertvolle Informationen über die Hämodynamik und kann auch weitere Fragen wie das Vorliegen einer Endokarditis beantworten.
- Mit der **Abdomensonografie** kann ein Großteil der Oberbauchorgane beurteilt werden, z. B. bei Verdacht auf Cholezystitis.
- Ein postrenales Nierenversagen lässt sich sonografisch meist ausschließen.
- Die **transkranielle Dopplersonografie** (TCD) hilft, die Hirnperfusion einzuschätzen.

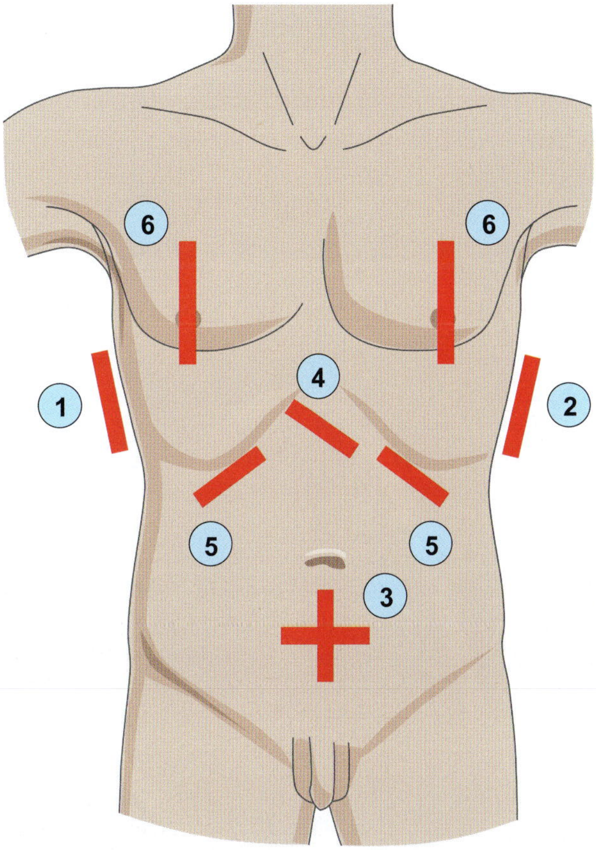

Abb. 20.3 Untersuchungspunkte der FAST-Sonografie [L157]

Zusammenfassung

- Ultraschall ist heute Standard in Anästhesie, Intensiv- und Notfallmedizin und Schmerztherapie. Regionalanästhesien oder ZVK-Anlagen sind ohne Sonografie kaum noch vorstellbar.
- Die Sonografie erhöht die Sicherheit und Effizienz vieler invasiver Verfahren und verbessert den Patientenkomfort.
- Die Technik muss erlernt, regelmäßig angewandt und durch kontinuierliche Weiterbildung vertieft werden.
- Das B-Bild zeigt nur zwei Dimensionen. Bei Punktionen kann dies eine trügerische Sicherheit vermitteln. Die Nadel darf nur vorgeschoben werden, wenn die Spitze sichtbar ist.
- Die TEE ist ein erweitertes Monitoringverfahren für kardiale Risikopatienten und in der Kardiochirurgie.
- Die FAST oder eFAST-Sonografie ist bei Traumapatienten wegweisend für die weitere Versorgung.
- Bei hämodynamischer Instabilität im OP, Schockraum oder auf der Intensivstation hilft die Echokardiografie als TTE oder TEE, schnell eine Ursache zu finden.

Spezieller Teil

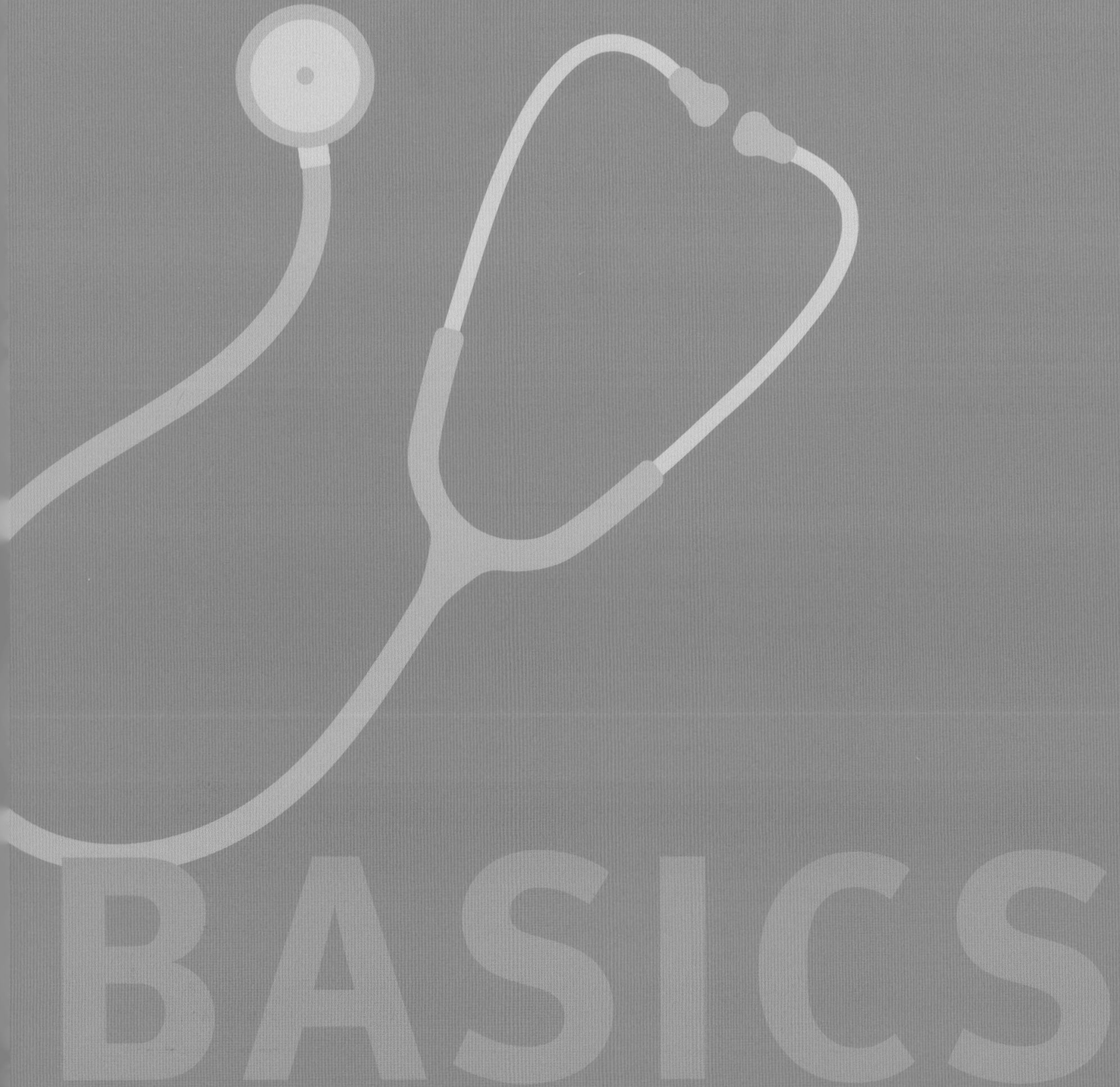

Allgemeinanästhesie

Regionalanästhesie

Komplikationen und Notfälle

Intensivmedizin

Schmerztherapie

21 Präoperative Visite

Die präoperative Visite („Prämedikation") dient v. a. dazu, den Patienten kennenzulernen und das individuelle Risiko abzuschätzen. Sie besteht in der Regel aus Anamneseerhebung, Untersuchung, Festlegung und Besprechen des Narkoseverfahrens sowie schließlich der Einwilligung.

Anamneseerhebung

Bei der Anamnese stehen v. a. folgende Aspekte im Vordergrund:

- **Herz:** koronare Herzkrankheit (KHK), Hypertonie, Herzinsuffizienz, Klappenvitien, Rhythmusstörungen
- **Lunge:** COPD, Asthma, Fibrose, Tuberkulose
- **Magen/Darm:** Ulkusanamnese, Magenresektion, Refluxerkrankung, Achalasie, Ileus
- **Leber/Nieren:** Zirrhose, portokavale Hypertonie, Niereninsuffizienz, Dialysepflicht
- **Blutungsanamnese:** Hämophilien/Gerinnungsfaktorenmangel, Thrombozytenfunktionsstörungen, Thrombosen und Embolien
- **Stoffwechsel:** Diabetes mellitus, Hypo-/Hyperthyreose, Adipositas per magna
- **ZNS:** Epilepsie, psychische Erkrankungen, Apoplexie, Multiple Sklerose
- **Familienanamnese: hereditäre Muskel- und Nervenerkrankungen,** Disposition für maligne Hyperthermie

Wichtig sind auch Fragen nach **Allergien** (Medikamente, Latex [wg. Operationshandschuhen, Kathetern etc.], Jod [Desinfektionsmittel]), **Suchtverhalten** (Alkohol, Nikotin, Drogen) und **regelmäßiger Medikamenteneinnahme** (auch Phytopharmaka, wie Ginkgo oder Johanniskraut!). Aus all diesen Angaben erschließt sich die Einordnung in die ASA-Klassifikation der **A**merican **S**ociety of **A**nesthesiology (→ Tab. 21.1).

Diese Einteilung soll das perioperative Mortalitätsrisiko bewerten, d. h. je höher die ASA-Klassifikation des Patienten, desto höher das Risiko für ein intraoperatives (evtl. tödliches) Ereignis und desto komplexer muss das perioperative Monitoring ausfallen (→ Kap. 19). Auch etwaige Narkosekomplikationen in der Vergangenheit müssen erfasst werden.

Die **körperliche Belastbarkeit** ist ein sehr gutes Maß für das perioperative Outcome:

- Ausreichende Belastbarkeit: ≥ 4 MET (> 100 W)
- Schlechte Belastbarkeit: < 4 MET (< 100 W)

Das **Metabolische Äquivalent** (*engl.* metabolic equivalent; MET) wird verwendet, um den Energieverbrauch verschiedener Aktivitäten zu vergleichen. Referenzpunkt ist der Ruheumsatz = 1 MET. Eine körperliche Belastbarkeit von 4 MET ist vergleichbar mit:

- Treppensteigen über 2 Stockwerke
- Leichter Hausarbeit

Tab. 21.1 Aktualisierte Version des ASA Physical Status Classification System

ASA-Klasse	Definition
I	Ein gesunder Patient
II	Ein Patient mit milder systemischer Erkrankung
III	Ein Patient mit schwerer systemischer Erkrankung
IV	Ein Patient mit schwerer systemischer Erkrankung, die eine konstante Bedrohung für das Leben darstellt
V	Ein moribunder Patient, der voraussichtlich ohne operativen/interventionellen Eingriff nicht überleben wird
VI	Ein hirntoter Patient, dessen Organe zur Spende entnommen werden

Als Zusatzbezeichnung soll ein E (= Emergency) verwendet werden, wenn es sich um eine Notfalloperation handelt. Diese ist so definiert, dass eine Verzögerung/ein Aufschub der Therapie zu einer signifikanten Erhöhung der Bedrohung des Lebens oder eines Körperteils führen würde.

Körperliche Untersuchung

Bei der orientierenden körperlichen Untersuchung werden neben der Auskultation von Herz und Lunge auch Größe und Gewicht bestimmt und die **anästhesiespezifische Anatomie** kontrolliert: Immer werden Mundöffnung (nach Mallampati, → Abb. 21.1, Weite der Mundöffnung), Halswirbelsäulen-Reklinationsfähigkeit und Zahnstatus überprüft.

Bei geplanter Regionalanästhesie wird zudem der **Zustand der geplanten Punktionsstelle** (Infektionen, Punktionshindernis durch Fettschürze, Wirbelsäulendeformitäten, Voroperationen im Punktionsgebiet, Tattoos) inspiziert. Es empfiehlt sich, auch nach vorhergehenden Narkosen und evtl. aufgetretenen Komplikationen zu fragen (v. a. **PONV,** → Kap. 37).

> Sämtliche anästhesierelevanten Befunde werden im Prämedikationsprotokoll dokumentiert!

Risikoabschätzung

Das Ausmaß zusätzlicher Untersuchungen hängt von der Art des Eingriffs sowie dem Gesundheitsstatus des Patienten ab. Einen Überblick gibt → Abb. 21.2. Auch Blutuntersuchungen erfolgen nicht routinemäßig, sondern risikoadaptiert (→ Tab. 21.2). Bei Operationen mit hohem eingriffsbezogenem Risiko sollte zudem das Serumkreatinin präoperativ bestimmt werden. Prinzipiell gilt: Untersuchungen sollten nur durchgeführt werden, wenn sie für den perioperativen Ablauf relevant sind!

Eingriffsbezogenes Risiko

Das eingriffsbezogene kardiovaskuläre Risiko wird in drei Risikoklassen eingeteilt. Beispiele hierzu finden sich in → Tab. 21.3.

Patientenbezogenes Risiko

Die relevantesten Risikokategorien sind das kardiovaskuläre, das pulmonale sowie das zerebrale Risiko. Das patientenbezogene **kardiovaskuläre Risiko** hängt v. a. von drei Faktoren ab:

- Der körperlichen Belastbarkeit

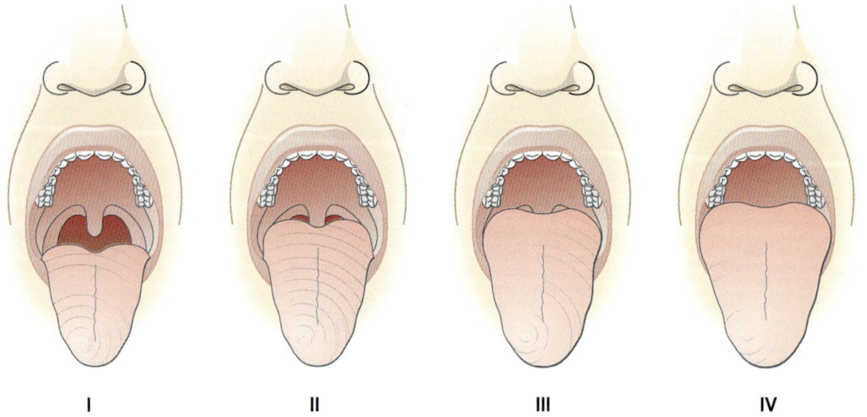

Abb. 21.1 Einteilung der Weite der Mundöffnung nach Mallampati und Samsoon. Grad I: weicher Gaumen und Rachen sichtbar, Grad II: weicher Gaumen und Uvula sichtbar, Grad III: nur Basis der Uvula sichtbar, Grad IV: nur harter Gaumen und Zunge sichtbar. [L106]

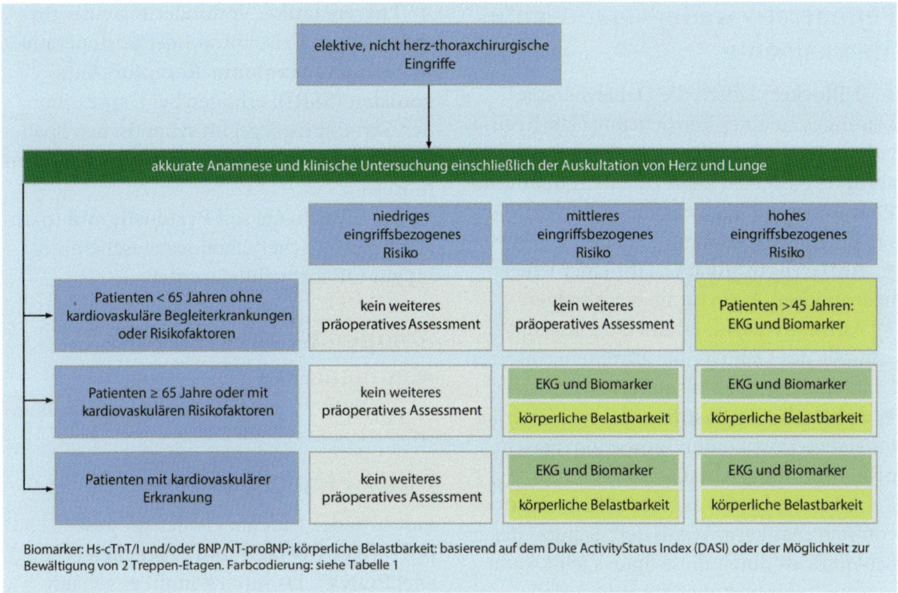

Abb. 21.2 Erweitertes präoperatives Assessment in Abhängigkeit des eingriffsbezogenen und patientenspezifischen Risikos. Biomarker: Hs-cTn T/I und/oder BNP/NT-proBNP; körperliche Belastbarkeit: basierend auf dem Duke Activity Status Index (DASI) oder der Möglichkeit zur Bewältigung von 2 Treppen-Etagen). [F935-009]

Tab. 21.2 Indikationen für präoperative Blutuntersuchungen (Minimalstandard) [F935-009]

Parameter	Organerkrankung			
	Herz/Lunge	**Leber**	**Niere**	**Blut**
Hämoglobin	+	+	+	+
Leukozyten	–	–		+
Thrombozyten	–	+	–	+
Natrium, Kalium	+	+	+	+
Kreatinin	+	+	+	+
ASAT; Bilirubin, aPTT und INR	–	+	–	–

ASAT Aspartat-Aminotransferase, aPTT aktivierte partielle Thromboplastinzeit, INR International Normalized Ratio

- Dem Vorliegen einer akuten symptomatischen Herzerkrankung (z. B. Angina pectoris, dekompensierte Herzinsuffizienz, relevanten Klappenvitien, signifikanten Herzrhythmusstörungen)
- Dem kardiovaskulären Risikoprofil (chronische Niereninsuffizienz, Apoplex, insulinpflichtiger Diabetes mellitus [IDDM], eingeschränkte Lungenfunktion, Adipositas, Anämie)

Mit dem **Revised Cardial Risk Index (RCRI)** nach Lee kann das Risiko gut abgeschätzt werden. Er beinhaltet fünf Items (Herzinsuffizienz, chronisches Koronarsyndrom, zerebrale Insuffizienz, IDDM und kompensierte Niereninsuffizienz). Bereits bei zwei Risikofaktoren steigt das Risiko eines kardialen *adverse event* auf über 6 %!

Erweiterte kardiale Diagnostik Ein transthorakales Echokardiogramm soll bei Patienten mit neu aufgetretenem Herzgeräusch und Symptomen kardiovaskulärer Erkrankungen oder bei Dyspnoe und/oder peripheren Ödemen und hohem NTproBNP durchgeführt werden. Bildgebende Ischämiediagnostik ist nur bei hohem eingriffsbezogenen Risiko und hochgradigem auf eine KHK empfohlen. Auch für die pulmonale und zerebrale Risikoabschätzung existieren Scores, die in der Leitlinie übersichtlich zusammengestellt sind. Den meisten Empfehlungen ist gemein, dass eine erweiterte Diagnostik nur bei hohem eingriffsbezogenem Risiko und/oder akuter Symptomatik durchgeführt werden soll. Hinter jeder Untersuchung muss zudem eine spezifische Fragestellung stehen, die für das weitere Procedere relevant ist.

Tab. 21.3 Kardiovaskuläre Morbidität und Letalität* – eingriffsbezogenes Risiko [F935-009]

Niedriges eingriffsbezogenes Risiko (< 1 %)	Mittleres eingriffsbezogenes Risiko (1–5 %)	Hohes eingriffsbezogenes Risiko (> 5 %)
Chirurgie oberflächlicher Strukturen	Chirurgie intraperitonealer Organe	Chirurgie der Aorta und großer Gefäße
Chirurgie der Zähne	Karotis-Endarterektomie: symptomatisch und asymptomatisch	Offene peripherarterielle Gefäßeingriffe und Amputationen an der unteren Extremität
Chirurgie der Schilddrüse	Karotis-Stenting: asymptomatisch	Karotis-Stenting: symptomatisch
Chirurgie des Auges	Endovaskuläre Aortenchirurgie	Gefäß-Revaskularisationen oder Amputationen der Extremitäten
Plastisch-rekonstruktive Chirurgie	Chirurgie intraperitonealer Organe	Chirurgie des Duodenums oder Pankreas
Chirurgie der Mamma	Große orthopädische- und Wirbelsäulenchirurgie	Chirurgie bei Darmperforationen
Kleine gynäkologische Chirurgie	Große urologische und gynäkologische Chirurgie	Chirurgie der Nebenniere
Kleine gynäkologische Chirurgie	Nierentransplantation	Chirurgie der Leber oder Gallengänge
Kleine gynäkologische Chirurgie	Kleine intrathorakale Chirurgie	Ösophagektomie
	Peripher arterielle Angioplastie	Chirurgie der Nebennie
		Zystektomie (total)
		Pneumonektomie (VATS oder offene Chirurgie)
		Leber-/Lungentransplantation
		Totale Zystektomie

VATS video-assisted thoracoscopic surgery
* Kardiovaskuläres Risiko für Tod, Myokardinfarkt oder Schlaganfall innerhalb von 30 Tagen

Festlegung des Anästhesieverfahrens

Auf Grundlage von Anamnese und geplanter Operation wird nun das Anästhesieverfahren mit dem Patienten besprochen:

- Vorbereitung auf die Narkose (Nüchternheit → Tab. 21.4, Medikamenteneinnahme, ggf. abzusetzende Medikamente → Tab. 21.5)
- Vorgehen bei der Anästhesiedurchführung (ggf. Erläuterung mehrere möglicher Verfahren, Beschreibung besonders der Vorgänge, die wach erlebt werden)
- Spezielle Risiken des jeweiligen Verfahrens sowie individuelles Risikoprofil (Aufklärung ggf. bis zum wahrscheinlichen Versterben!)
- Zusätzliche Verfahren (Anlage von zentralem Venenkatheter [ZVK], Magensonde, invasive Blutdruckmessung, transösophageale Echokardiografie [TEE], Bluttransfusion)
- Postoperative Verfahrensweisen (patientenkontrollierte Analgesie [PCA], Schmerzkatheter, Intensivstation, Nachbeatmung)

Tab. 21.4 Perioperative Nüchternheit (Deutsche Gesellschaft für Anästhesiologie und Intensivmedizin, DGAI)

Nahrungsmittel	Nüchternheit bis OP
Feste Nahrung	6 h
Kinder: kleine Mahlzeit (Joghurt, Toast mit Marmelade, Banane); Fertigmilch	4 h
Muttermilch	3 h
Klare Flüssigkeiten	2 h, Kinder 1 h

Perioperativ weiter verabreichte Medikamente

- **β-Blocker:** Durch die Dauertherapie kommt es zu einer Vermehrung (Up-Regulation) von β-Rezeptoren am Herzen, ein abruptes Absetzen kann zu einem **Rebound-Phänomen** mit Tachykardie und hypertensiver Entgleisung führen.
- **Antiarrhythmika:** Gefahr einer lebensbedrohlichen Arrhythmie bei Absetzen
- **Antikonvulsiva:** erhöhen die Krampfschwelle des Gehirns, bei abruptem Absetzen kann ein Krampfanfall auftreten.
- **Inhalative Antiasthmatika** (β-Mimetika, inhalative Kortikoide): Intubation, maschinelle Beatmung, Absaugen sind starke Reize für die **hyperreagible Schleimhaut** von Asthmatikern. Wenn der „Schutz" der Schleimhaut durch diese Sprays fehlt, kann es intra- oder postoperativ zum Anfall kommen. Es kann zudem sinnvoll sein, diese Medikamente mit in den OP zu nehmen, so dass sie im Aufwachraum postoperativ angewandt werden können.
- **Nitrate und Koronardilatanzien:** Das Absetzen dieser Medikamente kann intraoperativ zu Myokardischämien führen.
- **Kortikoide:** Unter Kortikoid-Dauertherapie ist die Neusynthese möglicherweise gehemmt und eine evtl. notwendige Stressreaktion nicht ausreichend möglich. Sie müssen perioperativ ggf. sogar in höherer Dosis substituiert werden.
- **Anti-Parkinson-Mittel:** Vor allem Levodopa muss bis kurz vor OP gegeben werden, um eine Parkinson-Krise zu vermeiden. Hier sollte auch schon die Medikation für eine zeitgerechte Gabe im Aufwachraum mitgegeben werden.
- **Thyreostatika:** Verhinderung einer thyreotoxischen Krise intra- oder postoperativ
- **Selektive Serotonin-Rezeptor-Antagonisten (SSRI):** erhöhen bei Depression den Serotoninspiegel im synaptischen Spalt. Ein Absetzen kann zu Entzugserscheinungen führen.
- Bei Myasthenie soll **Pyridostigmin** (parasympatholytischer Cholinesterasehemmer) bis zur OP fortgeführt werden.

Präoperativ abzusetzende Medikamente

→ Tab. 21.5

PONV-Prophylaxe

Fast 10 % der Patienten leiden an **postoperativer Übelkeit und Erbrechen** (Ü/E, *engl.* **PONV**). Dadurch kommt es gehäuft zu postoperativen Komplikationen und verlängertem Krankenhausaufenthalt. Zur Beurteilung des Patientenrisikos für das Auftreten wurde der **Apfel-Score** entwickelt. PONV-Risikofaktoren sind:

- Weibliches Geschlecht
- Nichtraucherstatus
- Zu erwartender hoher intra- oder postoperativer Opioidbedarf
- Vorangegangene PONV oder bekannte Reisekinetose

Den vier nachweislich am PONV beteiligten Risikofaktoren wird bei Zutreffen jeweils ein Punkt gegeben und die medikamentöse Prophylaxe danach stufenweise ausgerichtet. Ein beispielhaftes PONV-Prophylaxeschema ist im Anhang dargestellt (→ Abb. 52.6).

Tab. 21.5 Präoperativ abzusetzende Medikamente

Medikament	Karenzzeit	Risiko
Thrombozytenaggregationshemmer (Clopidogrel, ASS > 100 mg), Ticagrelor (Prasugrel)	5–10 d präoperativ	Gefahr der Blutung*
Sulfonylharnstoffe/-analoga, GLP-1-Analoga und Alpha-Glucosidase-Hemmer	Pausieren am Tag des Eingriffes	Gefahr der Laktatazidose
Metformin	Bis zum Vorabend des Eingriffs (bei hohem Risiko für Gewebshypoxie, Leber- oder Niereninsuffizienz 48 h präoperativ)	Gefahr der Laktatazidose
SGLT2-Inhibitoren (Dapagliflozin, Empagliflozin	Je nach OP-Risiko 12–72 h präoperativ	Gefahr der euglykämen diabetischen Ketoazidose
Vitamin-K-Antagonisten (Marcumar®)	5–8 Tage präoperativ, ggf. Umstellung auf niedermolekulare Heparine	Gefahr der Blutung*
DOAKs (Rivaroxaban, Apixaban, Edoxaban, Dabigatran)	Xabane 24 h-48 h Dabigatran je nach Kreatinin-Clearance 1–4 d präoperativ	Gefahr der Blutung*
Duale Plättchenhemmung: ASS 100 + z. B.: Clopidogrel	ASS 100 mg weiter, Clopidogrel ca. 48 h prä-OP pausieren. Ggf. Bridging.	Gefahr der Blutung*
Lithium	72 h präoperativ	verlängerte Muskelrelaxation, zentrale Sedierung
ACE-Hemmer und AT1-Blocker	Pausieren am OP-Morgen	Intraoperative Hypotonie

* Absetzen abhängig von Nutzen-Risiko-Abwägung (OP-Ausmaß und Blutungsrisiko vs. Thromboserisiko)

Prämedikation

Der Stellenwert einer sedierenden Medikation ist in den letzten Jahren sehr zurückgegangen, da die Gabe von Midazolam mit einer erhöhten Komplikationsrate vergesellschaftet ist. Regelhaft angewendet wird sie jedoch weiterhin bei Kindern.

Beispiel Prämedikationsschema bei Kindern:
- Zur Anxiolyse: Midazolam (oral oder rektal): 0,5 mg/kg KG (bis 20 mg)
- Zusätzlich betäubende Creme (EMLA®-Pflaster) auf Handrücken und Ellbogen der zu punktierenden Seite

Wichtiger als die medikamentöse Prämedikation ist bei Erwachsenen eine gute Vorbereitung auf das, was sie erwartet. Das beinhaltet z. B. den Ablauf, die Örtlichkeiten und die Vergewisserung, dass man in guten Händen ist: Die Angst vor der Narkose (= Kontrollverlust) ist oft größer als die vor dem operativen Eingriff! Ist der Patient gut informiert, sinkt die Angst vor der Narkose deutlich. Auch Kindern kann man den Sinn einer Narkose erklären. Dies führt zu signifikant weniger „gewaltsamen" Einleitungen mit Geschrei und Traumatisierung des Kindes.

Einwilligung

Am Ende des Prämedikationsgespräches bzw. nach ausreichender Bedenkzeit willigt der Patient (schriftlich) in das besprochene Verfahren ein. Hierzu muss die Einwilligungsfähigkeit gegeben sein! Andernfalls müssen elektive Eingriffe verschoben werden, bis der Patient wieder einwilligungsfähig bzw. eine Betreuung eingerichtet ist. In Notfällen gilt der mutmaßliche Wille des Patienten.

Zusammenfassung

- Die wichtigsten Informationen vor der Operation für den Anästhesisten: Ort, Art und Ausmaß der Operation; Vormedikation; Vorerkrankungen von Herz, Kreislauf, Lunge, Leber, Niere, Stoffwechsel, Blut; Hinweise auf schwierige oder unmögliche Narkoseführung
- Art des Eingriff und der individuelle Patient ergeben ein kombiniertes Risikoprofil, aus dem Verfahren und etwaige präoperative Untersuchungen abgeleitet werden.

22 Ablauf einer Vollnarkose

Jeder Anästhesist und jede Anästhesistin sollte sich mit der Zeit einen Standardablauf für die Narkoseführung zulegen, der, von wenigen Ausnahmen abgesehen, auch eingehalten wird. Dies schützt weitgehend vor Fehlern wie „Übersehen" oder „Vergessen". Zudem sollte man bestens mit dem Narkosegerät vertraut sein, um auf technische Fehler und Artefakte adäquat reagieren zu können.

Vorbereitung

Vor Beginn der Einleitung muss bei jedem Patienten Folgendes überprüft werden:

- Name, Geburtsdatum des Patienten
- Vollständigkeit der anästhesierelevanten Unterlagen:
  - Unterschriebenes Einverständnis zur Narkose
  - Laborwerte, ggf. Blutgruppenbestimmung
  - Zusätzliche erforderliche Untersuchungen (EKG, Röntgen-Thorax)
  - Ggf. Anzahl der gekreuzten Transfusionsprodukte
- Nochmals **Kontrolle des richtigen Operationsgebiets,** der richtigen Seite etc.

Standardmonitoring

Die Überwachungsgeräte des Standardmonitorings (EKG, SpO_2, RR-Messung) sind grundsätzlich vor **jeder** Form der Narkose oder Analgosedierung am Patienten anzubringen (→ Kap. 19).

Venöse Zugänge

Jeder Patient, der in der Obhut der Anästhesie steht, erhält vor Beginn der Narkose grundsätzlich mindestens einen periphervenösen Zugang (Ausnahme: inhalative Einleitung bei Kindern, → Kap. 26). Die Größe des verwendeten Zugangs richtet sich nach Alter, Venenstatus und geplanter Operation. Bei Kindern sollte bereits vorher die zu punktierende Stelle mit anästhesierender Salbe bestrichen werden, um den Punktionsschmerz zu reduzieren.
Wichtig ist auch die **sichere Fixierung** der Venenverweilkanüle (besonders vor extremen Lagerungsmaßnahmen).

Arterielle Punktion

- Bei Eingriffen an Herz und Thorax
- Bei hämodynamischer Instabilität bereits vor Narkoseeinleitung
- Bei zu erwartenden hohem Volumenumsatz (zur kontinuierlichen Blutdrucküberwachung)
- Bei geplanter Nachbeatmung auf der Intensivstation
- Technik → Kap. 19

Zentraler Venenkatheter (ZVK)

- Bei erwarteter parenteraler Ernährung
- Bei hämodynamischer Instabilität: zur Katecholamingabe
- Zur hochdosierten Elektrolytsubstitution (z. B. Kaliumchlorid)
- Ggf. bei sehr schlechtem Venenstatus und zu erwartenden häufigen i. v. Medikamentengaben (Antibiotika) oder Blutentnahmen postoperativ
- Technik → Kap. 19

High-Flow-Katheter (großlumiger ZVK)

Mittels High-Flow-Katheter (12–14 F) können hohe Volumina infundiert werden. Der Shaldon-Katheter kann auch für eine **veno-venöse-Nierenersatztherapie** genutzt werden (→ Kap. 41). Die Anlage erfolgt wie bei einem ZVK.

- Bei erlittenen oder zu erwartenden massiven Blutverlusten
- Bei zu erwartender postoperativer Dialysepflichtigkeit
- Technik → Kap. 19

Schmerzkatheter

Vermehrt werden **Katheterverfahren zur postoperativen Schmerztherapie** (→ Kap. 29, → Kap. 30 und → Kap. 31) eingesetzt. Periphere Katheter (z. B. interskalenär) werden unter sonografischer Kontrolle vor oder nach Narkoseeinleitung eingebracht.

Narkoseeinleitung

Präoxygenierung/Denitrogenisierung

Die Präoxygenierung des Patienten durch dichtes Vorhalten der Beatmungsmaske für mindestens 3 min dient der Verbesserung der Intubationsbedingungen. Bereits vor der Medikamentengabe wird der Patient über die Beatmungsmaske mit Sauerstoff versorgt.
Die normale Raumluft enthält 21 % Sauerstoff und 78 % Stickstoff. Werden die in der **Lunge** enthaltenen 78 % **Stickstoff durch Sauerstoff ersetzt (Denitrogenisierung),** verlängert sich die Zeit bis zum Sättigungsabfall beim Erwachsenen von ca. 30 s (Raumluft) auf ca. 3 min (100 % Sauerstoff). Eine erfolgreiche Denitrogenisierung ist an einer hohen exspiratorischen Sauerstofffraktion (> 90 %) erkennbar. Nach Narkoseeinleitung bzw. nach Eintreten des Bewusstseinsverlusts wird der nüchterne Patient bis zur endgültigen Atemwegssicherung über die Maske mit reinem Sauerstoff beatmet.
Besonders wichtig ist das **dichte Vorhalten der Maske** für einige Minuten vor einer Ileuseinleitung (Rapid Sequence Induction [RSI], → Kap. 23), da hier auf eine Maskenbeatmung verzichtet wird.

Medikamentenapplikation

Sind alle Vorbereitungen abgeschlossen und liegt die exspiratorische Sauerstoff-Fraktion des Patienten bei über 80 %, werden die Medikamente (Hypnotikum → Kap. 7, Opioid → Kap. 10, Muskelrelaxans → Kap. 9) i. v. verabreicht. Eine Ausnahme ist die inhalative Narkoseeinleitung bei Kindern oder Erwachsenen ohne Gefäßzugang.

Atemwegssicherung

Dieses Thema wird ausführlich in → Kap. 18 behandelt.

Freigabe zur Operation

Nach Sicherung der Atemwege und ggf. weiterer Instrumentierung (Magensonde, Blasenkatheter, Gefäßzugänge (Arterie, ZVK)) wird der Patient für chirurgisch vorbereitende Maßnahmen freigegeben und zügig in den Operationssaal gefahren.
Nach ggf. erfolgten Umlagerungsmaßnahmen muss die korrekte Tubus- und Katheterlage nochmals kontrolliert werden (insbesondere bei Doppellumentubus).

Aufrechterhaltung der Narkose

Ziel während der Narkose ist es, die Homöostase des tief schlafenden schmerzfreien Patienten aufrechtzuerhalten. Dies gilt v. a. für die kardiopulmonale Stabilität, aber auch den Volumen-, Elektrolyt- und Säure-Basenhaushalt.

Monitoring

Die **Vitalparameter** (RR, Herzfrequenz, EKG-Rhythmus, SpO_2, $etCO_2$) **werden kontinuierlich überwacht** und konsequent im Narkoseprotokoll dokumentiert. Die → Abb. 22.1 zeigt beispielhaft einen Narkosemonitor mit allen aufgezeichneten Werten während einer Allgemeinanästhesie.

Beatmung

Die wichtigsten Parameter der maschinellen Beatmung muss der Anästhesist immer im Blick haben: Sauerstoffsättigung, exspiratorische Kohlendioxidkonzentration, Beatmungsdruck.
Steigt der **$etCO_2$-Wert** an, ist dies oft ein Zeichen für Stress, Schmerzen oder zu niedrig eingestelltes Atemminutenvolumen. Gegebenenfalls kann auch der Atemkalkfilter gesättigt sein; dies erkennt man an einem Farbumschlag sowie einem erhöhten inspiratorischen CO_2. Fällt der CO_2-Wert plötzlich ab, ist meist der Tubus geknickt oder der Beatmungsschlauch diskonnektiert. Schlimmstenfalls ist es ein Hinweis auf eine **fulminante Lungenembolie bzw. einen Kreislaufstillstand.**

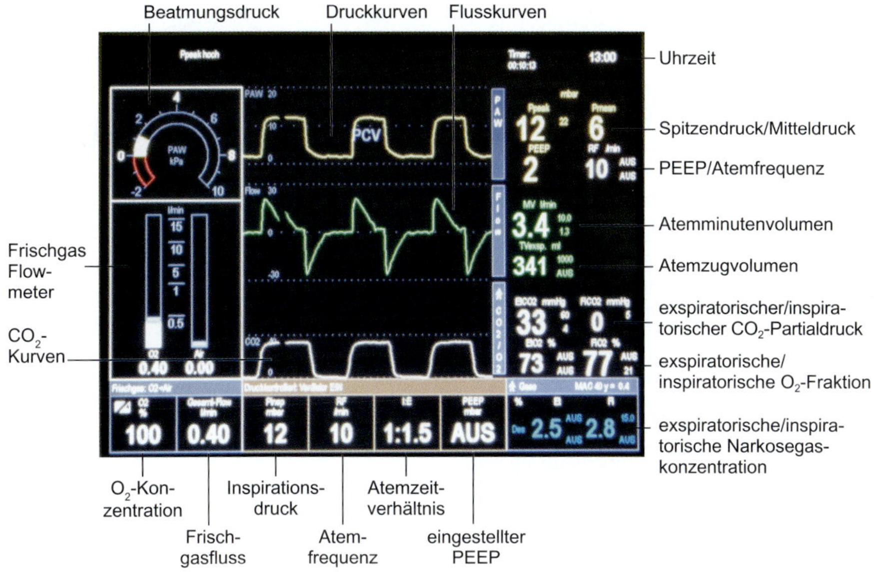

Abb. 22.1 Monitor eines Narkosegeräts [0649]

Ein plötzlicher **Abfall der Sauerstoffsättigung** kann viele Ursachen haben, z. B. periphere Minderdurchblutung (wie bei Hypotonie), Hypoventilation oder Bronchospasmus.

Medikamente

Die Dosierungen der Medikamente zur Narkoseaufrechterhaltung bzw. Analgesie richten sich individuell nach den Gegebenheiten des Patienten. In- und exspiratorische Narkosegaskonzentrationen werden kontinuierlich auf dem Monitor des Narkosegeräts angezeigt.

Der Patient sollte zu keinem Zeitpunkt erwachen oder Schmerzen haben. Plötzliche **Tachykardie, Blutdruckanstiege oder Schluckauf sind Hinweise auf zu flache Narkose oder Schmerzen.** Eine erneute Muskelrelaxierung kann chirurgisch erwünscht sein. Hier genügen meist geringere Dosierungen, um eine ausreichende Wirkung zu erreichen. Wichtig ist, bei Auffälligkeiten die Ursache zu finden und kausal zu handeln. Dies gilt selbstverständlich auch für Kreislaufinsuffizienz und ihre Therapie z. B. mit Katecholaminen oder Volumen.

Bilanz

Der Anästhesist muss die Flüssigkeitsbilanz des Patienten im Auge behalten, um eine Volumenüberladung oder eine Hypovolämie mit konsekutivem Blutdruckabfall zu vermeiden. Bilanziert werden:

Einfuhr

- Infusionen (kolloidale und kristalloide Lösungen)
- Blutprodukte
- Medikamente, die in größeren Flüssigkeitsmengen gelöst werden (Antibiotika, TIVA)

Ausfuhr

- Diurese. Wenn vorhanden, ist der Urinbeutel immer für den Anästhesisten sichtbar aufzuhängen.
- Blutverlust (im Sauger gut nachvollziehbar, in den Operationstüchern und am Boden Schätzung erforderlich)
- Evtl. starkes Schwitzen

Narkoseausleitung

Nach der Narkoseeinleitung ist der **zweite kritische Zeitpunkt** der Narkose die Ausleitung. Rechtzeitig vor erwartetem OP-Ende (ca. 20–30 min) sollte die postoperative Analgesie (z. B. Opioid und Non-Opioid) gegeben, die Relaxierung gemessen werden und spätestens zur Naht die Narkotikazufuhr beendet werden.

Atmet der Patient noch **nicht ausreichend,** lässt sich die Ursache relativ leicht finden:

- Bei einem **Opioidüberhang** (→ Kap. 37) atmet der Patient mit einer sehr niedrigen Atemfrequenz und macht tiefe Atemzüge. Das exspiratorische Kohlendioxid ist hoch, bis ein Atemantrieb einsetzt.
- Bei **Relaxansüberhang** (→ Kap. 37) ist der Patient sehr unruhig, das exspiratorische Kohlendioxid steigt kontinuierlich an. Die Atemfrequenz ist sehr hoch, die Atemzüge sind jedoch äußerst flach, sodass eine Totraumventilation vorliegen kann. Hat man eine Relaxometrie angeschlossen, lässt sich der Relaxansüberhang damit verifizieren.
- Zeigt der Patient keine Reaktion auf äußere Stimuli oder atmet er sehr flach bei normaler Atemfrequenz, ist die **Narkose** einfach **noch zu tief.**
- Verlegung des Atemwegs durch festes Zubeißen auf den Tubus: Dies kann bei agitiertem Erwachen vorkommen: Hier ist es sinnvoll, das **Exzitationsstadium** auszusitzen (meist nur ein kurzer Moment): Ein Tubus ist schwierig zu entfernen, wenn der Patient darauf beißt.

Kriterien einer wahrscheinlich **„sicheren" Ausleitung** sind:

- Normothermie (Körpertemperatur > 36 °C)
- Ausreichende Spontanatmung
- Kompletter Wirkungsabbau von Muskelrelaxanzien (TOF-Ratio von ≥ 90 %)
- Kein Opioidüberhang (Atemfrequenz > 8/min)
- Hypnotika sind vollständig abgebaut, der Patient öffnet auf Ansprache die Augen.

Sind diese Kriterien erfüllt, wird erst der Mundraum abgesaugt, um Speichel- und Blutreste zu entfernen, die einen Laryngospasmus auslösen können. Dann wird ein steriler Absaugkatheter in den Endotrachealtubus eingeführt, der Cuff entblockt und der Tubus unter Sog entfernt.

> Für den Fall etwaiger Atemstörungen muss immer eine Beatmungsmaske sowie ein komplettes Intubationsset bereitliegen!

Atmet der Patient nach der Extubation ausreichend spontan und bleibt die Sauerstoffsättigung ohne Sauerstoffgabe konstant, wird er in den Aufwachraum verlegt.

Zusammenfassung

- Ablauf der Standardnarkose:
  - Anschließen von Monitoring, i. v.-Zugang
  - Präoxygenierung
  - Narkoseinduktion und Atemwegssicherung
  - Anlage zusätzlicher Zugänge und Überwachungskatheter
  - Narkoseaufrechterhaltung mit stabilen Vitalparametern
  - Vorbereitung der Ausleitung (insb. Analgesie, Vermeidung von Überhang)
  - Extubation bei erfüllten Kriterien (suffiziente Spontanatmung und Schutzreflexe)

23 Rapid Sequence Induction (RSI)

Die RSI ist ein spezielles Vorgehen zur Narkoseeinleitung bei Patienten mit erhöhtem Aspirationsrisiko (→ Tab. 23.1). Ziel ist es, die Zeit zwischen dem Verlust der Schutzreflexe und der Atemwegssicherung so kurz wie möglich zu halten und so das Risiko einer Aspiration von Mageninhalt zu minimieren (→ Abb. 52.4). Die Atemwege müssen immer mit einem Endotrachealtubus gesichert werden, da nur der geblockte Cuff einen Aspirationsschutz bietet.

Die RSI wird auch als Ileuseinleitung, Blitzeinleitung oder Crush-Einleitung bezeichnet.

Ablauf und Besonderheiten

Aspirationsprophylaxe

Bei ausreichender Vorbereitungszeit kann eine medikamentöse Säuresekretionshemmung des Magens mit Protonenpumpenhemmern oder H_2-Rezeptorantagonisten (→ Kap. 33) durchgeführt werden.

In der Geburtshilfe erhalten Schwangere kurz vor Narkoseeinleitung 30 ml 0,3-molare Natriumcitratlösung p. o., um den pH-Wert im Magen über den kritischen Wert von 2,5 anzuheben und so zumindest die Auswirkungen einer Aspiration zu verringern. Natriumcitrat wirkt sehr schnell und ist daher in dieser Akutsituation besonders geeignet.

Vorbereitung

Eine gute Vorbereitung ist das A und O:

- Vorbereitete Spritzen mit Hypnotikum, Opioid und Muskelrelaxans sowie Notfallmedikamente (z. B. Atropin, Adrenalin, Akrinor®/Noradrenalin) griffbereit platzieren
- Funktionsfähiges Videolaryngoskop, Ersatzlaryngoskop, Tuben verschiedener Größen mit Führungsstab und Cuffdruckmesser vorbereiten. Der Führungsstab darf das Tubusende nicht überragen). Das Videolaryngoskop ist heute der Standard für die Intubation, ein direktes Laryngoskop dient als Ersatz.
- Absaugvorrichtung des Narkosegeräts oder besser ein chirurgisches Absauggerät mit einem großlumigen Absaugkatheter versehen, in Reichweite platzieren und einschalten
- Sicheren venösen Zugang gewährleisten

Die Anlage einer Magensonde und das vorherige Absaugen des Mageninhalts werden nicht mehr routinemäßig empfohlen. Dies kann im schlimmsten Fall Erbrechen und eine Aspiration verursachen. Außerdem können dabei nur flüssige und bestenfalls kleine feste Partikel erfasst werden. Bei einem Ileus oder einer anderen relevanten Passagestörung ist die Indikation großzügig zu stellen. Sonst wird die Entscheidung individuell anhand des Patientenzustands und des Krankheitsbilds getroffen. Die Füllung des Magens kann auch sonografisch schnell überprüft werden.

Liegt bereits eine Magensonde, bleibt sie während der Einleitung an die eingeschaltete Absaugung angeschlossen. Da sie aber auch als „Schiene" für passiven Reflux dienen kann, kann im Einzelfall auch anders entschieden werden.

Lagerung

Der Kopf wird in verbesserter Jackson-Position (→ Abb. 23.1) gelagert, um die Intubation so einfach wie möglich zu machen. Der OP-Tisch wird leicht fußwärts gekippt (Anti-Trendelenburg-Lagerung), um den passiven Reflux von Magensaft in die Lunge zu verhindern und Druck auf den Ösophagussphinkter zu reduzieren.

Präoxygenierung

Um eine ausreichende Sauerstoffreserve zu schaffen und die Zeit bis zur Entsättigung zu verlängern, atmet der Patient 100 % Sauerstoff über eine dicht sitzende Maske für

- acht Atemzüge mit maximaler Vitalkapazität in max. 60 s oder
- bis zur endexspiratorischen O_2-Konzentration ≥ 90 % (gemessen mit Kapnografie)

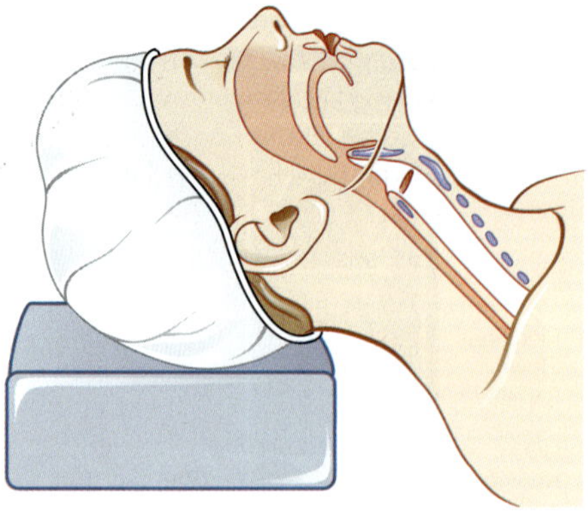

Abb. 23.1 Kopflagerung in verbesserter Jackson-Position [L126]

mit normalem Atemzugvolumen bei Frischgasfluss von 10 l/min, was meist 3–5 min dauert.

Durch dieses Präoxygenieren wird der Stickstoff aus der Lunge ausgewaschen und gegen Sauerstoff ersetzt. Dadurch steht in der Lunge ein großer Sauerstoffspeicher zur Verfügung, der die Apnoetoleranz um mehrere Minuten erhöht. Die Maske bleibt dann bis zur Intubation dicht auf dem Gesicht.

Medikamente

Eine tiefe Narkose ist entscheidend, um das Aspirationsrisiko durch Gegenpressen zu senken. Die Einleitungsmedikamente müssen daher in ausreichender Dosierung verabreicht werden. Sie werden zügig nacheinander gespritzt:

- **Opioid:** zur Schmerz- und Stressdämpfung (Ausnahme: Schwangere bei Sectio caesarea, um eine kindliche Atemdepression zu vermeiden)
- **Hypnotikum:** schnell wirksame Mittel wie Propofol 2–2,5 mg/kg KG, Thiopental 5 mg/kg KG oder Etomidat 0,2–0,3 mg/kg KG
- **Muskelrelaxans:** Entscheidend ist eine möglichst kurze Anschlagszeit.
  - Hochdosiertes Rocuronium (1,0 mg/kg KG). Nachteil: lange Wirkdauer, bei Intubationsproblemen aber schnelle Antagonisierung mit Sugammadex möglich.
  - Succinylcholin (1–1,5 mg/kg KG): alternativ bei fehlenden Kontraindikationen, wird jedoch wegen seiner Nebenwirkungen (→ Kap. 9) nur noch selten verwendet.

Keine Zwischenbeatmung

Nach Gabe des Muskelrelaxans wird nicht zwischenbeatmet, um das Risiko einer Mageninsufflation durch Beatmung zu ver-

Tab. 23.1 Absolute und relative Indikationen für eine RSI

Patient/Erkrankung	Ursache
Ileus, gastrointestinale Tumoren, Hiatushernie, Refluxerkrankung, Blutung im oberen Gastrointestinaltrakt, Diabetes mellitus (schlecht eingestellt oder mit Gastroparese) SHT, erhöhter intrakranieller Druck Kinder nach Trauma	Verzögerte Magenentleerung/Regurgitation
Adipositas (BMI ≥ 40), Aszites	Erhöhter intraabdomineller Druck
Schwangere (ab 20. SSW bis 2 Wochen nach Entbindung)	Erhöhter intraabdomineller Druck und hormonell bedingt verzögerte Magenentleerung
Unzureichende Nahrungskarenz	Erhöhtes Magenvolumen

meiden. Dies ist einer der entscheidenden Unterschiede zur konventionellen Narkoseeinleitung. Der Wirkungseintritt wird abgewartet (Succinylcholin 30–60 s, Rocuronium 60–90 s). Nach der Intubation wird der Tubus sofort geblockt und die Tubuslage mit Kapnografie und Auskultation überprüft.

Narkoseführung

Nach erfolgreicher Intubation kann die Narkose wie gewohnt mit Opioiden, volatilen Anästhetika oder als TIVA weitergeführt werden. Ein NDMR sollte erst nach Abklingen der Succinylcholinwirkung appliziert werden, um Patienten mit Cholinesterasemangel zu identifizieren.

Narkoseausleitung

Die Ausleitung stellt oft ein ebenso großes Risiko dar wie die Einleitung. Eine gute Vorbereitung mit eingeschaltetem Absauggerät und Bereitlegen aller Utensilien für eine eventuelle Reintubation ist sinnvoll.
Wenn eine Magensonde liegt, wird der Magen vor Ausleitung erneut abgesaugt. Eine Magensonde sollte nur dann neu eingeführt werden, wenn weiterhin ein erhöhtes Aspirationsrisiko besteht oder relevanter Mageninhalt vermutet wird.
Die Patienten dürfen erst extubiert werden, wenn sich die neuromuskuläre Funktion vollständig erholt hat (TOF-Quotient > 0,9, → Kap. 19) und die Schutzreflexe (Husten- und Würgereflex) sicher vorhanden sind.

Was tun bei schwierigem Atemweg und Fehlintubation?

Bei zu erwartenden Intubationsschwierigkeiten sollten schon vor der Einleitung eine Regionalanästhesie oder eine fiberoptische Wachintubation als Alternative erwogen werden.
Da bei einer RSI bewusst auf eine Zwischenbeatmung verzichtet wird, ist das Risiko für das Eintreten einer „Cannot-intubate-cannot-ventilate"-Situation erhöht. Bei kritischer Hypoxämie (SpO_2 < 90 %) darf jedoch auch bei einer RSI vorsichtig überbrückend mit niedrigen Drücken (< 20 cmH_2O) maskenbeatmet werden. Das weitere Vorgehen entspricht dem regulären Difficult Airway Management (→ Kap. 32).
Bei ösophagealer Fehlintubation sollte der Tubus entfernt und eine erneute Intubation versucht werden. Ein kurzzeitiges Belassen des geblockten Tubus kann in Ausnahmefällen erwogen werden, um einen gewissen Aspirationsschutz zu bieten, erschwert aber oft die Sicht auf den Larynx deutlich.

RSI bei Kindern

Bei Kindern verzögert sich die Magenentleerung nach einem Trauma unberechenbar. Daher besteht ein erhöhtes Aspirationsrisiko, auch wenn die üblichen Nüchternheitszeiten abgewartet werden. Für die Einschätzung der Nüchternheit ist vielmehr die Zeit zwischen letzter Nahrungsaufnahme und Unfall maßgeblich. Im Zweifel sollte eher die Entscheidung für eine RSI getroffen werden.
Wegen der geringen Sauerstoffreserven und der schnellen Entsättigung wird die RSI bei Kindern abwandelt (→ Tab. 23.2):

- **Schonende Zwischenbeatmung:** druckkontrollierte Maskenbeatmung über das Narkosegerät mit einem Inspirationsdruck von 10–12 cmH_2O bis zur Intubation
- **NDMR als Muskelrelaxans:** Meist wird hochdosiertes Rocuronium verwendet, prinzipiell kann aber jedes NDMR eingesetzt werden. Succinylcholin wird wegen seiner Nebenwirkungen (→ Kap. 9) nur sehr selten eingesetzt

Tab. 23.2 Unterschiede zwischen der RSI bei Kindern und Erwachsenen

	Erwachsene	Kinder
Narkoseeinleitung	Intravenös	Intravenös, zuvor EMLA®-Pflaster
Muskelrelaxans	Hochdosiertes Rocuronium oder Succinylcholin (wenn keine Kontraindikationen)	Meist hochdosiertes Rocuronium, aber jedes NDMR möglich; fast nie Succinylcholin
Zwischenbeatmung	Nein	Ja, vorsichtig druckkontrolliert
Atemwegssicherung	Endotrachealtubus	Endotrachealtubus

Zusammenfassung

- Eine RSI ist bei erhöhter Aspirationsgefahr indiziert, wenn eine Allgemeinanästhesie erforderlich ist.
- Die Narkose wird intravenös eingeleitet und bei Erwachsenen auf eine Maskenbeatmung bis zur Relaxanswirkung verzichtet. Die Atemwege werden mit einem Endotrachealtubus gesichert.
- Zur Muskelrelaxation wird ein Präparat mit kurzer Anschlagzeit, meist hochdosiertes Rocuronium oder Succinylcholin, eingesetzt. Rocuronium wird heute oft bevorzugt, auch wegen der Antagonisierungsmöglichkeit mit Sugammadex.
- Im Fall eines schwierigen Atemwegs darf vorsichtig mit der Maske beatmet werden, um eine Hypoxämie zu vermeiden.
- Die Extubation nach einer RSI sollte nur bei sicher zurückgekehrten Schutzreflexen erfolgen.
- Bei Kindern wird eine modifizierte RSI durchgeführt. Entscheidender Unterschied ist eine sanfte, druckkontrollierte Zwischenbeatmung mit der Beatmungsmaske aufgrund der geringeren O_2-Reserven und schnelleren Entsättigung.

24 Intraoperative Lagerung

Die Lagerung hat viele Auswirkungen und erfordert große Sorgfalt: Lagerungsschäden machen ca. 12 % der anästhesiebedingten Schäden aus. Zusätzlich kann es lagerungsbedingt zur **Beeinträchtigung von Kreislauf und Beatmung** kommen.
Finden die Lagerungsmaßnahmen intraoperativ (unter der OP-Abdeckung) statt, kann es zu **Dekonnektion von Leitungen** und **Dislokation von Kathetern, Tubus** etc. kommen.
Aufgabe des Anästhesisten ist es, durch Wissen um Risiken und Anatomie Schäden am Patienten von vornherein zu verhindern.

Häufige Lagerungsarten und deren Risiken

Rückenlage

Einsatzgebiet Die gängigste Lagerungsart für fast alle Fachgebiete (→ Abb. 24.1).
Risiken und Gegenmaßnahmen
- Leichte **Abnahme der FRC** durch Verdrängung des Zwerchfells nach kranial durch die Bauchorgane (**Cave:** Schwangere, Adipositas permagna!) → ausreichend hohe Beatmungsdrücke (PEEP)
- Verstärkter **venöser Rückstrom** zum Herzen mit Blutdruckanstieg → keine Maßnahmen erforderlich, wird rasch kompensiert
- Schäden am **Plexus brachialis** durch Abduktion der Schultern über 90° → adäquate Armlagerung

Bauchlage

Einsatzgebiet Operationen an der Wirbelsäule, Rückseite von Arm oder Bein (→ Abb. 24.1).
Risiken und Gegenmaßnahmen
- Gefahr der Entfernung von Tubus und Infusionsleitungen bei der **Umlagerung** → kurzzeitige Diskonnektion, Anästhesist bleibt am Kopf und hält den Kopf, sonst nichts; nach Umlagerung Tubuskontrolle.
- **Druckschäden** der Augen, Ohren, Nase sowie des N. ulnaris → peinlichst auf freie Lagerung derselben achten; Verwendung spezieller Lagerungskissen für Becken, Thorax und Kopf

Seitenlage

Einsatzgebiet Thorakotomie oder Thorakoskopie, Nierenoperationen mit lumbalem Zugang (→ Abb. 24.1, → Abb. 27.1).
Risiken und Gegenmaßnahmen
- **Verletzung** des N. axillaris durch Druck auf den unten liegenden Arm → Kissen bzw. aufblasbare Rolle unter den Thorax legen
- **Druckschaden** des N. radialis oder N. ulnaris des oberen Arms durch mangelhafte Lagerung → Arm großzügig unterpolstern
- **Ungleichgewicht von Ventilation und Perfusion der Lunge:** Die obere Lunge wird gut belüftet und schlecht durchblutet, die abhängige Lunge gut durchblutet und schlecht belüftet → Balance zwischen ausreichend hohem positivem endexspiratorischem Druck (PEEP) und ausreichender Volumengabe, um sowohl Ventilation als auch Perfusion zu gewährleisten; ggf. arterielle Blutgasanalysen während der Operation.

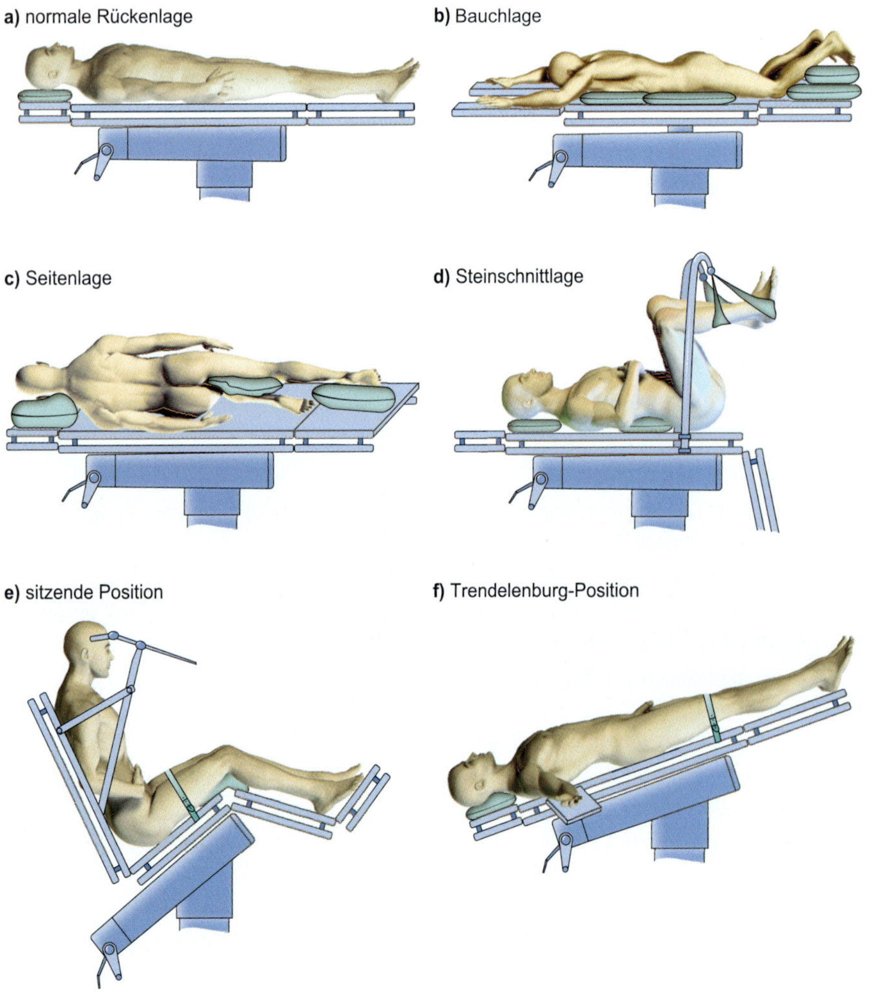

Abb. 24.1 Intraoperative Lagerung [L141]

Steinschnittlage

Einsatzgebiet Gynäkologische Eingriffe, transanale Operationen (→ Abb. 24.1).
Risiken und Gegenmaßnahmen
- Durch Hochlagerung der Beine **Dehnung** von N. femoralis, N. obturatorius und N. ischiadicus → keine Flexion der Beine mit mehr als 90°; besonderes Augenmerk bei Patienten mit Hüftprothesen
- Durch verminderte Polsterung Gefahr von **Druckschäden** des N. fibularis in Höhe des Fibulaköpfchens → Operateur auf Lagerungsprobleme aufmerksam machen
- Bei **extremer Flexion in der Hüfte** Kompression des Bauchraums in Richtung Zwerchfell mit Abnahme von FRC und TV → Anpassung der Beatmung, ggf. Lagerung entschärfen oder aufheben lassen!

Sitzende Position

Einsatzgebiet Neurochirurgie für Eingriffe an der hinteren Schädelgrube und der zervikalen Halswirbelsäule (→ Abb. 24.1); dadurch bessere Erreichbarkeit des Operationsgebiets. Durch die oberhalb des Herzens gelegene Position ist die Blutung geringer ausgeprägt.
Risiken und Gegenmaßnahmen
- Durch die **völlige Abdeckung des Kopfs** kaum Möglichkeit, dislozierte oder diskonnektierte Tuben, Katheter etc. neu zu positionieren → maximale Sicherheit bei der Fixierung der Leitungen; auf erreichbare

Zuspritzmöglichkeiten (Dreiwegehahn) achten

- Durch die Lage des Operationsgebiets oberhalb der Herzhöhe Gefahr der **venösen Luftembolie** (VLE) bei Eröffnung venöser Gefäße → PEEP-Beatmung, ausreichende Volumengabe, TEE-Kontrolle (transösophageale Echokardiografie); präoperativ Anlage eines zentralen Venenkatheters (ZVK), um evtl. Luftblasen aus dem rechten Vorhof absaugen zu können; bei Auftreten von Luftblasen im TEE sofortige Information des Operateurs (Verschluss des venösen Gefäßes) und symptomatische Therapie

Trendelenburg-Position

Einsatzgebiet Operationen am Unterbauch, inneren Genitale (→ Abb. 24.1). Die starke Kopftieflage führt zu ausgeprägten Veränderungen an Kreislauf und Lunge.

Risiken und Gegenmaßnahmen

- Blutdruckanstieg durch hohen venösen Rückstrom
- Gefahr der **kardialen Dekompensation** durch zu hohe Vorlast → bei Problemen die Lagerung entschärfen oder aufheben
- Anstieg des Beatmungsdrucks durch massiven **Druck der Bauchorgane** auf die Lunge → Änderung des Atemzeitverhältnisses, der Atemfrequenz, Spitzendrücke vermeiden; ggf. Lagerung entschärfen
- **Anstieg des intrakraniellen Drucks (ICP),** Gefahr von Hirnödem und intrazerebraler Blutung → v. a. bei lang dauernden Operationen intermittierend die Kopftieflage aufheben
- Anstieg des **intraokularen Drucks,** Korneaödem → Panthenol-Salbe in die Augen geben, den Patienten darüber aufklären
- **Schwellung von Schleimhäuten,** insbesondere der Atemwege → erhöhte Aufmerksamkeit bei der Extubation, ggf. Nachbeatmung bei Hinweis auf Verlegung der Atemwege (Cuff-leak-Test)
- **Druckschädigung** des Plexus brachialis durch Schulterstützen → großzügige Polsterung der Stützen

Anti-Trendelenburg-Position

Einsatzgebiet Operationen an Oberbauch, Brust und Hals.

Risiken und Gegenmaßnahmen RR-Abfall durch **„Versacken" des Blutes** in die Beine → präoperativ ausreichend Volumen substituieren, ggf. Vasokonstriktoren einsetzen.

Beach-Chair-Position

Einsatzgebiet Operationen an Schulter, Oberarm, Hals seitlich.

Risiken und Gegenmaßnahmen

- Bei der Umlagerung kommt es häufig zu **Blutdruckabfall** und Reflextachykardie → Bei allen Patienten (aber v. a. Patienten mit KHK, Herzinsuffizienz, Klappenvitien) sollte die Umlagerung behutsam stufenweise vorgenommen werden.
- Gefahr der **Tubusokklusion und -dislokation** durch Nähe zum Operationsgebiet→ Tubus auf der Gegenseite fixieren und abpolstern; Kopf und Oberkörper fixieren

Häufige Lagerungsschäden

Augen

Das **Korneaödem** entsteht entweder durch konstant hohen intraokularen Druck (Kopftieflagerungen) oder durch intraoperativ offene Augen (Austrocknung durch fehlenden Lidschlag). Es kann zur Erblindung des Patienten führen und wird durch Salbeneinlage in die Augen und Verschluss der Augen mit einem Pflaster vermieden.

Periphere Nerven

N. ischiadicus, N. femoralis und **N. obturatorius** werden durch Überdehnung bei der Steinschnittlage geschädigt, was zu meist passageren sensiblen und motorischen Ausfällen führen kann. Um dies zu verhindern, soll der Rumpf maximal 90° gebeugt werden. Der **N. fibularis communis** kann während der Steinschnittlagerung in den Beinschalen durch Druck dauerhaft verletzt werden und ist sorgfältig zu polstern.

Der **Plexus brachialis** wird durch übertriebene Abduktion der Schulter oder zu tiefe Position des Armhalters gedehnt. Es sollte keine Abduktion der Schulter über 90° erfolgen, die Arme immer oberhalb des Operationstischs lagern, alle Stützen abpolstern. Eine Schädigung des **N. ulnaris** ist die häufigste Nervenläsion in der Anästhesie durch falsch gelagerten Arm. Der Arm muss sorgfältig auf der Armbank gelagert werden, spezielle Polster verwenden.

Extremitäten

Da besonders bei Lageveränderungen die Gefahr besteht, dass die Arme herunterfallen, müssen sie sicher fixiert werden. Aber auch sicher befestigte Arme laufen Gefahr, intraoperativ Druckschäden zu erleiden.

Intraoperative Umlagerung

Gelegentlich muss der Patient vor, während oder nach der Operation in Narkose umgelagert werden. Dabei treten häufig Komplikationen auf:

- Abknicken/Dekonnektion der Beatmungsschläuche
- Extubation bzw. Tieferrutschen des Tubus nach bronchial
- Abknicken/Entfernung von Gefäßkanülen

> Verantwortung für den Kopf des Patienten sowie den „Anästhesie-Arm" trägt der Anästhesist, für die intraoperative Lagerung der restlichen Extremitäten etc. der Operateur.

Zusammenfassung

- Die am häufigsten angewandte Lagerung ist die Rückenlage, sie ist am wenigsten problemträchtig.
- In Bauch- und Seitenlage kann es bei der Umlagerung zur akzidentiellen Extubation und danach zu Lagerungsschäden an Gesicht und Nerven kommen.
- Bei der sitzenden Lagerung und in Anti-Trendelenburg-Position droht dem Patienten massiver Blutdruckabfall.
- Steinschnittlage und Trendelenburg-Position führen zu erhöhtem Druck auf die Lunge und evtl. dadurch zu Beatmungsschwierigkeiten.
- Grundsätzlich sprechen sich Operateur und Anästhesist bezüglich der Lagerung des Patienten ab.
- Für den Kopf und den „Anästhesiearm" hat die Anästhesie die alleinige Verantwortung und muss sich daher nach jeder Lagerungsmaßnahme von der korrekten Patientenposition überzeugen.
- Nach jeder Umlagerung muss man sich von der korrekten Lage aller „Schläuche" überzeugen.

Physiologische Grundlagen

Der menschliche Organismus besteht etwa zu 60 % aus Wasser. Etwa zwei Drittel des Gesamtkörperwassers liegen intrazellulär, das intravasale Wasser (Plasma) macht nur knapp ein Zehntel (ca. 4 %) aus (→ Abb. 25.1). Die beiden Extrazellulärkompartimente (Interstitium und Intravasalraum) werden durch die Gefäßbarriere getrennt. Bei Blutverlust kann Flüssigkeit aus dem Interstitium zum Ausgleich herangezogen werden. Der Körper beantwortet einen chirurgischen oder traumatischen Stimulus i. d. R. mit einer Kombination aus entzündlicher und endokrinologischer Reaktion, die das Ziel hat, die Flüssigkeitsräume des Körpers zu erhalten. Eine Abnahme der Diurese, wie sie oft intraoperativ zu beobachten ist, scheint als physiologische Reaktion auf die unphysiologischen Rahmenbedingungen durchaus sinnvoll zu sein. Wird einem normovolämen Patienten ein Flüssigkeitsbolus appliziert, kommt es durch Freisetzung von artrialem natriuretischem Peptid (ANP) zu einer erhöhten Natrium- und Wasserexkretion über die Niere. Iatrogene Hypervolämie (z. B. als prä- oder intraoperativer Flüssigkeitsbolus) ist somit ein Antagonist der physiologischen Reaktion des Körpers auf chirurgischen Stress.

> Das Gesamtblutvolumen macht etwa 6–7 % des Körpergewichts aus.

Gefäßbarrieren

Die vaskulär-endotheliale Barriere steht unter permanentem Druck. Sie ist so aufgebaut, dass ein quantitativ relevanter Abstrom von Proteinen in den Zwischenzellraum verhindert wird. Elektrolyte und ähnlich kleine Substanzen werden nicht zurückgehalten und können sich frei im gesamten Extrazellulärraum verteilen. Der einwärts gerichtete onkotische Gradient zwischen proteinarmem Interstitium und proteinreichem Plasma ist mit dem auswärts gerichteten hydrostatischen Gradienten im Gleichgewicht, weil die gesunde Gefäßbarriere für Proteine undurchlässig ist (klassische Modell zur Erklärung dieser Eigenschaften einer gesunden Gefäßwand, Ernest Starling 1896). Inzwischen ist bekannt, dass dieses klassische Modell um die **„Endothelial Surface Layer"** erweitert werden muss. Diese besteht aus der **Glykokalyx,** einer bis zu 1.000 nm großen Struktur auf der endothelialen Oberfläche und gebundenen Plasmaproteinen (→ Abb. 25.2). Wird die Glykokalyx zerstört, können hochmolekulare Plasmabestandteile und auch Wasser ungehindert in das Interstitium übertreten. Die Zerstörung der Glykokalyx korreliert zum Beispiel bei Patienten im septischen Schock mit der Mortalität. Klinische Studien haben gezeigt, dass auch eine Hypervolämie (durch Überinfusion) zur Abnahme des Volumens der Endothelial Surface Layer und damit zu einem interstitiellen Ödem führen kann.

Flüssigkeits- und Volumenverluste

Flüssigkeitsverluste (Urin, Atemluft) treten physiologisch und intraoperativ auf und gehen aus dem extrazellulären Wasser verloren (→ Tab. 25.1). Diese Verluste werden über die Nahrungsaufnahme gedeckt. Perioperativ müssen sie mit Kristalloiden ersetzt werden, die sich entsprechend zu vier Fünfteln im Interstitium und einem Fünftel im Gefäß verteilen. Volumenverluste beziehen sich rein auf den Intravasalraum (Blutung etc.). Diese Verluste müssten mit isoonkotischen Kolloiden ersetzt werden. Aufgrund der schlechten Risikobewertung der kolloidalen Infusionslösungen (Hydroxyethylstärke, Gelantine) erfolgt deren Einsatz jedoch sehr restriktiv.

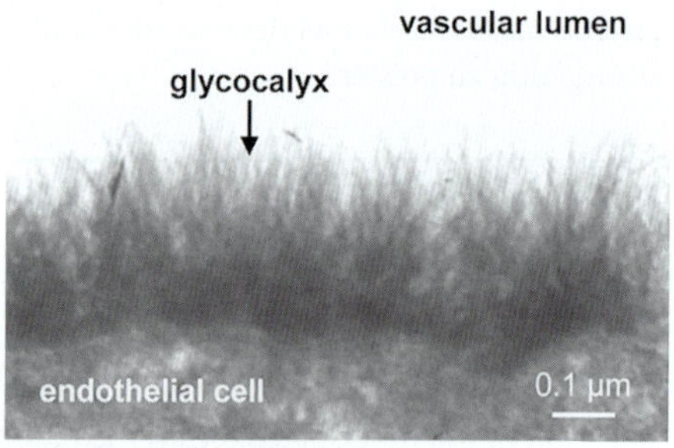

Abb. 25.2 Glykokalyx [T1226]

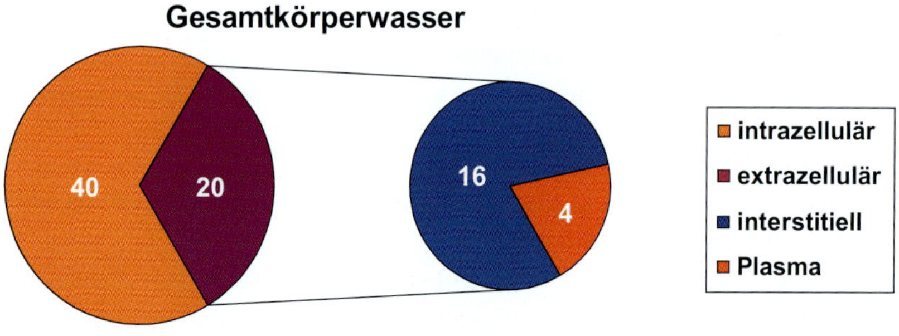

Abb. 25.1 Kompartimente des Gesamtkörperwassers [O646]

Beurteilung des Flüssigkeitsstatus

Nichtapparative Möglichkeiten

Um einen Überblick über den **extrazellulären Flüssigkeitsstatus** zu erhalten und somit einen eventuellen Mangel feststellen zu können, reicht ein gezielter Blick völlig aus. Blutdruck, Herzfrequenz/Pulsqualität, Füllungszustand der Jugularvenen, Menge und Beschaffenheit des Harns (Polyurie – Oligurie/Anurie; wasserhell – konzentriert/dunkel), trockene Schleimhäute oder Stauungszeichen und Ödeme können innerhalb weniger Sekunden erfasst werden und ohne apparative Methoden zu einer Diagnose führen.

Wenn durchführbar, kann zur Diagnose eines Volumenmangels bzw. der Volumenreagibilität ein **Lagerungsmanöver** zur Autotransfusion (Trendelenburg-Position, passive leg-raise) durchgeführt werden. Eine Fluid Challenge mit 500–1.000 ml Kristalloid ist ebenfalls möglich.

Apparative Möglichkeiten

Wird ein Patient mittels invasiver Blutdruckmessung (IBP) über eine arterielle Kanüle (→ Kap. 19) überwacht, deutet ein atemabhängiges Undulieren der Kurve **(„Swing")** auf einen Volumenmangel hin (→ Abb. 25.3). Mittels **transthorakaler (TTE)** oder **transösophagealer Echokardiografie (TEE)** lässt sich die Füllung der Herzkammern darstellen. Kommen ein **Pulmonaliskatheter** oder das **PiCCO®-System** zur Anwendung, werden hier Füllungsdrücke/-volumina gemessen bzw. errechnet.

Berechnung des Flüssigkeitsbedarfs

Präoperatives Flüssigkeitsdefizit

Vorbestehende, z. T. krankheitsbedingte Mangelzustände aufgrund von Durchfällen, Erbrechen, Fieber, Traumata (Blutung, Verbrennung etc.) und Verlusten über Drainagen oder Fisteln sollten bereits vor Beginn des Eingriffs ausgeglichen werden. Häufig sind die genauen Mengen jedoch nicht bekannt oder werden nur grob geschätzt. Vor größeren geplanten Eingriffen am Darm wird häufig eine Darmreinigung durch

Tab. 25.1 Perioperativer Flüssigkeits- und Volumenverlust

Art	Komponente	Quantifizierbar
Flüssigkeitsverlust	Perspiratio insensibilis	Nein
	Urinproduktion	Ja
Volumenverlust	Exsudation über chirurgische Wunden	Nein
	Blutverlust	Eingeschränkt

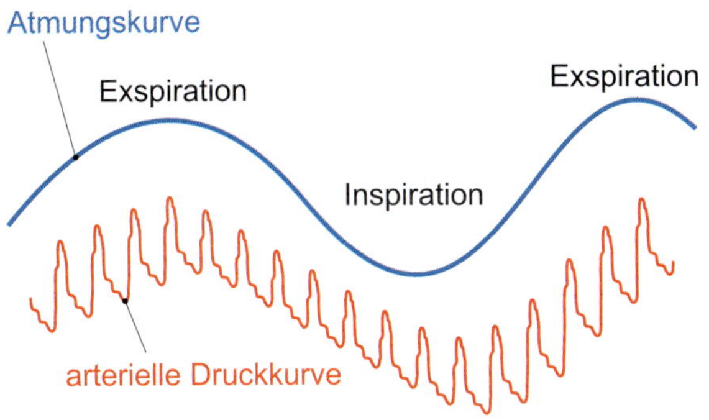

Abb. 25.3 Atemsynchroner arterieller Swing bei intravasalem Volumenmangel; blau = Respiration, rot = IBP [O646, L141]

Trinken größerer Mengen Flüssigkeit und ggf. auch Einsatz abführender Medikamente durchgeführt, auch wenn dies im Zeitalter von Fast-Track-Chirurgie nicht mehr dem Stand von Wissenschaft und Technik entspricht. Dies verstärkt das präoperative Defizit zusätzlich.
Obwohl nach den gültigen Kriterien das Trinken klarer Flüssigkeiten (Wasser, Tee) bis zu 2 h vor einer Operation gestattet ist, schränken sich die meisten Patienten bereits am Vorabend der Operation mit der Nahrungsaufnahme ein und trinken bis zu 12 h vor einem chirurgischen Eingriff nur wenig oder gar nichts mehr. Zur Begrenzung dieses Defizits sollte präoperativ ggf. 1 ml/kg/h über eine Infusionslösung verabreicht werden.

Flüssigkeitsgrundbedarf von Kindern und Erwachsenen

Für Kinder gilt die 4-2-1-Regel:

- Für die ersten 10 kg KG werden je 4 ml Flüssigkeitsgrundbedarf pro Stunde veranschlagt.
- Für die zweiten 10 kg KG werden je 2 ml veranschlagt.
- Für jedes weitere kg KG wird je 1 ml veranschlagt.

Beispiel: Kind mit 27 kg KG.
4 ml/kg/h × 10 kg + 2 ml/kg/h × 10 kg + 1 ml/kg/h × 7 kg = 67 ml/h.
Bei Erwachsenen gilt diese Formel zwar auch, jedoch wird meist vereinfacht von einem Grundbedarf von 2 ml/kg KG ausgegangen.

Intraoperativer Erhaltungsbedarf

Eine bedarfsadaptierte kristalloide Infusionsrate zur Deckung der laufenden Flüssigkeitsverluste (Perspiratio insensibilis und Urinausscheidung) liegt zwischen 0,5–1 ml/kg/h plus der gemessenen Urinmenge.

Perioperative Flüssigkeitstherapie bei Kindern

Die Vorstellungen von einer kindgerechten perioperativen Flüssigkeitstherapie haben sich in den vergangenen Jahren stark gewandelt. Lange Zeit wurden hypotone Infusionslösungen mit 5 % Glukosezusatz eingesetzt, die jedoch nicht selten zu unerwünschten Hyperglykämien und Hyponatriämien geführt haben. Nach neueren Empfehlungen sollen deshalb auch bei Kindern plasmaisotone Vollelektrolytlösungen verwendet werden, um das Risiko einer Hyponatriämie zu vermindern. Durch Zusatz von 1–2 % Glukose können besonders im Neugeborenen- und Säuglingsalter Hypo- oder Hyperglykämien sowie katabole Stoffwechsellagen vermieden werden. Bei großen Volumenumsätzen kann durch zusätzliche Infusion von Kolloiden das kolloidosmotische System und damit auch das Plasmavolumen stabilisiert werden. Die früher häufig verwendeten Albumin- oder Plasmaproteinlösungen sind inzwischen auch bei Kindern durch künstliche Kolloide, z. B. Hydroxyethylstärke(HES)-Präparate der zweiten und dritten Generation oder Gelatine, ersetzt worden. Postoperativ ist eine enterale Flüssigkeits- und Substratzufuhr für Kinder physiologischer und sicherer als eine Infusionstherapie und sollte, wenn immer möglich, bevorzugt werden.

Pädiatrische Infusionslösung

Es gibt eine vom Arbeitskreis Kinderanästhesie der DGAI empfohlene kindertaugliche Infusionslösung. Die E148 G1 Päd Lösung der Serumwerke Bernburg ist ein balanciertes und für Kinder optimiertes Kristalloid.
Da diese Lösung nicht in allen Kliniken bevorratet wird, hier ein „Kochrezept“ für eine Alternative:

- 1.000 ml Ringer-Acetat + 30 ml Glukose 40 % (= 12 g Glukose)
- 500 ml Ringer-Acetat + 15 ml Glukose 40 % (= 6 g Glukose)

Die Mischung ergibt eine annähernd 1-prozentige Glukoselösung in einem balancierten Kristalloid.

Zusammenfassung

- Wasser macht 50–60 % des Körpergewichts aus. Das Blutplasma hat jedoch nur einen Anteil von 4 % am Körpergewicht.
- Präoperative Flüssigkeitsdefizite sollten noch vor einem chirurgischen Eingriff ausgeglichen werden.
- Der Grundbedarf an Flüssigkeit beträgt bei einem Erwachsenen näherungsweise 2 ml/kg KG. Bei Kindern gilt die 4-2-1-Regel.

Kinder

Die Anästhesie bei Kindern ist spannend, erfordert aber viel Fingerspitzengefühl, Wissen und Einfühlungsvermögen. Der bekannte Satz „Kinder sind keine kleinen Erwachsenen" stimmt einfach. Die wichtigsten Unterschiede sollte jeder kennen (→ Abb. 26.1 und → Tab. 26.1).

Prämedikation

Ab dem 6. Lebensmonat kann eine medikamentöse Prämedikation zur Anxiolyse sinnvoll sein. Bewährt hat sich Midazolam (0,5 mg/kg KG oral als Saft, max. 15 mg). Vor allem ältere Kinder metabolisieren es schneller als Erwachsene, daher ist das richtige Timing entscheidend. Allerdings ist es nicht bei allen Kindern gut wirksam. Alternativen sind nasales Midazolam, S-Ketamin (nasal, oral, rektal), Clonidin (oral) und die Anwesenheit der Eltern bei der Narkoseeinleitung. Säuglinge (unter 1 Jahr) dürfen noch bis 3 h vor dem Eingriff Muttermilch trinken. Klare Flüssigkeiten sind bei Kindern bis 1 h vor Narkoseeinleitung erlaubt. In vielen Kliniken ist das Trinken klarer Flüssigkeiten sogar bis zum Transport in den OP möglich. Kinder dürfen bis 6 h vor OP essen; kleine, leichte Mahlzeiten sogar bis 4 h vorher.
Für eine entspannte intravenöse Narkoseeinleitung wird 60 min vor dem Eingriff an geeigneten Punktionsstellen ein „Zauberpflaster" aufgeklebt (z. B. EMLA®-Pflaster). Das Lokalanästhetikum im Pflaster sorgt dafür, dass die Punktion kaum noch spürbar ist.

Narkoseführung

Neben dem Standardmonitoring bietet ein **präkordiales Stethoskop** (→ Abb. 26.2) bei **Säuglingen** eine wertvolle zusätzliche Überwachung. Der Anästhesist kann damit Herz- und Atemgeräusche kontinuierlich beurteilen, ohne auf den Monitor zu schauen.

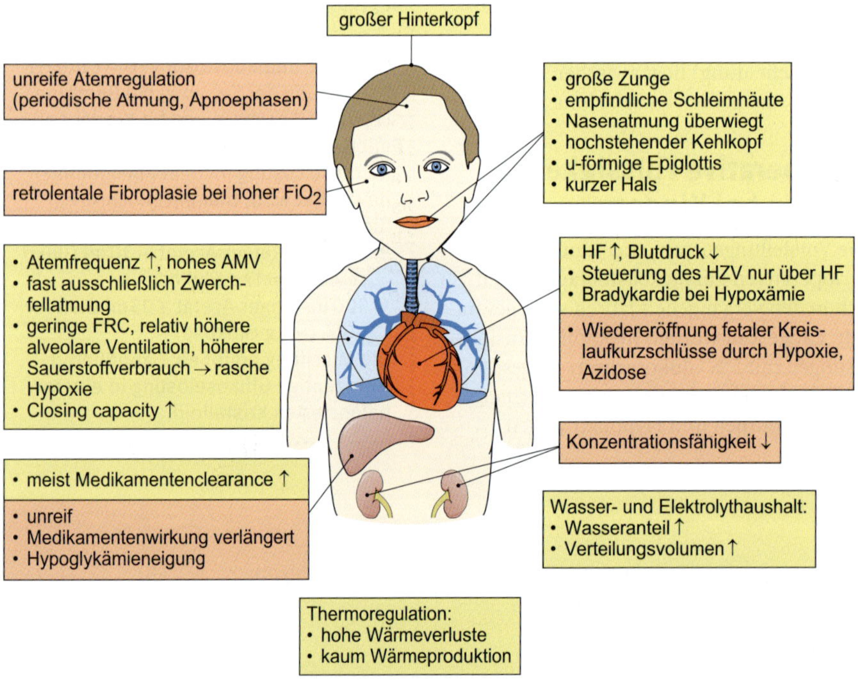

Abb. 26.1 Physiologische Unterschiede zwischen Kindern und Erwachsenen. Rot unterlegte Kästen zeigen Besonderheiten Früh- und Neugeborener. [O647, L141]

Tab. 26.1 Normwerte und Tubusgrößen (ID = Innendurchmesser) in verschiedenen Altersklassen

Alter	Bezeichnung	Herzfrequenz (/min)	Blutdruck (mmHg)	Atemfrequenz (/min)	Tubusgröße (ID in mm)
< 36. SSW	Frühgeborenes	150	50/30	50–60	2,5–3,0
0–28 Tage	Neugeborenes	130	75/50	40–50	3,0–3,5
1–12 Monate	Säugling	125	80/50	25–40	3,5–4,0
1–5 Jahre	Kleinkind	110	90/50	20–30	Formel für ungeblockte Tuben: 3,5 + (Alter in Jahren ÷ 4)
6–14 Jahre	Schulkind	90	95/55	12–20	

Die Narkose kann intravenös oder inhalativ eingeleitet und dann als TIVA mit Propofol oder balanciert mit volatilen Anästhetika fortgeführt werden. Ältere Kinder benötigen aufgrund ihrer hohen Medikamenten-Clearance im Vergleich zu Erwachsenen oft höhere Dosierungen, insbesondere von inhalativen Anästhetika und Propofol. Opioide und nichtdepolarisierende Muskelrelaxanzien (NDMR) werden nach Bedarf verabreicht.
Zur Maskenbeatmung und Intubation werden Kinder in **Schnüffelstellung** gelagert (→ Abb. 26.2). Der Kopf ist dabei nur leicht überstreckt, die Schultern mit einer Rolle unterpolstert. Die Larynxmaske ist in passenden Größen bereits ab dem Säuglingsalter verfügbar und für viele Eingriffe gut geeignet. Die passende Tubusgröße kann berechnet oder durch Vergleich mit dem kleinen Finger des Kinds abgeschätzt werden. Geblockte Tuben werden heute bereits ab dem Kleinkindalter empfohlen, da sie Risiko für Leckagen und Aspiration reduzieren. Die Cuffdruckmessung ist obligat, um Schleimhautschäden zu vermeiden. Zur Rapid Sequence Induction (RSI) bei Kindern mit erhöhtem Aspirationsrisiko siehe → Kap. 23.
Wichtig ist, die Körpertemperatur auch bei kleinen Eingriffen zu messen und ein Auskühlen durch aktive Wärmemaßnahmen zu vermeiden. Hypothermie erhöht das Risiko für postoperative Komplikationen wie Blutungen und Infektion.

Schmerztherapie

Kinder nehmen in jedem Alter Schmerzen wahr. Eine unzureichende Schmerzbehandlung kann schwerwiegende physische und psychische Folgen haben. Postoperativ eignen sich neben Opioiden (z. B. Piritramid 0,05–0,1 mg/kg KG) auch Nichtopioidanalgetika (Metamizol, Paracetamol, Ibuprofen) sowie Clonidin als Adjuvans. Bei älteren Kindern ist oft eine patientenkontrollierte Analgesie (PCA) sinnvoll. Regionalanästhesieverfahren bieten durch ihre lange Wirkdauer eine hervorragende Alternative und

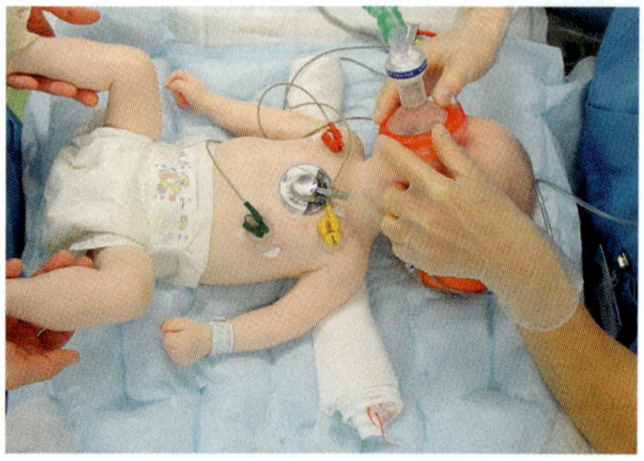

Abb. 26.2 Schnüffelstellung [T517]

werden bei Kindern meist unter Narkose durchgeführt.

Ältere Menschen

Dank besserer medizinischer Versorgung werden wir immer älter. Moderne OP-Verfahren und Fortschritte in der perioperativen Medizin ermöglichen heute Eingriffe bei Patienten, die früher undenkbar waren. Alter allein ist keine Krankheit und der Alterungsprozess sehr individuell. Entscheidend ist das „biologische Alter", also das Ausmaß der physiologischen Veränderungen (→ Abb. 26.3), von Frailty (Gebrechlichkeitssyndrom) und die Begleiterkrankungen.
Bei geplanten Eingriffen wird im Idealfall bereits mehrere Wochen präoperativ versucht, den bestmöglichen Gesundheitszustand zu erreichen. Diese interdisziplinäre Prähabilitation umfasst verschiedene Maßnahmen wie Physio- und Bewegungstherapie, Ernährungsoptimierung (im Idealfall inklusive Alkohol- und Nikotinkarenz) und psychologische Unterstützung. Sie kann die Erholung nach dem Eingriff beschleunigen und die Komplikationsrate senken.

Präoperative Visite

In der präoperativen Visite versucht der Anästhesist, den Zustand des Patienten anhand von Krankenakte, Anamnese und körperlicher Untersuchung einzuschätzen. Fragen nach der Alltagsbewältigung und körperlichen Belastbarkeit geben wertvolle Hinweise auf die funktionelle Reserve. Bei Bedarf sind weitere Untersuchungen oder eine Anpassung der Dauermedikation erforderlich.
Benzodiazepine werden in der Prämedikation wegen ihres Delirrisikos nur zurückhaltend eingesetzt. Nichtmedikamentöse Maßnahmen und ein empathisches Umfeld sind oft wertvoller.
Das Gespräch über eine vorliegende Patientenverfügung ist zwar manchmal herausfordernd, aber im Sinne der Patientenautonomie wichtig.

Narkoseführung

Sowohl Allgemein- als auch Regionalanästhesie sind möglich. Regionalanästhesieverfahren bieten durch ihre geringeren Auswirkungen auf Hämodynamik und ZNS potenzielle Vorteile, nachgewiesen ist dies jedoch nicht.
Propofol, Desfluran, Remifentanil und Cis-Atracurium werden aufgrund ihrer guten Steuerbarkeit und/oder schnellen Elimination bevorzugt eingesetzt. Die Einleitungsmedikamente werden titriert nach Wirkung verabreicht, um hämodynamische Schwankungen zu minimieren. Oft ist eine niedrigere Dosis nötig. Die Indikation zur invasiven Blutdruckmessung sollte bei Patienten mit kardiovaskulären Erkrankungen oder größeren Eingriffen großzügig gestellt und Blutdruckschwankungen sofort behandelt werden. Die Überwachung der Narkosetiefe (z. B. mittels BIS-Monitoring) ist bei älteren Patienten vorteilhaft, um eine Überdosierung zu vermeiden.

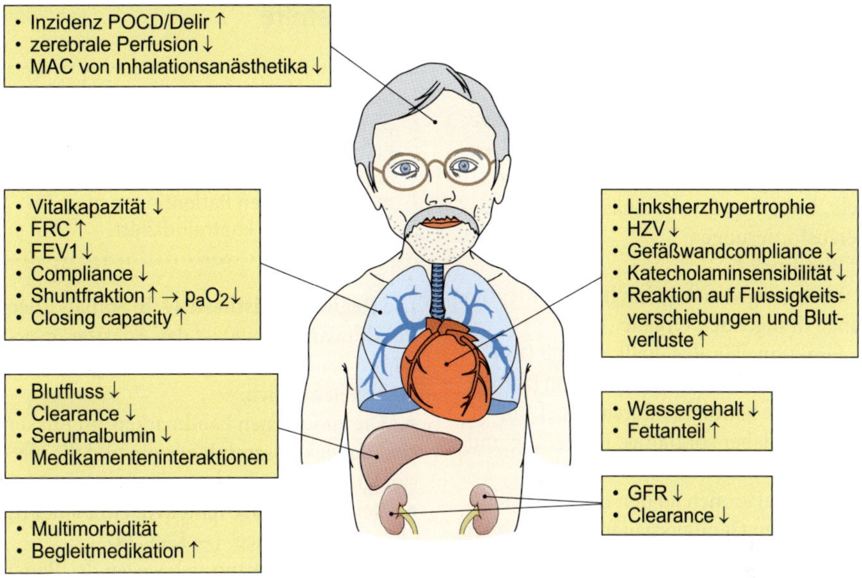

Abb. 26.3 Physiologische Veränderungen im hohen Lebensalter [O647, L141]

Postoperative Betreuung

Eine Betreuung auf eine Intermediate Care Station ist häufig sinnvoll. Neben der Kreislaufüberwachung hilft ein multidisziplinäres Management, das Maßnahmen wie Atemtherapie, Frühmobilisation, adäquate Schmerztherapie, Vermeidung von Schlafentzug und kognitive Stimulation umfasst, Komplikationen zu reduzieren.
Bei bis zu 25 % der älteren Patienten tritt **postoperativ** ein **kognitives Defizit (POCD)** auf, das mehrere Monate anhalten kann. Auch ein **postoperatives Delir** ist häufig. Beide Komplikationen sind mit einer erhöhten Sterblichkeit verbunden und erfordern ein frühzeitiges Erkennen und ein proaktives Management.

Zusammenfassung

- Kinder weisen zahlreiche physiologische Unterschiede zu Erwachsenen auf: höhere Herz- und Atemfrequenz, niedriger Blutdruck, geringere Sauerstoffreserven. Eine gute Prämedikation sorgt für eine entspannte Narkoseeinleitung bei Patienten und Personal. EMLA®-Pflaster nicht vergessen!
- Allgemeinanästhesien können intravenös oder inhalativ eingeleitet werden. Zur Atemwegssicherung stehen Gesichtsmaske, Larynxmaske oder Endotrachealtubus zur Verfügung. Wärmeverlust muss unbedingt verhindert werden.
- Im Alter lassen die Organfunktionen nach. Für die Einschätzung des Anästhesierisikos ist aber das „biologische Alter" entscheidend.
- Durch sorgfältige Titration der Narkotika und die Auswahl von Substanzen, die gut steuerbar sind und/oder schnell eliminiert werden, können Nebenwirkungen minimiert werden.
- Oberstes Ziel ist die Aufrechterhaltung der Homöostase vor, während und nach der OP. Eine adäquate Schmerztherapie gehört unbedingt dazu.

Gynäkologie

Gynäkologische Eingriffe am Unterleib werden meist in **Steinschnittlagerung** durchgeführt, oft zusätzlich in Kopftieflage (**Trendelenburg-Position,** → Kap. 24). Den Operateuren verschafft dies eine bessere Sicht, birgt aber für die Anästhesie einige Herausforderungen:

- Blutdruck ↑
- Beatmungsdruck ↑ durch die in Richtung Lunge drängenden Organe
- Funktionellen Residualkapazität (FRC) ↓
- Gefahr der Nervenkompression (z. B. N. fibularis, N. femoralis) durch Druck auf die Beine, daher sorgfältige Polsterung und Lagerungskontrolle

Bei Manipulationen an den mit Peritoneum überzogenen Genitalorganen kann es durch **Zug am Peritoneum** zu starken vegetativen Reaktionen wie Hypertonie, Tachykardie oder Bradykardie kommen. Daher ist es wichtig, den Operationsablauf zu kennen, um angemessen und rechtzeitig reagieren zu können. Beispielsweise kann der Zug am Uterus bei einer Hysterektomie Blutdruckanstieg und Tachykardie verursachen. Nach Entfernung des Uterus normalisieren sich Blutdruck und Herzfrequenz schnell wieder.

Bei **ausgedehnten Tumoroperationen** können präsakrale Venengeflechte oder Iliakalgefäße verletzt werden, was zu massiven Blutungen führen kann. Daher sollte mindestens ein großlumiger Venenzugang (14 G) gelegt werden, bei ausgedehnten „Exenterationen" ein **High-Flow-Katheter** zur schnellen Volumenersatztherapie. Zusätzlich ist die frühzeitige Bereitstellung von Blutprodukten und das Gerinnungsmanagement nach Messung z. B. mit ROTEM wichtig.

Da gynäkologische Tumoren häufig in **Harnwege** einwachsen, ist die Kontrolle der Urinausscheidung besonders wichtig.

Bei **Operationen an Brust und Brustdrüse** (Mammakarzinom, kosmetische Operationen) werden die Patienten manchmal intraoperativ aufgesetzt, um ein kosmetisch optimales Ergebnis zu erzielen. Dabei können folgende Probleme auftreten:

- Deutliche **Blutdruckabfälle** (besonders bei Volumenmangel)
- **Dislokation** des Endotrachealtubus oder der Gefäßzugänge

Bei **Mammakarzinomen** wird meist der Sentinel-Lymphknoten aus der ipsilateralen Axilla mitentfernt. Der betroffene Arm darf nicht für die Anästhesie genutzt werden. Die Zugänge auf der Gegenseite müssen daher sicher intravasal liegen und gut fixiert sein. Die Injektion von Farbstoffen oder radioaktiven Tracern kann allergische Reaktionen hervorrufen.

Geburtshilfe

> Schwangere Patientinnen ab der 20. SSW und bis 14 Tage nach Entbindung gelten als nicht nüchtern! Aufgrund der Aspirationsgefahr ist die Maskenbeatmung bei diesen Patientinnen auch für kurze Eingriffe kontraindiziert.

Die **Regionalanästhesie** (z. B. Spinal- oder Periduralanästhesie) ist das Anästhesieverfahren der Wahl, bringt aber einige Besonderheiten mit sich:

- Die knöchernen Landmarken am Rücken sind durch **Wassereinlagerung** und die physiologische Hyperlordose schwerer zu ertasten.
- Bei PDA-Anlage fehlt evtl. ein eindeutiger „Loss of Resistance" (→ Kap. 29).
- Die Patientin kann sich wegen des **Bauchs** oft nicht gut krümmen und unter Wehenschmerzen ist die Mitarbeit eingeschränkt.
- Bei Prä-Eklampsie und Eklampsie (HELLP-Syndrom) kann die **Blutgerinnung** gestört sein.

Ist eine Vollnarkose erforderlich, wird sie immer als Rapid Sequence Induction (RSI) eingeleitet (→ Kap. 23). Dabei sollte beachtet werden:

- Vergrößerte Brüste können die Intubation erschweren.
- Durch Flüssigkeitseinlagerungen im Pharynxbereich haben Schwangere ein signifikant höheres Risiko für **Intubationsschwierigkeiten.**
- Durch konstant erhöhten Druck des Kinds auf den Magen und die verringerte Magenmotilität besteht **erhöhte Aspirationsgefahr** bei der Narkoseeinleitung.
- Bei Vollnarkose zur **Notsektio** werden zur Einleitung nur Hypnotikum und evtl. S-Ketamin sowie ein kurz wirksames Muskelrelaxans gespritzt, um eine Atemdepression beim Kind zu vermeiden. Das Opioid wird häufig erst nach Abnabelung gegeben, daher besteht ein erhöhtes Risiko für **intraoperative Wachheit** (→ Kap. 37).
- Die Narkose kann i. v. mit Propofol oder inhalativ (z. B. mit Sevofluran) geführt werden, wobei die mögliche Uterusrelaxation der volatilen Anästhetika bei Dosierungen > 1 MAC zu beachten ist, die insbesondere bei Uterusatonie oder postpartalen Blutungen relevant ist.

HNO- und Mund-Kiefer-Gesichts-Chirurgie

Hier teilen sich Anästhesist und Operateur den „Arbeitsplatz" Kopf. Eine enge Absprache sowie die sorgfältige und absolut sichere Fixierung des Tubus und aller Verbindungen sind daher unerlässlich. Anders als üblich stehen Anästhesist und Narkosegerät intraoperativ oft am Fußende des Patienten. Medikamente können oft nur über Verlängerungen injiziert werden, brauchen also länger, bis die Wirkung eintritt. Unter Umständen werden auch längere Beatmungsschläuche benötigt (Totraumvergrößerung!).

Viele HNO-Eingriffe sind kurz, daher empfiehlt sich:

- Relaxierung mit kurz wirksamen, nichtdepolarisierenden Muskelrelaxanzien (NDMR, z. B. Mivacurium)
- Zur Operation kurz wirksame Opioide, aber rechtzeitige Gabe von länger wirksamen Medikamenten für die postoperative Schmerztherapie, z. B. Piritramid in Kombination mit NOPA, da z. B. Tonsillektomien postoperativ extrem schmerzhaft sind.

Nach Adenotomien oder Tonsillektomien kann es zu Blutungen kommen. Besonders bei Kindern können postoperativ durch nachlaufendes Blut **Laryngospasmen** auftreten. Extubiert wird nur beim wachen Kind mit kräftigem Hustenstoß und guter Spontanatmung.

Patienten in der HNO können mitunter schwierig zu intubieren sein wegen:

- **Schwellung der Halsweichteile** durch Tumor, Lymphknoten, Abszesse
- **Vorbehandlung mit Bestrahlung** (narbige Veränderung des Pharynx)
- **Angeborene Fehlbildungen oder Traumata** im Kopf-Hals-Bereich
- **Eingeschränkte Mundöffnung** oder **HWS-Beweglichkeit**

Bei Hinweisen auf eine schwierige Atemwegssicherung sollte das Airway-Management-Equipment bereitgehalten oder primär fiberoptisch intubiert werden.

In der **Mund-, Kiefer- und Gesichtschirurgie** ist oft eine **nasale Intubation** notwendig, um das Operationsgebiet freizuhalten. Ihre Durchführung ist aufwändiger als die orotracheale Intubation und birgt die Gefahr der Verletzung von Nasenschleimhaut mit Nachblutung und Infektion. Der Patient muss bei der Extubation vollständig wach und kooperativ sein, um Aspiration oder Atemwegsverlegung zu vermeiden, insbesondere bei Kieferverdrahtung.

Auch in der MKG kann es durch Tumore, Abszesse oder Frakturen zur **erschwerten Intubation** kommen.

Kieferchirurgen führen bei **geistig behinderten Patienten** Untersuchung und Gebisssanierungen in Vollnarkose vor, da diese Patienten in der Praxis wach nicht zu behandeln sind. Diese Patienten haben gelegentlich Fehlbildungen im Gesichtsbereich sowie kardiovaskuläre, respiratorische oder neurologische Begleiterkrankungen. Auch die Narkoseeinleitung kann durch Angst und Nichtverstehen der Situation erschwert sein, was eine präoperative Sedierung oder inhalative Einleitung erfordern kann.

Urologie

Große urologische Eingriffe an Blase oder Prostata ähneln gynäkologischen Operationen:

- Trendelenburg-Lagerung (→ Kap. 24)
- **Blutungsgefahr**
- Erschwerte intraoperative Beatmung
- Bei offenen Prostataoperationen Gefahr der **Luftembolie** bei Eröffnung des Venenplexus der Prostata
- Hyperfibrinolyse mit **Nachblutungen** durch Freisetzung von **Aktivatoren der Fibrinolyse** (Urokinase, Plasminogen) aus der Prostata, die ggf. die Gabe von Antifibrinolytika (z. B. Tranexamsäure) erforderlich macht

Ein Sonderfall sind **transurethrale Resektionen (TUR)** an Blase (TUR-B) und Prostata (TUR-P). Um Schleimhautblutungen zu verhindern, werden eröffnete Blutgefäße elektrisch koaguliert. Damit der Strom in das Gewebe fließt und nicht durch die Spüllösung abgeleitet wird, werden spezielle, elektrolytfreie und damit hypotone Lösungen verwendet. Gelangen größere Mengen (> 230 ml/min) dieser Spüllösungen durch eröffnete Venensinus der Prostata oder die Blasenschleimhaut in den Blutkreislauf, kann es durch akute Hyponatriämie und Hypervolämie zum **TUR-Syndrom** mit folgenden Symptomen kommen:

- Zentralnervöse Störungen (Verwirrtheit, Krampfanfälle, Bewusstlosigkeit) durch Hyponatriämie
- Hypertonie, kardiale Dekompensation, Lungenödem (aufgrund von Hypervolämie)
- Gerinnungsstörungen

Die Therapie dieser Störungen ist symptombezogen, Kreislauf und Elektrolyte sollten engmaschig kontrolliert werden. Die Korrektur der Hyponatriämie (z. B. mit hypertoner Kochsalzlösung) und die Behandlung der kardialen Dekompensation sind dabei zentral. Vorbeugend kann man versuchen, den Blutdruck durch ausreichende Flüssigkeitsgabe zu optimieren. Zusätzlich ist die Begrenzung der Operationsdauer und des Spüldrucks wichtig. Eine **rückenmarksnahe Anästhesie** ist das Verfahren der Wahl, da neurologische Veränderungen früher erkannt werden. Durch moderne Resektoskope (bipolare Resektion) und isotone Spüllösungen tritt das TUR-Syndrom mittlerweile deutlich seltener auf.

Bei **Nierenoperationen** wird häufig eine aufgeklappte Seitenlagerung verwendet,

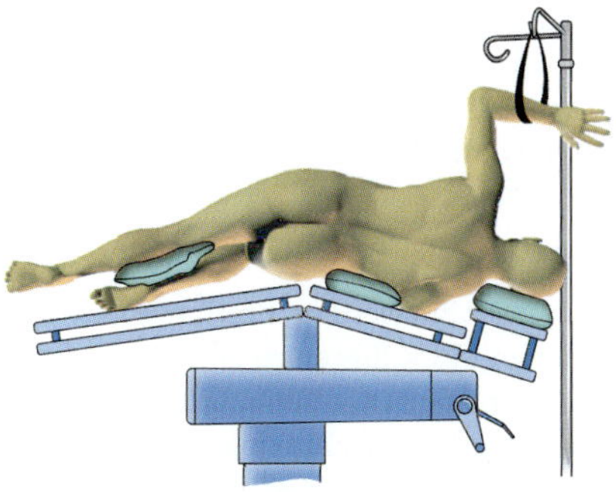

Abb. 27.1 Lagerung für Nierenoperationen [L141]

die den direktesten Zugang zur Niere bietet (→ Abb. 27.1). Hier besteht Gefahr bei der Umlagerung (Tubusdislokation) und es drohen mögliche Nervenschädigungen der Arme durch Druck.

Kardiochirurgie

Ein Teil der Eingriffe in der Herzchirurgie wird mit Unterstützung der Herz-Lungen-Maschine (HLM, → Abb. 27.2) durchgeführt. Sie ersetzt kurzzeitig die Herz- und Lungenfunktion. Die HLM wird von speziell ausgebildeten Kardiotechnikern bedient. Insbesondere bei Anschluss, Abgang aber auch während der HLM-Phase (auch: extrakorporale Zirkulation, EKZ) kann es zu hämodynamischen Schwankungen kommen, die eine Therapie mit vasoaktiven Substanzen erforderlich machen. Da die Patienten oft nur geringe Reserven haben (→ Tab. 27.1), ist das Ziel der Anästhesie eine möglichst stabile Kreislaufführung. Die Patienten werden meist mittels invasiver Blutdruckmessung und TEE überwacht. Zusätzlich ist die Überwachung der zentralvenösen Sättigung ($ScvO_2$) und der Urinausscheidung wichtig.

Funktion der Herz-Lungen-Maschine

Das venöse Blut wird aus beiden Hohlvenen über ein Reservoir in den Oxygenator geleitet, wo der Gasaustausch stattfindet. Ein Wärmeaustauscher ermöglicht die

Tab. 27.1 Anästhesiologische Eckpunkte der Kardiochirurgie

Spezielle präoperative Untersuchungen	Echokardiografie, Koronarangiografie, Spirometrie, ggf. Karotis-Doppler
Narkoseführung	Intubationsnarkose Meist opioidbetont als TIVA oder balanciert (kardioprotektive Wirkung der Inhalationsanästhetika) Während der HLM-Phase nur TIVA, da volatile Anästhetika über die HLM nicht zuverlässig dosiert werden können
Erweitertes Monitoring	Arterielle Kanüle (vor Narkoseeinleitung) ZVK, TEE, ggf. Neuromonitoring
Lagerung	Rückenlage
Postoperativ	Frühzeitige Extubation

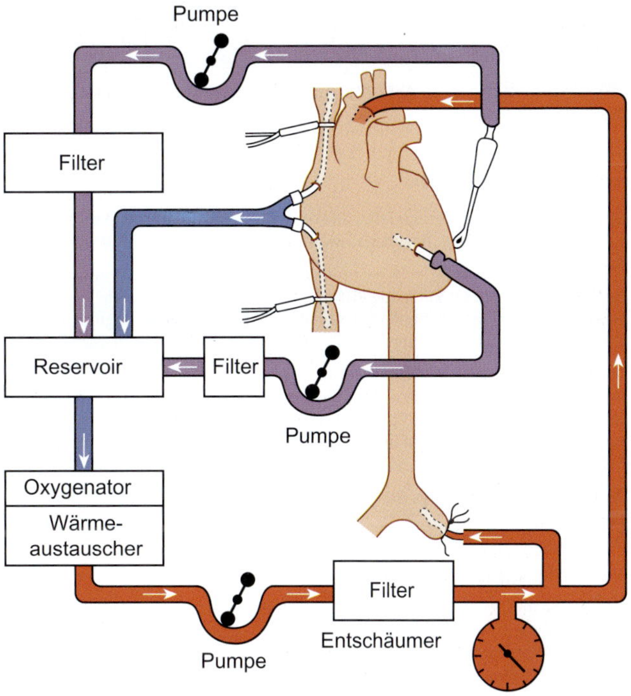

Abb. 27.2 Schematische Darstellung der HLM [L126]

Temperaturregulation. Komplexere Eingriffe können so in Hypothermie durchgeführt werden. Über Pumpen wird das Blut durch einen Filter und Entschäumer geführt, der Zelltrümmer und Luftbläschen abscheidet. Das Blut wird dann distal der abgeklemmten Aortenwurzel über die Aorta ascendens in den Körperkreislauf zurückgepumpt. Während der HLM-Phase wird das Beatmungsgerät abgeschaltet. Am Herzen wird durch Infusion einer kardioplegischen Lösung ein diastolischer Herzstillstand hervorgerufen. Mittlerweile können aber viele Herzoperationen ohne Kardioplegie durchgeführt werden.

Thoraxchirurgie

Hier stehen oft Tumoroperationen im Vordergrund, die als offene Thorakotomie oder minimalinvasiv als **VATS (videoassistierte Thorakoskopie)** durchgeführt werden.
Bei einigen Eingriffen ist eine seitengetrennte Beatmung (Ein-Lungen-Ventilation, ELV) notwendig, insbesondere bei größeren Resektionen oder wenn der Operateur viel Platz benötigt. Die Patienten werden dafür mit einem Doppellumentubus (DLT) intubiert. Nach Narkoseeinleitung und Intubation werden die Patienten in Seitenlage gebracht. Die zu operierende Seite liegt dabei oben (→ Tab. 27.2) und wird für den Eingriff gezielt kollabiert, während die unten liegende Lunge weiter beatmet wird.

Besonderheiten des Doppellumentubus (DLT)

Der DLT besitzt zwei Lumina mit je einem eigenen Cuff. Das proximale Lumen (weiß) kommt in der Trachea oberhalb der Carina zu liegen, das distale (blau = bronchial) im Hauptbronchus. Je nach Lage des distalen Lumens unterscheidet man einen links- und rechtsläufigen DLT. Bis auf wenige Ausnahmen wird ein linksläufiger DLT eingesetzt (→ Abb. 27.3). Die Lage des DLT wird fiberoptisch kontrolliert.

Ein-Lungen-Ventilation (ELV)

Beatmung, Umlagerung, Eröffnung des Thorax und ELV führen zu einer Vielzahl pathophysiologischer Veränderungen. Letztlich resultiert ein Rechts-links-Shunt, der zu einem Absinken des arteriellen Sauerstoffpartialdrucks (paO_2) führt.

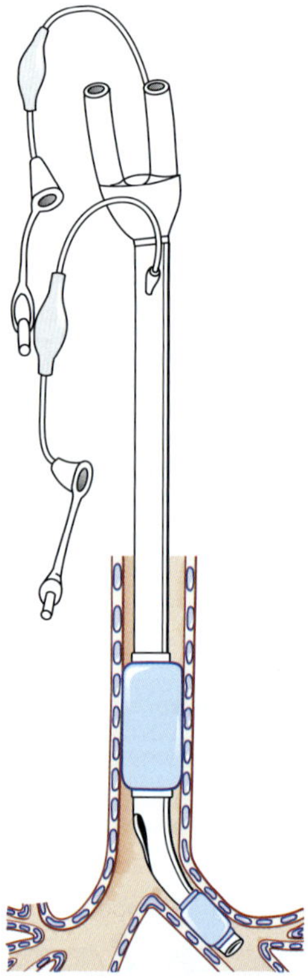

Abb. 27.3 Aufbau eines linksläufigen DLT [L126]

Kommt es unter ELV zu einem Sättigungsabfall oder einem Anstieg der Beatmungsdrücke, muss zuerst fiberoptisch eine Dislokation oder Sekretverlegung ausgeschlossen werden. Ist dies nicht die Ursache, können folgende Maßnahmen die Oxygenierung verbessern:

- Erhöhung der inspiratorischen Sauerstoffkonzentration (FiO_2)
- CPAP (continuous positive airway pressure, 5–10 cmH_2O) auf der nichtventilierten Lunge zur Reduktion des Rechts-links-Shunts
- Kurzzeitige Rekrutierung der ventilierten Lunge oder intermittierende Beatmung der nicht-ventilierten Lunge (nach Absprache mit dem Operateur)

Tab. 27.2 Anästhesiologische Eckpunkte der Thoraxchirurgie

Spezielle präoperative Untersuchungen	Spirometrie, Bodyplethysmografie, arterielle BGA, Szintigrafie (dienen bei geplanter Resektion zur Diagnostik, wie viel Lungengewebe entfernt werden kann)
Schmerztherapie	Bei Thorakotomien: oft thorakale PDA Bei VATS und kleineren Eingriffen: systemische Analgetika oder Regionalanästhesie (z. B. paravertebral, Serratus-anterior-, Erector-spinae-plane-Blockade)
Narkoseführung	Intubationsnarkose Bei ELV: FiO_2 mindestens 0,5 (im Verlauf individuell anpassen, VT 5–8 ml/kg KG (ideales Körpergewicht), Spitzendruck möglichst gering, PEEP 5 cmH_2O auf ventilierter Lunge (im Verlauf individuell anpassen) TIVA oder balanciert
Erweitertes Monitoring	Arterielle Kanüle (Ausgangs-BGA und häufige Kontrollen während ELV) am unten liegenden Arm Bei Thorakotomien zusätzlich ZVK
Lagerung	Meist Seitenlage (zu operierende Seite oben)
Postoperativ	Extubation im OP (wenn möglich), ansonsten Umintubation auf Einlumentubus Meist Überwachungsstation (IMC/ITS) Liegende Thoraxdrainage(n) Wichtig: Frühmobilisation, Atemgymnastik, effizientes Abhusten

Neurochirurgie

Neben der Diagnostik und Therapie gutartiger oder maligner Raumforderungen des Gehirns führen Neurochirurgen Eingriffe im Bereich von Wirbelsäule und Rückenmark sowie an peripheren Nerven durch.

Intrakranielle Eingriffe

Nach Narkoseeinleitung, Anschluss des erweiterten Monitorings und Umlagerungsmaßnahmen wird der Kopf meist in einer Mayfield-Halterung fixiert (→ Abb. 27.4 und → Tab. 27.3). Die schmerzhafteste Phase des Eingriffs ist das Einspannen. Auch die Hautinzision und die Präparation der Muskulatur können schmerzhaft sein. Nach Eröffnung der Dura mater ist das Schmerzniveau meist nur noch gering.
Ziel ist es, die Patienten nach der OP rasch neurologisch beurteilen zu können. Daher werden kurzwirksame Medikamente verwendet und der Patient nach einem unkomplizierten Eingriff im OP, möglichst ohne Husten und Pressen extubiert, um einen Hirndruckanstieg zu verhindern. Oft werden die Patienten daher extubiert, wenn sie noch leicht sediert sind.

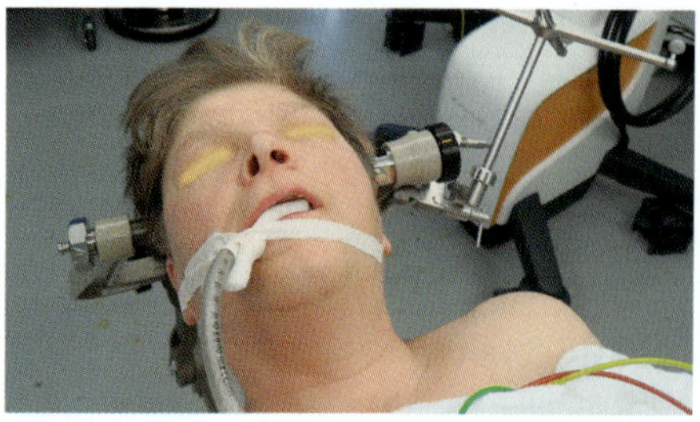

Abb. 27.4 Fixierung des Kopfs in der Mayfield-Klemme [E1079]

Tab. 27.3 Anästhesiologische Eckpunkte intrakranieller Eingriffe

Spezielle präoperative Untersuchungen	Unbedingt Dokumentation des neurologischen Status Gegebenenfalls Echokardiografie bei sitzender Lagerung (Ausschluss persistierendes Foramen ovale)
Narkoseführung	Intubationsnarkose, sichere Tubusfixation TIVA bevorzugt (balanciert mit Inhalationsanästhetika <1 MAC auch möglich) Normokapnie anstreben Extubation auf OP-Tisch (in Absprache mit Neurochirurgen und nur bei stabilen Patienten)
Erweitertes Monitoring	Arterielle Kanüle (Druckabnehmer auf Höhe des äußeren Gehörgangs) ZVK Bei sitzender Lagerung TEE oder präkordiale Doppler-Sonografie zur Detektion einer Luftembolie
Lagerung	Abhängig von Lokalisation Meist Einspannen in Mayfield-Halterung
Postoperativ	Überwachungsstation Neurologische Beurteilung

Tab. 27.4 Anästhesiologische Eckpunkte der Traumatologie bzw. Orthopädie

Spezielle präoperative Untersuchungen	Nach Patientenzustand Bei Regionalanästhesie Gerinnungsanamnese, ggf. Gerinnungsdiagnostik (besonders bei Einnahme von Antikoagulanzien)
Narkoseführung	Regionalanästhesie (ggf. zusätzlich Sedierung) Intubationsnarkose, ggf. Larynxmaske TIVA oder balanciert
Erweitertes Monitoring	Nach Bedarf
Schmerztherapie	Regionalanästhesiekatheter oft vorteilhaft
Lagerung	Abhängig vom Eingriff Unbedingt Absprache mit dem Operateur (Hüft-TEP z. B. in Seiten- oder Rückenlage möglich)

Intrakranieller Druck (ICP)

Der Hirndruck wird durch die drei Komponenten Hirnparenchym, intrakranielles Blut- und Liquorvolumen bestimmt. Eine Volumenzunahme einer Komponente kann durch Verringerung einer anderen kompensiert werden. Ist die Kompensationsfähigkeit erschöpft und steigt der ICP weiter an (> 15 mmHg), bietet der umgebende Schädelknochen dem Gehirn keine Möglichkeit, sich weiter auszudehnen. Dies führt zu Minderperfusion und Druckschädigung.

Bei erhöhtem ICP ist das Aufrechterhalten eines ausreichenden zerebralen Blutflusses (CBF) oberstes Therapieziel. Die zerebrale Autoregulation ist in geschädigten Hirnbereichen aufgehoben. Der CBF zeigt u. a. eine deutliche Kohlendioxidreagibilität, weshalb immer eine Normokapnie angestrebt wird.

Eine kurzzeitige Hyperventilation kann den ICP zwar senken. Sie führt aber auch zu einer Vasokonstriktion und verringert so den CBF. Sie ist eine Ultima Ratio bei akuter Hirndruckkrise und unter engmaschiger Überwachung.

Der CBF ist nur schwer messbar, daher sollte als Anhaltspunkt der zerebrale Perfusionsdruck (CPP = mittlerer arterieller Druck [MAP] – ICP) im Bereich von 60–70 mmHg gehalten werden.

Unfallchirurgie/Orthopädie

Hier werden akute Verletzungen und chronische Fehlstellungen oder verschleißbedingte Erkrankungen behandelt. Entsprechend vielfältig sind Krankheitsbilder, Eingriffe, Patienten und Anästhesieverfahren. Neben der Allgemeinanästhesie bieten sich Verfahren der Regionalanästhesie an (→ Tab. 27.4). Sie zeichnen sich nicht nur durch eine hämodynamische Stabilität aus, sondern sorgen als Katheterverfahren auch postoperativ für eine gute Analgesie. Die Entscheidung wird stets individuell mit dem Patienten und den Erfordernissen des Operateurs getroffen.

Blutsperre und Blutleere

Bei vielen Eingriffen an den peripheren Extremitäten wird proximal eine Blutsperre angelegt, um das Operationsfeld blutleer zu halten (→ Abb. 27.5). Die Manschette wird dabei über den systolischen Blutdruck aufgepumpt. Eine perioperative Antibiotikaprophylaxe muss rechtzeitig (am besten 60 Minuten vor dem Hautschnitt) und vor Anlegen der Blutsperre gegeben werden. Häufig steigen Blutdruck und Herzfrequenz des Patienten nach ca. 45–60 min als Ausdruck eines Tourniquet-Schmerzes an, der oft nur schwer mit Opioiden zu therapieren ist und ggf. eine Vertiefung der Narkose erfordert.

Wegen der Ischämiegefahr darf eine Blutsperre nie länger als 2 h angelegt bleiben!

Das Öffnen einer Blutsperre führt oft zu hämodynamischen Veränderungen (Reperfusionstachykardie und Hypotonie als typische Zeichen) sowie zu einem Anstieg von CO_2, Kalium und Laktat (metabolische Azidose).

Polytraumaversorgung

Bei der Primärversorgung polytraumatisierter Patienten steht heute die „Damage Control Surgery" im Vordergrund. Zunächst werden nur lebensbedrohliche Verletzungen versorgt (z. B. Blutungen) oder solche, die schwerwiegende Komplikationen hervorrufen können. Die endgültige Versorgung erfolgt später. Dem Immunsystem des

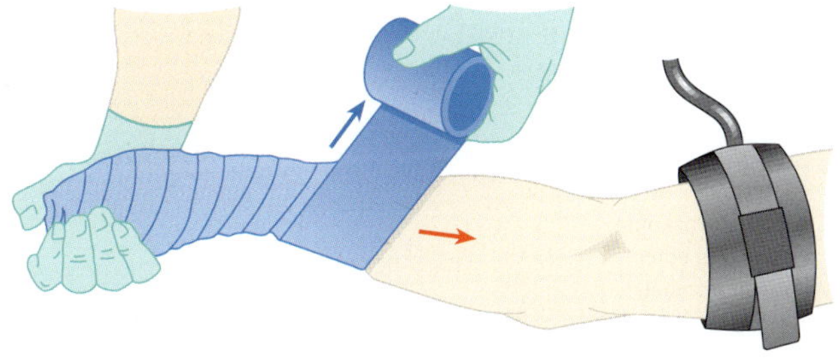

Abb. 27.5 Anlegen einer Blutleere [L141]

Patienten soll dadurch in der Initialphase ein „Second hit“ mit prolongierter OP, Hypothermie, Azidose und Koagulopathie erspart bleiben. Wie auf → Abb. 27.6 zu sehen, werden Frakturen zunächst extern transfixiert und erst mehrere Tage später nach Stabilisierung des Patienten definitiv versorgt.

Allgemeinchirurgie

Das Spektrum reicht von kleinen und elektiven Eingriffen wie Herniotomien bis zur komplexen Multiviszeraltransplantation und Notfall-Laparotomien.

Tab. 27.5 Anästhesiologische Eckpunkte bei Laparotomien und Laparoskopien

Spezielle präoperative Untersuchungen	Nach Patientenzustand Bei PDK Gerinnungsanamnese
Narkoseführung	Meist Intubationsnarkose; **Cave:** Bei Aspirationsgefahr RSI! TIVA oder balanciert Bei größeren Eingriffen zusätzlich PDK Relaxierung für spannungsfreies OP-Feld meist bis zum Ende des Eingriffs notwendig (unter TOF-Monitoring) Bei Unterbaucheingriffen auch RM-nahe Anästhesie oder ggf. Larynxmaske möglich Häufig Magensonde
Erweitertes Monitoring	Nach Bedarf Bei Laparoskopien großzügige Indikation für arterielle Kanüle (kontinuierliche Blutdrucküberwachung, Kontrolle des Säure-Basen-Status, da $etCO_2$ bei Risikopatienten weniger zuverlässig)
Lagerung	Meist Rückenlage Bei Laparoskopien häufig extreme Lagerung (Kopf- oder Fußtieflagerung) vom Operateur gewünscht

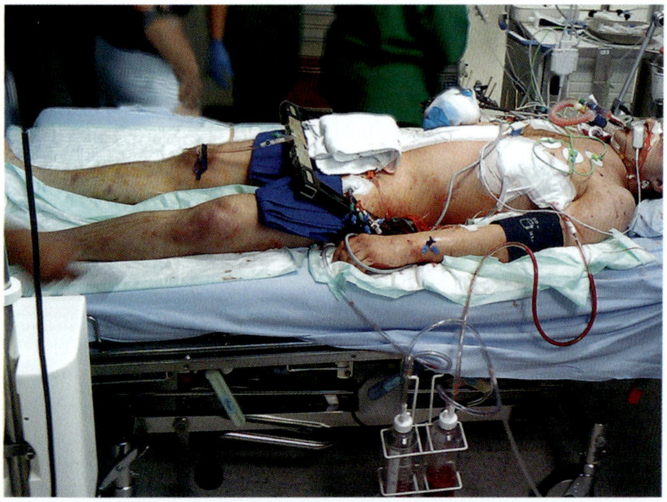

Abb. 27.6 Polytraumatisierter Patient nach Primärversorgung [O682]

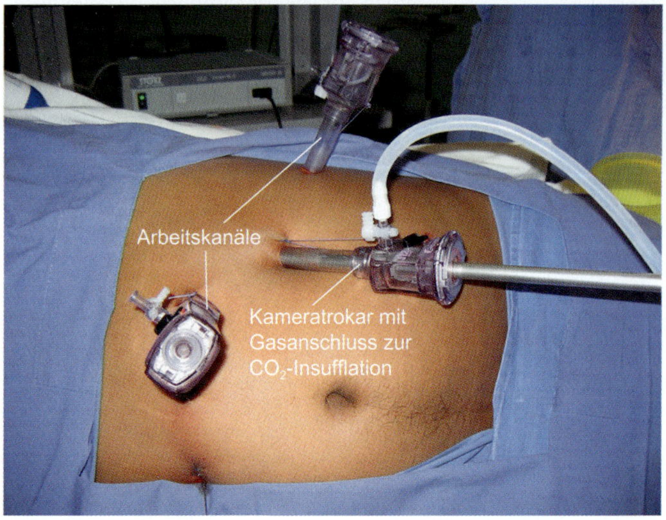

Abb. 27.7 Laparoskopie, hier am Beispiel einer linksseitigen Adrenalektomie [F467]

Eine Übersicht zu den anästhesiologischen wichtigen Eckpunkten der Allgemeinchirurgie bietet → Tab. 27.5.

ERAS-Konzepte (enhanced recovery after surgery) setzen sich immer mehr durch und fördern die Selbstständigkeit der Patienten nach Operationen. Sie umfassen einen multimodalen Ansatz, der prä-, intra- und postoperative Maßnahmen integriert, um die Erholung zu beschleunigen und Komplikationen zu reduzieren. Wichtige Elemente sind: kurze Nüchternzeiten, zielgerichtete, restriktive Flüssigkeitstherapie, frühzeitige enterale Ernährung, Frühmobilisation, möglichst wenige invasive Drainagen und Katheter postoperativ. Die Flüssigkeitstherapie wird heute restriktiver gehandhabt als früher. Bei größeren Eingriffen ist eine multimodale Schmerztherapie, oft mit Periduralanalgesie (über PDK) oder regionalen Blockaden zur postoperativen Analgesie sinnvoll.

Polytraumaversorgung

Das Prinzip der „Damage Control Surgery“ gilt auch in der Allgemeinchirurgie. Statt langwieriger Eingriffe sollen bei der Erstversorgung im OP Blutungen notfalls durch ein „Packing“ (Ausstopfen des Bauchraums mit sterilen Tüchern) gestillt werden. Darmverletzungen werden wegen der Sepsisgefahr versorgt. Häufig wird das Abdomen für eine im Verlauf anstehende Kontroll-Laparotomie nur temporär verschlossen.

Laparoskopische Eingriffe

Die Schlüssellochchirurgie ist – nicht nur in der Allgemeinchirurgie – für viele Eingriffe das Standardverfahren, beispielsweise für Cholezystektomien. Zunehmend werden immer komplexere Eingriffe minimalinvasiv durchgeführt. Deren Dauer ist unterschied-

lich und reicht von wenigen Minuten bis zu mehr als 6 h (→ Tab. 27.5).
Um dem Operateur eine gute Sicht auf das OP-Feld zu bieten und die Verletzungsgefahr zu minimieren, wird die Bauchhöhle bis zu einem intraabdominellen Druck von 12–15 mmHg mit CO_2 aufgefüllt (→ Abb. 27.7). Dieses Kapnoperitoneum wird während des gesamten Eingriffs aufrechterhalten. Zum OP-Ende wird das Gas wieder abgelassen, der Rest resorbiert sich über das Peritoneum. Klinisch manifestiert sich das zurückgebliebene Kohlendioxid gelegentlich in postoperativen Schulterschmerzen, die durch Irritation des N. phrenicus aufgrund von Zwerchfellreizung entstehen.
Die Annahme „kleine Schnitte gleich einfache Narkoseführung und weniger Schmerzen" ist falsch. Das Kapnoperitoneum verursacht zahlreiche hämodynamische und respiratorische Veränderungen (→ Tab. 27.6). Diese können von gesunden Patienten kaum bemerkbar kompensiert werden. Bei Risikopatienten zeigen sich jedoch gelegentlich deutliche hämodynamische Schwankungen mit ausgeprägter Hyperkapnie und auch Hypoxämie, die mitunter dazu zwingen, auf ein offenes OP-Verfahren zu konvertieren.
Um die Auswirkungen zu minimieren, wird der intraabdominelle Druck bei Risikopatienten behutsam bis zum minimal notwendigen Wert gesteigert werden und Lagerungsmaßnahmen erst nach vollständiger Anlage des Kapnoperitoneums und nur schrittweise durchgeführt.
Eine adäquate postoperative Schmerztherapie nach laparoskopischen Eingriffen darf nicht vernachlässigt werden.

Tab. 27.6 Auswirkungen des Kapnoperitoneums bei der Laparoskopie und anästhesiologische Maßnahmen

Hämodynamisch	• Kardiale Vorlast ↓ (durch Kompression der V. cava), kardiale Nachlast ↑ (durch erhöhten SVR) • HZV ↓ (insbesondere bei höherem intraabdominellen Druck oder Vorerkrankungen) • Vagusreiz → Bradykardie, Hypotonie, Herzrhythmusstörungen
Respiratorisch	• Beatmungsdruck ↑ (durch erhöhten thorakalen Druck und verringerte Compliance) • Resorption des insufflierten CO_2 → Hyperkapnie → respiratorische Azidose → AMV ↑ erforderlich • Zwerchfellbeweglichkeit ↓, FRC ↓, → Atelektasenbildung → ggf. PEEP ↑ • Compliance von Lunge und Thorax ↓
Sonstiges	• Intraabdomineller Druck ↑ • Insuffliertes CO_2 ist kalt → aktiver Temperaturerhalt wichtig • Veränderungen durch unphysiologische Lagerungen

Zusammenfassung

- Gynäkologische und urologische Operationen erfordern häufig die Trendelenburg-Lagerung mit nachteiligen Auswirkungen auf Beatmung und Kreislauf.
- Eine spezielle Komplikation bei transurethralen Operationen ist das TUR-Syndrom.
- In der HNO- sowie in der MKG-Chirurgie ist ein sicheres Atemwegsmanagement besonders wichtig.
- Kardiochirurgische Patienten besitzen i. d. R. deutlich reduzierte Reserven. Die Narkose muss mit dem Ziel größtmöglicher hämodynamischer Stabilität geführt werden.
- Die HLM ersetzt zwei Organfunktionen: kardiale Pumpfunktion und pulmonalen Gasaustausch.
- In der Thoraxchirurgie werden einige Eingriffe in Ein-Lungen-Ventilation durchgeführt. Hierfür wird meist mit einem linksläufigen Doppellumentubus intubiert. Intraoperativ entsteht ein Rechts-links-Shunt mit Abfall des paO_2. Durch verschiedene Maßnahmen kann eine Hypoxämie vermieden werden. Eine Unterbrechung des Eingriffs mit Wechsel auf die Zwei-Lungen-Beatmung ist nur selten erforderlich.
- In der Neurochirurgie ist eine rasche neurologische Beurteilbarkeit nach der OP entscheidend.
- In der Traumatologie/Orthopädie sind Regionalanästhesien und Katheterverfahren vorteilhaft. Eine Blutsperre darf nicht zu lange angelegt bleiben.
- In der Allgemeinchirurgie sind ERAS-Konzepte Standard und fördern die Patientenerholung durch multimodale perioperative Maßnahmen.
- In der Erstversorgung von polytraumatisierten Patienten hat sich das Konzept der Damage Control Surgery durchgesetzt. Ziel ist es, lebensbedrohliche oder komplikationsträchtige Verletzungen mit dem geringstmöglichen Eingriff zu versorgen.
- Bei laparoskopischen Eingriffen wird die Bauchdecke mit CO_2 aufgeblasen. Dieses Kapnoperitoneum beeinflusst Kreislauf und Atmung. Bestimmte Lagerungen können diese Veränderungen verstärken.

28 Allgemeine Aspekte der Regionalanästhesie

Die Regionalanästhesie ermöglicht es, Schmerzen gezielt in einem bestimmten Körperbereich auszuschalten, und das, ohne das Bewusstsein zu beeinflussen. Hierzu werden Lokalanästhetika eingesetzt, die die Nervenleitung in der gewünschten Region blockieren. Zu den Regionalanästhesieverfahren zählen die zentralen Blockaden (rückenmarksnahe Techniken wie Spinal- oder Periduralanästhesien), periphere Nervenblockaden (Plexus- oder Einzelnervenblockaden) sowie Rumpf- oder Faszienblockaden. An der unteren Extremität stehen sowohl rückenmarksnahe als auch periphere Regionalverfahren zur Verfügung. Für eine vollständige periphere Nervenblockade des Beins müssen aufgrund der anatomischen Verhältnisse (→ Kap. 31) meist verschiedene Nervenblockaden kombiniert werden. Dies dauert etwas länger als eine Spinalanästhesie, bei der eine einzige Punktion genügt. Dennoch bieten periphere Verfahren Vorteile:

- Keine Blasenfunktionsstörungen
- Stabile Kreislaufverhältnisse (keine Sympathikolyse mit Blutdruckabfall)
- Durchführung oft auch unter Antikoagulation möglich (individuelle Nutzen-Risiko-Abwägung)

Bei rückenmarksnahen Verfahren müssen zwingend bestimmte Zeitabstände zur Antikoagulation eingehalten werden (→ Tab. 28.1).

Häufig werden Regionalverfahren mit einer Allgemeinanästhesie kombiniert. Dies senkt den Schmerzmittelbedarf während und nach der Operation deutlich. Die Patienten können schneller mobilisiert werden und physiotherapeutische Übungen sind meist früh und ohne größere Schmerzen möglich.

Kontraindikationen

Für alle Regionalverfahren gelten folgende allgemeine Kontraindikationen:

- Ablehnung durch den Patienten
- Allergie gegen Lokalanästhetika
- Infektion oder Hämatom im Bereich der Punktionsstelle
- Klinisch relevante Gerinnungsstörung
- Vorbestehendes neurologisches Defizit (relative Kontraindikation). Das Defizit sollte unbedingt vor dem Eingriff dokumentiert und ggf. neurologisch abgeklärt werden, da eine Unterscheidung zwischen vorbestehender und anästhesiebedingter Neuropathie postoperativ erschwert sein kann.

Komplikationen

Zu den wichtigsten Komplikationen zählen:

- Lokalanästhetika-Intoxikation (→ Kap. 12)
- Hämatome
- Infektionen
- Nervenschäden (Risiko sinkt durch Ultraschall oder Nervenstimulation)
- Methämoglobinämie bei Prilocain

Tab. 28.1 Empfohlene Zeitabstände vor/nach rückenmarksnaher Punktion/Katheterentfernung (modifiziert nach [W1210-001])

Wirkstoff/Dosierung	Zeitabstand vor Punktion oder vor Katheterentfernung	Zeitabstand nach Punktion oder nach Katheterentfernung
UFH (Prophylaxe)	4 h	1 h
UFH (Therapie)	4–6 h (i.v.), 8–12 h (s.c.)	8–12 h (i.v.), 6–8 h (s.c.)
NMH (Prophylaxe)	12 h (bei Niereninsuffizienz 24–30 h)	4 h
NMH (Therapie)	24 h	4 h
Fondaparinux (Arixtra®) (1 × 1,5–2,5 mg/d)	36–42 h	6–12 h
Dabigatran (Pradaxa®) 1 × 150–220 mg/d	28–36 h (bei Niereninsuffizienz bis 90 h)	7–8 h
Dabigatran (Pradaxa®) 2 × 110–150 mg/d	48–90 h (bei Niereninsuffizienz bis > 96 h)	7–8 h
Rivaroxaban (Xarelto®) 1 × 10 mg/d	22–26 h (bei Niereninsuffizienz bis 65 h)	4–6 h
Rivaroxaban (Xarelto®) 2 × 15 oder 1 × 20 mg/d	44–65 h (bei Niereninsuffizienz bis > 65 h)	4–6 h
Apixaban (Eliquis®) 2 × 2,5 mg/d	20–30 h (bei Niereninsuffizienz bis 75 h)	5 h
Apixaban (Eliquis®) 2 × 5–10 mg/d	48–75 h (bei Niereninsuffizienz bis > 75 h)	5 h
Edoxaban (Lixiana®) 1 × 60 mg/d	48–70 h (bei Niereninsuffizienz bis > 70 h)	6 h
Vitamin-K-Antagonisten (Kumarine)	INR < 1,4	Nach Entfernung
ASS 1 × 100 mg/d	Keine	Keine
Clopidogrel (Plavix®)	7–10 d	Nach Entfernung
Ticagrelor (Brilique®)	5 d	6 h nach Entfernung

Vorgehen bei der peripheren Regionalanästhesie

Aufsuchen des zu anästhesierenden Areals mittels Sonografie

Die sonografisch kontrollierte Anlage ist heute Standard. Vorteile dieser Methode sind:

- Punktion unter direkter Sicht
- Präzise Identifikation aller Strukturen (auch bei anatomischen Varianten)
- Kontrolle der Lokalanästhetika-Ausbreitung → geringere Dosierung möglich
- Schnellerer Wirkbeginn
- Höhere Erfolgsrate
- Weniger Gefäß- und Nervenläsionen
- Ideal für die Ausbildung

Voraussetzung ist Erfahrung im Umgang mit dem Ultraschallgerät und fundierte Kenntnis der Sono-Anatomie. Die Nadelspitze muss stets im Ultraschallbild sichtbar sein, was insbesondere für Anfänger oft nicht einfach ist. Bei der sonografisch gestützten Regionalanästhesie ist aseptisches Arbeiten Pflicht.

Aufsuchen des zu anästhesierenden Areals mittels Nervenstimulator

Alternativ oder ergänzend („dual guidance“) zur Sonografie kann ein Nervenstimulator verwendet werden:

- Nervenstimulator (→ Abb. 28.1) an Punktionsnadel anschließen
- Nach lokaler Hautbetäubung Nadel in das Subkutangewebe vorschieben
- Stromstärke auf 0,5–1,0 mA bei 2 Hz einstellen
- Nadel unter kontinuierlicher Aspiration langsam zum Nerv vorschieben
- Stromstärke bei Muskelzucken im Kennmuskel langsam reduzieren

Ziel ist eine motorische Antwort bei einer Stromstärke von 0,3–0,5 mA. Bei Werten < 0,2 mA besteht die Gefahr einer Nervenverletzung durch zu große Nähe zu Nerven. Eine motorische Antwort bei > 0,5 mA deutet auf eine zu große Entfernung zum Nerven hin.

Auch bei Verwendung eines Nervenstimulators ist aseptisches Arbeiten wichtig.

Durchführung

Nach korrekter Positionierung der Nadel und negativer Aspiration wird das Lokalanästhetikum unter Beobachtung der sonografischen Ausbreitung in fraktionierten Dosen von jeweils einigen Millilitern injiziert und der Applikationsort anschließend leicht

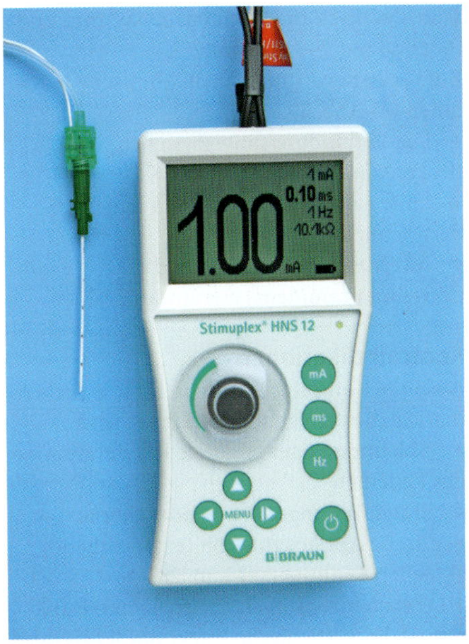

Abb. 28.1 Nervenstimulator [M582]

verändert, um den Nerven oder die Nervenbündel komplett zu umspülen.
Da eine intravasale Injektion nie ganz sicher ausgeschlossen werden kann, ist es wichtig, mit dem Patienten zu sprechen und auf frühe Warnzeichen einer Lokalanästhetika-Intoxikation zu achten. Hierzu gehören metallischer Geschmack, Tinnitus, periorale Parästhesien, Unruhe, verwaschene Sprache oder Sehstörungen. Ein kontinuierliches EKG-Monitoring sowie die Überwachung von Blutdruck und O_2-Sättigung sind wegen möglicher kardiotoxischer Nebenwirkungen der Lokalanästhetika (→ Kap. 12) obligat.
Für eine Plexusanästhesie werden je nach Technik und gewünschter Ausdehnung meist 10–30 ml Lokalanästhetikum benötigt.
Soll ein Schmerzkatheter gelegt werden, wird dieser nach der Injektion über die Kanüle vorgeschoben und anschließend fixiert.
Die volle Wirkung setzt nach 15–30 min ein, abhängig vom verwendeten Lokalanästhetikum und der Technik. Vor OP-Beginn muss die Blockade getestet werden, um eine ausreichende Anästhesie sicherzustellen. Dies kann mittels Kälte- oder Spitz-Stumpf-Test sowie durch Prüfung der motorischen Blockade erfolgen. Ungeduld ist ein häufiger Grund für eine vermeintlich unzureichende Wirkung.

Intravenöse Regionalanästhesie (IVRA, „Bier-Block")

Bei dieser Technik wird Lokalanästhetikum in eine blutleere Vene des Arms injiziert:

- Standardmonitoring anschließen, 2 periphere Venenzugänge (einer am nicht zu operierenden Arm, ein dünner (20 G) an der zu operierenden Extremität möglichst weit distal)
- Doppelkammerdruckmanschette am zu operierenden Arm anlegen, Arm hochhalten und ihn mit Gummibinde von distal nach proximal auswickeln, um eine Blutleere zu erreichen
- Proximalen Cuff aufpumpen (mindestens 100 mmHg über systolischem Blutdruck)
- Nach Abwickeln Lokalanästhetikum (z. B. 20–40 ml Prilocain 0,5 % oder 1 % bei Erwachsenen, je nach Extremität und gewünschter Dauer) langsam injizieren und einmassieren, diesen i. v.-Zugang entfernen
- Nach 10 min distale Manschette aufpumpen (diese liegt über dem anästhesierten Bereich), proximale entlasten
- Cuff frühestens nach 30 min öffnen. Auch bei kürzerer OP-Dauer muss die Mindestzeit abgewartet werden, um ausreichende Umverteilung des Lokalanästhetikums ins Gewebe zu gewährleisten und eine systemische Lokalanästhetika-Intoxikation (→ Kap. 12) zu vermeiden.

Die IVRA wirkt relativ schnell (nach 5–10 min) und ist bei korrekter Durchführung sicher. Nachteile sind die begrenzte OP-Zeit von ca. 45 min und ein möglicher Tourniquet-Schmerz.

Zusammenfassung

- Die Wahl des Regionalanästhesieverfahrens hängt von der Art des Eingriffs, dem Patientenstatus, den individuellen Kontraindikationen und dem Wunsch des Patienten ab.
- Viele periphere Regionalanästhesieverfahren sind auch unter Antikoagulation durchführbar.
- Die Kombination von Regionalverfahren und Allgemeinanästhesie reduziert den Schmerzmittelbedarf deutlich.
- Ultraschall ist heute Standard und hilft beim Auffinden des richtigen Orts für die Injektion und bei der Vermeidung von Nervenläsionen. Zur Kenntnis der Sono-Anatomie ist Übung erforderlich.
- Schmerzkatheters ermöglichen eine kontinuierliche Analgesie und frühe, schmerzfreie Physiotherapie.
- Bei der IVRA wird ein Lokalanästhetikum in eine blutleere Vene einer Extremität injiziert. Dadurch erreicht man eine schnelle Anästhesie für Operationen von kurzer Dauer.

29 Rückenmarksnahe Anästhesie

Rückenmarksnahe Anästhesieverfahren sind hochwirksame und vielseitige Techniken in der Anästhesie. Sie ermöglichen eine gezielte, reversible Blockade von sensiblen, motorischen und sympathischen Nervenfasern im Bereich der Spinalnervenwurzeln. Dabei können die Patienten bei vollem Bewusstsein bleiben und sind ansprechbar.
Zu diesen Verfahren zählen:

- Spinalanästhesie (SPA) (→ Tab. 29.1)
- Periduralanästhesie (PDA), auch: Epiduralanästhesie (EDA)
- Kombinierte Spinal-Epidural-Anästhesie (CSE)
- Kaudalanästhesie (spezielle Form der PDA bei Säuglingen und Kleinkindern)

Über Katheterverfahren kann die Wirkdauer der Anästhesie verlängert oder eine kontinuierliche postoperative Schmerztherapie mit niedrigeren Lokalanästhetika-Konzentrationen ermöglicht werden. Dies trägt maßgeblich zur Patientenzufriedenheit und frühen Mobilisation bei.

Anatomische Grundlagen

Entgegen der umgangssprachlichen Bezeichnung „Rückenmarksnarkose" wird bei keinem dieser Verfahren das Rückenmark selbst punktiert. Bei der SPA wird immer unterhalb des Rückenmarksendes (Conus medullaris) eingestochen, welches bei Erwachsenen typischerweise auf Höhe von L1/L2 liegt. In diesem Bereich verlaufen die Spinalnerven als einzelne Faserbündel in der Cauda equina, die der Nadelspitze ausweichen können. Das Lokalanästhetikum wird direkt in den Liquor cerebrospinalis im Subarachnoidalraum injiziert (→ Abb. 29.1). Bei der PDA wird die Dura mater nicht durchstochen. Stattdessen wird das Lokalanästhetikum in den Periduralraum injiziert, der zwischen Dura und dem Periost des Wirbelkanals liegt und Fettgewebe, Lymph- und Blutgefäße enthält. Sie kann auf jeder Höhe der Wirbelsäule durchgeführt werden. Die Punktion zur PDA ist technisch anspruchsvoller als die SPA, da kein Liquorfluss als sicheres Zeichen dient und die LOR-Technik Übung erfordert. Die Breite des Periduralraums variiert. Er ist lumbal etwa 6 mm und thorakal nur 2–3 mm breit.

Zur Orientierung dienen anatomische Hilfslinien (→ Abb. 29.2):

- Die Verbindungslinie zwischen den Beckenkämmen markiert LWK4 bzw. L4/L5.
- Linie zwischen den Skapula-Unterrändern schneidet BWK7.
- Alternativ kann man von HWK7 (Vertebra prominens) aus abwärts zählen.

Kontraindikationen

Absolute Kontraindikationen für alle rückenmarksnahen Anästhesieverfahren sind:

- Ablehnung oder fehlende Kooperation des Patienten
- Blutgerinnungsstörung oder therapeutische Antikoagulation (entsprechend aktuellen Leitlinien, → Kap. 28)
- Lokale Infektion an der geplanten Punktionsstelle, systemische Infektion/Sepsis oder unbehandelte Bakteriämie
- Unbehandelte Hypovolämie
- Erhöhter intrakranieller Druck (ICP) oder raumfordernder intrakranieller Prozess (Risiko der Herniation)
- Allergie gegen Lokalanästhetika

Vorbestehende neurologische Symptome sollten immer vor Durchführung dokumentiert werden. Anatomische Besonderheiten der Wirbelsäule (z. B. schwere Skoliose, Z. n. nach Wirbelsäulenoperationen) zählen zu den relativen Kontraindikationen.

Tab. 29.1 Unterschiede zwischen SPA und PDA

	SPA	PDA
Punktionshöhe	Ausschließlich lumbal unterhalb L2/3	Zervikal, thorakal, lumbal
Wirkeintritt	Sofort	Verzögert (ca. 10–20 min), Blockadehöhe gut steuerbar
Durchführung	Fast immer Single-shot-Verfahren	Fast immer Katheterverfahren
Beeinträchtigung der Hämodynamik	Ausgeprägt	Geringer (abhängig von Dosis und Lokalisation)
Medikamente	Lokalanästhetikum, gelegentlich Opioid	Lokalanästhetikum, häufig Opioid, ggf. andere Zusätze
Dosis des LA	Niedrig	Hoch
Motorische Blockade	Ausgeprägt (dosisabhängig)	Geringer (dosisabhängig)

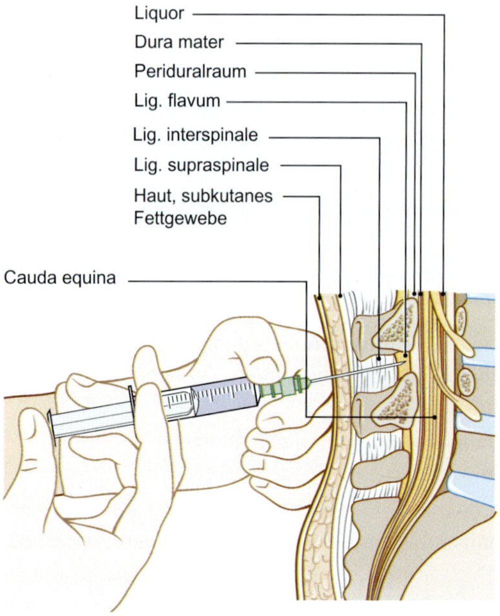

Abb. 29.1 Querschnitt durch die lumbale Wirbelsäule [L126]

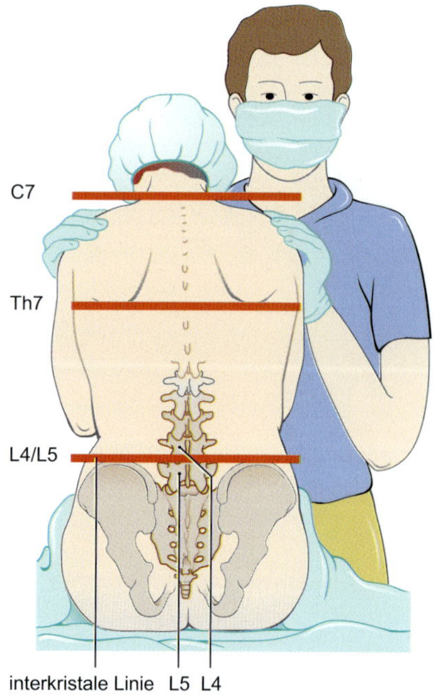

Abb. 29.2 Anatomische Hilfslinien für die rückenmarksnahe Regionalanästhesie [L141]

Spinalanästhesie (SPA)

Indikationen

Die SPA eignet sich hervorragend für Eingriffe in der **unteren Körperhälfte:**

- Operationen an den unteren Extremitäten
- Eingriffe am Perineum und Unterbauch
- Sectio caesarea (Standardverfahren, da Vorteile für Mutter und Kind gegenüber Allgemeinanästhesie)

Vor- und Nachteile

Die SPA wirkt schnell, ist einfach durchzuführen und vermeidet die Risiken einer Allgemeinanästhesie, etwa bei erhöhtem Aspirationsrisiko, schwierigem Atemweg oder schweren Lungenerkrankungen, da sie die Risiken einer Intubation und Beatmung umgeht.

Heute wird meist die Single-Shot-Technik angewandt, wodurch die Dauer des Eingriffs auf die Wirkdauer des Lokalanästhetikums (meist 1,5–3 h, je nach verwendetem Lokalanästhetikum) begrenzt ist.

Bei hoher Ausbreitung kann die Atemhilfsmuskulatur beeinträchtigt sein, was trotz erhaltener Zwerchfellfunktion subjektive Atemnot bis zur pulmonalen Dekompensation zur Folge haben kann. Die durch Sympathikolyse bedingte Vasodilatation führt zu einem Blutdruckabfall und kann eine Bradykardie auslösen. Bei schweren Herz-Kreislauf-Erkrankungen muss das Risiko sorgfältig abgewogen werden.

Medikamente

Die SPA wird mit Lokalanästhetika durchgeführt, deren **Gesamtdosis für die Höhenausbreitung entscheidend** ist (→ Tab. 29.2). Die Höhenausbreitung wird zudem von der Barizität des Lokalanästhetikums, der Patientenposition, der Punktionshöhe und dem Alter beeinflusst. Die erforderliche Anästhesiehöhe hängt vom Eingriff ab:

- Untere Extremitäten: bis Dermatom Th10 (Bauchnabelhöhe)
- Kaiserschnitt: bis Th4–6

Die Ausbreitung wird durch Kältereize oder Pin-Prick-Test überprüft. Je nach Indikation werden isobare, hyperbare oder hypobare (sehr selten) Lokalanästhetika verwendet. Isobare Lösungen verteilen sich unabhängig von der Schwerkraft, hyperbare Lösungen folgen der Schwerkraft und sinken z. B. bei sitzender Lagerung ab.

Tab. 29.2 Beispielhafte Dosierungen für die SPA

Lokalanästhetikum	Dosierung (mg)	Wirkdauer (min)
Bupivacain 0,5 %	10–20 [2–4 ml]	90–180
Chloroprocain 1 %	40–50 [4–5 ml]	80–100
Prilocain 2 %	40–60 [2–3 ml]	100–130
Ropivacain 0,5 %	15–25 [3–5 ml]	120–240

Komplikationen

- Kardiovaskuläre Nebenwirkungen:
  - Vasovagale Synkopen während der Punktion (sitzender Patient muss von Assistenzperson gesichert werden)
  - Blutdruckabfälle durch Sympathikolyse (Risiko steigt bei Hypovolämie), auch im späteren Verlauf möglich
  - Bradykardien, selten Asystolien durch Sympathikolyse
- Totale SPA: Aufsteigen des Lokalanästhetikum bis zum Hirnstamm (Koma, Blutdruckabfall, Atemstillstand, Asystolie). Dies ist ein lebensbedrohlicher Notfall, der sofortige Intubation, Beatmung und Kreislaufstabilisierung erfordert.
- Harnverhalt: durch Blockade der für die Miktion verantwortlichen Fasern, häufig aber passager, ggf. Einmalkatheterisierung notwendig
- Postspinaler Kopfschmerz (Postdural Puncture Headache, PDPH):
  - Typisch: Auftreten 24–48 h nach Punktion
  - Verstärkung in aufrechter Position, Verschwinden im Liegen
  - Ursache ist vermutlich ein Liquorverlust an der Punktionsstelle, der zu einem intrakraniellen Unterdruck und mechanischem Zug an schmerzsensiblen Hirnstrukturen führt.
  - Therapie: NSAR, Koffein, Abwarten, bei schweren Fällen Blutpatch (sterile Injektion von Eigenblut in den Periduralraum)
  - Prophylaxe: Verwendung atraumatischer (z. B. Sprotte-, Whitacre-Nadeln) und dünner Nadeln (25–27 G)
  - **Cave:** Bei atypischem Verlauf oder zusätzlichen neurologischen Symptomen ist der Ausschluss schwerwiegender Differenzialdiagnosen wie Meningitis, intrazerebraler Blutung oder Sinusvenenthrombose zwingend erforderlich.
- Neurologische Komplikationen (sehr selten, aber potenziell schwerwiegend): z. B. spinales Hämatom, Abszess, Meningitis oder direkte Nervenschädigung

> **Merke:** Jede nicht zeitgerecht abklingende Blockade oder neue neurologische Störungen nach rückenmarksnaher Anästhesie erfordern umgehend ein MRT zur Abklärung.

Durchführung

- Überprüfung auf Kontraindikationen, Basismonitoring, periphervenöser Zugang
- Lagerung des Patienten mit maximaler Kyphosierung („Katzenbuckel"): sitzend oder seitlich liegend mit angezogenen Beinen
- Punktionsort bestimmen
- Sterile Vorbereitung: Mundschutz, Kopfhaube, sterile Handschuhe, sorgfältige Hautdesinfektion, steriles Abdecken
- Lokalanästhesie des Punktionsgebiets
- Punktion mit Führungskanüle (Introducer, dient dem Schutz der Spinalnadel und erleichtert die Punktion) in leicht kranialer Richtung von median oder paramedian bis vor die Dura mater
- Punktion von Dura mater und Arachnoidea mit der dünnen Spinalkanüle (nie ohne Führungsmandrin vorschieben!)
- Korrekter Sitz: Zurückfließen klaren Liquors
- Applikation des Lokalanästhetikums, Entfernen der Kanüle, Pflaster
- Abwarten der Fixierungszeit (hyperbares LA) oder Beginn der OP-Vorbereitungen (isobares LA)

Beim Einstechen der Nadel bzw. bei Injektion des Lokalanästhetikums dürfen keine Schmerzen oder Parästhesien auftreten.

Viele Patienten wünschen intraoperativ eine leichte Sedierung oder Musik über Kopfhörer zur Entspannung. Intraoperativ wird die SPA wie eine Allgemeinanästhesie überwacht.

Periduralanästhesie (PDA)

Indikationen

Die PDA wird als Katheterverfahren (Periduralkatheter, PDK) eingesetzt für:

- Analgesie unter der Geburt
- intra- und postoperative Analgesie bei großen abdominellen Eingriffen (in Kombination mit Allgemeinanästhesie)
- Prophylaxe von Phantomschmerzen bei geplanter Amputation
- Durchblutungsförderung bei Gefäßeingriffen (durch Sympathikolyse)

Die PDA kann postoperative Komplikationen wie Darmatonie, Atelektasen und pulmonale Infektionen reduzieren und eine frühe Mobilisation ermöglichen.

Medikamente und Dosierungen

Meist kommen lang wirksame Lokalanästhetika, wie Bupivacain, Levobupivacain oder Ropivacain, zum Einsatz. Durch niedrige Konzentration (z. B. Bupivacain 0,0625–0,125 % oder Ropivacain 0,1–0,2 %) kann eine **Differenzialblockade** erreicht werden, bei der die sensiblen Fasern stärker blockiert werden als die motorischen: gute Analgesie bei erhaltener Motorik.

Tab. 29.3 Beispiel zur Bestückung einer PCEA-Pumpe für die geburtshilfliche PDA

	Basalrate	Einzelbolus	Bolussperrzeit
Bupivacain oder Ropivacain 0,125 % + Sufentanil 0,5–0,75 μg/ml	4–6 ml/h	4 ml	20 min
Bupivacain oder Ropivacain 0,125 % + Sufentanil 0,5–0,75 μg/ml	Keine	4 ml	15 min

Da das Lokalanästhetikum die Dura mater überwinden muss, sind höhere Dosen als bei der SPA notwendig. Faustregel für den Erstbolus: 1,2–1,5 ml LA für jedes zu blockierende Segment (z. B. lumbale PDA 12–15 ml für eine Ausbreitung Th10–S2). Bei Schwangeren und älteren Patienten wird die Dosis um 30 % oder mehr reduziert. Der Bolus wird immer fraktioniert verabreicht.
Häufig, in der Geburtshilfe nahezu immer, werden Opioide (meist Sufentanil) dem Lokalanästhetikum zugesetzt. Dadurch kann die analgetische Wirkung potenziert und die Lokalanästhetika-Dosis reduziert werden. Für die patientenkontrollierte epidurale Analgesie (PCEA) gibt es spezielle Pumpen. Der Patient erhält auf Knopfdruck eine bedarfsgerechte Schmerztherapie. Überdosierungen können durch Sperrzeiten und Einstellung von Maximaldosen vermieden werden (→ Tab. 29.3).

Durchführung

Vorbereitung und Lagerung des Patienten erfolgen wie bei der SPA, zusätzlich wird ein steriler Kittel getragen. Als Punktionshöhe wird die Mitte des zu operierenden Gebiets gewählt (→ Tab. 29.4).
Für die PDA wird eine spezielle **Tuohy-Kanüle** (sprich: „Tuhi") verwendet (→ Abb. 29.3). Um den PDK einführen zu können, ist sie großlumiger (meist 16–20 G) als eine Spinalkanüle und hat eine abgestumpfte Spitze zur Reduktion des Risikos einer Duraperforation.
Die Tuohy-Kanüle wird nach Hautanästhesie median oder paramedian eingestochen und bis ins Lig. flavum vorgeschoben. Dann wird der innen liegende Mandrin entfernt. Der Punktionswinkel ist lumbal annähernd horizontal, thorakal wegen der steiler stehenden Wirbelkörper ca. 60° zur Haut.
Zum sicheren Auffinden des Periduralraums dient die **Loss-of-resistance-(LOR-) Technik:**

- Aufsetzen einer mit NaCl 0,9 % gefüllten leichtgängigen Spritze

Tab. 29.4 Empfohlene Punktionshöhen in Abhängigkeit vom geplanten Eingriff

Eingriff	Punktionshöhe
Thorakotomie	Th2–6
Laparotomie (Oberbauch)	Th6–10
Laparotomie (Unterbauch)	Th8–10
Geburtshilfliche Analgesie	L2–3
Untere Extremität	L1–4

- Langsames Vorschieben der Tuohy-Nadel unter kontinuierlichem Druck auf den Spritzenstempel
- Ein Widerstandsverlust nach Durchstechen des Lig. flavum (meist nach 4–8 cm ab dem Hautniveau) zeigt die korrekte Lage an.
- Die Nadel darf danach nicht weiter vorgeschoben werden, da sonst eine Duraperforation droht!

Die Tuohy-Nadel wird nun so gedreht, dass ihre Öffnung nach kranial zeigt. Der Katheter wird 3–5 cm in den Periduralraum eingeführt, die Punktionskanüle entfernt und der Katheter fixiert. Bei hängendem Katheter dürfen weder Blut noch Liquor zurückfließen. Bei Aspiration mit einer 5-ml-Spritze muss ein deutliches Vakuum spürbar sein. Nach Aufsetzen des Bakterienfilters wird eine Testdosis (z. B. 3 ml Bupivacain 0,5 % isobar) appliziert. Diese dient dazu, eine versehentliche intravasale oder intrathekale (im Subarachnoidalraum) Katheterlage frühzeitig zu erkennen. Treten nach 3–5 min keine Zeichen einer intravasalen Injektion (Tachykardie, Schwindel, Tinnitus) oder einer SPA (schneller, ausgeprägter Blutdruckabfall, motorische Blockade) auf, kann die eigentliche Dosis des Lokalanästhetikums fraktioniert in Schritten von 3–5 ml verabreicht werden. In der Geburtshilfe wird aufgrund der üblichen fraktionierten Gabe von niedrigen Lokalanästhetika-Konzentrationen oft auf eine explizite Testdosis verzichtet. Die schrittweise Applikation dient selbst als Sicherheitsmaßnahme („Jede Dosis ist eine Testdosis.").

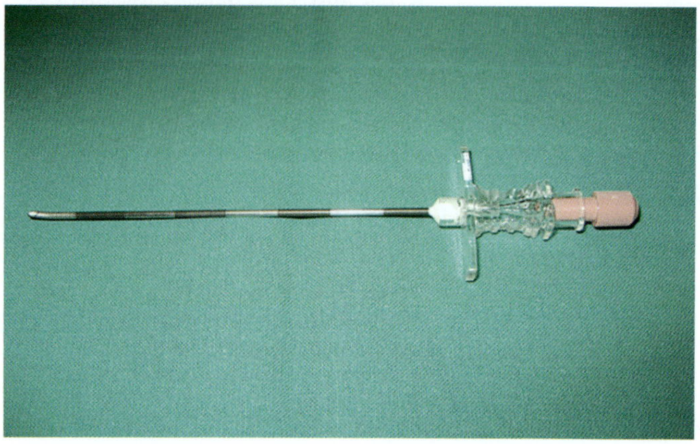

Abb. 29.3 Tuohy-Kanüle zur PDA [O647]

Komplikationen

- Duraperforation: häufigste Komplikation. Sie führt in vielen Fällen zu einem postpunktionellen Kopfschmerz, bei unbemerkter Katheterlage im Subarchnoidalraum kann es zur hohen bzw. totalen SPA kommen.
- Fehllage/Dislokation des Katheters: häufigste Ursache für unzureichende Analgesie oder einseitige Blockade. Bei intravasaler Lage in periduralen Gefäßen Lokalanästhetika-Intoxikation möglich, auch sekundäre Dislokationen ursprünglich korrekt liegender Katheter sind möglich.
- Sympathikolyse: aber meist geringer ausgeprägt als bei SPA
- Neurologische Komplikationen: wie bei SPA
- Opioidnebenwirkungen: Atemdepression (anfangs: Resorption über die Blutbahn, später: Aufsteigen im Liquor bis zum Atemzentrum), Pruritus, PONV, Harnverhalt; Therapie durch fraktionierte i. v.-Gabe von Naloxon, Juckreiz durch Antihistaminika

Kombinierte Spinal-Epidural-Anästhesie (CSE)

Die CSE vereint die Vorteile von SPA (sehr schneller Wirkbeginn, tiefe Blockade) und PDA (flexible Nachdosierung, Möglichkeit einer verlängerten intra- und postoperativen Schmerztherapie). Wie die SPA eignet sich die CSE ausschließlich für Eingriffe an der unteren Körperhälfte.

Durchführung

Zunächst wird der Periduralraum mittels Loss-of-Resistance-Technik (LOR) aufgesucht. Über die liegende Tuohy-Kanüle wird dann die Dura mit einer Spinalkanüle punktiert und das Lokalanästhetikum zur SPA verabreicht. Nach Entfernung der Spinalkanüle wird der PDK eingeführt.

Um das Risiko der Katheterabscherung zu minimieren, wurden spezielle CSE-Kanülen mit zwei Lumina oder „Back-Eye"-Öffnung für die Spinalkanüle entwickelt.

Nach durchgeführter SPA kann die Lage des PDKs nicht mehr durch eine Testdosis verifiziert werden, da die spinale Blockade die Wirkung der Testdosis überdeckt.

Zusammenfassung

- Das Rückenmark wird bei keinem der rückenmarksnahen Anästhesieverfahren punktiert.
- SPA: immer unterhalb L2/L3, Dura mater wird durchstochen, Lokalanästhetikum verteilt sich im Subarachnoidalraum, schneller Wirkeintritt.
- PDA: Punktion auf jeder Höhe möglich. Lokalanästhetikum verteilt sich im Periduralraum. Langsamerer Wirkeintritt, Differenzialblockade möglich.
- SPA eignet sich für fast alle Eingriffe der unteren Körperhälfte.
- Kontraindikationen müssen strikt beachtet werden, Überwachung wie bei Allgemeinanästhesien.
- Die PDA vermittelt nicht nur eine gute Analgesie in der Geburtshilfe und erlaubt eine schmerzarme Geburt. Nach großen abdominellen Eingriffen ist auch eine frühe schmerzfreie Mobilisation möglich.
- Zum Aufsuchen des Periduralraums hat sich die LOR-Technik als sicherstes Verfahren etabliert.
- Die CSE-Technik kombiniert die Vorteile von SPA und PDA.

Anatomische Grundlagen

Alle Nerven, die für Motorik und Sensibilität im Arm wichtig sind, entstammen dem Plexus brachialis (→ Abb. 30.1). Er bildet sich hauptsächlich aus den Rückenmarkssegmenten C5–Th1, (vereinzelt C4 und Th2). Der Plexus zieht gemeinsam mit der A. subclavia durch die Skalenuslücke zwischen den Mm. scaleni anterior und medius. Am seitlichen Rand des M. scalenus medius teilt er sich in drei Trunci (Hauptstämme): superior, medius und inferior. Bereits hier zweigt der N. suprascapularis vom Truncus superior nach dorsal ab. Etwa auf Höhe der Klavikula vermischen sich die Trunci und gruppieren sich zu Faszikeln (Bündeln), die nach ihrer Lage zur A. axillaris benannt werden: Fasciculus lateralis, posterior und medialis. Gemeinsam mit der A. axillaris ziehen sie in einer Gefäß-Nerven-Scheide unter der Klavikula hindurch. Distal bilden sich aus den Faszikeln die peripheren Nerven, die den Arm sensibel und motorisch versorgen.

→ Tab. 30.1 zeigt die motorischen Nerven des Arms, die von ihnen versorgten Muskeln und deren Funktion.

Der Plexus brachialis kann auf verschiedenen Höhen blockiert werden (→ Abb. 30.2, → Tab. 30.2). Die Auswahl des Verfahrens hängt v. a. vom Umfang der OP ab, da je nach Zugangsweg unterschiedliche Nerven blockiert werden.

Interskalenäre Blockade

Indikationen

Die interskalenäre Blockade ist die erste Wahl für Operationen an der Schulter und am proximalen Oberarm, da sie neben dem Plexus brachialis (C5–C7) auch die sensiblen Nerven des Plexus cervicalis superficialis erreicht, die das Schultergelenk versorgen.

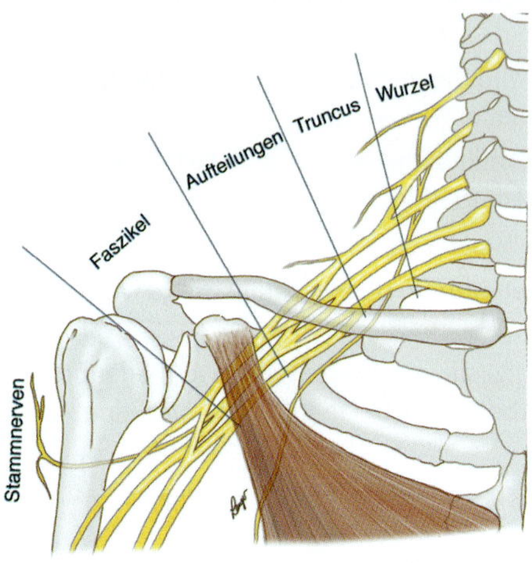

Abb. 30.1 Schematische Darstellung des Plexus brachialis [M1289]

Tab. 30.1 Motorische Nerven der oberen Extremität mit Kennmuskeln und deren Funktion

Peripherer Nerv (mit Spinalnervenwurzel)	Innervierte Muskeln (Auswahl)	Funktion
N. axillaris (C5/C6)	M. deltoideus	Abduktion im Schultergelenk
N. radialis (C5–Th1)	M. triceps brachii M. extensor carpi radialis M. supinator M. extensor digitorum	Streckung im Ellbogen Streckung und Radialabduktion der Hand Supination Streckung der Finger Streckung und Dorsalflexion der Hand
N. musculocutaneus (C5–C7)	M. biceps brachii M. brachialis	Beugung im Ellbogen (besonders in Supinationsstellung)
N. medianus (C6–C8)	M. opponens pollicis M. flexor carpi radialis Flexoren Dig. 1–3 M. pronator teres + M. quadratus	Daumenabduktion Beugung im Handgelenk Beugung Mittel- und Endglieder Dig. 1–3 Pronation
N. ulnaris (C8/Th1)	M. flexor carpi ulnaris M. flexor digitorum profundus Mm. Interossei	Beugung und Ulnarflexion der Hand Beugung Dig. 4 + 5 Beugung Fingergrund- und Streckung Fingerendgelenke

Für Eingriffe weiter distal am Arm ist der Block weniger geeignet.

Durchführung

Der Patient liegt entspannt auf dem Rücken, mit leicht zur Gegenseite gedrehtem Kopf. Der M. sternocleidomastoideus wird identifiziert (ggf. Kopf anheben lassen). Ein Linearschallkopf wird auf Höhe des Ringknorpels seitlich davon positioniert. Nun wird die **Skalenuslücke** zwischen M. scalenus anterior und M. scalenus medius aufgesucht. Dort befindet sich der Plexus, der sich im Ultraschall typischerweise als Ansammlung von 2–3 echoarmen (dunklen) ovalen Strukturen darstellt, die den oberen und mittleren Trunci des Plexus brachialis entsprechen. Da die Nerven übereinanderliegen, erinnert das Bild oft an eine **Ampel oder Perlenkette** (→ Abb. 30.3).

Medial ist die A. carotis communis als pulsierende Struktur erkennbar. In der Tiefe zeigt sich der Querfortsatz von C6 als echoreiche knöcherne Struktur mit Schallschatten. Um eine versehentliche arterielle Punktion zu vermeiden, sollte auch die A. vertebralis dargestellt werden, die sich ebenfalls in der Tiefe befindet.

Der Plexus wird meist mit 7–15 ml Lokalanästhetikum umspült.

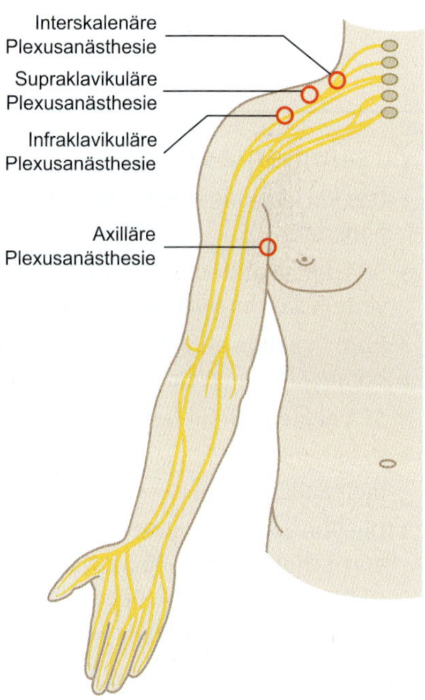

Abb. 30.2 Zugangswege für Blockaden des Plexus brachialis [L231]

Nebenwirkungen und Komplikationen

In den meisten Fällen kommt es zu einer vorübergehenden einseitigen Zwerchfelllähmung, da der N. phrenicus nah am Plexus brachialis verläuft. Eine Rekurrensparese ist deutlich seltener. In beiden Fällen stellt eine bereits bestehende Lähmung auf der Gegenseite eine absolute Kontraindikation dar. Weitere mögliche Nebenwirkung ist ein Horner-Syndrom durch Blockade des Ganglion stellatum. Bei etwa 10 % der Patienten tritt nach Beach-Chair-Lagerung (sitzende Position) ein Blutdruckabfall mit Brady-

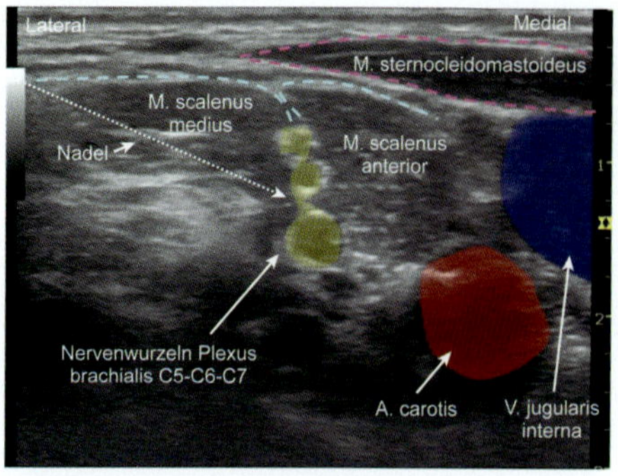

Abb. 30.3 Typisches Sonografiebild für die interskalenäre Plexusblockade [E876-002]

Tab. 30.2 Häufige Blockaden des Plexus brachialis

Blockade	Ermöglicht Operationen am/an
Interskalenär	Schulter, Klavikula, proximaler Oberarm
Supraklavikulär	Mittlerer Oberarm, Ellbogen, Unterarm, Hand
Infraklavikulär	Ellbogen, Unterarm, Hand
Axillär	Ellbogen, Unterarm, Hand

kardie und peripherer Vasodilatation auf (kardioinhibitorischer Reflex, sog. Bezold-Jarisch-Reflex).
Komplikationen sind eine versehentliche Gefäßpunktion oder (sehr selten bei tiefer Punktion) ein Pneumothorax.

Supraklavikuläre Blockade

Indikationen

Die supraklavikuläre Blockade ermöglicht eine effektive Anästhesie für Eingriffe vom mittleren Oberarm bis zur Hand. Da der N. suprascapularis oberhalb der Punktionshöhe abgeht, ist sie für Schultereingriffe nicht geeignet. Diese Blockade hat erst mit der breiten Einführung der Sonografie an Bedeutung gewonnen, da unter Sicht v. a. das Pneumothorax-Risiko erheblich reduziert werden konnte.

Durchführung

Die Patienten liegen in Rückenlage, der Kopf ist etwas zur Gegenseite gedreht. Der Linearschallkopf wird parallel zur Oberseite der Klavikula, meist etwas medial der Klavikulamitte aufgesetzt. Beim Kippen nach kaudal zeigt sich die A. subclavia als pulsierendes Gefäß. Der Plexus erscheint knapp daneben oder darunter als Ansammlung echoarmer ovaler Strukturen, oft beschrieben als **Trauben oder Honigwaben** (→ Abb. 30.4).

Die erste Rippe ist als lineare, echoreiche Struktur sichtbar und verursacht einen Schallschatten. Direkt neben und unterhalb der ersten Rippe liegt die Pleura, erkennbar als helle, gleitende Linie („Lungengleiten"). Sie muss unbedingt identifiziert und gemieden werden, um einen Pneumothorax zu verhindern. Um die Punktion von Gefäßen (u. a. A. scapularis dorsalis, A. cervicalis transversa, A. suprascapularis) auszuschließen, wird der vorgesehene Punktionsweg mit dem Farbdoppler dargestellt. Meist sind 20–25 ml Lokalanästhetikum für eine suffiziente Blockade notwendig, das für eine optimale Wirkung fraktioniert um die Nervenstrukturen herum appliziert wird.

Nebenwirkungen und Komplikationen

Durch die unmittelbare Nähe zur Pleura ist ein Pneumothorax eine seltene, aber typische Komplikation. Sie tritt meist erst verzögert auf. Das Risiko einer Phrenikusparese ist geringer als bei der interskalenären Blockade. Innerhalb des Punktionsgebiets befinden sich zahlreiche Gefäße, sodass Blutungen oder eine intravaskuläre Applikation des Lokalanästhetikums möglich sind. Bei Risikopatienten oder ambulanten Eingriffen werden häufig Techniken mit geringerem Komplikationspotenzial bevorzugt.

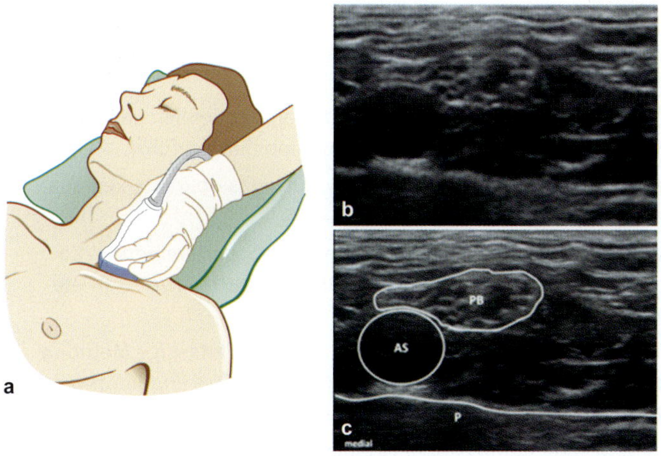

Abb. 30.4 Ultraschallgesteuerte Blockade des supraklavikulären Plexus brachialis. a) Position des Linearschallkopfs für die supraklavikuläre Darstellung des linken Plexus brachialis. b) Ultraschallbild des linken supraklavikulären Plexus. c) Beschreibung der sonografischen Anatomie: PB = Plexus brachialis, AS = A. subclavia, P = Pleura Supraklavikuläre Plexusblockade ultraschallgestützt. [a: L126; b, c: M582]

Infraklavikuläre Blockade

Indikationen

Die infraklavikuläre Blockade eignet sich gut für Operationen am distalen Oberarm, Ellbogen, Unterarm und an der Hand. Eine Blutsperre wird meist gut toleriert. Besonders vorteilhaft ist die Blockade, wenn ein Schmerzkatheter eingelegt werden soll, da die Brustwandmuskulatur den Katheter gut stabilisiert.
Bei Thoraxdeformitäten oder disloziert verheilten Klavikulafrakturen können andere Blockadeverfahren besser geeignet sein.

Durchführung

Der Patient liegt auf dem Rücken, den Kopf leicht zur Gegenseite gedreht. Der Arm wird um 90° abduziert und der Ellbogen gebeugt. Dies hebt das Schlüsselbein an, verringert die Entfernung zum Plexus und erleichtert die Darstellung. Der Linearschallkopf wird unterhalb der Klavikula etwas lateral zur Klavikulamitte aufgesetzt. Die A. subclavia (bzw. A. axillaris im lateralen Verlauf) dient als wichtige Leitstruktur (→ Abb. 30.5). Sie liegt tief unterhalb der Mm. pectoralis major und minor. Medial, lateral und dorsal um die Arterie herum finden sich die drei Nervenfaszikel. Die Faszikel lassen sich allerdings im Vergleich zu anderen Plexusblockaden weniger klar abgrenzen. Ziel ist es daher, das Lokalanästhetikum in einer **U-Form um die Arterie herum** zu verteilen, um alle drei Faszikel zu erreichen. Für einen erfolgreichen Block sind in der Regel 20–30 ml Lokalanästhetikum erforderlich.

Nebenwirkungen und Komplikationen

Der infraklavikuläre Block ist im Allgemeinen sicher. Aufgrund der anatomischen Nähe zur Pleurakuppel besteht aber besonders bei medialer Punktion ein Pneumothorax-Risiko. Die Blockade sollte daher möglichst lateral durchgeführt werden. Weitere mögliche Nebenwirkungen und Komplikationen sind Gefäßpunktionen, Horner-Syndrom und selten eine Phrenikusparese.

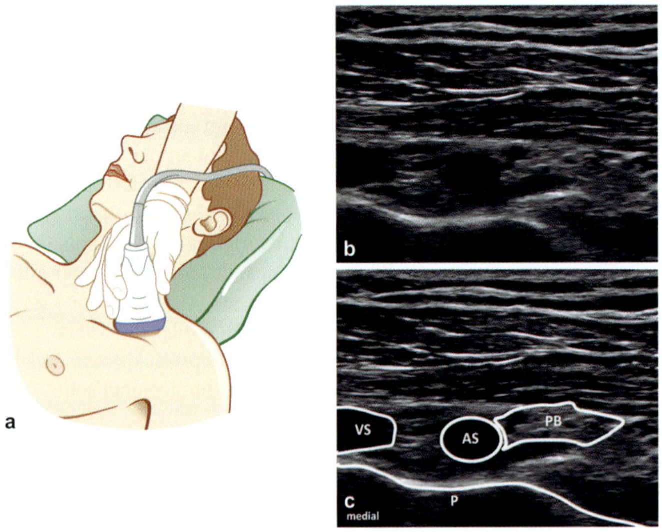

Abb. 30.5 Ultraschallgesteuerte Blockade des infraklavikulären Plexus. a) Position des Linearschallkopfs für die infraklavikuläre Darstellung des linken Plexus brachialis. b) Ultraschallbild des linken infraklavikulären Plexus. c) Beschreibung der sonografischen Anatomie: PB = Plexus brachialis, AS = A. subclavia, VS = V. subclavia, P = Pleura. [a: L126; b, c: M582]

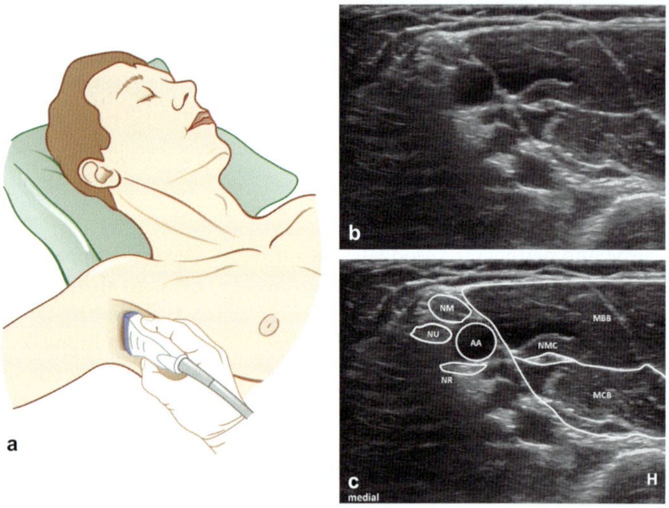

Abb. 30.6 Ultraschallgestützte Blockade des axillären Plexus brachialis. a) Position des Linearschallkopfs für die Darstellung des rechten Plexus brachialis in der Axilla. b) Ultraschallbild des rechten axillären Plexus brachialis in der Kurzachsentechnik. c) Beschreibung der sonografischen Anatomie: NM = N. medianus, NU = N. ulnaris, NR = N. radialis, AA = A. axillaris, NMC = N. musculocutaneus, MBB = M. biceps brachii, MCB = M. coracobrachialis, H = Humerus. [a: L126; b, c: M582]

Axillärer Plexus

Indikationen

Die axilläre Plexusblockade ist ein einfaches und komplikationsarmes Verfahren für Eingriffe an Ellbogen, Unterarm und Hand. Sie ist sehr sicher und weist keine weiteren als die allgemeinen Kontraindikationen (→ Kap. 28) auf. Allerdings wird eine Blutsperre nicht gut toleriert. Zu beachten ist, dass der N. musculocutaneus den Plexus brachialis meist schon oberhalb der Punktionsstelle verlässt und in seiner eigenen Faszienloge liegt. Er muss daher separat anästhesiert werden. Häufiger als bei anderen Blockaden tritt eine inkomplette Wirkung auf.

Durchführung

Der Arm wird in maximal 90° Abduktion gelagert. Ein Linearschallkopf wird kurzachsig zum Arm, direkt distal des Ansatzes des M. pectoralis major, aufgesetzt und die A. axillaris aufgesucht. Die Nerven liegen als echoarme Strukturen um die Arterie herum (→ Abb. 30.6). Die V. axillaris liegt medial der Arterie und kann durch leichte Kompression von der Arterie abgegrenzt werden. Zunächst werden 5–7 ml Lokalanästhetikum dorsal/unterhalb der Arterie injiziert (N. radialis). Anschließend wird die Nadel fast bis zur Haut zurückgezogen und dann in Richtung der Nn. medianus und ulnaris (meist kranial bzw. medial der Arterie) gelenkt. Hier werden 7–10 ml Lokalanästhetikum verabreicht.

Zuletzt wird der N. musculocutaneus im Faszienraum zwischen M. coracobrachialis und M. biceps brachii identifiziert. Sobald die Nadelspitze in Nervennähe liegt, werden 5–7 ml Lokalanästhetikum deponiert. Gelegentlich liegt der N. musculocutaneus so nah am N. medianus, dass keine separate Injektion notwendig ist.

Zusammenfassung

- Alle genannten Blockadetechniken werden heute fast ausschließlich ultraschallgesteuert, ggf. in Kombination mit der Nervenstimulation durchgeführt.
- Für jede Operation und jeden Patienten muss individuell das optimale Regionalanästhesieverfahren ausgewählt werden.
- Die interskalenäre Blockade eignet sich hervorragend für Schultereingriffe. Zu beachten ist, dass es nach Lagerung zu Blutdruckabfällen und teilweise zu Bradykardien kommen kann.
- Die supraklavikuläre Blockade ist eine sehr effektive und zuverlässige Methode für nahezu alle Operationen am Arm unterhalb der Schulter. Das Pneumothorax-Risiko ist höher als bei anderen Verfahren.
- Die infraklavikuläre Blockade ermöglicht eine gute Toleranz der Blutsperre und hat eine hohe Erfolgsquote. Es besteht jedoch die Gefahr eines Pneumothorax.
- Die axilläre Plexusblockade ist einfach und risikoarm. Eine Blutsperre wird allerdings schlecht toleriert und es kann zu unvollständigen Blockaden kommen.

Anatomische Grundlagen

Das Bein wird sensibel und motorisch durch zwei große Nervengeflechte versorgt. Die Spinalnervenwurzeln L1–L4 bilden den Plexus lumbalis, kaudal davon schließt sich der Plexus sacralis (L4–S4) an. Zusammen formen sie den Plexus lumbosacralis (→ Abb. 31.1). Anders als am Arm gibt es am Bein keinen „Flaschenhals", an dem alle Nerven nahe beieinander verlaufen. Stattdessen nehmen sie zwei getrennte Wege:

- **Plexus lumbalis (ventral):** Die Nerven verlaufen tief in der hinteren Bauchwand, direkt eingebettet im M. psoas major und ziehen vor dem Hüftgelenk nach unten. Sie versorgen die vordere und laterale Seite des Oberschenkels sowie den medialen Unterschenkel (über den N. saphenus). Die wichtigsten Äste sind: N. femoralis, N. cutaneus femoris lateralis und N. obturatorius.
- **Plexus sacralis (dorsal):** Die Nerven verlaufen an der hinteren Beckenwand und ziehen hinter dem Hüftgelenk nach kaudal. Sie versorgen die Rückseite des Oberschenkels sowie fast den gesamten Unterschenkel und Fuß. Der Hauptast ist der N. ischiadicus, der sich in der Kniekehle in seine Äste N. tibialis und N. fibularis (früher: peroneus) communis aufteilt.

Aufgrund dieser getrennten Lage ist die Blockade des gesamten Beins mit einer einzelnen Injektion nur durch ein zentrale (rückenmarksnahe) Anästhesie möglich. Bei der peripheren Regionalanästhesie müssen je nach OP-Gebiet verschiedene Blockadetechniken kombiniert werden (→ Tab. 31.1).

Wie an der oberen Extremität gibt es Kennmuskeln, die in → Tab. 31.2 aufgeführt sind.

Psoasblockade

Indikationen

Der Psoasblock (auch: Plexus-lumbalis-Block) erfasst den gesamten Plexus lumbalis und eignet sich für Eingriffe an Hüfte, Oberschenkel und Kniegelenk. Aufgrund des hohen Komplikationsrisikos und der oft schmerzhaften Seitenlagerung bei Frakturen wird er jedoch zunehmend durch risikoärmere Alternativen wie den Fascia-iliaca-Block ersetzt.

Durchführung

Der Patient liegt in Seitenlage mit dem zu anästhesierenden Bein oben. Ein Konvexschallkopf wird auf Höhe von L3/L4 aufgesetzt. Ziel ist es, den Plexus lumbalis als echoreiche Struktur im Psoasmuskel in etwa 9–12 cm Tiefe darzustellen. Da es sich um eine tiefe Blockade mit hohem Komplikationsrisiko handelt, sind ultraschalloptimierte Kanülen und eine Kombination mit der Nervenstimulation sinnvoll. Das Lokalanästhetikum (ca. 20–25 ml) wird in das Kompartment zwischen M. psoas und M. quadratus lumborum injiziert.

Nebenwirkungen und Komplikationen

Der Psoaskompartmentblock weist insgesamt ein hohes Risiko auf. Die Punktion erfolgt in einem tiefen, nicht komprimierbaren Raum.

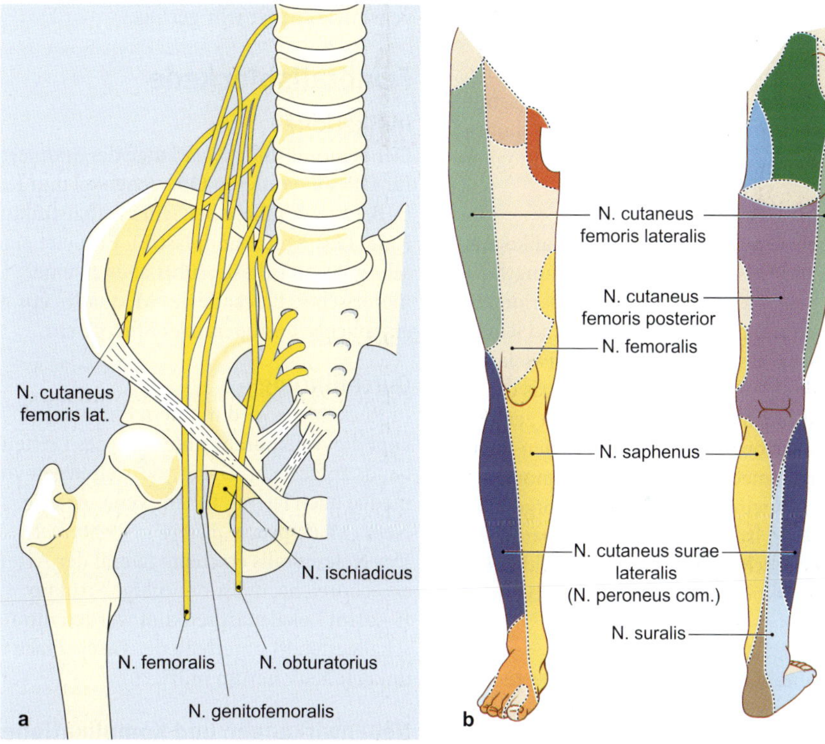

Abb. 31.1 Anatomie des Plexus lumbosacralis (a) und sensible Innervation des Beins (b) [a: L106, b: L126]

Tab. 31.1 Häufige Blockaden der unteren Extremität

Blockade	Blockiert primär	Ermöglicht Operationen am/an
Psoas	Plexus lumbalis	Hüfte, Oberschenkel
Fascia-iliaca	N. femoralis, N. cutaneus fem. lat.	Hüfte, vorderer Oberschenkel, Knie (hier nur Analgesie)
Femoralis	N. femoralis	Vorderer Oberschenkel, Knie
Ischiadikus (popliteal)	N. ischiadicus	Unterschenkel, Sprunggelenk, Fuß
Adduktorenkanal	N. saphenus (sensibel)	Knie (nur Analgesie)
Fußblock (distal)	5 Endäste	Vor- und Mittelfuß

Tab. 31.2 Motorische Nerven der unteren Extremität mit Kennmuskeln und deren Funktion

Peripherer Nerv (mit Spinalnervenwurzel)	Innervierte Muskeln (Auswahl)	Funktion
N. femoralis (L2–L4)	M. quadriceps femoris, M. Iliopsoas	Hüftbeugung, Kniestreckung
N. obturatorius (L2–L4)	Oberschenkeladduktoren	Adduktion im Hüftgelenk
N. ischiadicus	Teilt sich auf Höhe der Kniekehle in N. fibularis und N. tibialis (Fasern sind bereits bei Austritt aus dem Becken getrennt, verlaufen aber bis zum Kniegelenk in einer gemeinsamen Bindegewebshülle)	
N. fibularis (früher N. peroneus) (L4–S2)	M. tibialis anterior, Extensoren, Mm. peronei	Dorsalextension im oberen Sprunggelenk, Pronation im unteren Sprunggelenk
N. tibialis (L4–S3)	Ischiokrurale Muskeln, Wadenmuskeln	Kniebeugung, Plantarflexion, Supination

Die größte Gefahr ist ein retroperitoneales Hämatom. Nierenpunktionen sind möglich. Eine epidurale Ausbreitung ist häufig (bis zu 20 %), eine spinale Ausbreitung oder intravaskuläre Injektion sehr selten, aber lebensbedrohlich. Für den Block gelten die gleichen Antikoagulations-Leitlinien wie für rückenmarksnahe Verfahren (→ Kap. 29).

Fascia-iliaca-Blockade

Indikationen

Der Fascia-iliaca-Block ist ein risikoarmes Verfahren zur Analgesie bei Schenkelhalsfrakturen, Eingriffen am vorderen Oberschenkel und am Knie (Arthroskopien, Meniskusoperationen, Kniegelenksersatz). Da selten eine relevante motorische Blockade auftritt, ist eine frühe Mobilisation möglich.

Durchführung

In Rückenlage wird der Linearschallkopf auf Höhe des Leistenbandes (Verbindungslinie zwischen Spina iliaca anterior superior und Tuberculum pubicum) platziert und leicht nach kranial verschoben, um die Fascia iliaca als helle Linie über dem M. iliopsoas darzustellen (→ Abb. 31.2). Lateral davon zeigt sich der M. sartorius mit seiner typischen Dreiecksform, medial die A. und V. femoralis. Die Nadel wird unter die Faszie vorgeschoben. Dabei ist oft ein „Popp“ spürbar und die Faszie schnellt im Ultraschallbild zurück. Nach Injektion von 2–3 ml Lokalanästhetikum zur Lagebestätigung werden 30–40 ml fraktioniert injiziert und die Ausbreitung kontrolliert. Es sollte ein charakteristisches Anheben der Faszie („Faszienlift“) sichtbar sein. Das Anästhetikum verteilt sich zum N. femoralis und N. cutaneus fem. lat., gelegentlich bis zum N. obturatorius. Die Ausbreitung nach proximal kann durch leichten Druck distal der Punktionsstelle unterstützt werden.

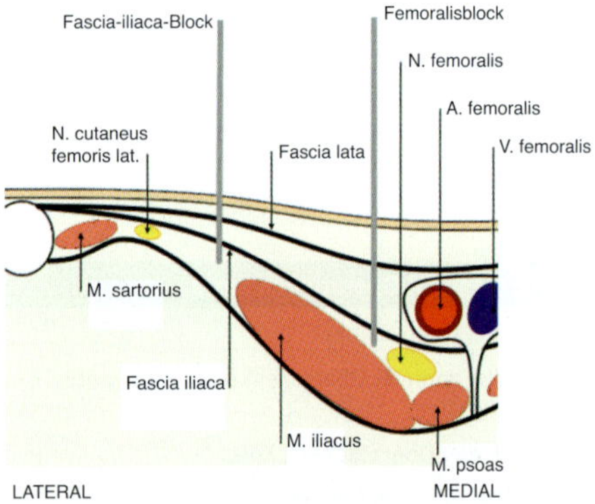

Abb. 31.2 Wichtige anatomische Strukturen für die Fascia-iliaca- und Femoralisblockade [G803-001]

Nebenwirkungen und Komplikationen

Das Risiko einer Gefäßpunktion oder Nervenverletzung ist sehr gering.

Femoralisblockade

Indikationen

Der Femoralisblock war lange der Standard für OPs am vorderen Oberschenkel und Knie (z. B. Osteosynthese bei Schenkelhalsfraktur, Knie-TEP, Kreuzbandplastik). Er bietet eine sehr gute Anästhesie, führt aber zu einer motorischen Blockade des M. quadriceps mit erheblicher postoperativer Sturzgefahr.

Durchführung

In Rückenlage wird mit dem Linearschallkopf die A. femoralis unterhalb des Leistenbands aufgesucht. Die Strukturen liegen von medial nach lateral: Innen, Vene, Arterie, Nerv (Merkspruch „IVAN“, → Abb. 31.2). Der N. femoralis erscheint lateral der Arterie als echoreiche, meist dreieckige Struktur. 15–20 ml Lokalanästhetikum werden ultraschallgesteuert unterhalb der Fascia iliaca um den Nerv herum injiziert.

Nebenwirkungen und Komplikationen

Geringes Risiko, aber postoperative Sturzgefahr.

Ischiadikusblockade (poplitealer Zugang)

Indikationen

Verfahren der Wahl für alle Eingriffe an Unterschenkel, Sprunggelenk und Fuß. Da der N. femoralis ausgespart wird, bleibt die Kraft im Oberschenkel erhalten, was eine frühe Mobilisation ermöglicht.

Durchführung

Die Blockade kann über einen posterioren (in Bauch- oder Seitenlage) oder lateralen Zugang (in Rücken- oder Seitenlage) durchgeführt werden. Der Linearschallkopf wird etwa 5–7 cm oberhalb der Poplitealfalte aufgesetzt. Der N. ischiadicus erscheint als große echoreiche Struktur, meist etwas lateral und oberflächlich der A. poplitea, kurz bevor er sich in N. tibialis und N. fibularis communis aufteilt. 15–20 ml Lokalanästhetikum werden um den Nerv injiziert.

Nebenwirkungen und Komplikationen

Sehr sicheres Verfahren, postoperativ kann eine Fußheberschwäche auftreten.

Adduktorenkanal-Blockade

Indikationen

Die Adduktorenkanal-Blockade eignet sich speziell für Eingriffe am Knie (z. B. Knie-TEP) und Unterschenkel (z. B. Gefäßeingriffe), da sie v. a. sensible Fasern des N. saphenus blockiert und die motorische Funktion des M. quadriceps weitgehend erhält. Dies ermöglicht eine effektive Schmerztherapie bei früher Mobilisation. Die Wirkung ist allerdings meist nicht ausreichend, um den Eingriff als alleinige Regionalanästhesie durchzuführen, sondern dient primär der postoperativen Analgesie.

Durchführung

Mit dem Linearschallkopf wird in Rückenlage im mittleren bis unteren Oberschenkeldrittel auf der Innenseite der M. sartorius aufgesucht, der wie ein Dach über der A. femoralis liegt. Die Mm. vastus medialis und adductor magnus/longus bilden die „Wand“ bzw. den „Boden“ des Kanals. Im Adduktorenkanal direkt medial oder anteromedial der Arterie liegt in 2–3 cm Tiefe der N. saphenus als kleine, echoreiche Struktur. Da er oft selbst nicht zu sehen ist, werden 5–15 ml Lokalanästhetikum in den Kanal um die Arterie herum injiziert und die Ausbreitung beobachtet.

Nebenwirkungen und Komplikationen

Sehr sicheres Verfahren.

Fußblock

Indikationen

Der Fußblock ist keine Plexusblockade, sondern eine gezielte Blockade von fünf Einzelnerven rund um das Sprunggelenk. Er ist ideal für Operationen am Vor- und Mittelfuß (z. B. Hallux-valgus-OP). Je nach verwendetem Lokalanästhetikum kann seine Wirkung bis zu 8 h anhalten. Er hat eine hohe Erfolgsrate und kann gut landmarkengestützt durchgeführt werden. Da keine proximale motorische Blockade auftritt, können Patienten sofort wieder (mit Spezialschuh) auftreten.

Durchführung

Fünf Nerven werden zirkulär um das Sprunggelenk mit je 3–5 ml Lokalanästhetikum betäubt (→ Abb. 31.3):

- N. saphenus: subkutane Infiltration vor dem Innenknöchel
- N. fibularis profundus: am Fußrücken neben der A. dorsalis pedis
- N. fibularis superficialis: subkutaner Wall am lateralen Fußrücken vom Schienbein zum Außenknöchel
- N. suralis: subkutan zwischen Außenknöchel und Achillessehne
- N. tibialis: der wichtigste Nerv (Fußsohle!), liegt hinter dem Innenknöchel neben der A. tibialis posterior.

Die drei oberflächlichen Nerven (Nn. saphenus, fibularis superficialis, suralis) werden oft durch eine einfache subkutane Injektion eines „Rings“ aus Lokalanästhetikum anästhesiert.

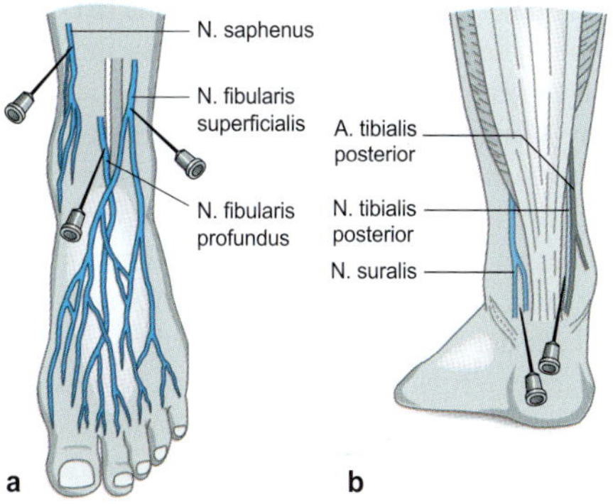

Abb. 31.3 Punktionen für den Fußblock [L157]

Nebenwirkungen und Komplikationen

Sehr sicheres Verfahren. Am häufigsten ist eine unvollständige Blockade. Eine Blutsperre am Unterschenkel wird oft nicht toleriert.

Zusammenfassung

- Es gibt keinen gemeinsamen Übertritt aller Nerven in das Bein. Daher sind oft mehrere Blockaden notwendig.
- Der Plexus lumbalis versorgt die ventrale und laterale Seite des Oberschenkels, der Plexus sacralis den Unterschenkel und die Rückseite des Oberschenkels.
- Der Psoasblock deckt den Plexus lumbalis ab, ist aber risikoreich und kann wegen der Seitenlagerung bei Frakturen schmerzhaft sein. Er wird zunehmend durch risikoärmere Alternativen ersetzt.
- Der Fascia-iliaca-Block ist risikoarmes Verfahren und eignet sich gut zur Analgesie bei Hüft- oder und Knieeingriffen.
- Die Femoralisblockade bietet eine gute Anästhesie für den Oberschenkel und das Knie, führt aber zu erheblicher postoperativer Sturzgefahr.
- Der Ischiadikusblock ist beim poplitealen Zugang ideal für Unterschenkel-, Sprunggelenk- und Fuß-OPs, da die Motorik im Oberschenkel erhalten bleibt.
- Die Adduktorenkanal-Blockade eignet sich für Knie- und Unterschenkeleingriffe, da sie primär sensible Fasern blockiert.
- Der Fußblock ist eine gezielte Blockade von fünf Einzelnerven um das Sprunggelenk, die landmarkengestützt mit hoher Erfolgsrate durchgeführt werden kann. Er ist ideal für Vor- und Mittelfußoperationen.

Die Sicherung des Atemwegs ist eine der wichtigsten Aufgaben in der Anästhesie. Dabei geht es nicht nur darum, das „Airway Management" in Routinesituationen zu beherrschen, sondern v. a. darum, im Fall eines schwierigen Atemwegs schnell und sicher zu handeln. Atemwegsprobleme sind für etwa die Hälfte aller schweren Zwischenfälle in der Anästhesie verantwortlich.

Ein schwieriger Atemweg liegt vor, wenn ein erfahrener Anästhesist Schwierigkeiten bei der Maskenbeatmung, der Laryngoskopie oder der Intubation erwartet oder sie tatsächlich hat.

Das oberste Ziel ist stets die **Sicherstellung der Oxygenierung** des Patienten, nicht notwendigerweise die Intubation.

Um für alle Eventualitäten eine klare Struktur zu haben, haben die anästhesiologischen Fachgesellschaften Handlungsalgorithmen in Form von Flussdiagrammen entwickelt. Diese werden an die Gegebenheiten des jeweiligen Krankenhauses und die vorhandene Ausrüstung angepasst (→ Abb. 52.5). Alle betonen die Bedeutung von Teamarbeit und das frühzeitige Hinzuziehen erfahrener Kollegen.

Eine schwierige Maskenbeatmung und eine schwierige Laryngoskopie sind mit einer Häufigkeit von bis zu 6 % bzw. 8 % gar nicht so selten, aber meist gut beherrschbar. Die echte Notfallsituation, in der weder Beatmung noch Intubation möglich sind (Cannot intubate, cannot oxygenate, CICO), ist mit etwa 1 : 20.000 Narkosen glücklicherweise sehr selten.

Die Atemwegssicherung ist außerdem bei Notfällen und bei begrenzten Platz- und Lagerungsmöglichkeiten deutlich schwieriger als bei elektiven Eingriffen im OP.

Zur Sicherung der Atemwege können vier Ebenen mit möglichen Zugängen für eine Oxygenierung bzw. Beatmung unterschieden werden:

- **Ebene 1:** Spontanatmung, unterstützte oder kontrollierte Beatmung mit einer Gesichtsmaske
- **Ebene 2:** Verwendung einer extraglottischen Atemwegshilfe (EGA, z. B. Larynxmaske)
- **Ebene 3:** Platzierung eines Endotrachealtubus in der Trachea
- **Ebene 4:** Translaryngealer/transtrachealer Zugang (z. B. Koniotomie)

Prävention

Ein Ziel der präoperativen anästhesiologischen Visite ist es, Patienten **mit schwierigem Atemweg** frühzeitig zu erkennen. Dazu gehören eine gezielte Anamnese, die klinische Untersuchung und die Auswertung früherer Narkoseprotokolle. So kann die Narkoseeinleitung bei Risikopatienten optimal vorbereitet werden (→ Tab. 32.1). Außerdem kann noch abgewogen werden, ob eine Regionalanästhesie oder ein anderes Verfahren in dieser Situation besser geeignet sind.

Vor der Einleitung einer Allgemeinanästhesie wird das Narkosegerät kurz überprüft und jeder Patient **suffizient präoxygeniert** (genauer erläutert in → Kap. 23). Die Präoxygenierung verlängert die Zeit, bis zu der bei einer Apnoe eine Hypoxämie auftritt und ist entscheidend für die Patientensicherheit.

Unabhängig davon, welches Verfahren zur Atemwegssicherung verwendet wird, müssen die Patienten vorher immer optimal gelagert werden, für eine Intubation beispielsweise in verbesserter Jackson-Position (→ Abb. 23.1). Dabei liegt der Kopf erhöht (Ohrmuschel ist in etwa auf Höhe des Sternums), wodurch sich die Sichtachsen am besten angleichen.

Management des unerwartet schwierigen Atemwegs

Schwierige Maskenbeatmung

Wenn eine Maskenbeatmung schwierig ist, hilft es meist, den Kopf des Patienten zu reklinieren, den Esmarch-Handgriff durchzuführen und einen Guedel- oder Wendl-Tubus einzulegen. Schließt die Maske nicht dicht ab, hilft es oft, sie mit beiden Händen festzuhalten. Eine zweite Person übernimmt dann die Beatmung. Ist die Ventilation auch hierunter nicht möglich, wird eine extraglottische Atemwegshilfe (EGA) eingeführt.

Schwierige Laryngoskopie und Intubation

Wenn Laryngoskopie und Intubation nicht gelingen, der Patient aber über die Maske beatmet werden kann, können die nächsten Schritte in Ruhe erfolgen. Frühzeitig sollte ein erfahrener Kollege hinzugezogen werden. Die Lagerung wird nochmals optimiert und ein weiterer Intubationsversuch, am besten mit dem **Videolaryngoskop,** unternommen (→ Abb. 32.1).

Häufig kann der Kehlkopfeingang durch gezielten Druck auf den Kehlkopf von außen durch eine zweite Person nach hinten, oben, rechts (BURP-Manöver: backward, upward, rightward pressure) besser dargestellt werden. Gelingt die Intubation trotzdem nicht, stehen verschiedene Hilfsmittel und Strategien (→ Tab. 32.2) zur Verfügung. Wichtig ist, sich auf wenige Techniken zu konzentrieren, die man gut beherrscht. Die korrekte Tubuslage wird immer mit der **Kapnografie** überprüft.

Die Zahl der Intubationsversuche sollte so gering wie möglich gehalten werden (max. 3–4 Versuche), um Schwellungen und Verletzungen der empfindlichen Schleimhaut zu vermeiden.

Häufig gelingt eine suffiziente Beatmung nach Einlage einer EGA. Es muss dann erwogen werden, ob der Eingriff auch damit möglich ist. Ist dies nicht der Fall, ist es häufig sinnvoll, ein Wiedereinsetzen der Spontanatmung und ein Erwachen des Patienten abzuwarten. Die Narkoseeinleitung kann dann später wie bei einem erwarteten schwierigen Atemweg durchgeführt werden.

Tab. 32.1 Hinweise auf schwierige Intubation

• Anamnestisch schwierige Intubation
• Mundöffnung < 3 cm
• Berühren der Oberlippe mit den unteren Schneidezähnen nicht möglich (Oberlippen-Beiß-Test, starker Prädiktor)
• Mallampati-Test ≥ 3
• Thyromentaler Abstand < 6 cm
• Eingeschränkte Kopf-/Halsbeweglichkeit, HWS-Immobilisation
• Faziales oder zervikales Trauma
• Tumoren, Z. n. Hals-OP
• Kurzer oder kräftiger Hals
• Schwangerschaft
• Adipositas (BMI > 35 kg/m²)

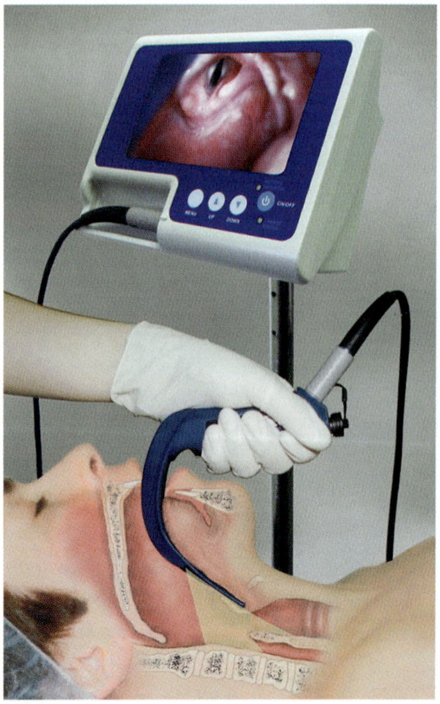

Abb. 32.1 Mit dem Videolaryngoskop lassen sich die laryngealen Strukturen beim schwierigen Atemweg in vielen Fällen gut darstellen. [E909]

Tab. 32.2 Hilfsmittel für den schwierigen Atemweg

Hilfsmittel	Beispiele
Videolaryngoskop	Verschiedene Spateltypen
Extraglottische Atemwegshilfe (EGA)	Larynxmaske, Larynxtubus, i-gel®, ösophagotrachealer Kombitubus
Intubationslarynxmaske	LMA Fastrach® (bietet Möglichkeit der blinden Intubation)
Endoskop	Flexibles Fiberbronchoskop (erlaubt auch Intubation über liegende Larynxmaske), starres Intubationsendoskop nach Bonfils
Führungshilfen	Aintree®-Katheter, Eschmann-Stab®, Frova-Stab®, Trachlight®
Sonstiges	Blinde nasale Intubation, retrograde Intubation

Cannot intubate, cannot oxygenate (CICO)

Wenn weder Maskenbeatmung noch Intubation möglich sind, können EGA die Oxygenierung in vielen Fällen sichern. Gelingt auch dies nicht und fällt die O_2-Sättigung trotz Optimierungsversuchen ab, liegt eine absolute Notfallsituation vor.

Die Sauerstoffversorgung des Körpers muss dann ohne Verzögerung durch ein chirurgisch-invasives Verfahren sichergestellt werden. Für die Koniotomie gibt es spezielle Sets, alternativ kann das Lig. cricothyroideum zwischen Schild- und Ringknorpel mit einem Skalpell eröffnet und ein Tubus (bei Erwachsenen bis 5,0 mm Innendurchmesser) eingeführt werden.

Management des erwarteten schwierigen Atemwegs

Wenn ein schwieriger Atemweg zu erwarten ist, kann eine Regionalanästhesie bei geeigneten Eingriffen eine Alternative sein. Ist dies nicht möglich, ist die sicherste Option, den Atemweg unter Spontanatmung und bei erhaltenen Schutzreflexen zu sichern. Die fiberoptische Wachintubation ist der Standard.

In manchen Fällen kann auch die Videolaryngoskopie hilfreich sein, sie ist der fiberoptischen Technik aber hinsichtlich der Patientensicherheit unterlegen.

Fiberoptische Wachintubation

Mit dem flexiblen Bronchoskop können Patienten unter Spontanatmung bei erhaltenen Schutzreflexen intubiert werden. Die Patienten sollten vorher gut informiert werden, warum diese Form der Atemwegssicherung notwendig ist und wie sie abläuft. Da eine Manipulation an den Atemwegen im Wachzustand sehr unangenehm ist, ist eine gute Oberflächenanästhesie unverzichtbar. Eine leichte Sedierung ist in vielen Fällen möglich.

Vor Einführen des Bronchoskops werden die Nasenschleimhäute mit einem Vasokonstriktor eingesprüht und die Schleimhäute bis tief in den Pharynx durch Sprühen oder Vernebeln eines Lokalanästhetikums betäubt. Zusätzlich wird Sauerstoff insuffliert. Nach der Einwirkzeit von ca. 10 min wird der Tubus auf das Bronchoskop aufgefädelt und dieses langsam über Nase oder Mund bis vor den Larynxeingang geschoben. Über den Arbeitskanal werden die Stimmlippen mit Lokalanästhetikum benetzt und die Wirkung abgewartet. Anschließend wird das Bronchoskop bei offener Glottis unter Sicht in die Trachea eingeführt und der Endotrachealtubus vorgeschoben (→ Abb. 32.2). Sobald der Tubus sicher intratracheal liegt, kann die Narkose eingeleitet werden.

Extubation nach schwieriger Intubation

Nach einer schwierigen Intubation darf die Extubation nur am wachen, spontan atmenden Patienten mit vorhandenen Schutzreflexen erfolgen. Schwellungen im Atemwegsbereich müssen ausgeschlossen sein. Ähnlich wie zur Atemwegssicherung gibt es strukturierte Extubationsalgorithmen. Vor Extubation wird mit 100 % Sauerstoff beatmet. Die Ausrüstung für eine Reintubation muss vorbereitet sein. In Hochrisikofällen kann zuvor über den Tubus ein dünner Tubuswechselstab eingeführt werden, der nach der Extubation für wenige Minuten in der Trachea verbleibt. Dies ermöglicht im Fall einer notwendigen Reintubation ein schnelles und sicheres Vorschieben eines neuen Tubus entlang der Führungshilfe.

Für spätere Narkosen sollten die Patienten unbedingt dazu aufgefordert werden, den Anästhesisten im Narkosevorgespräch auf die schwierige Atemwegssicherung hinzuweisen. Zur Sicherheit erhalten sie einen Anästhesiepass.

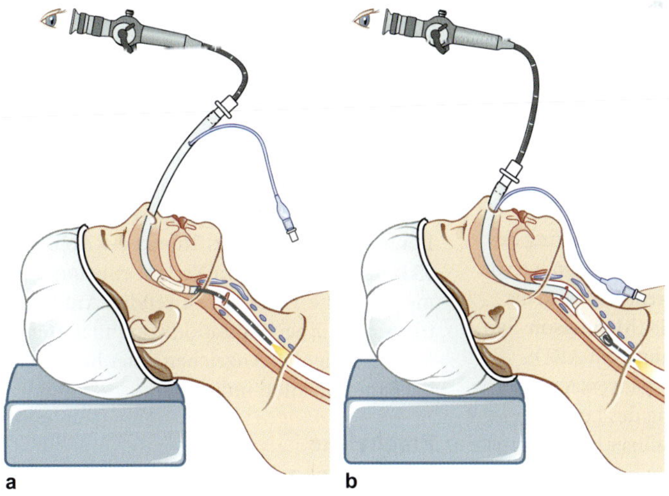

Abb. 32.2 Fiberoptische Intubation [L231]

Zusammenfassung

- Eine sorgfältige präoperative Anamnese und Untersuchung des Atemwegs senkt das Risiko unerwartet schwieriger Intubationen.
- Das Vorgehen bei schwierigem Atemweg folgt klaren Algorithmen, die an die jeweilige Klinik angepasst werden.
- Die Oxygenierung steht immer im Vordergrund. Statt wiederholter Intubationsversuche werden frühzeitig die Videolaryngoskopie und/oder extraglottische Atemwegshilfen eingesetzt.
- Bei erwartet schwierigem Atemweg und notwendiger Allgemeinanästhesie wird der Patient bei erhaltenen Schutzreflexen fiberoptisch intubiert.

Aspiration

Im Wachzustand schützen unsere Reflexe die Atemwege vor dem Eindringen von Fremdkörpern. Fallen diese Schutzmechanismen aus, beispielsweise bei einer Allgemeinanästhesie, können Mageninhalt oder andere Sekrete in die Trachea und die Bronchien gelangen. Dies wird als Aspiration bezeichnet.
Das Risiko einer Aspiration ist bei gesunden Patienten und geplanten Eingriffen durch die präoperative Nüchternheit gering. Es steigt jedoch bei Patienten mit Risikofaktoren (→ Kap. 23) und bei Notfalleingriffen deutlich an.

Zeitpunkt des Auftretens

Bei Allgemeinanästhesien tritt eine Aspiration am häufigsten während der Maskenbeatmung bei der Narkoseeinleitung auf, aber auch die Ausleitung ist eine kritische Phase. Bei einem intubierten Patienten schützt ein korrekt geblockter Cuff vor Aspiration, Larynxmasken bieten dagegen keinen sicheren Schutz, auch wenn Larynxmasken neuerer Generation bei guter Positionierung das Risiko reduzieren können.
Bei Maskenbeatmung sollte der Beatmungsdruck < 15 cmH_2O bleiben, um ein Aufblähen des Magens zu verhindern. Dieser Wert ist allerdings nur ein grober Richtwert.

Pathophysiologie

Der Mageninhalt ist normalerweise keimarm, kann aber das Bronchialsystem durch seinen niedrigen pH-Wert chemisch schädigen.
Der saure Magensaft hebt die Wirkung des Surfactants auf und ruft Atelektasen hervor. Die lokale Entzündungsreaktion wird als **Aspirationspneumonitis (Mendelson-Syndrom)** bezeichnet. Es kann zum ARDS (→ Kap. 47) oder Multiorganversagen kommen. Die Schädigung des Lungengewebes macht es zudem anfälliger für bakterielle Infektionen.
Wenn Eiter, infiziertes Sekret oder Darminhalt aspiriert werden, gelangen zusätzlich Erreger in die Atemwege, die eine Pneumonie auslösen können.

Symptome

Manchmal ist Sekret im Rachen oder im Larynxbereich sichtbar. Häufiger zeigen sich jedoch indirekte Zeichen wie Rasselgeräusche in der Lunge, ein erhöhter Atemwegsdruck oder ein Laryngospasmus. Gelegentlich wird die Diagnose erst gestellt, wenn die Patienten zur Abklärung einer Hypoxämie endotracheal abgesaugt werden.

Merke
Bei Auftreten eines Sättigungsabfalls können die häufigsten Ursachen ausgeschlossen werden, wenn nach dem englischen Merkspruch „DOPES" vorgegangen wird:
- D = Dislocation (des schon liegenden Tubus)
- O = Obstruction (Verlegung durch Sekret oder Blut, Abknicken, Bronchospasmus)
- P = Pneumothorax
- E = Equipment (z. B. Konnektor nicht fest, Gerätedefekt etc.)
- S = Stomach (überblähter Magen)

Therapie

Wenn während der Narkoseeinleitung Erbrechen auftritt, wird der Patient sofort zur Seite gedreht, um eine Aspiration zu verhindern. Wenn eine Aspiration schon stattgefunden hat, empfiehlt sich folgendes Vorgehen:

Initialtherapie der Aspiration
- Intubation und sofortiges endotracheales Absaugen
- Beatmung mit 100 % Sauerstoff und PEEP
- Gezielte bronchoskopische Absaugung
- Beim Bronchospasmen: β_2-Sympathomimetika (s. u.)

Da die Symptome verzögert auftreten, werden die Patienten stationär überwacht. Je nach Ausmaß der Schädigung sind regelmäßige arterielle Blutgasanalysen (BGA), Röntgenaufnahmen des Thorax (→ Abb. 33.1) und bei schwerem Verlauf eine intensivmedizinische Therapie notwendig. Antibiotika sind nur bei Aspiration von infiziertem Material oder bei Anzeichen einer bakteriellen Superinfektion indiziert.

Prophylaxe

Die präoperative Nahrungskarenz das minimiert Aspirationsrisiko. Bei Risikopatienten sollte eine Regionalanästhesie in Betracht gezogen werden. Wenn eine Allgemeinanästhesie trotz erhöhter Aspirationsgefahr unumgänglich ist, muss eine Rapid Sequence Induction (RSI, → Kap. 23) durchgeführt werden, idealerweise mit medikamentöser Prophylaxe (→ Tab. 33.1). Eine Sonografie des Magens kann hilfreich sein.

Laryngospasmus

Bei einem Laryngospasmus (Stimmritzenkrampf) kommt es durch einen Spasmus der Kehlkopfmuskulatur zu einem **akuten Verschluss der Glottis.** Da weder Spontanatmung noch Beatmung möglich sind, handelt es sich um eine Notfallsituation. Kinder sind deutlich häufiger als Erwachsene betroffen.

Ursachen

Der reflektorische Verschluss des Kehlkopfs ist ein physiologischer Schutz vor Aspirationen. Er wird vorwiegend durch Reizung der oberen Atemwege (Blut, Speichel, Mageninhalt, Intubation oder Platzierung einer Larynxmaske) in einem zu flachen Narkosestadium ausgelöst. Auch starke chirurgische Stimuli können bei unzureichender Narkosetiefe einen Laryngospasmus provozieren. Desfluran und Isofluran haben stark atemwegreizende Eigenschaften, während Sevofluran atemwegsfreundlicher ist.

Symptome

Das charakteristische Zeichen für die Einengung der oberen Atemwege ist ein **inspiratorischer Stridor.** Unter Spontanatmung sind **paradoxe Atembewegungen** typisch, d. h., der Thorax senkt sich bei Ein- und hebt sich bei Ausatmung. Bei Kindern fallen bei der Einatmung besonders interkostale Einziehungen auf.

Therapie

In nahezu allen Fällen gelingt es, den Spasmus durch die im Kasten beschriebenen Maßnahmen zu beenden. Häufig löst sich der Spasmus auch von selbst, sobald es zu einer Hypoxie kommt. Auf eine Koniotomie als Ultima Ratio kann fast immer verzichtet werden.

Therapie des Laryngospasmus
- 100 % Sauerstoff
- Auslösenden Stimulus unterbrechen (z. B. Intubationsversuch oder Einlage der Larynxmaske abbrechen, schmerzhaften operativen Stimulus beenden)

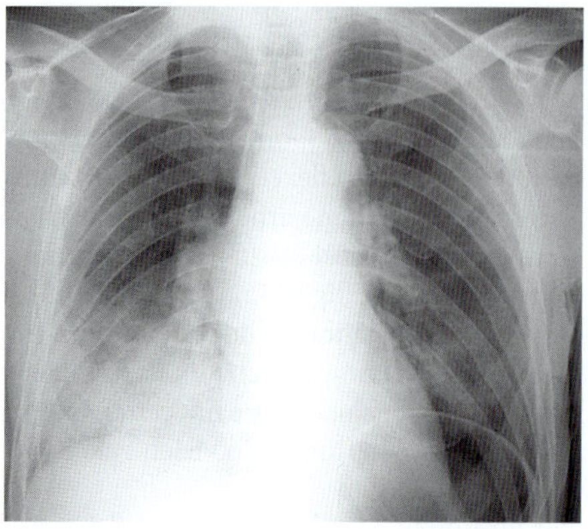

Abb. 33.1 Aspirationspneumonie in der Röntgenaufnahme des Thorax [E514-004]

Tab. 33.1 Medikamentöse Aspirationsprophylaxe

Substanzgruppe	Wirkmechanismus	Beispielpräparat und typische Dosierung für Erwachsene ohne Organinsuffizienz	Besonderheiten
Antazida ohne feste Partikel	Neutralisation des intragastralen pH	Natriumcitrat 0,3-molar 30 ml p. o.	Gabe mindestens 5 min vor Narkoseeinleitung
Metoclopramid	Förderung der Magenentleerung	Metoclopramid (z. B. Paspertin®) 10 mg i. v.	Bei dringlichen Eingriffen mindestens 90 min vor Narkoseeinleitung
H_2-Rezeptor-Antagonisten	Minderung der gastralen Säuresekretion	Cimetidin (z. B. H_2-Blocker-ratiopharm) 400 mg i. v.	Bei elektiven Eingriffen 12 h und 2 h vor Narkoseeinleitung
Protonenpumpenhemmer		Pantoprazol (z. B. Pantozol®) 40 mg p. o. oder i. v.	

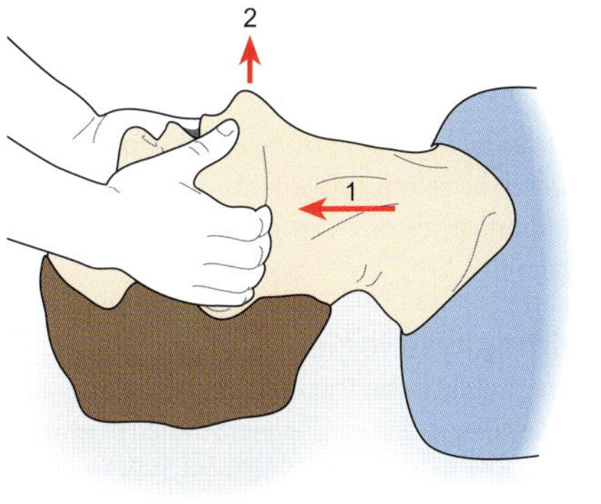

Abb. 33.2 Durchführung des Esmarch-Handgriffs [L106]

- Narkose i. v. vertiefen (bevorzugt mit Propofol-Boli)
- Positiver Atemwegsdruck (CPAP)
- Esmarch-Handgriff (→ Abb. 33.2).
- Bei Erfolglosigkeit: Relaxation mit schnell wirksamem Muskelrelaxans in geringer Dosis (z. B. 0,3 mg/kg KG Succinylcholin), ggf. anschließend Intubation zur Atemwegssicherung.
- Ggf. Magensonde nach Intubation

Komplikationen

Neben den Komplikationen, die sich aus der Hypoxämie ergeben können, kann sich unmittelbar oder wenige Stunden nach einem Laryngospasmus durch den bei Spontanatmung aufgebauten hohen negativen Druck gegen die geschlossene Glottis ein Postobstruktionslungenödem entwickeln. Dies tritt am häufigsten bei jungen Männern auf.

Bronchospasmus

Unter einem Bronchospasmus versteht man eine **Obstruktion der unteren Atemwege,** wodurch der Atemwegswiderstand zunimmt. Die Beatmung ist erschwert, meist aber nicht völlig unmöglich.

Ursachen

Am häufigsten tritt ein Bronchospasmus bei Patienten mit chronisch entzündetem und dadurch hyperreagiblem Bronchialsystem (Asthma bronchiale, COPD) auf. Akute Atemwegsinfektionen erhöhen das Risiko ebenfalls deutlich. Auch bestimmte Medikamente (z. B. Acetylcholinesterasehemmer zur Antagonisierung von Muskelrelaxanzien, Desfluran) können als Nebenwirkung Bronchospasmen auslösen.

Tab. 33.2 Übersicht ausgewählter Bronchospasmolytika

Substanzgruppe	Beispielpräparat	Dosierung für normalgewichtige Erwachsene ohne Organinsuffizienzen
β_2-Agonist (inhalativ als Dosieraerosol)	Salbutamol (z. B. Sultanol®)	2 Sprühstöße = 200 µg
β_2-Agonist (vernebelt)/ Anticholinergikum (vernebelt)	Salbutamol (z. B. Sultanol®)/Ipratropiumbromid (z. B. Atrovent®)	5 mg/0,5 mg
β_2-Agonist (subkutan)	Terbutalin (z. B. Bricanyl®)	0,25–0,5 mg s. c.
	Adrenalin	300 µg s. c.
Kortikosteroid	Prednisolon (z. B. Solu-Decortin®H)	100 mg i. v.

Symptome

Kennzeichnend für eine Obstruktion der unteren Atemwege sind trockene pulmonale Rasselgeräusche mit **Giemen und Brummen** sowie eine **verlängerte Ausatmung** und ein leises Atemgeräusch. In der Kapnografie erkennt man ein typisches verzögertes Ansteigen der CO_2-Kurve mit Form einer „Haifischflosse". Die Atemwegsdrücke steigen an, das Tidalvolumen fällt ab.

Therapie

Häufig dauert es eine längere Zeit, bis sich die Situation vollständig normalisiert hat.

Therapie des Bronchospasmus
- Auslösenden Stimulus unterbrechen, Narkose vertiefen
- Beatmung mit 100 % Sauerstoff, bei maschineller Beatmung Exspirationszeit verlängern, Atemfrequenz senken und Tidalvolumen reduzieren
- Gabe von Bronchospasmolytika (→ Tab. 33.2)

Zusammenfassung

- Gelangen Fremdkörper in die Atemwege, spricht man von Aspiration. Die Aspiration von saurem Magensaft kann eine Aspirationspneumonitis bis hin zum ARDS auslösen. Die Therapie beginnt mit der Sicherstellung der Oxygenierung durch Intubation und Absaugen des Aspirats.
- Ein Laryngospasmus ist ein Glottisverschluss, der meist bedingt durch Reize in oberflächlicher Narkose auftritt. Zur Therapie wird die Narkose vertieft und die Atemwege werden mit dem Esmarch-Handgriff offengehalten, ggf. erfolgt eine Muskelrelaxierung mit anschließender Intubation. Es besteht das Risiko eines Postobstruktionslungenödems.
- Ein Bronchospasmus ist eine Verengung der unteren Atemwege, die gehäuft bei hyperreagiblen Atemwegen auftritt. Durch Vertiefung der Narkose und Bronchodilatatoren verbessert sich die Beatmungssituation meist.

34 Anaphylaxie

In der Anästhesie können viele Medikamente, seltener auch andere Substanzen und Materialien anaphylaktische Reaktionen auslösen. Lebensbedrohliche Anaphylaxien sind zwar selten (etwa 1 von 13.000 Allgemeinanästhesien), erfordern aber sofortiges Handeln.

Pathophysiologie

Anaphylaktische Reaktionen entstehen entweder durch eine IgE-vermittelte (immunologische) Reaktion (→ Abb. 34.1) oder durch eine direkte, nicht-IgE-vermittelte Mediatorfreisetzung (nichtimmunologisch, veraltet: anaphylaktoid). Die Symptome und die Therapie sind gleich.

Direkte, nicht-IgE-vermittelte Mediatorfreisetzung Manche Substanzen können direkt, also ohne vorhergehende Sensibilisierung und ohne Antikörper, eine Freisetzung von Mediatoren auslösen. Eine Verdünnung oder langsame i. v.-Gabe kann das Risiko senken.

Gemeinsame Endstrecke Egal, wie die Reaktion ausgelöst wird: Es werden viele potente Mediatoren gebildet bzw. freigesetzt, u. a. Histamin, Serotonin, Leukotriene, Prostaglandine. Sie führen zu einer peripheren Vasodilatation, die als Flush oder Urtikaria (→ Abb. 34.2) sichtbar werden kann. Gleichzeitig erhöht sich die Kapillarpermeabilität, wodurch es schnell zu einem relativen Volumenmangel, im Extremfall zum anaphylaktischen Schock mit Kreislaufstillstand kommen kann. Die Schleimhäute können anschwellen, was im Kopf-Hals-Bereich rasch in eine vollständige Obstruktion der Luftwege münden kann (→ Abb. 34.3). Außerdem sind eine Bronchokonstriktion und gastrointestinale Symptome möglich, die von Übelkeit und Bauchschmerzen bis zur unwillkürlichen Defäkation reichen.

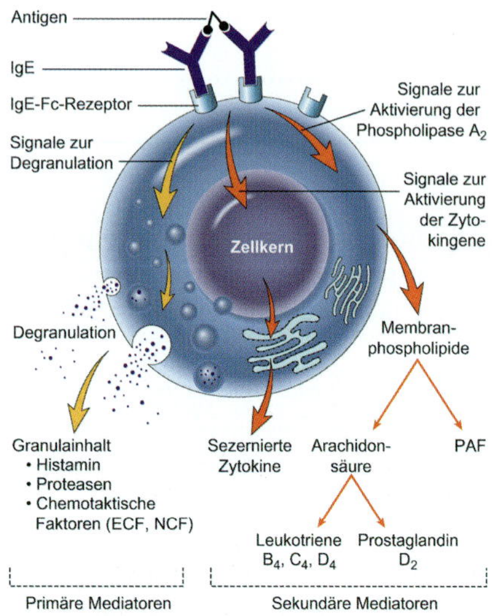

Abb. 34.1 Biochemische Vorgänge bei anaphylaktischen Reaktionen [G899-001]

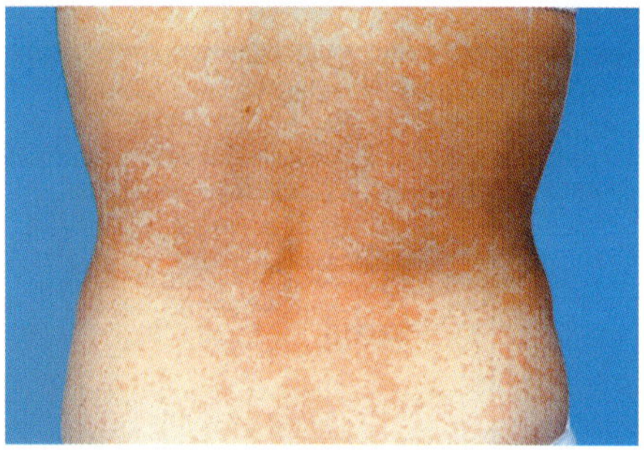

Abb. 34.2 Generalisierte Urtikaria [E306]

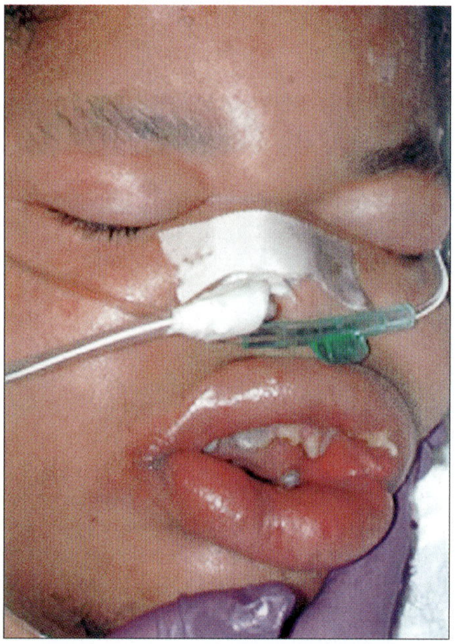

Abb. 34.3 Angioödem. Sollte die Schwellung auch die Atemwege betreffen, muss der Patient frühzeitig intubiert werden. [R396]

Allergene

Prinzipiell kann jedes Medikament eine allergische Reaktion auslösen. Einige verursachen dies aber häufiger als andere (→ Tab. 34.1). Manchmal sind auch Zusatzstoffe oder Konservierungsmittel die Ursache.

Symptome

Meist treten die Symptome innerhalb weniger Minuten nach Medikamentengabe auf, oft während der Narkoseeinleitung. Ausnahme: Latexallergie (30 min).

Unter Narkose sind viele typische Symptome wie Unruhe, Juckreiz oder Magen-Darm-Beschwerden maskiert. Wichtigste Hinweise: plötzlicher Blutdruckabfall, Tachykardie (oder Bradykardie bei schweren Reaktionen), Bronchospasmus und Hautveränderungen wie Flush, Urtikaria, Angioödem, die allerdings wegen der Tuchabdeckungen oft erst spät bemerkt werden. Die klinische Stadieneinteilung zeigt → Tab. 34.2. Eine Anaphylaxie kann in jedem Stadium beginnen.

Therapie

Da Anaphylaxien lebensbedrohlich sind, muss die Behandlung sofort beginnen.

Basismaßnahmen (in jedem Stadium)
- Auslösende Substanz sofort stoppen
- Beatmung mit 100 % Sauerstoff
- Frühzeitige Intubation bei drohendem Larynxödem oder Schock
- Großlumige Zugänge, Beine hochlagern
- H_1- und ggf. H_2-Antagonisten (→ Tab. 34.3).

Medikament der Wahl ist **Adrenalin,** da es:
- eine hämodynamische Stabilisierung bewirkt (vasokonstriktorische α_1-Wirkung),
- Bronchodilatation (β_2-Rezeptoren) bewirkt,
- die weitere Degranulation der Mastzellen verhindert.

Außerdem ist eine aggressive Flüssigkeitsgabe wichtig (1.000–2.000 ml Kristalloide bei schweren Reaktionen).

Kortikoide (z. B. Methylprednisolon 125–250 mg i. v. oder Prednisolon 100–250 mg i. v.) wirken verzögert, werden jedoch empfohlen, um die Dauer und Schwere der Reaktion zu reduzieren und möglicherweise ein erneutes Auftreten nach einigen Stunden (biphasische Anaphylaxie) zu verhindern.

Diagnostik nach der Akutphase

Um zu klären, ob wirklich eine anaphylaktische Reaktion aufgetreten ist oder die Symptomatik durch einen anderen Auslöser verursacht wurde, wird die Serum-Tryptase bestimmt. Die Blutentnahme sollte 1–2 h nach Beginn der Symptome erfolgen, da die Tryptase-Spiegel dann am höchsten sind. Eine weitere Messung kann 24 h nach dem Ereignis durchgeführt werden, um den Basalwert zu bestimmen. Wie Histamin wird Tryptase aus Mastzellen freigesetzt, hat aber eine deutlich längere Halbwertszeit und bleibt dadurch länger nachweisbar.

Zur Identifikation des Auslösers sollte etwa 4–6 Wochen nach dem Ereignis eine allergologische Testung durchgeführt werden.

Um erneute Zwischenfälle zu vermeiden, erhalten die Patienten einen Allergiepass.

Prophylaxe

Die wichtigste Maßnahme zur Vermeidung perioperativer Anaphylaxien ist eine gründliche Anamnese vor der Operation.

Bekannte Allergene und Kreuzallergien müssen vermieden werden. Eine perioperative

Tab. 34.1 Häufige Allergene in der Anästhesie

IgE-vermittelt	Direkt, nicht IgE-vermittelt
• Muskelrelaxanzien (häufigste Auslöser in der Anästhesie, insbesondere Succinylcholin und Rocuronium) • Antibiotika (insbesondere β-Laktame wie Penicilline und Cephalosporine) • Latex (rückläufig durch vermehrten Einsatz latexfreier Produkte) • Synthetisch hergestellte Kolloide (z. B. Gelatine) • Lokalanästhetika (v. a. Estertyp) • Chlorhexidin (bei Haut- oder Schleimhautkontakt) • Hypnotika (sehr selten: Propofol, Etomidat)	• Opioide (insbesondere Morphin, Pethidin, häufigste nicht-IgE-vermittelte Reaktion) • Röntgenkontrastmittel • Muskelrelaxanzien (v. a. Benzylisochinoline wie Atracurium) • NSAR • Knochenzement (Methylmethacrylat)

Tab. 34.2 Stadieneinteilung der Anaphylaxie und stadiengerechte Therapie

Stadium			Therapie
0	Lokalreaktion	• Hautreaktion ohne systemische Beteiligung	• Basismaßnahmen
I	Leichte Allgemeinreaktion	• Disseminierte Hautreaktion: Flush, generalisierte Urtikaria, Juckreiz • Schleimhautreaktion: Lidödem, Angioödem • Allgemeinreaktionen: Unruhe, Kopfschmerz	
II	Ausgeprägte Allgemeinreaktion	• Kreislaufdysregulation: meist Tachykardie, Hypotonie; bei Allgemeinanästhesien auch Bradykardie möglich • Leichte Dyspnoe: beginnender Bronchospasmus • Gastrointestinale Symptome: Stuhl-/Harndrang, Erbrechen, Diarrhö	Zusätzlich: • Adrenalin 0,3–0,5 mg i. m. (Erwachsene) bzw. 0,01 mg/kg KG i. m (Kinder) in die Außenseite des Oberschenkels (= M. quadriceps femoris) • 20–30 ml/kg KG kristalloide Flüssigkeit (keine Kolloide) • Bronchodilatatoren (z. B. Salbutamol) bzw. Adrenalin per inhalationem (3–5 ml à 1 mg/ml)
III	Bedrohliche Allgemeinreaktion	• Hypovolämischer Schock • Starke Dyspnoe: ausgeprägter Bronchospasmus • Zerebrale Symptome: Bewusstseinstrübung bis -verlust, Krampfanfälle • Abgang von Stuhl oder Urin	Zusätzlich: • Adrenalin langsam titriert 1 µg/kg KG i. v. (aus einer Lösung von 1 mg/100 ml NaCl 0,9 % ≙ 10 µg/ml Adrenalin) • Gegebenenfalls weitere Katecholamine (z. B. Noradrenalin)
IV	Anaphylaktischer Schock	• Atem- und Kreislaufstillstand	• Reanimation mit Gabe von Adrenalin und Volumen

Tab. 34.3 Dosierung von Antihistaminika bei gesunden Erwachsenen

H_1-Antagonisten		H_2-Antagonisten	
Dimetinden (z. B. Histakut®)	8 mg	Cimetidin (z. B. H_2-Blocker-ratiopharm®)	400 mg
Clemastin (z. B. Tavegil®)	2 mg		

Antibiotikaprophylaxe sollte zeitlich getrennt zu den Einleitungsmedikamenten verabreicht werden, um die typischen Nebenwirkungen der Anästhetika von einer anaphylaktischen Reaktion abzugrenzen.

Bei Patienten mit bekannten schweren allergischen Reaktionen in der Vorgeschichte kann eine Prämedikation mit Antihistaminika und Kortikosteroiden erwogen werden.

Bei Latexallergie dürfen nur latexfreie Produkte verwendet werden. Da die Latexpartikel meist über die Luft aufgenommen werden, sollten betroffene Patienten als Erste am Tag in einem Operationssaal operiert werden, der über die Nacht nicht genutzt wurde.

Zusammenfassung

- Viele Substanzen in der Anästhesie können immunologisch oder nichtimmunologisch eine Anaphylaxie auslösen.
- Unter Narkose sind Blutdruckabfall, Tachykardie und Bronchospasmus oft die einzigen Hinweise.
- Die Therapie besteht aus Basismaßnahmen und einer stadiengerechte Therapie mit Adrenalin, Volumen, Antihistaminika und ggf. Kortikosteroiden.
- Adrenalin ist das Medikament der ersten Wahl und muss frühzeitig verabreicht werden.
- Nach einer anaphylaktischen Reaktion sollte der Auslöser identifiziert werden.
- Die wichtigste Maßnahme zur Prophylaxe ist eine sorgfältige Anamnese vor der Operation.

35 Maligne Hyperthermie

Die maligne Hyperthermie (MH) ist eine seltene, aber lebensbedrohliche Komplikation in der Anästhesie. Ursache ist eine autosomal-dominant vererbte Anomalie der Skelettmuskelzelle. Etwa 1 von 3.000 Menschen ist Träger einer entsprechenden Genmutation (genetische Prävalenz). Im Alltag sind Betroffene völlig beschwerdefrei. Erst bei Allgemeinanästhesien mit bestimmten auslösenden Medikamenten (Triggersubstanzen), kann es zu einer MH-Krise kommen, manchmal auch erst bei Wiederholungsnarkosen. Die klinische Inzidenz, also das tatsächliche Auftreten einer MH-Krise unter Narkose liegt bei etwa 1 : 20.000 Narkosen mit abnehmender Tendenz. Früher galt die MH häufigster tödlich verlaufender Narkosezwischenfall. Durch Erforschung der Pathophysiologie konnten Auslöser identifiziert und eine kausale Therapie entwickelt werden (→ Abb. 35.1). Darunter ist die Sterblichkeit einer MH-Krise auf < 5 % gesunken.

Auslöser

Triggersubstanzen für eine MH sind Succinylcholin sowie alle volatilen Anästhetika mit Ausnahme von Lachgas, das keine Triggersubstanz ist. Auch extreme körperliche Belastung oder der Konsum von Drogen wie Kokain oder Ecstasy können in seltenen Fällen eine MH auslösen. Hypnotika, Ketamin, Opioide und Lokalanästhetika sind hingegen unbedenklich.

> Bei bekannter oder vermuteter MH-Veranlagung sowie bei bestimmten neuromuskulären Erkrankungen sind Succinylcholin und Inhalationsanästhetika kontraindiziert.

Pathophysiologie

Eine normale Muskelkontraktion wird durch Kalziumfreisetzung aus dem sarkoplasmatischen Retikulum ausgelöst, die über Dihydropyridin-Rezeptoren (DHPR) und Ryanodin-Rezeptoren (RYR1) reguliert wird. Die Kalziumfreisetzung ist nur kurz; anschließend wird Kalzium durch membranständige ATPasen (SERCA) zurück in die Speicher gepumpt, wodurch sich der Muskel entspannt.

Bei einer MH-Episode funktioniert diese Steuerung nicht. Durch eine genetisch bedingte Funktionsstörung des RYR1 oder DHPR bleibt der Kalziumkanal offen und auch das Zurückpumpen bleibt aus. Dies führt zu einer **Dauerkontraktion der Muskulatur** mit immens gesteigerter Stoffwechselaktivität **(Hypermetabolismus).** Der Energiebedarf ist irgendwann so hoch, dass die Zellen nicht mehr genug ATP bereitstellen können. Dann entstehen funktionale Störungen und später strukturelle Zellschäden.

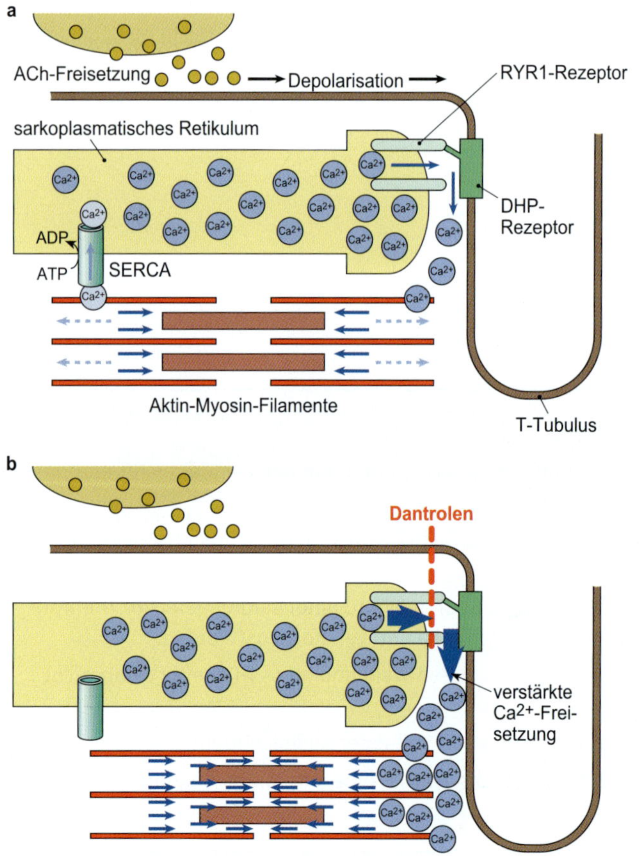

Abb. 35.1 Zelluläre Mechanismen der Muskelkontraktion bei Gesunden (a) und bei der MH (b) [O647, L141]

Klinik

Die Diagnose einer MH-Episode ist aus folgenden Gründen schwierig:

- MH-Krisen manifestieren sich nicht immer sofort nach Narkoseeinleitung.
- MH-Krisen treten auch bei betroffenen Patienten nicht bei jeder Narkose auf, auch wenn Triggersubstanzen gegeben werden.
- Es sind nicht immer alle Symptome vorhanden.
- Es sind abortive Verlaufsformen bekannt, die Symptome können sich also normalisieren.
- Fast alle klinischen Symptome einer MH können auch auf andere Erkrankungen, wie Sepsis oder allergische Reaktion hinweisen.

Frühsymptome

Ein charakteristisches Frühsymptom ist der **Masseterspasmus** (Trismus), bei dem die Kiefermuskulatur nach Succinylcholin-Gabe nicht erschlafft, sondern tonisch anspannt. Oft ist dadurch die Intubation erschwert. Auch ein **generalisierter Muskelrigor** kann auffallen. Die weiteren Symptome resultieren aus der übersteigerten Stoffwechselaktivität: **tachykarde Herzrhythmusstörungen,** unerklärbar **hohes endtidales Kohlendioxid** ($etCO_2$) bzw. Hyperventilation unter Spontanatmung. Schnell entwickelt sich eine **kombinierte Azidose.**

Spätsymptome

Die namensgebende ausgeprägte **Hyperthermie** tritt meist erst spät auf. Die Therapie muss schon vor ihrem Auftreten beginnen. Der massive Muskelzerfall **(Rhabdomyolyse)** setzt große Mengen Kalium, Myoglobin, Kreatinkinase und weitere Proteine frei, was zur **akuten Nierenschädigung** führen kann. Ohne zeitgerechte Behandlung werden im Rahmen des akuten Schocks auch andere Organe geschädigt und es droht ein therapierefraktäres Kreislaufversagen.

Therapie

Supportiv

- Sobald der begründete Verdacht auf eine MH besteht, zählt jede Minute. Da alle Maßnahmen praktisch gleichzeitig passieren müssen, sollte frühzeitig Hilfe hinzugezogen werden.

> Es ist wichtig, dem gesamten OP-Team zu sagen, dass der Verdacht auf eine MH-Episode vorliegt und dass dies ein lebensbedrohlicher Zustand ist. Da das Krankheitsbild so selten und außerhalb der Anästhesie nur selten bekannt ist, verstehen nur dann alle den Ernst der Lage.

- Sofort alle Triggersubstanzen stoppen
  - Vapor entfernen, Narkosegerät mit hohem Frischgasfluss (> 10 l/min) spülen
  - Keine weitere Gabe von Succinylcholin (Wiederholungsdosen sind allerdings unüblich)
- Beatmung mit 100 % Sauerstoff, Atemminutenvolumen erhöhen und Normokapnie anstreben
- Narkose intravenös fortführen, Muskelrelaxierung mit nichtdepolarisierenden Muskelrelaxanzien (NMDR)
- Operation nicht beginnen oder schnellstmöglich abbrechen
- Kreislauf mit Volumen und Katecholaminen stabilisieren
- Aktive Kühlung beginnen, z. B. mit kalten Infusionen, Kältematten, Kaltluftgebläsen
- Metabolische Azidose durch Natriumbikarbonat ausgleichen

Kausal

Einzig kausale Therapie ist die schnelle Gabe von **Dantrolen.** Es blockiert die Kalziumfreisetzung aus dem sarkoplasmatischen Retikulum.
Die klassische Darreichungsform von Dantrolen ist problematisch: Es ist äußerst schwer wasserlöslich und allein für die Initialdosis eines Erwachsenen müssen 8–10 Flaschen Trockenpulver (je 20 mg) langwierig in jeweils 60 ml Aqua ad injectabilia aufgelöst werden (→ Abb. 35.2).
Seit 2024 ist auch eine besser lösliche Formulierung (Agilus®) verfügbar, die die Zubereitung erheblich erleichtert. Eine Durchstechflasche enthält 120 mg Dantrolen, das in 20 ml Aqua ad injectabilia aufgelöst wird. Für die Initialdosis eines Erwachsenen reichen etwa 2 Flaschen aus.
Die Initialdosis von Dantrolen beträgt 2,5 mg/kg KG und soll so schnell wie möglich, am besten innerhalb von 5 min, verabreicht werden. Die Dantrolentherapie wird bis zum Sistieren der Symptome weitergeführt. Wenn eine Dosis von 10 mg/kg KG erreicht wurde, ohne dass eine Besserung eingetreten ist, sollte die Diagnose MH-Krise überdacht und nach anderen Ursachen für die Symptomatik gesucht werden.

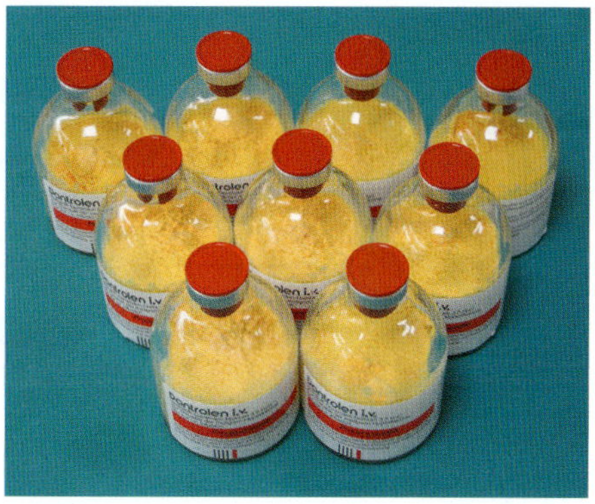

Abb. 35.2 Benötigte Dantrolenflaschen für die Akutbehandlung eines Erwachsenen [O647]

Weitere Behandlung und Überwachung

Nach der Akutphase müssen die Patienten intensivmedizinisch überwacht und behandelt werden. Die Dantroleninfusion wird fortgesetzt, oft über 24–48 h, um ein Rezidiv der MH-Krise zu verhindern. Die Azidose wird weiter ausgeglichen und erhöhte Kaliumspiegel gesenkt. Um eine akute Nierenschädigung durch die Rhabdomyolyse zu verhindern, wird eine forcierte Diurese angestrebt. Kardiale Arrhythmien werden nach ERC-Leitlinien behandelt, allerdings sollte auf Antiarrhythmika, die in den Kalziumhaushalt eingreifen (z. B. Kalziumantagonisten, Digitalis), verzichtet werden. Die Körpertemperatur wird weiter konsequent aktiv gesenkt und eine Normothermie angestrebt. Da Dantrolen selbst als Muskelrelaxans wirkt, müssen die Patienten nach Dantrolen-Gabe bis zum Abklingen der Relaxanswirkung sediert und beatmet werden.

Bestätigung der Diagnose

Die Diagnose kann durch den **In-vitro-Kontrakturtest** (IVKT) bestätigt werden, der an spezialisierten MH-Zentren durchgeführt wird. Dabei wird dem Patienten eine **Muskelprobe** (ca. 10 × 20 mm) **aus dem M. quadriceps femoris** entnommen, im Labor verschiedenen Konzentrationen von Koffein und Halothan ausgesetzt und supramaximal elektrisch stimuliert.
Da die Erkrankung vererbt wird, müssen auch Familienmitglieder auf MH-Veranlagung untersucht werden. Bei bekannter Mutation in der Familie ist eine weniger invasive molekulargenetische Diagnostik möglich, die bereits im Säuglingsalter durchgeführt werden kann.

Narkoseführung bei MH-Risiko

Patienten mit bekannter oder möglicher MH können durch **konsequente Triggervermeidung** sicher narkotisiert werden. In der präoperativen Visite wird der Ablauf ausführlich besprochen und eine ausreichende Prämedikation verordnet, um Stress als möglichen Auslöser zu minimieren.
Wenn möglich, sollte eine Regionalanästhesie durchgeführt werden. Alle Lokalanästhetika sind sicher einsetzbar. Ansonsten wird eine totale intravenöse Anästhesie (TIVA) durchgeführt. Das Narkosegerät muss vor dem Eingriff gründlich von Triggersubstanzen gereinigt werden: Vapor entfernen, Absorber wechseln, Gerät für einige Minuten mit hohem Frischgasfluss spülen. Die intraoperative Standardüberwachung ist ausreichend. Eine prophylaktische Dantrolengabe ist nicht notwendig, aber das Medikament sollte in ausreichender Menge bereitstehen. Zur Sicherheit werden die Patienten postoperativ stationär überwacht.

Zusammenfassung

- Die MH ist eine vererbte Anomalie der Skelettmuskelzelle, die durch bestimmte Narkosemedikamente ausgelöst werden kann.
- Triggersubstanzen sind Succinylcholin und Inhalationsanästhetika.
- Bei einer MH-Episode kommt es während einer Allgemeinanästhesie zu einem ausgeprägten Hypermetabolismus. Unbehandelt verläuft sie meist letal.
- Trismus, Herzrhythmusstörungen und Hyperkapnie als Erstsymptome sollten an eine MH denken lassen. Die Therapie muss bei Verdacht unverzüglich eingeleitet werden. Die namensgebende Hyperthermie tritt erst später auf.
- Die Therapie besteht im sofortigen Beenden der Triggersubstanzen. Einzig kausale Behandlung ist Dantrolen. Im weiteren Verlauf ist eine intensivmedizinische Therapie notwendig.
- Durch Verzicht auf Triggersubstanzen und optimale Vorbereitung ist auch bei MH-Veranlagung eine sichere Narkoseführung möglich.

Die Geschichte der Reanimation geht im Prinzip auf das Jahr 1543 zurück, als Vesalius zum ersten Mal ein Schwein beatmete. Es dauerte allerdings bis 1968, bis die ersten Leitlinien zur kardiozerebralen Reanimation (CCR) herausgegeben wurden. Im Oktober 2025 trat die letzte Novelle dieser Leitlinien in Kraft, die auf der Internetseite des German Resucitation Council (www.grc-org.de) nachgelesen werden kann.

Ziele der Reanimation
Wiederherstellung von Kreislauf/Atmung und Hirnfunktion → CCR durch Verkürzung der No Flow Time.

Herzkreislaufstillstand

Die häufigste Todesursache ist der plötzliche Herzkreislaufstillstand. Wird bei einem Patienten kurz nach einem Kollaps ein EKG abgeleitet, liegt in ¾ der Fälle ein **Kammerflimmern** vor. Die empfohlene Behandlung ist in diesem Fall die sofortige Einleitung von Reanimationsmaßnahmen und die **frühzeitige elektrische Defibrillation** (z. B. mit einem AED). Ist der Kreislaufstillstand nicht kardial bedingt, liegt als Ursache meist eine Störung der Atemfunktion vor. In diesen Fällen sind für einen Erfolg der Maßnahmen **Thoraxkompressionen und Beatmung** notwendig.

Überlebenskette

In der Überlebenskette werden die wichtigsten Maßnahmen für eine erfolgreiche Reanimation zusammengefasst (→ Abb. 36.1).

Reanimationsalgorithmen

Es werden ein Basic-Life-Support- (BLS) und ein Advanced-Life-Support (ALS)-Algorithmus unterschieden. Das BLS beschränkt sich auf den Notruf und die strukturierte Durchführung von Thoraxkompression und ggf. Beatmung. Wo und wann immer möglich, soll das BLS unter Zuhilfenahme eines AED ergänzt werden (→ Abb. 36.2).

Einzelmaßnahmen

Der vollständige Algorithmus ist in → Abb. 36.3 dargestellt.

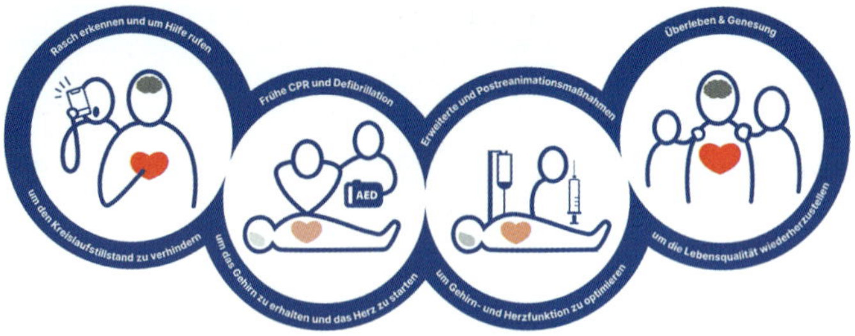

Abb. 36.1 Überlebenskette (© German Resuscitation Council [GRC] und European Resuscitation Council [ERC] 2025) [F781-055]

Kardiopulmonale Reanimation (CPR)

- Thoraxkompression und Beatmung im Verhältnis 30 : 2 zur Reduzierung der No Flow Time
- Der Druckpunkt liegt in der unteren Hälfte des Sternums mittig im Thorax.
- Die Eindrücktiefe beträgt 5–6 cm, die Frequenz sollte bei 100–120/min liegen.
- Das Verhältnis zwischen Kompression und Dekompression soll 1 : 1 sein, es ist auf eine vollständige Entlastung des Brustkorbs zu achten (nicht auf dem Brustkorb abstützen!).
- Ermüdung bei der Thoraxkompression führt zu einer Verschlechterung der Hirnperfusion; daher sollte der entsprechende Helfer etwa alle 2 min abgelöst werden.
- Verwendung von Geräten mit Echtzeit-Feedback zur Reanimation, um den Effekt und die Genauigkeit der Thoraxkompression zu verbessern
- Der Sauerstoffanteil bei der Beatmung sollte initial möglichst hoch sein, idealerweise 100 % (Reservoirbeutel, Demand-Ventil), nach ROSC ist eine periphere Sauerstoffsättigung von 94–98 % anzustreben.
- Nach gesichertem Atemweg durch Intubation wird die Thoraxkompression kontinuierlich durchgeführt, Pausen nur für Defibrillation und Rhythmuskontrolle.

EKG-Ableitung/Rhythmuskontrolle

- Möglichst kurze Pausen für Rhythmuskontrolle
- Keine Defibrillation bei Asystolie oder sehr feinem Kammerflimmern
- Pulskontrollen erst 2 min nach einer Defibrillation, bei erkennbarem EKG-Rhythmus oder ROSC
- Defibrillierbare Rhythmen (Kammerflimmern [VF], pulslose ventrikuläre Tachykardie [VT]) haben eine bessere Prognose.
- Nichtdefibrillierbare Rhythmen: Asystolie, pulslose elektrische Aktivität (PEA)

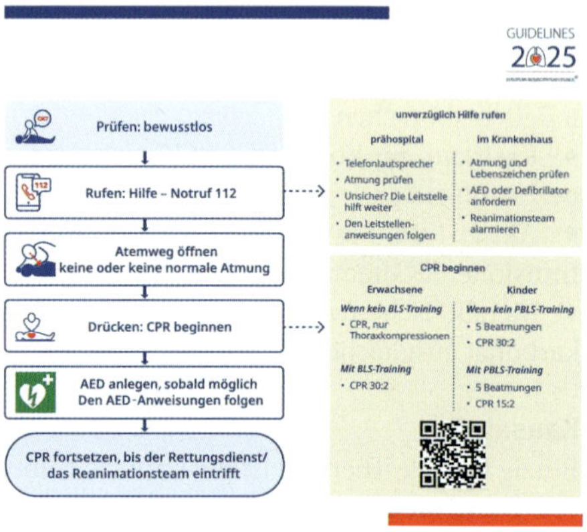

Abb. 36.2 BLS-Algorithmus (© German Resuscitation Council [GRC] und European Resuscitation Council [ERC] 2025) [F781-057]

Defibrillation

- Die Defibrillation wird nur als Einzelschock und möglichst kurz nach der letzten Thoraxkompression abgegeben, um die Hands-off-Zeit zu verkürzen.
- Eine schnelle Folge von drei Schocks wird nur beim beobachteten Herzstillstand (z. B. ITS unter kontinuierlichem Monitoring) durchgeführt.
- Die Energieabgabe beträgt bei biphasischen Geräten beim ersten Schock mindestens 150 J, bei jedem weiteren 150–360 J.
- Nach 3 Schocks einen „Vector Change" (Änderung der Defi-Patch-Position auf anterior-posterior) erwägen.
- „Precharging" (Laden des Defi vor dem Rhythmuscheck) ist in trainierten Teams möglich.
- Die Rhythmuskontrolle wird nicht direkt nach der Defibrillation, sondern erst nach 5 CCR-Zyklen (30 : 2) durchgeführt.
- Keine definierte Zeitspanne bis zur ersten Defibrillation (sobald einsatzbereit), maximale Unterbrechung der CCR 5 s

Medikamentenapplikation

- Die Applikation soll bevorzugt intravenös, alternativ intraossär erfolgen.

- Die Verabreichung darf nicht zur Unterbrechung oder Verzögerung der mechanischen Reanimationsmaßnahmen führen.
- Alle Medikamente werden unverdünnt verabreicht und mittels einer tropfenden Infusion eingeschwemmt.
- Thrombolytische Therapie, wenn eine Lungenembolie als Ursache bewiesen/vermutet wird. Fortführung der Wiederbelebung für 60–90 min
- Lidocain i. v. (i. o.) kann verwendet werden, wenn Amiodaron nicht zur Verfügung steht (→ Tab. 36.1).

Tab. 36.1 Medikamente bei der CCR

Medikament	Indikation, Dosierung, Applikationszeitpunkt
Adrenalin	Bei VF/VT: 1 mg i. v. nach der zweiten erfolglosen Defibrillation bzw. sobald i. v.-/i. o.-Zugang sicher gelegt, Wiederholung alle 3–5 min Bei PEA/Asystolie: 1 mg i. v., sobald Zugang liegt, Wiederholung alle 3–5 min
Amiodaron	Bei VF/VT: 300 mg i. v., wenn dritte Defibrillation erfolglos, nach der fünften Defibrillation 150 mg als Wiederholungsdosis möglich Bei polymorpher VT mit QT-Verlängerung (Torsade de Pointes): Amiodaron meiden
Lidocain	100 mg Lidocain i. v./i. o., nach fünf Defibrillationsversuchen 50-mg-Bolus Wiederholungsdosis möglich
Magnesium	Bei Torsade-de-Pointes-Arrhythmien: 2 g (= 4 ml einer 50-prozentigen Mg-Sulfat-Lösung)
Atropin	Bei symptomatischer Bradykardie 0,5 mg in repetitiven Dosen bis max. 3,0 mg Nicht bei Patienten mit höhergradigem AV-Block und breitem QRS, v.a. AV-Block Grad II Typ 2 bzw. 2:1) → kann Block verschlechtern.

Atemwegsmanagement

- Atemwege frei machen und freihalten (Esmarch-Handgriff), ggf. vorher Fremdkörper entfernen
- Gründe für eine Atemwegsobstruktion sind u. a. Verlegung durch Zunge, Atemwegsödeme, Larnygospasmus, Fremdkörperaspiration/Bolusgeschehen.
- Goldstandard für den sicheren Atemweg ist die endotracheale Intubation.
- Die Intubationsversuche sollten, in Absaugbereitschaft und nur durch geübtes Fachpersonal durchgeführt werden.
- Fortführen der Thoraxkompressionen während der Intubation. Falls eine Unterbrechung zum sicheren Platzieren des Tubus in der Trachea notwendig ist, soll diese nicht länger als 5 s dauern.
- Sichere Tubusfixierung zur Vermeidung von späteren Tubusdislokationen
- Bei der Beatmung ist der geringstmögliche Sauerstoffanteil zu verwenden, es soll eine periphere Sauerstoffsättigung von > 94 % erreicht werden.
- Allgemeine Beatmungseinstellungen unter Reanimation am Ventilator: volumenkontrollierte Beatmung, VT 6–8ml/kg, Frequenz 10/min, PEEP 0–5 cmH_2O, Inspirationszeit 1–1,5 s =IE 1:5-1:3 (!), Spitzendruck-Alarm 60–70 cmH_2O. Zu hohes Volumen und zu hohe Frequenz steigern den intrathorakalen Druck, können so die Auswurfleistung negativ beeinflussen und führen zur Hyperventilation.

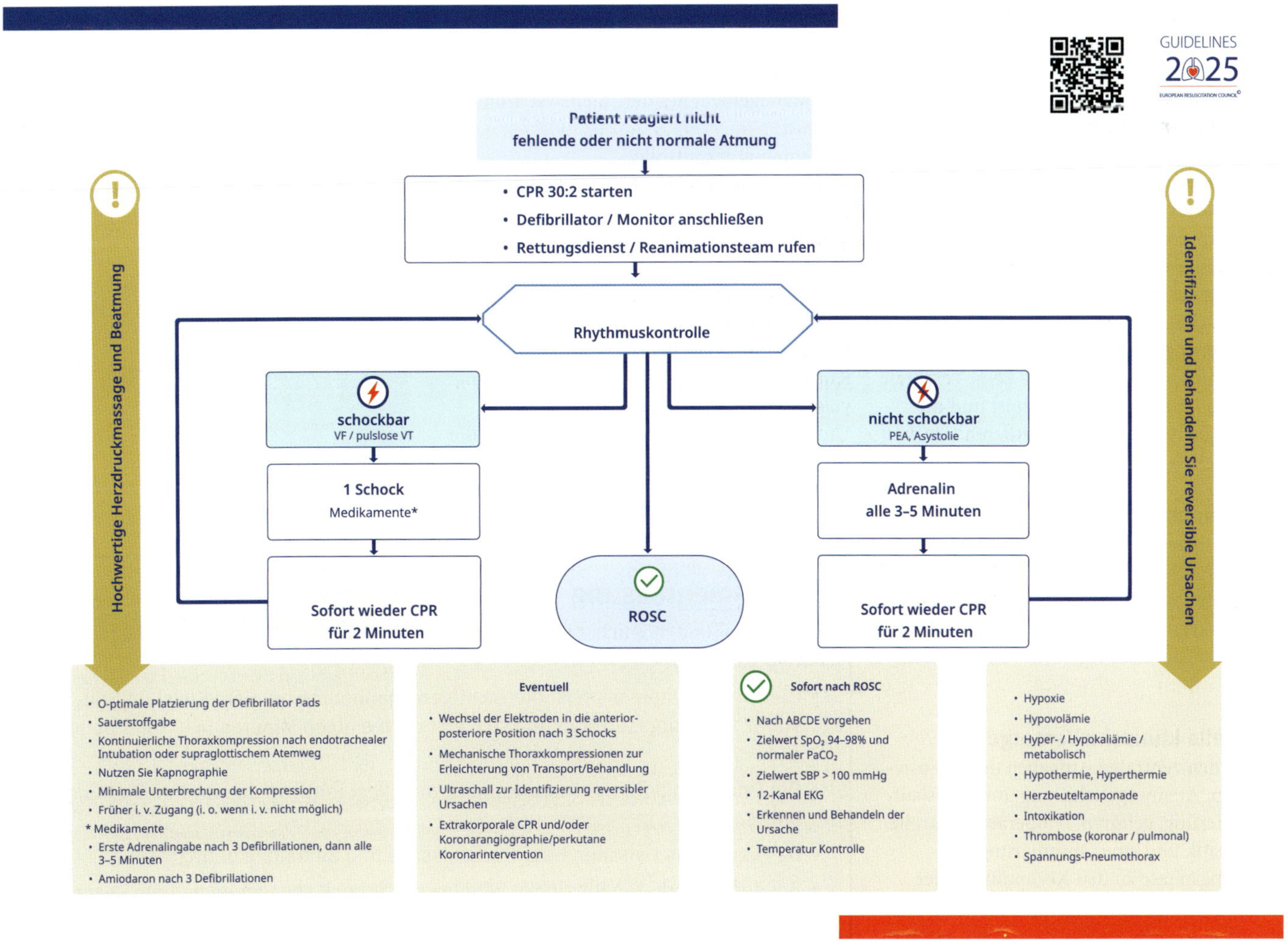

Abb. 36.3 Reanimationsalgorithmus (© German Resuscitation Council [GRC] und European Resuscitation Council [ERC] 2025) [F781-057]

- Alternativen zur Atemwegssicherung sind supraglottische Atemwegshilfen (SAD). Die i-gel-Larynxmaske ist dem Larynxtubus vorzuziehen. Als Ultima Ratio kommt die Koniotomie in Betracht, wenn sonst kein Atemwegszugang möglich ist **und** die **Maskenbeatmung nicht suffizient** durchgeführt werden kann.
- Dauerhafte Kapnometrie und Pulsoxymetrie sind verpflichtend einzusetzen

Weiteres Vorgehen

- Nach Abschluss der ersten Reanimationszyklen, Defibrillation, Medikamentenapplikation und Atemwegsmanagement sollte nach Möglichkeit eine kurze Anamnese erhoben und die Umgebungssituation nochmals eingehend begutachtet werden.
- Mögliche reversible Ursachen für einen Kreislaufstillstand sind auszuschließen (→ Abb. 36.3).

Postreanimationsphase

Nach primär erfolgreicher Reanimation befindet sich der Patient noch für 24–48 h in einem extrem kritischen Zustand und bedarf kontinuierlicher Überwachung auf einer Intensivstation.

Allgemeine Maßnahmen

- Herstellen der Transportfähigkeit
- Beatmung optimieren (Normoxämie und Normkarboxämie anstreben, $pSaO_2 > 94\,\%$), das Beatmungsmonitoring erfolgt durch regelmäßige arterielle Blutgasanalysen und Messung der endtidalen Kohlenstoffdioxidfraktion (Kapnometrie).
- Sedierung – Analgesie – Relaxierung
- Normotonie anstreben, da keine zerebrale Autoregulation mehr möglich ist und die Hirnperfusion direkt vom mittleren arteriellen Druck (MAP) abhängt.

Postreanimationssyndrom

Das Postreanimationssyndrom umfasst zerebrale Schädigungen sowie kardiale Dysfunktionen nach Reanimation, die systemischen Folgen von Ischämie und Reperfusion und das auslösende Agens des Kreislaufstillstands.

Spezielle klinische Versorgung

Neben den zentralen Aufgaben der Intensivmedizin: Atemwegssicherung und Kreislaufstabilisierung, gehören Temperaturkontrolle, Diagnostik und eine Optimierung der Erholungsphase zu den Kernpunkten der Postreanimationsversorgung.

Kontrollierte Körpertemperatur

In den ersten 48 h nach einem Kreislaufstillstand reagieren die Patienten häufig mit Fieber oder einer Hyperthermie. Nach erfolgreicher Reanimation muss durch die Hypoxämie mit strukturellen Hirnschäden und Hirnödem gerechnet werden. Eine milde Hypothermie nach einer zerebralen Ischämie wirkte im Tierexperiment nachweislich neuroprotektiv.
Fieber für 36–72 h aktiv verhindern:

- Bei nach ROSC komatösen Patienten Temperatur von 37,5 °C anstreben
- Komapatienten mit leichter Hypothermie (32–36 °C) nach ROSC nicht aktiv auf Normothermie erwärmen

Diagnostik

Bei kardialer Ursache für den Kreislaufstillstand wird in der Klinik ein 12-Kanal-EKG erstellt und danach entschieden, ob eine Koronarangiografie und ggf. auch eine Intervention erfolgen. Wird eine nicht kardiale Ursache vermutet oder bleibt nach Koronarangiografie die Ursache unklar, soll eine Computertomografie des Gehirns und/oder eine CT-Angiografie der A. pulmonalis durchgeführt werden.

Optimierte Erholung

Das Management auf der Intensivstation umfasst:

- Temperaturkontrolle
- Normoxie und Normokapnie, „lungenprotektive Beatmung“
- Optimierte Hämodynamik (MAP, Laktat, $ScvO_2$, Diurese)
- Normoglykämie
- Echokardiografie
- Diagnose und Therapie von zerebralen Krampfanfällen (EEG, Sedierung, Antikonvulsiva)

Unter einer Sekundärprophylaxe werden die Implantation eines AICD, die Suche nach hereditären Störungen und die Behandlung von Risikofaktoren gesehen. Im Anschluss erfolgt die Überleitung zu Rehabilitation.

End-of-life decision

Im September 2009 traten neue gesetzliche Regelungen zur Patientenverfügung (Drittes Gesetz zur Änderung des Betreuungsrechts) in Kraft. Danach sind schriftliche Patientenverfügungen unabhängig vom Krankheitsstadium für Ärzte und Angehörige verbindlich.
Für die Einstellung von Wiederbelebungsmaßnahmen gibt es keine „Kochrezepte“. Es handelt sich in jedem Fall um eine individuelle Entscheidung, bei der jedoch die Aspekte der Patientenautonomie, die Prinzipien der Fürsorge für den Patienten und Schadensvermeidung berücksichtigt werden sollen.
Für spezielle Situationen gelten gesonderte Empfehlungen:

- Maligne Erkrankungen in der Anamnese rechtfertigen einen Abbruch der Reanimation im Sinne des Patienten.
- Bei Hypothermie (Ertrinkungsunfall, Eisunfall etc.) gilt: „Nobody is dead, until he's warm and dead!“
- Bei Verdacht auf fulminante Lungenembolie oder Myokardinfarkt gilt: Fortführung der Reanimation bis mindestens 60–90 min nach Beginn der Lysetherapie.

Zusammenfassung

- No Flow Time möglichst kurzhalten – Ischämie ist vermutlich schädlicher als Hypoxie.
- Die Thoraxkompression ist die wichtigere Maßnahme bei Herz-Kreislauf-Stillstand. Die Blutgase verändern sich erst nach einigen Minuten (4–7 min) bedeutsam.
- Der Druckpunkt für die Thoraxkompression liegt mittig in der unteren Sternumhälfte.
- Das Verhältnis zwischen Herzdruckmassage und Beatmung beträgt 30 : 2.
- Bei defibrillierbaren Rhythmen wird nur ein Schock abgegeben und die Reanimation wird sofort fortgesetzt. Die Rhythmuskontrolle erfolgt erst nach weiteren fünf Zyklen.

Trotz maximaler Aufmerksamkeit, moderner und kurzwirksamer Medikamente sowie ausgedehntem Monitoring kann es perioperativ zu verschiedenen Komplikationen kommen.

Medikamentenüberhang

Moderne Anästhetika haben meist eine kurze Halbwertszeit (HWZ). Dennoch sind Medikamentenüberdosierungen mit Überhang am eigentlichen Ende der Operation nicht selten. Ursachen sind häufig hohe interindividuelle Unterschiede bei den Patienten aufgrund folgender Faktoren:

- Alter (Bedarf bei Kindern ↑↑, bei geriatrischen Patienten ↓)
- Akute Erkrankung
- Chronischer Substanzgebrauch (Nikotin, Alkohol, Psychopharmaka, Analgetika)
- Fieber, Hypothermie
- Leber- oder Niereninsuffizienz

Opioidüberhang

Mit einem Opioidüberhang sollte gerechnet werden, wenn eine **hohe Gesamtdosis** verwendet wurde, oder die **letzte Gabe zu kurz vor Operationsende** stattfand.

Klinik

- Verzögerte Aufwachreaktion
- Niedrige Atemfrequenz, Atempausen
- Kommandoatmung
- Tiefe Atemzüge
- Hyperkapnie (etCO_2 ≥ 50 mmHg)
- Enge Pupillen
- Tubustoleranz ohne Husten

Therapie

Die beste Therapie ist Abwarten auf das Ende der Opioidwirkung. Ist das nicht möglich oder droht eine Hypoxie, hilft nur die medikamentöse Antagonisierung mit z. B. **Naloxon:**

- Eine Ampulle enthält 0,4 mg Naloxon in 1 ml.
- Empfehlung: Eine Verdünnung mit Kochsalzlösung herstellen, um genauer dosieren zu können, z. B.:
  - 1 ml Naloxon + 9 ml NaCl 0,9 % = 0,04 mg/ml Naloxon,
  - dann jeweils 1 ml im Abstand von einigen Minuten, bis der gewünschte Effekt eintritt.
- Immer titriert geben: Nur so viel spritzen, wie der Patient für eine suffiziente Atmung benötigt! Sonst besteht die Gefahr plötzlicher akuter kaum beherrschbarer Schmerzen, da alle Opioidrezeptoren mit dem Antidot besetzt sind. (Ein dann noch einsetzbares Analgetikum wäre z. B. Ketamin.)

> Die Wirkdauer des Antagonisten ist deutlich kürzer als die der Opioide: Fentanyl ~ 40 min, Sufentanil ~ 25 min, Naloxon ~ 20 min! Daher sollten die Patienten länger im Aufwachraum nachüberwacht werden, um einen möglichen Rebound rechtzeitig zu erkennen.

Relaxanzienüberhang

Klinik

- Niedrige Atemzugvolumina
- Hohe Atemfrequenz, trotzdem Kohlendioxidanstieg
- Schaukelatmung, schwache Muskelbewegungen
- Tachykardie, Schwitzen, Unruhe
- Weite Pupillen
- Relaxometrie (TOF) zeigt Werte < 4, TOF-Ratio < 0,9.

Therapie

Mittel der Wahl zur Antagonisierung nichtdepolarisierender Muskelrelaxanzien (NDMR) vom Steroidtyp (Rocuronium, Vecuronium) ist mittlerweile **Sugammadex** (Bridion®). Es bindet die NDMR und mindert dadurch ihre Konzentration im synaptischen Spalt. Sugammadex ist auch bei Vollrelaxation wirksam. Traditionell werden NDMR mit **Cholinesterasehemmstoffen** (Neostigmin, Pyridostigmin) antagonisiert. Grundvoraussetzung ist hierbei ein Minimum an Spontanatmung, oder dass bei der Relaxometrie zwei von vier Impulsen des TOF beantwortet werden. Dies entspricht zwar immer noch einer neuromuskulären Blockade von etwa 90 %, die Wirkung kann dann aber effektiv antagonisiert werden.

> Patienten mit Relaxansüberhang leiden subjektiv unter Atemnot! In diesem Fall die Narkose mit Propofol oder volatilen Anästhetika in geringer Konzentration verlängern, bis die Wirkung des Muskelrelaxans abgeklungen oder die Wirkung des Antagonisten ausreichend ist.

Antagonisten sind:

- **Sugammadex:** 2–16 mg/kg als Bolus
- **Neostigmin:** 0,5 mg-weise bis max. 2,5 mg
- **Pyridostigmin** aufgrund seiner längeren Wirkdauer bevorzugt: 2,5 mg-weise bis max. 20 mg
- Zu den Cholinesterasehemmern sollte **zusätzlich Atropin** (0,5–1,0 mg) gegeben werden, um cholinerge Effekte wie Bradykardie, Hypersalivation und bronchiale sowie gastrointestinale Spasmen zu vermeiden.

Hypnotikaüberhang

Durch Kumulation, Umverteilung und Störungen der Metabolisierung und durch zu spätes Beenden der Zufuhr kann es zu überlanger Hypnotikawirkung kommen.

Klinik

Noch sedierter Patient mit suffizienter Spontanatmung (evtl. mit supraglottischer Atemwegsbrücke).

Therapie

Eine medikamentöse Therapie ist i. d. R. nicht notwendig. Es sollte Sauerstoff gegeben werden, bei zurückfallender Zunge wird ein Guedel- oder Wendl-Tubus eingelegt. Der Patient wird im Aufwachraum überwacht, bis er vollständig erwacht ist.

Zentrales anticholinerges Syndrom (ZAS)

Beim ZAS handelt es sich um einen relativen oder absoluten Mangel an Acetylcholin im zentralen Nervensystem.

Ursachen und auslösende Faktoren

Ursache ist eine durch Medikamente bedingte Verdrängung von Acetylcholin in zentralen Synapsen oder das Überwiegen anderer Neurotransmitter.
Mögliche Auslöser sind einerseits direkte Anticholinergika wie **Atropin** und verwandte Alkaloide wie Scopolamin, Neuroleptika, Antihistaminika und Antidepressiva, aber auch inhalative **Narkotika,** Propofol, Benzodiazepine oder Opioide, die einen relativen Acetylcholinmangel herbeiführen.

Klinik

- Atropinartige periphere Nebenwirkungen: Mundtrockenheit, trockene gerötete Haut und Mydriasis
- Verzögertes Wachwerden, postnarkotisches Koma bzw. Somnolenz
- Halluzinationen, Koordinationsstörungen und Unruhe

Aufgrund der wenig eindeutigen und teils widersprüchlichen Symptome müssen andere Ursachen, wie Narkoseüberhang oder Hypoxie, zuerst ausgeschlossen werden, bevor die Diagnose gestellt wird.

Therapie

Behandelt wird mit einem zentral wirksamen Cholinesterasehemmer, z. B. **Physostigmin** (Anticholium®) 2 mg titriert (0,04 mg/kg KG) beim Erwachsenen. Die Wirkung von Anticholium hält nur 30–60 min, daher ist ggf. eine Wiederholungsdosis oder Infusionstherapie notwendig. Außerdem sollte der Patient im Aufwachraum länger nachbeobachtet werden! Nebenwirkungen sind Bradykardie, Hypersalivation und bronchiale Spasmen. Bei schwerer koronaler Herzkrankheit (KHK) oder Asthma bronchiale ist das Medikament kontraindiziert.

Postoperatives Delir

Das Delir ist charakterisiert durch eine sich rasch entwickelnde Bewusstseinsstörung mit Beeinträchtigung der kognitiven Funktionen, die durch unterschiedliche Faktoren ausgelöst werden kann. Delirante Syndrome sind häufig und können in ganz unterschiedlichen Situationen auftreten.

Klinik

- Desorientiertheit
- Kognitives Defizit
- Unruhe, Bettflucht
- Eigen-, Fremdgefährdung
- Somnolenz, Aggression

Teilweise dauert es mehrere Tage, bis sich der Zustand bessert.

Prädisponierende Faktoren

- Alter (> 65 Jahre)
- Männliches Geschlecht
- Demenz
- Einnahme multipler oder abhängig machender Medikamente
- Reduzierter Allgemeinzustand

Auslösende Faktoren

- Präoperative Flüssigkeitskarenz > 6 h
- Diagnostische und therapeutische Eingriffe, insbesondere Operationen
- Aufnahme auf Intensivstation
- Sensorische Über-/Unterstimulation
- Schmerzen, Schlafentzug, Angst
- Blasenkatheter, Fixierung
- Substanzen:
  - Nebenwirkungen von Medikamenten (Fentanyl, Benzodiazepine)
  - Intoxikationen
  - Entzug von Substanzen mit Abhängigkeitspotenzial

Therapie

- Ausschluss organischer Ursachen (septische Enzephalopathie, **Hypoglykämie,** Blutung, Hyponatriämie)
- Identifikation und Beenden auslösender Faktoren (v. a. Entzugssymptomatik)
- Ausgleichen des Flüssigkeits- und Elektrolythaushalts
- Schaffen einer angemessenen Umgebung, Vermeiden von Über- aber auch Unterstimulation
- Tag-Nacht-Rhythmus

Im Vordergrund steht immer mehr der nichtmedikamentöse Ansatz inklusive Beseitigung der auslösenden Faktoren. Prophylaktisch kann bei Risikopatienten der α_2-Agonist Dexmedetomidin eingesetzt werden. Bei ausgeprägter psychotischer Symptomatik oder starker psychomotorischer Erregung können zusätzlich Antipsychotika (z. B. **Haloperidol**) gegeben werden. Der Einsatz von **Benzodiazepinen** wird mittlerweile nicht mehr empfohlen (Gefahr paradoxer Reaktionen v. a. bei älteren Patienten).

Postoperative Übelkeit/Erbrechen (PONV)

Postoperative Übelkeit und Erbrechen (PONV: *engl.* Postoperative nausea and vomiting) sind die häufigsten perioperativen Beschwerden.
In Folge von Erbrechen oder häufigem Würgen kann es auch zu einer erhöhten Zahl von Nachblutungen oder Wundheilungsstörungen kommen.
PONV ist bei Patienten **mehr gefürchtet als postoperative Schmerzen** und muss daher als Trigger für die „Angst vor der Narkose" ernst genommen werden.
Als Differenzialdiagnose sind v. a. eine akute Hypovolämie durch Flüssigkeitsmangel oder Blutung sowie Herzrhythmusstörungen auszuschließen.

Therapie

- H_1-Blocker **Dimenhydrinat** (Vomex®), auch bei Kindern:
  - Antiemetische Dosierung: 31–62 mg i. v. bei Erwachsenen bzw. 1,25 mg/kg KG beim Kind
  - Nebenwirkung: sedierender Effekt
- **Ondansetron,** ein Serotoninantagonist:
  - 4 mg i. v. bei Erwachsenen, bzw. 0,1 mg/kg KG bei Kindern
  - Hilft schnell und zuverlässig.
- **Droperidol,** ein Neuroleptikum:
  - 1,25 mg Droperidol i. v.
  - Ist in einigen Studien 4 mg Ondansetron nahezu gleichwertig.
- **Haloperidol,** ein Neuroleptikum:
  - 2 mg Haloperidol i. v.
  - Vorsicht bei Kindern wegen motorischer Störungen!
- **Dexamethason,** ein Kortikoid:
  - 4–8 mg Dexamethason i. v. (falls nicht schon präoperativ zur Prophylaxe verabreicht)
  - Sehr gute antiemetische Effekte, wirkt aber erst nach ca. 2 h und ist zur mittelfristigen Therapie geeignet.
- **Metoclopramid:**
  - 10 mg Metoclopramid i. v.
  - Nicht bei Kindern wegen möglicher extrapyramidal motorischer Nebenwirkungen

Ist eine Substanz innerhalb von 6 h bereits verabreicht worden, sollte auf eine andere Wirkstoffklasse zurückgegriffen werden, da sonst bei geringerer Wirkung das Risiko einer unerwünschten Nebenwirkung ansteigt.

Prophylaxe

Zur medikamentösen PONV-Prophylaxe → Kap. 21 und → Abb. 52.6.

Perioperative Hypothermie

Im Rahmen von Allgemein- und Regionalanästhesien kommt es regelhaft zu einem Absinken der Körperkerntemperatur. Insbesondere Kinder und Neugeborene sind hiervon betroffen: Sie haben eine größere Körperoberfläche im Verhältnis zum Körpervolumen, eine dünnere Fettschicht sowie einen geringeren Grundumsatz. Bei Neugeborenen kommt noch fehlendes Kältezittern hinzu.

Hypothermiebedingte Komplikationen

- Störung der Blutgerinnung (bereits bei < 35 °C) mit potenziell erhöhtem perioperativen Blutverlust
- Reduzierte Metabolisierung von Medikamenten
- Wundinfektionen und Wundheilungsstörungen
- Unwillkürliches Kältezittern **(Shivering)** mit massiv gesteigertem Sauerstoffverbrauch (Gefahr der myokardialen Ischämie)

Ursachen und auslösende Faktoren

- Anästhetikabedingte Vasodilatation → Umverteilung von Wärme aus dem Körperkern in die Peripherie
- Narkosebedingter erniedrigter Temperatursollwert im Hypothalamus
- Reduzierte Stoffwechselaktivität nach Narkoseeinleitung
- Freiliegende Wundflächen und Körperhöhlen
- Infusion ungewärmter Lösungen und kalter Erythrozytenkonzentrate
- Niedrige Umgebungstemperatur

Vermeidung und Therapie

Ziel der Therapie ist eine Körperkerntemperatur über 36 °C (Messung pharyngeal, oder Blasentemperatur). Die Therapie beginnt dabei bereits vor Narkoseeinleitung **(Prewarming),** indem die Patienten großflächig mit vorgewärmten Decken bedeckt werden. Die Wärmezufuhr erfolgt idealerweise über eine Warmluftdecke (Bair Hugger®, WarmTouch®). Vorgewärmte Infusionslösungen und Infusionswärmegeräte sind bei größeren Infusionsmengen und Transfusion kalter Produkte vorteilhaft.

Bei postoperativem Shivering wird folgendermaßen behandelt:
- Wärmeerhaltung und -zufuhr
- Medikamentös, z. B. Clonidin i. v. titriert

Intraoperative Wachheit

Bewusste intraoperative Wachheit (**Awareness**) tritt mit einer Häufigkeit von 0,1–0,4 % auf.
Das Risiko eines **Wachheitserlebnisses** ist besonders bei bewusst **flacher Narkoseführung** (z. B. Kaiserschnittentbindungen bis zur Kindsentwicklung), aber auch bei einer **total intravenösen Anästhesie** (TIVA) zur Vermeidung eines PONV erhöht.
Nach einer Awareness können die Wahrnehmungen (Gespräche, Manipulationen) vom Patienten genau wiedergegeben werden. Selten kann sich eine akute posttraumatische Belastungsstörung ausbilden.

Prophylaxe

- Adäquate Dosierung der Narkotika
- Vegetative Zeichen einer zu flachen Narkose (Tachykardie, Hypertonie, Augentränen, Spontanmotorik, Schluckauf) beachten
- Intraoperative EEG-Überwachung (Narcotrend®, BIS®), besonders bei TIVA
- Bei hochgradigem Verdacht auf Awareness intraoperativ ggf. Gabe von Midazolam i. v. (→ retrograde Amnesie, kann allerdings die spätere Aufarbeitung erschweren)

Den Patienten sollte bei Bedarf psychologische Hilfe vermittelt werden.

Zusammenfassung

- Ein Opioidüberhang ist durch tiefe Atemzüge mit geringer Frequenz gekennzeichnet. Als Antagonist wird Naloxon eingesetzt.
- Bei überhängender Wirkung von Muskelrelaxanzien fällt eine schnelle, flache Atmung auf. Zur Aufhebung der relaxierenden Wirkung werden Sugammadex oder Cholinesterasehemmer verabreicht.
- Eine verlängerte Wirkung von i. v. Hypnotika ist meist nicht behandlungspflichtig.
- Bei verzögertem oder agitiertem Erwachen aus der Narkose muss an ein ZAS gedacht werden. Die Gabe eines zentral wirksamen Cholinesterasehemmers führt häufig zu zügiger Besserung
- Die beste PONV-Therapie ist die Prophylaxe.
- Die perioperative Hypothermie kann zahlreiche Komplikationen verursachen und wird konsequent durch wärmeerhaltende und wärmezuführende Maßnahmen verhindert bzw. therapiert.
- Durch Überprüfung der Zeichen einer ausreichenden Narkosetiefe sowie dem Anlegen einer EEG-gestützten Narkosetiefemessung kann einer intraoperativen Wachheit vorgebeugt werden.

38 Untersuchung des Intensivpatienten

Bei Aufnahme auf die Intensivstation steht bei jedem Patienten zunächst eine gezielte Kurzuntersuchung im Vordergrund, um lebensbedrohliche Probleme sofort zu erkennen und zu behandeln. Erst nach Stabilisierung folgt die vollständige körperliche Untersuchung.

Notfalldiagnostik und -therapie

Bei Notfällen werden die Untersuchung und Akutbehandlung nach dem bewährten ABCDE-Schema durchgeführt (→ Tab. 38.1)

Körperliche Untersuchung

Viele Intensivpatienten sind sediert, beatmet oder in ihrer kognitiven Funktion eingeschränkt.
Ziel der Untersuchung ist, den Zustand des Patienten objektiv zu erfassen und zu dokumentieren. Nur so können Veränderungen frühzeitig erkannt und behandelt werden. Eine regelmäßige Untersuchung (einmal pro Schicht) oder bei akuten Veränderungen ist Pflicht.
Die Untersuchung des Intensivpatienten folgt dem gleichen Schema wie jede andere Patientenuntersuchung. Wichtig ist, ein systematisches Schema der Untersuchungsreihenfolge zu entwickeln, damit auch in hektischen Situationen nichts übersehen wird. Neben den Untersuchungsbefunden müssen die Messwerte auf den Monitoren und die Dokumentation in den Intensivkurven berücksichtigt werden.

Anamnese

Gerade bei Intensivpatienten, die nicht selbst auskunftsfähig sind, ist eine strukturierte und zielgerichtete Informationssammlung entscheidend. Dabei hilft das SAMPLE-Schema, um schnell die wichtigsten Fakten zu erfassen:

- **S**igns/Symptoms (Symptome): aktueller Aufnahmegrund und Leitsymptome
- **A**llergies (Allergien): insbesondere Medikamentenallergien
- **M**edications (Medikamente): Dauermedikation, insbesondere Gerinnungshemmer, Immunsuppressiva
- **P**ast medical history (Vorerkrankungen): relevante Vorerkrankungen, z. B. Herzinsuffizienz, COPD, Niereninsuffizienz, Diabetes mellitus
- **L**ast oral intake (letzte Nahrungs-/Flüssigkeitsaufnahme): wichtig z. B. vor Eingriffen
- **E**vents leading to injury/illness (Ereignisse, die zu Verletzung/Erkrankung führten): Symptomentwicklung oder Operationsverlauf, intraoperative Probleme und Komplikationen, Blut- und Flüssigkeitsverluste

Ergänzend wichtig sind:

- Zustand des Patienten vor Krankenhauseinweisung
- Sozialanamnese (Raucherstatus, Alkohol- oder Drogenkonsum, Wohnsituation)
- Familienanamnese (relevante Vorerkrankungen in der Familie)
- Impfstatus (z. B. Tetanus bei Wundinfektionen)
- Reiseanamnese (falls relevant)

Bewusstsein

Ist der Patient wach, ansprechbar und orientiert oder liegt eine Bewusstseinsstörung vor? Bei analgosedierten Patienten: Mit welchen Medikamenten und wie tief (z. B. Richmond Agitation Sedation Scale, RASS, → Kap. 42)? Passt die gewünschte Sedierungstiefe zur aktuellen Situation des Patienten? Ist die Sedierung noch notwendig?

Tab. 38.1 Notfalldiagnostik und -therapie nach dem ABCDE-Schema

	Diagnostik und Therapie
Airway (+ C-Spine)	Sind die Atemwege frei? Gibt es Hinweise auf eine Verlegung (z. B. paradoxe Atmung)? Falls nötig, Atemwege sichern: Kopf überstrecken (**Cave:** nicht bei HWS-Trauma!), Absaugen, Guedel-Tubus, Intubation (bei Schädel-Hirn-Trauma mit GCS ≤ 8 oder wenn $SpO_2 < 90\,\%$ trotz O_2-Gabe, drohender respiratorischer Erschöpfung oder fehlendem Atemantrieb); bei V. a. auf HWS-Verletzung: Immobilisation (z. B. Stifneck®)
Breathing	O_2-Gabe, Auskultation, Überprüfen der Atemmechanik, Pulsoxymetrie, Beobachtung auf Zeichen der Dyspnoe oder Zyanose, Thoraxexkursionen, bei Beatmung: Kapnometrie, Beatmungsmodus, Atemwegsdrücke, Tidalvolumina; Thorax abtasten (Instabilität?); Thoraxdrainage bei V. a. Pneumothorax
Circulation	Kontrolle von Herzfrequenz, Blutdruck, Rekapillarisierungszeit, mind. 2 großlumige venöse Zugänge legen, Infusionstherapie beginnen, Blut abnehmen (z. B. BGA, Blutgruppe, Kreuzblut); Blutungen stillen (z. B. Druckverband, Tourniquet, Beckenschlinge bei V. a. Beckenringfraktur und Schock)
Disability	Beurteilung des Bewusstseins (GCS); Orientierung zu Ort/Zeit/Person/Situation, Pupillenstatus, Motorik und Sensorik im Seitenvergleich, Blutzucker messen
Exposure & **E**nvironment	(Fremd-)Anamnese, orientierende Ganzkörperuntersuchung, Schutz vor Hypothermie

Tab. 38.2 Glasgow Coma Scale [F210-010]

Augen öffnen	Spontan	4
	Auf Ansprache	3
	Auf Schmerzreiz	2
	Kein	1
Verbale Antwort	Orientiert	5
	Verwirrt, desorientiert	4
	Einzelne Worte (unzusammenhängend)	3
	Unverständliche Laute	2
	Keine	1
Motorische Antwort	Befolgt Aufforderungen	6
	Gezielte Schmerzabwehr	5
	Ungezielte Schmerzabwehr	4
	Beugesynergismen	3
	Strecksynergismen	2
	Keine	1

Bei nicht sedierten, aber komatösen Patienten wird der Zustand anhand der GCS beurteilt (→ Tab. 38.2).
Gibt es Anzeichen für ein Delir (→ Kap. 42, → Kap. 45)? Ggf. Delir-Scoring z. B. mit CAM-ICU.

Herz-Kreislauf-System

Ist der Patient kreislaufstabil oder benötigt er Unterstützung (z. B. Katecholamine [→ Kap. 13], Antihypertonika, invasive Maßnahmen)? Wie sind Blutdruck und Herzfrequenz (Tachykardie > 100/min, Bradykardie < 60/min) und -rhythmus (regelmäßig oder arrhythmisch? Extrasystolen) und deren Verlauf? Bei der Herzauskultation achtet man auf Geräusche (Systolikum, Diastolikum, Lautstärke, Punctum maximum, Atemabhängigkeit). Liegen Schockzeichen (kalte, feuchte Haut, verlängerte Rekapillarisierungszeit) vor?

Lunge/Thorax

Atmet der Patient selbstständig oder wird er unterstützt oder beatmet (invasiv über Tubus/Tracheostoma oder nichtinvasiv via Gesichtsmaske/Helm)? Wichtige Parameter sind:

- Inspiratorische Sauerstoffkonzentration (FiO_2) und Sauerstoffsättigung
- Beatmungsmodus, Atemwegsdrücke, Tidalvolumina am Respirator
- Atemfrequenz und -muster bei Spontanatmung
- Thoraxexkursionen (seitengleich oder paradox?)

Nach der Perkussion des Thorax (Klopfschall sonor, gedämpft, hypersonor?) folgt die Auskultation (Belüftung seitengleich? Atemgeräusch vesikulär, verschärft, abgeschwächt, pfeifend, fehlend? Nebengeräusche wie Brummen, Pfeifen, Giemen, grob- oder fein-

Tab. 38.3 Typische Untersuchungsbefunde der Lunge

Diagnose	Perkussionsbefund	Stimmfremitus	Auskultation
Kardiale Stauung	Dämpfung (oder normal)	Normal oder verstärkt	Feuchte, eher spätinspiratorische, nichtklingende Rasselgeräusche (RG)
Pneumonisches Infiltrat	(Starke) Dämpfung	Verstärkt	Feuchte, ohrnahe (= klingende) frühinspiratorische RG
Pleuraerguss	Dämpfung, aber lageveränderlich	Aufgehoben	Fehlendes Atemgeräusch, oft feuchte RG im Grenzbereich
Große Atelektase	Dämpfung, keine Veränderung bei Umlagerung	Abgeschwächt	Abgeschwächtes bis fehlendes Atemgeräusch
Chronische Bronchitis	Normal	Normal	Trockene RG, auch feuchte, nichtklingende RG, verschärftes, oft verlängertes Exspirium
Pneumothorax	Hypersonor bis tympanisch	Aufgehoben	Fehlendes Atemgeräusch

blasige Rasselgeräusche?). Typische Untersuchungsbefunde und mögliche Diagnosen zeigt → Tab. 38.3. Bei (neu aufgetretenen) pathologischen Befunden kann zur weiteren Abklärung eine Lungensonografie oder ein Thorax-Röntgen durchgeführt werden.
Im Anschluss an die körperliche Untersuchung sollten Messwerte der letzten Blutgasanalysen (BGA) gesichtet und ggf. eine aktuelle durchgeführt werden.
Bei liegender Thoraxdrainage achtet man auf das Sekret (serös, blutig, eitrig: am besten am Schlauch zu beurteilen, da die Sammelbehälter teilweise nicht täglich gewechselt werden), die geförderte Menge und ein mögliches Fisteln der Drainage (erkennbar am Austritt von Luftblasen im Wasserschloss).

Abdomen

Palpation vorsichtig durchführen: Ist das Abdomen weich oder sind die Bauchdecken gespannt? Bestehen Druckschmerz oder tastbare Resistenzen? Wie groß ist die Leber und wie ist ihre Oberfläche beschaffen? Sind Darmgeräusche vorhanden (normal, Totenstille bei paralytischem Ileus, hochgestellte metallische Darmgeräusche bei mechanischem Ileus)? Wie ist der Patient ernährt? Hatte er in den letzten Tagen Stuhlgang oder sind Abführmaßnahmen notwendig? Wie viel Sekret kommt aus der Magensonde?

Gefäßstatus

Neben der Palpation der peripheren Pulse (seitengleich? Pulsdefizit?) wird auf Ödeme geachtet. Manche Patienten entwickeln während des Intensivaufenthalts massive Ödeme, die auch den Körperstamm betreffen können. Die Temperatur der Extremitäten gibt einen Hinweis auf die Durchblutung (Seitendifferenz als Zeichen einer peripheren Durchblutungsstörung? Zentralisation mit deutlich kälteren Extremitäten im Vergleich zum Körperstamm?).

Neurologischer Status

Die neurologische Untersuchung ist orientierend und wird bei auffälligen Befunden vertieft.
Die Pupillen werden auf Größe (Opioide verursachen eine Miosis), Seitendifferenz sowie direkte und indirekte Lichtreaktion untersucht. Sind die Muskeleigenreflexe seitengleich auslösbar? Bestehen pathologische Reflexe (z. B. Babinski)?
Kann der Patient die Extremitäten bewegen (ggf. Sedierung beachten) oder ist dies nicht möglich (Paresen, Critical-Illness-Polyneuropathie oder -myopathie)? Zeigt der Patient Zeichen eines Meningismus?

Drainagen, Gefäßzugänge und Ausscheidung

Während der Untersuchung wird auf Drainagen und deren Sekret geachtet. Wie viel Sekret ist vorhanden und wie sieht es aus (blutig, serös, eitrig, chylös, gallig)? Wichtig: Anhand der Intensivkurve überprüfen, ob die Drainagen bereits geleert wurden!
Die Punktionsstellen der Gefäßzugänge (ZVK, Arterie) werden auf Entzündungszeichen untersucht (Rötung, lokale Erwärmung, Eiteraustritt). Bei Transparentverbänden ist dies problemlos möglich. Pflasterverbände werden i. d. R. regelmäßig von den Pflegekräften gewechselt, die auf Infektionszeichen achten. Dasselbe gilt für Thorax- und Wunddrainagen.
Bei der Untersuchung von Drainagen und Kathetern sollt man sich auch immer die Frage stellen, ob diese noch notwendig sind oder entfernt werden können.
Zuletzt beurteilt man die Ausscheidung und den Volumenstatus des Patienten. Neben Urinmenge und -farbe (konzentriert, hell, bilirubinfarben, blutig) ist auch die Gesamtbilanz wichtig:

- **Einfuhr:** Infusionen, Kurzinfusionen, Perfusoren, Ernährung
- **Ausfuhr:** Urin, Bilanz bei Dialyse, Stuhlgang, Erbrechen, Verluste über Magensonde, Thorax- und andere Drainagen, Perspiratio insensibilis

Die Differenz aus Einfuhr und Ausfuhr ergibt die Bilanz. Sie sollte mindestens einmal täglich berechnet werden. Anhand der Bilanz kann der Volumenstatus bzw. das angestrebte Bilanzziel kontrolliert werden. Viele Patienten weisen zu Beginn ihres Intensivaufenthalts eine deutliche Positivbilanz auf und werden im weiteren Verlauf negativ bilanziert. Bei kardialer Dekompensation mit pulmonalvenöser Stauung wird dagegen bereits initial eine Negativbilanz angestrebt.

Sonografie

Die Point-of-Care-Sonografie (POCUS) hat sich in den letzten Jahren als wertvolles Instrument in der Intensivmedizin etabliert. Sie ergänzt die körperliche Untersuchung hervorragend und kann sowohl routinemäßig als auch bei bestimmten Fragestellungen zum Einsatz kommen (→ Kap. 20).

Zusammenfassung

- Bei Notfällen wird zunächst eine problemorientierte Kurzuntersuchung nach dem ABCDE-Schema durchgeführt. Sie hat das Ziel, akut vital gefährdende Störungen zu erkennen und unmittelbar zu behandeln.
- Neben der klinischen Untersuchung müssen die Messwerte berücksichtigt werden. Die Intensivkurve muss daher beachtet werden.
- Alle Befunde müssen dokumentiert werden, um den Verlauf beurteilen zu können und Veränderungen frühzeitig zu erkennen.
- Die Flüssigkeitsbilanz und Verluste über Drainagen sind wichtige Parameter zur Steuerung der Therapie.

39 Intensivpflege

Pflegefachkräfte auf der Intensivstation übernehmen weit mehr als klassische Pflegeaufgaben. Sie setzen teilweise eigenverantwortlich verschiedene Therapiekonzepte im Rahmen ärztlicher Anordnungen und etablierter Standards um:

- Überwachung der Vitalparameter und Bedienung medizintechnischer Geräte
- Steuerung der Analgosedierung nach eigenständiger Beurteilung anhand standardisierter Scores (→ Kap. 42) gemäß ärztlicher Anordnung
- Planung und Durchführung von Lagerungstherapien und Patientenmobilisation
- Aktive Mitarbeit bei der Beatmungstherapie, Tubuspflege und Prävention von Ventilator-assoziierter Pneumonien (VAP)
- Delir-Prophylaxe und -Management
- Verabreichung von Medikamenten (→ Abb. 39.1), Steuerung der Katecholamintherapie gemäß ärztlicher Anordnung
- Umsetzung der Ernährungs- und Flüssigkeitstherapie nach ärztlicher Anordnung
- Verbandswechsel und Wundversorgung
- Erkennen von Verschlechterungen des Patientenzustands, ggf. Einleiten von Notfallmaßnahmen
- Psychologische Betreuung und aktive Kommunikation mit Patienten und Angehörigen

Intensivpatienten haben reduzierte physiologische Reserven, benötigen häufig kreislaufunterstützende Medikamente und sind in ihrer Mobilität eingeschränkt. Sie benötigen Hilfe bei der Erfüllung von Grundbedürfnissen, wie Essen und Trinken, Körperpflege und Hygiene.

Intensivmedizin ist **Teamarbeit.** Nur durch **enge, wertschätzende Zusammenarbeit** und gute **interdisziplinäre Kommunikation** gelingt eine effektive Versorgung.

Körperpflege

Die **Ganzkörperwaschung** reinigt nicht nur die Haut, sondern fördert auch die Durchblutung. Dabei wird der Körper systematisch

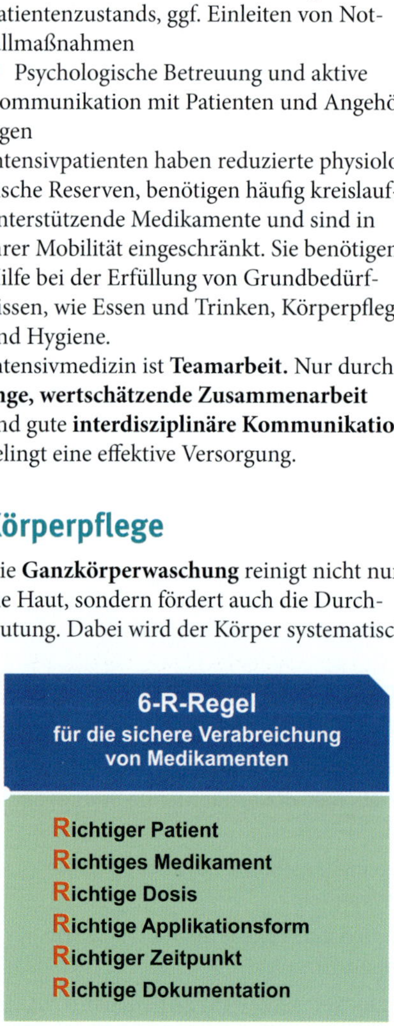

Abb. 39.1 6-R-Regel für die sichere Verabreichung von Medikamenten [O647, L141]

inspiziert, um Dekubiti, Lagerungsschäden oder Infektionszeichen frühzeitig zu erkennen. Nach dem Waschen sollte die Haut gründlich abgetrocknet und mit einer geeigneten Pflegelotion eingecremt werden, um die natürliche Schutzfunktion zu erhalten.

Gerade bei beatmeten Patienten trocknen die Schleimhäute schnell aus. Regelmäßige **Mund-, Zahn- und Nasenpflege,** oft mehrmals pro Schicht, ist daher wichtig. Sekret wird entfernt, der Mund-Rachen-Raum gereinigt und die Schleimhäute vor dem Austrocknen geschützt. Dies ist auch zentraler Bestandteil der **VAP-Prophylaxe.** Eintrittsstellen von Sonden oder Tubus werden auf Druckstellen kontrolliert und bei Bedarf gepolstert.

Bei bewusstlosen oder sedierten Patienten fehlt der schützende Lidschlag. Eine sorgfältige **Augenpflege** mit speziellen Gels oder Salben verhindert das Austrocknen der Hornhaut und beugt Infektionen vor. Bei wachen Patienten wird **künstliche Tränenflüssigkeit** verwendet, da Salben das Sehen beeinträchtigen können. Eine regelmäßige Kontrolle auf Fremdkörper ist ebenfalls wichtig.

Pflege invasiver Katheter

Arterielle und zentralvenöse Katheter erfordern eine sorgfältige Pflege und Beobachtung. Das Einhalten hygienischer Standards ist entscheidend zur Vermeidung von Infektionen. Bei allen Manipulationen ist **strikte Händehygiene** mit alkoholischen Desinfektionsmitteln obligatorisch. Pflaster werden regelmäßig gewechselt: Transparentverbände spätestens alle 7 Tage, Gaze-Verbände alle 24–48 h, bei Durchnässen oder Verschmutzung sofort. Die Punktionsstelle wird bei jedem Verbandswechsel mit Chlorhexidin-haltigen Antiseptika desinfiziert. Bei jedem Verbandswechsel wird auf Entzündungszeichen, wie Rötung, subkutane Infiltration oder Sekretaustritt geachtet. Zeigt der Patient **Infektionszeichen** (Fieber, CRP- bzw. PCT-Anstieg, Leukozytose) und sind andere Ursachen ausgeschlossen, muss der zentrale Venenkatheter (ZVK) nach ärztlicher Anordnung und Abnahme von Blutkulturen entfernt und die Katheterspitze mikrobiologisch untersucht werden.

Dekubitusprophylaxe

Langes Liegen erhöht das Dekubitusrisiko. Pathophysiologisch führt punktuell erhöhter Druck zur Kompression der Kapillaren, verminderter regionaler Perfusion und trophischen Störungen. Die resultierende Unterversorgung mit Sauerstoff- und Nährstoffen sowie die Ansammlung saurer Stoffwechselprodukte durch anaeroben Metabolismus führen schließlich zur Nekrosenbildung.

Eine frühzeitige Risikoerkennung und konsequente Prophylaxe sind daher essenziell. Relevante Risikofaktoren sind Alter, Hautzustand (trocken und schuppig, feucht, Allergien), Begleiterkrankungen (z. B. Kachexie/Mangelernährung, Exsikkose, maligne Erkrankungen, Diabetes mellitus), geistiger und körperlicher Zustand, Immobilität, Inkontinenz sowie Kooperationsbereitschaft. Diese Faktoren werden systematisch klinisch durch die Pflegekräfte erfasst. Validierte Skalen (z. B. Norton- oder Braden-Skala) können ergänzend herangezogen werden, ersetzen jedoch die individuelle fachliche Beurteilung nicht.

Wirksame **prophylaktische Maßnahmen** umfassen:

- Regelmäßige Hautkontrolle gefährdeter Körperstellen (mindestens zweimal täglich) und Dokumentation der Befunde
- Konsequente Hautpflege und Körperhygiene
- Frühzeitige Mobilisation und physiotherapeutische Übungen
- Gezielte Lagerungstechniken mit Freilagerung oder Polsterung gefährdeter Stellen (Trochanter major, Fersen, Os sacrum, Knöchel, → Abb. 39.2) und Mikrolagerung
- Systematischer Lagewechsel nach festgelegtem Zeitplan
- Einsatz spezieller Antidekubitusmatratzen
- Optimale Ernährungstherapie zur Sicherstellung einer ausreichenden Nährstoffzufuhr

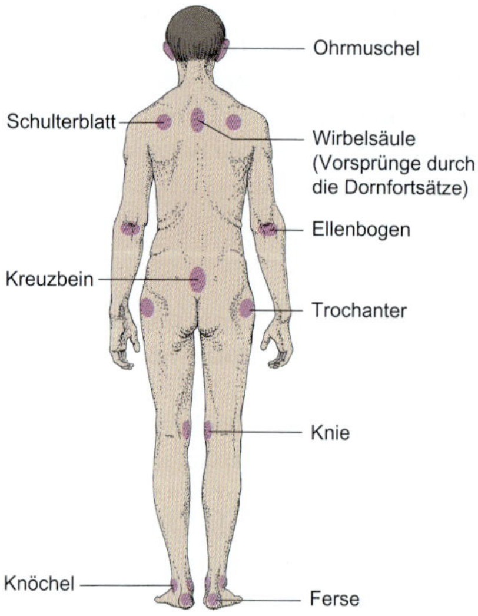

Abb. 39.2 Prädilektionsstellen für Dekubitalulzera [L190]

Patientenlagerung

Eine sorgfältige Lagerung verhindert nicht nur Dekubitus, sondern auch Kontrakturen. Gelenke werden in physiologischer Stellung gelagert und regelmäßig bewegt. Beim Unterpolstern sollte die gesamte Extremität unterstützt werden und nicht nur punktuell. Zur Spitzfußprophylaxe empfiehlt sich eine physiologische Lagerung in leichter Beugung mit Begrenzung durch Kissen, Fußstützen oder speziellen Lagerungsschienen sowie regelmäßigen Bewegungsübungen.
Patienten dürfen niemals auf Kabeln, Schläuchen oder Falten liegen, um Druckschäden zu vermeiden.
Für spezielle Anforderungen, etwa bei stark adipösen Patienten oder besonderen Lagerungstechniken, kommen Spezialbetten zum Einsatz. Mit dem Rotorest®-Bett können Patienten beispielsweise automatisch in Seitenlage gebracht werden (→ Abb. 39.3).

Oberkörperhochlagerung

Beatmete Patienten sollten mit 30–45° erhöhtem Oberkörper gelagert werden. Dies reduziert passive Regurgitation und die Häufigkeit von (Mikro-)Aspirationen, was das Pneumonierisiko senkt. Zudem trägt die Oberkörperhochlagerung zur Reduktion des intrakraniellen Drucks bei.

Stressulkusprophylaxe

Durch regionale Durchblutungsstörungen der Magenmukosa kann das Gleichgewicht zwischen schützenden und aggressiven Faktoren gestört werden, was zu Erosionen und Ulzerationen führt. Bei Hochrisikopatienten (maschinelle Beatmung > 48 h, Gerinnungsstörung, Schädel-Hirn-Trauma, Verbrennungen > 35 % KOF, höhergradige Niereninsuffizienz) ist eine medikamentöse Ulkusprophylaxe mit Protonenpumpeninhibitoren indiziert. Sobald der Patient stabilisiert ist und enteral ernährt werden kann, kann die Prophylaxe meist beendet werden.

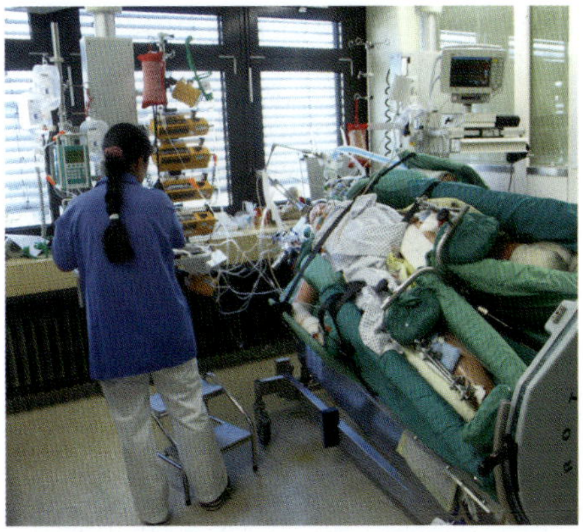

Abb. 39.3 Rotorest®-Bett [O646]

Thromboseprophylaxe

Intensivpatienten haben ein deutlich erhöhtes Risiko für tiefe Beinvenenthrombosen und Lungenembolien. Eine konsequente Prophylaxe mit niedermolekularem oder unfraktioniertem Heparin ist daher Standard. Frühzeitige Mobilisation und Physiotherapie aktivieren die Muskelpumpe, fördern den venösen Rückstrom und reduzieren das Risiko zusätzlich.
Zusätzlich oder bei Kontraindikationen für eine medikamentöse Prophylaxe können mechanische Maßnahmen wie medizinische Kompressionsstrümpfe (MKS) oder intermittierende pneumatische Kompression (IPC) eingesetzt werden.

Physiotherapie

Die Physiotherapie spielt eine zentrale Rolle in der Intensivmedizin. Durch gezielte Atemtherapie mit Atemgymnastik und Hustentraining wird die Sekretolyse verbessert und Pneumonien vorgebeugt. In enger Zusammenarbeit mit Pflegepersonal und Ärzten mobilisieren Physiotherapeuten die Patienten individuell, fördern ihre Eigenaktivität und verbessern so das Rehabilitationspotenzial erheblich.

Atmungstherapie

Ein junges, aber zunehmend wichtiges Berufsbild auf Intensivstationen ist das der Atmungstherapeuten (AT). Diese spezialisierten Fachkräfte sind Experten für alles rund um die Atmung und die Beatmungstherapie. Obwohl noch nicht in allen Krankenhäusern etabliert, verbessern sie dort, wo sie eingesetzt werden, die Patientenversorgung und entlasten Ärzte und Pflegepersonal erheblich. Ihre Hauptaufgaben umfassen:

- **Beatmungsmanagement:** Sie helfen bei der Einstellung und Optimierung der Beatmungsgeräte, um die Atmung des Patienten bestmöglich zu unterstützen.
- **Weaning:** Sie begleiten und führen den oft langwierigen Prozess der Entwöhnung von der Beatmung durch.
- **Atemphysiotherapie:** Mit speziellen Techniken helfen sie, Schleim aus den Atemwegen zu lösen und die Lungenfunktion zu verbessern.
- **Atemwegsmanagement:** Dazu gehört u. a. die Pflege von Tracheostomata und die Assistenz bei Bronchoskopien.

Zusammenfassung

- Intensivmedizin funktioniert nur, wenn alle Teammitglieder wertschätzend und auf Augenhöhe zusammenarbeiten.
- Die Aufgaben von Pflegekräften auf Intensivstationen unterscheiden sich teils deutlich von denen auf Normalstationen.
- Regelmäßige Körperpflege mit systematischer Hautinspektion und gezielten Lagerungsmaßnahmen beugt Dekubitalulzera vor.
- Strikte Hygiene beim Umgang mit invasiven Kathetern und die Mund- und Nasenpflege minimieren das Risiko katheterassoziierter Infektionen und VAP.
- Die Steuerung der Analgosedierung sowie Delir-Prophylaxe und -Management sind wichtige Aufgaben der Pflege.
- Zur Thromboseprophylaxe erhalten Patienten niedermolekulares oder unfraktioniertes Heparin und werden frühzeitig mobilisiert.

Indikationen

Medikamentenüberhänge, Hypothermie und Kreislaufinstabilität können kurzfristig eine Beatmung indizieren. Eine längerfristige Beatmung wird i. d. R. durch Organinsuffizienz oder -versagen notwendig. Dabei spielen Störungen des Atemantriebs, der alveolären Ventilation, des Gasaustauschs oder der Atemmechanik eine Rolle.

Auswirkungen auf den Organismus

Ventilator-induced lung injury (VILI)

Es gibt eine ganze Reihe von möglichen Auswirkungen und Schäden auf bzw. an der Lunge (→ Abb. 40.1). Durch eine lungenprotektive Beatmung können diese zumindest reduziert werden. Je länger ein Patient intubiert bleibt, desto höher ist das Risiko für eine Pneumonie, was eine zusätzliche Beeinträchtigung der Lungenfunktion zur Folge hat. Zu hohe Beatmungsdrücke (Barotrauma) können zur Ausbildung eines Pneumothorax führen, während zu hohe Tidalvolumina (Volutrauma) durch Überdehnung des Lungenparenchyms eine Ödembildung begünstigen. Auch unter physiologischen Bedingungen sind nicht immer alle Lungenbezirke gleichmäßig belüftet. Unter Beatmung werden durch das wiederholte Eröffnen und Kollabieren von Alveolen Scherkräfte (Shearstress) wirksam, die in eine Gewebeschädigung münden (Atelektrauma). Durch Einstellung eines adäquaten PEEP kann das Kollabieren von neu rekrutierten Alevolen verhindert werden, die funktionelle Residualkapazität nimmt dadurch zu. Im Rahmen von Entzündungsreaktionen (im ganzen Körper) freigesetzte Entzündungsmediatoren tragen ebenfalls zur Schädigung der Lunge bei (Biotrauma).

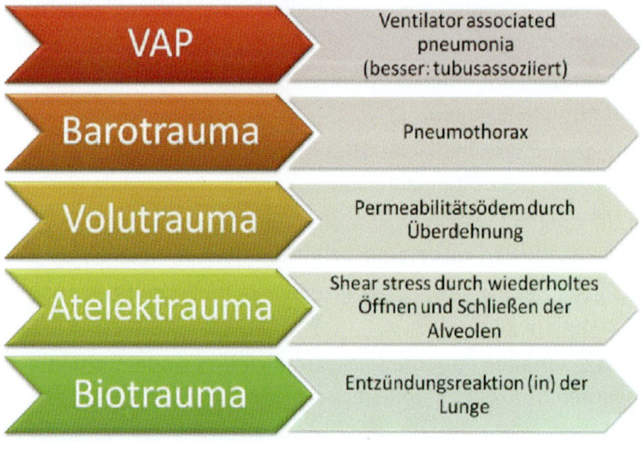

Abb. 40.1 Faktoren der Ventilator-induced lung injury (VILI) [O646]

Auswirkungen auf das Herz-Kreislauf-System

Die beatmungsbedingten intrathorakalen Druckveränderungen übertragen sich auch auf Herz und Gefäße im Brustkorb. Dies führt zu weitreichenden Veränderungen und Beeinträchtigungen des kardiovaskulären Systems:

- Kompression von Gefäßen und Tamponade-Effekte durch erhöhten intrathorakalen Druck
- Verminderung des venösen Rückstroms
- Kammerfüllung behindert → Vorlast nimmt ab.
- Nachlasterhöhung am rechten Herzen durch erhöhten intrapulmonalen Druck
- Dilatation des rechten Ventrikels und Septumverlagerung nach links
- Abnahme der Füllung im linken Ventrikel
- Abnahme des Herzzeitvolumens (HZV) und arteriellen Blutdrucks, sekundäre Organschäden

Auswirkungen auf die Niere

Unter Beatmung sind Perfusionsdruck der Niere und HZV vermindert, es kommt reaktiv zu einem erhöhten Sympathikotonus. Die Spiegel von Renin, Aldosteron und antidiuretischem Hormon (ADH) werden erhöht, wodurch Diurese und Natriumausscheidung abnehmen.

Auswirkungen auf abdominelle Organe

Durch Drosselung des venösen Rückstroms kommt es zur Erniedrigung der Leberperfusion. Der hydrostatische Druck in Lebervenen und Gallengängen steigt an, wodurch die Zellfunktion beeinträchtigt sein kann, teilweise wird die Resorption aber auch verbessert. An anderen Verdauungsorganen sind unspezifische Veränderungen, wie Stressläsionen an der Mukosa bis zum Ileus, möglich.

Auswirkungen auf das zentrale Nervensystem

Der venöse Rückstrom aus dem Kopf wird durch hohe intrathorakale Drücke behindert. Bei funktionierender Autoregulation sind keine relevanten Veränderungen zu erwarten. Bei Hirnödem und anderen raumfordernden Prozessen kann ein Abfall des zerebralen Perfusionsdrucks zu weiteren neurologischen Schäden führen.

Beatmungsformen

Grundsätzlich werden kontrollierte und assistierte Beatmungsformen unterschieden, die entweder volumen- oder druckgesteuert sein können. Moderne Intensivrespiratoren erlauben nahezu alle Schattierungen zwischen den jeweiligen Extremen.
Bisher nur in einem Gerät zum Einsatz kommt die **Flow-kontrollierte Beatmung (FCV®),** bei der sowohl die Inspiration als auch die Exspirationsphase aktiv kontrolliert werden. Dies erfolgt durch die Erzeugung eines kontinuierlichen, kontrollierten Flusses in die Patientenlungen während der Inspiration sowie eines kontinuierlichen Flusses aus den Lungen während der Exspiration (Absaugen). Die aktive Exspiration ermöglicht eine hocheffiziente Beatmung auch durch 2–3 mm Lumen.

Beatmungsparameter

Je nach Beatmungsmuster können verschieden Parameter voreingestellt werden, die wichtigsten sind:

- Atemfrequenz
- Atemminutenvolumen (AMV)/Atemzugvolumen
- Beatmungsdruck/Druckunterstützung
- Positiver endexspiratorischer Druck (PEEP)
- Atemzeitverhältnis. Es handelt sich um das Verhältnis Inspiration (I) : Exspiration (E), also die Zeit, die jeweils für Inspiration und Exspiration zu Verfügung steht.
- Frischgaszusammensetzung: Meist handelt es sich um ein Luft-Sauerstoff-Gemisch mit einen Sauerstoffanteil zwischen 21 und 100 %.
- Frischgas-Flow: die Geschwindigkeit, mit welcher der Respirator das Atemgas umwälzt. Der Flow beeinflusst bei assistierten Beatmungsformen die Zeitspanne, in der eine Einatembemühung beantwortet werden kann.

Intermittent positive pressure ventilation (IPPV) und Continuous positive pressure ventilation (CPPV)

Bei der IPPV handelt es sich um eine Überdruckbeatmung, wobei der positive Atemwegsdruck nur intermittierend zur Anwendung kommt, d. h., während der Exspiration fällt der Druck in den Atemwegen auf Null ab. Im Gegensatz dazu wird er durch die Anwendung eines PEEP bei der CPPV dauerhaft auf einem positiven Niveau gehalten, daher kontinuierliche (continuous) Überdruckbeatmung.

Das gewünschte Atemminutenvolumen wird durch Einstellung von Atemfrequenz und Atemzugvolumen erzielt. Zur Vermeidung eines Barotraumas wird zusätzlich eine Druckobergrenze eingestellt, bei der die Beatmungsmaschine die Einatemphase abbricht, auch wenn das Zielvolumen noch nicht erreicht ist.

Bei der volumenkontrollierten Beatmung wird das Atemzugvolumen mittels kontinuierlichem Flow appliziert. Da einzelne Lungenbezirke langsamer „reagieren" als andere, kommt es nach Ende der inspiratorischen Glasflussphase zu einer Umverteilung von Luft aus den schneller öffnenden in langsamer öffnende Alveolen. Der Druck im Beatmungssystem fällt von Spitzendruck auf Plateaudruck ab (→ Abb. 40.2).

Pressure controlled ventilation (PCV)

Festgelegt werden die Atemfrequenz und der maximale Beatmungsdruck. Das bedeutet, dass das AMV direkt über den Beatmungsdruck gesteuert wird und intensiv überwacht werden muss. Durch die speziellen Flow-Verhältnisse bei der druckkontrollierten Beatmung kann mit geringeren Spitzendrücken dasselbe Atemzugvolumen erreicht werden (→ Abb. 40.2).

Continuous positive airway pressure (CPAP)

Diese Beatmungsform kann beim nichtintubierten Patienten als nichtinvasive Beatmung (NIV) zum Einsatz kommen oder im Rahmen des Weanings eingesetzt werden. Letztlich handelt es sich um Spontanatmung über einem eingestellten PEEP-Niveau. Der PEEP verhindert einen Kollaps der Alveolen und reduziert somit den Shear-Stress (s. o.). Die Einatmung erfolgt mit einer Flow-gesteuerten Unterstützung, die Ausatmung gegen Widerstand (vgl. Lippenbremse).

Assisted spontaneous breathing (ASB)

Andere Bezeichnungen sind „Inspiratory pressure support" oder „Pressure support ventilation". Der Patient bestimmt Beginn der Inspiration, Atemfrequenz und Atemzugvolumen selbst. Atemarbeit und Sauerstoffverbrauch der Atemmuskulatur werden reduziert. ASB wird i. d. R. zunächst mit einem kontrollierten Beatmungsmuster kombiniert (BIPAP, SIMV; s. u.).

Synchronized intermittent mandatory ventilation (SIMV)

Es handelt sich um eine volumen-/druckkontrollierte maschinelle Beatmung, die zusätzlich druckunterstützte Spontanatemzüge erlaubt (→ Abb. 40.3). Das minimale AMV wird durch Einstellung von SIMV-Frequenz und Tidalvolumen ein- und sichergestellt. Allerdings birgt diese Beatmungsform auch einen großen Nachteil: Die kontrollierten Beatmungshübe können vom Patienten nicht verändert werden (festes Schema). Die Folge ist eine unter Umständen schlechtere Synchronisation von Patienten und Maschine, was wiederum Husten oder Pressen auslösen kann.

Biphasic positive airway pressure® (BIPAP®) oder BiVent®

Diese Form der Beatmung ist nicht zu verwechseln mit der Bilevel positive airway pressure (BiPAP®), einer nichtinvasiven, druckunterstützten Beatmung.

Bei BiVent® handelt es sich um eine zeitgesteuerte, druckkontrollierte Beatmung auf

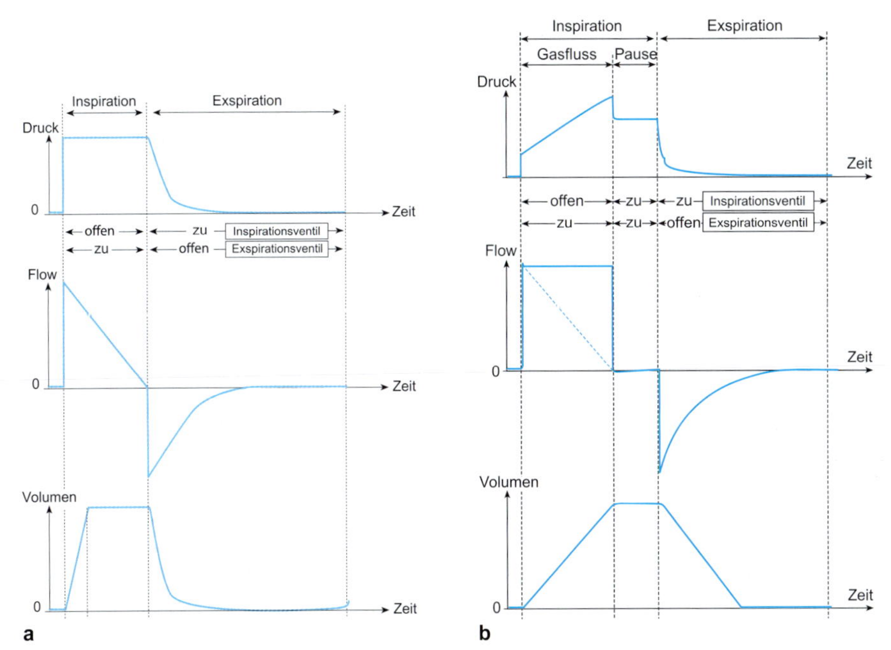

Abb. 40.2 Unterschiede in den Druck-, Flow- und Volumenkurven bei druck- (a) und volumenkontrollierter (b) Beatmung [M400]

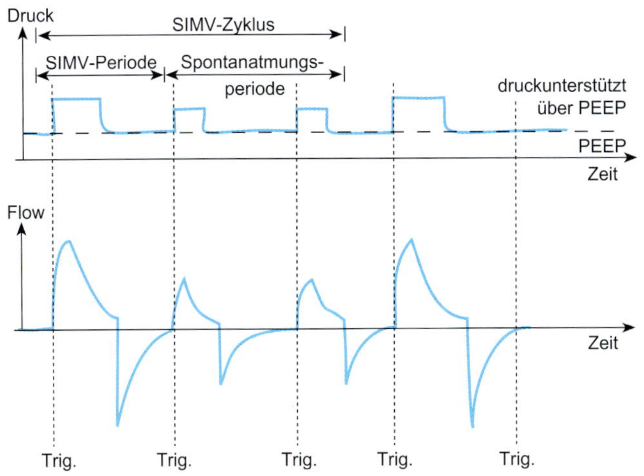

Abb. 40.3 Darstellung des Atemzyklus bei SIMV. Die Einatembemühungen werden durch einen druckunterstützten Atemhub beantwortet. In Atempausen werden druckkontrollierte Atemhübe durch die Maschine abgegeben. [M400]

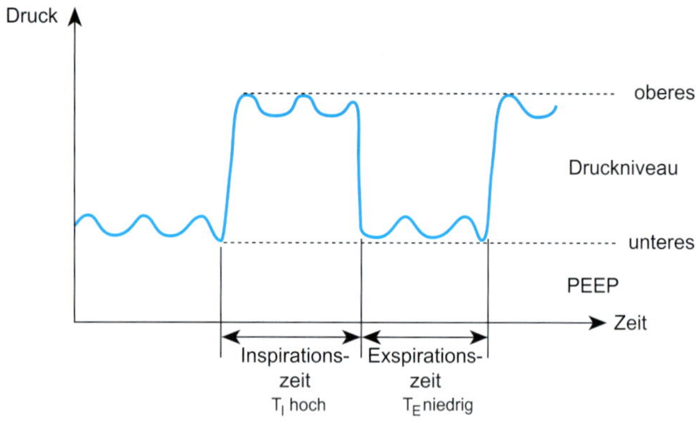

Abb. 40.4 Schema zu BiVent®/BIPAP®. Die Beatmung wird durch wechselnde Druckniveaus sichergestellt. Zu jeder Zeit kann der Patient zusätzliche druckunterstützte Atemhübe auslösen. [M400]

zwei Druckniveaus („2-CPAP-Level", → Abb. 40.4). Der Patient kann jederzeit spontan atmen. Es gibt keine Erhöhung der Atemarbeit oder Pressen gegen den Respirator. Die kontrollierte Atemfrequenz wird durch die Anzahl der Wechsel zwischen oberem und unterem Druckniveau erzeugt. Die Druckdifferenz zwischen unterem (PEEP)-Level und oberem Druckniveau ist in Abhängigkeit von den Umgebungsbedingungen für das Atemzugvolumen verantwortlich. Je kleiner der Abstand der Drucklevel und je länger die Zeitphasen, desto höher der Atemanreiz für den Patienten.

Nichtinvasive Beatmung (NIV)

Die nichtinvasive Beatmung kommt bei akuten und chronischen respiratorischen Störungen und als Weaning-Instrument zum Einsatz. Es stehen verschiedene Masken- und Helmsysteme zu Verfügung. Ein Vorteil der NIV ist, dass orale bzw. enterale Ernährung und intermittierende Therapie möglich sind. NIV kann den Weaning-Erfolg verbessern, die Beatmungszeit und Krankenhausaufenthaltsdauer verkürzen, geht mit weniger Respirator-assoziierten Pneumonien (VAP, besser wäre: Tubus-assoziierte Pneumonie) und einer höheren Überlebensrate einher.

Technisches Vorgehen

Nach einer ausführlichen Aufklärung des Patienten werden Gerät und Maske eingestellt. Man beginnt mit einer Druckunterstützung von 10–15 cmH_2O und kann bei zu geringem Atemzugvolumen nach oben korrigieren.

Kontraindikationen

Absolute Kontraindikationen

- Fehlende Spontanatmung, Schnappatmung
- Fixierte oder funktionelle Verlegung der Atemwege
- Gastrointestinale Blutung oder Ileus

Relative Kontraindikationen

- Koma
- Massive Agitation
- Massiver Sekretverhalt trotz Bronchoskopie
- Schwergradige Hypoxämie oder Azidose (pH < 7,1)
- Hämodynamische Instabilität (kardiogener Schock, Myokardinfarkt)
- Anatomische und/oder subjektive Interface-Inkompatibilität
- Zustand nach oberer gastrointestinaler Operation

Abbruchkriterien

- Abfall des pH-Werts
- Verschlechterung von Oxygenierung (SaO_2-Abfall) und Ventilation (pCO_2-Anstieg)
- Respiratorische Erschöpfung: Zunahme der Atemfrequenz, Abnahme Tidalvolumen, Dyspnoe, Erschöpfung der Atemmuskulatur
- Stressreaktion: Zunahme von Herzfrequenz, Kreislaufinstabilität
- Vigilanzminderung

Weaning

Bei jedem beatmeten Patienten sollte einmal pro Tag eine Sedierungspause mit Aufwach- und Spotanatemversuch durchgeführt werden. Ist dieser erfolgreich, kann mit dem Weaning-Prozess begonnen werden. Ein standardisiertes Weaning-Protokoll (→ Abb. 52.7) erleichtert den Ablauf.
Die Entwöhnung von Tubus und Respirator beginnt allerdings bereits in dem Moment, in dem die Entscheidung zur Intubation fällt. Die schrittweise Reduzierung der Invasivität einer Beatmung ist ebenfalls Bestandteil des Weanings. Dabei ist darauf zu achten, immer nur einen Parameter zu verändern, entweder den PEEP oder die Sauerstoffkonzentration. Aufgrund der Toxizität von hohen Sauerstofffraktionen sollte zuerst der FiO_2 unter regelmäßigen Blutgasanalysen vermindert werden. Dann wird in Abhängigkeit von der Oxygenierung (Oxygenierungsindex nach Horovitz: paO_2/FiO_2; → Kap. 47) auch der PEEP abgesenkt. Die Druckunterstützung muss dabei immer ausreichend hoch (≥ 10 cmH_2O) eingestellt sein, um die Atemarbeit des Patienten zu vermindern.

Tracheotomie

Geht man von einer längeren Beatmungsdauer (≥ 14 Tage) oder einem prolongierten Weaning-Prozess aus, ist eine Tracheotomie angeraten. Die modernen dilatativen Verfahren erweisen sich hier gegenüber der chirurgischen Methode als vorteilhaft, da mit weniger Komplikationen und Spätfolgen zu rechnen ist (Strikturen, Tracheomalazie) und der Stomaverschluss rascher möglich ist.
Der Zeitpunkt zur Tracheotomie sollte möglichst früh, nach 48 h, gewählt werden.
Vorteile der Tracheotomie gegenüber dem Tubus sind:

- Gefahr der Kehlkopfverletzung geringer
- Tracheostoma (Trachealkanüle) wird als weniger störend empfunden, dadurch weniger Analgosedierung notwendig: Unterstützung des Weaning-Prozesses.
- Atemarbeit deutlich geringer wegen des kürzeren Tubus (Hagen-Poiseuille-Gesetz)
- Mund-Pflege kann leichter erfolgen.
- Spontanatem- und Sprechversuche möglich

Zusammenfassung

- Jede Beatmung hat nicht nur Auswirkungen auf die Lunge, sondern auch auf andere Organsysteme.
- Die NIV ist ein gutes Instrument zur Vermeidung der Intubation und kann im Weaning-Prozess eingesetzt werden.
- Der Weaning-Prozess beginnt schon mit der Intubation. Sein Ziel ist eine rasche und erfolgreiche Entwöhnung von Tubus und Respirator.
- Weaning-Protokolle verkürzen Beatmungszeiten.
- Die frühzeitige Tracheotomie weist deutliche medizinische und ökonomische Vorteile auf.

41 Akute Nierenschädigung (AKI)

Definition

Die akute Nierenschädigung (Acute Kidney Injury, AKI) ist eine akute, prinzipiell reversible Verschlechterung der glomerulären und tubulären Funktion der Niere und eine Begleitkomplikation in Anästhesie und Intensivmedizin (> 35 % aller Intensivpatienten). Es ist durch eine schnell einsetzende Verschlechterung der Nierenfunktion und einer Anhäufung harnpflichtiger Substanzen gekennzeichnet. Die AKI ist bei kritisch kranken Patienten mit hoher Morbidität und Letalität behaftet.

Physiologie der Niere

Die Nierendurchblutung beträgt ca. 1,2 l/min (= 25 % des Herzzeitvolumens). Daraus werden 120 ml/min Primärharn gebildet, wovon 99 % wieder rückresorbiert werden. Dafür benötigen die Nieren ca. 18 ml Sauerstoff pro Minute. Die konstante Sauerstoffversorgung wird durch eine **renale Autoregulation** sichergestellt, die dafür sorgt, dass bei einem arteriellen Mitteldruck (MAD) zwischen 70 und 200 mmHg der renale Blutfluss und die glomeruläre Filtrationsrate (GFR) annähernd gleich bleiben (→ Abb. 41.1).

Fällt der Blutdruck unter einen kritischen Wert (Hypovolämie, Schock, endokrine Einflüsse), kommt es schnell zu ischämischen Schäden an der Niere (Tubulus und dicker aufsteigender Teil der Henle-Schleife) und zum AKI (auch Akutes Nierenversagen, **ANV** genannt).

Als **Folge der AKI** können weitere Organsysteme in Mitleidenschaft gezogen werden:

- Kardiovaskuläres System: erhöhtes HZV, Perikarditis
- Lunge: Lungenödem, Pneumonie, Lungenblutung
- Gastrointestinaltrakt: Ulzera, Blutungen, Pankreatitis
- Hämatologisches System: Anämie, Thrombozytopenie, hämorrhagische Diathese
- Zentrales Nervensystem: urämisches Koma
- **Elektrolytverschiebungen (Hyperkaliämie)**

Pathophysiologie der akuten Nierenschädigung

In mehr als der Hälfte der Fälle liegt eine prärenales Nierenschädigung vor. Ursachen und Pathophysiologe sind in → Abb. 41.2 zusammengefasst.

Diagnostik

Im Jahre 2021 verband die KDIGO (Kidney Disease – Improving Global Outcomes)-Initiative die bestehenden RIFLE- und AKIN-Kriterien zu einer einheitlichen Bewertung der Nierenfunktion (→ Tab. 41.1). Die Kriterien erkennen eine Schädigung innerhalb von 48 h, sind problemlos bettseitig anzuwenden und sollen ein Eingreifen bereits bei leichter Einschränkung der Nierenfunktion veranlassen.

Die **AKI** beginnt bereits mit **Nachlassen der Urinproduktion.** Ist die Nierenschädigung manifest, liegt die Mortalitätsrate auch heute, je nach Begleiterkrankungen, noch bei etwa 50 %. Die Diurese eines Patienten sollte daher immer im Blick behalten werden. Kontrollmöglichkeiten sind:

- Im Operationsraum großzügige Indikation zur Anlage eines Blasendauerkatheters (DK), v. a. bei langen Operationen
- DK-Beutel hängt immer im Blickfeld des Anästhesisten.
- Auf Intensivstation Ausscheidung kontrollieren, Zwischenbilanzen machen

Labordiagnostik

Wegweisend ist die Bestimmung der Retentionsparameter:

- **Kreatinin:**
  - Standardparameter
  - Vorteil: günstig und etabliert
  - Nachteile: Kreatinin-blinder Bereich (erhöhte Werte erst ab einem Abfall der GFR von über 50 %)
- **Harnstoff**
- **Cystatin C** als Alternative zu Kreatinin
  - Vorteil: sensitiver bei geringen Einschränkungen der GFR, nicht abhängig vom Körperbau
  - Nachteil: teuer

Zusätzlich sollten das Blutbild (→ Thrombozytopenie) und eine Blutgasanalyse betrachtet werden, um eine **metabolische Azidose** und/oder **Hyperkaliämie** zu detektieren.

Bildgebung

Die Sonografie von Nieren, Blase, Pleura und der V. cava inferior dient der Differenzierung von prä-, intra- und postrenaler Nierenschädigung. Hier können auch Abflusshindernisse, wie **Nierensteine,** gesehen werden.

Eine Computertomografie ist nur selten und bei gefäßassoziierten Ursachen der Nierenschädigung sinnvoll.

Urindiagnostik

Neben dem klassischen U-Status, der z. B. auch als Schnelltest auf Station (Urin-Stix) durchgeführt werde kann und v. a. **bei Hämaturie, Glukose- oder Proteinausscheidung** hilfreich ist, gibt es noch eine Reihe von speziellen Tests:

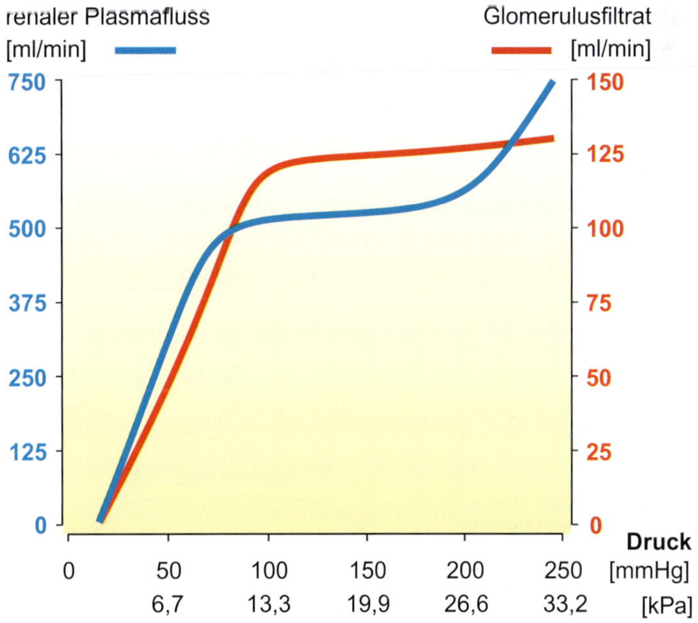

Abb. 41.1 Autoregulation der Niere [L106]

Tab. 41.1 Stadieneinteilung der akuten Nierenschädigung nach KDIGO [F844-001]

KDIGO-Stadium	Serum-Kreatinin-Veränderung innerhalb von 48 h	Urinausscheidung
1	Anstieg von über 0,3 mg/dl oder Anstieg auf das 1,5- bis 2-Fache des Ausgangswerts	Unter 0,5 ml/kg KG/h für 6–12 h
2	Anstieg auf das 2- bis 3-Fache des Ausgangswerts	Unter 0,5 ml/kg KG/h für 12 h
3	Anstieg auf über das 3-Fache vom Ausgangswert oder Wert über 4 mg/dl bzw. Dialysebeginn	Unter 0,3 ml/kg KG/h für 24 h oder Anurie für 12 h

- Urinkultur zum Anzüchten von Bakterien
- Urinsediment mit Akantozyten und Erythro- bzw. Leukozytenzylindern

Einteilung

Nach Lokalisation

→ Abb. 41.2

Die primäre Therapie richtet sich in erster Linie nach der Ursache der AKI.

Nach zeitlichem Verlauf

→ Abb. 41.3 zeigt die zeitlichen Stadien der manifesten AKI.

Stadium 1 (Schädigungsphase) In dieser Phase kommt es zum Abfall der Harnproduktion durch Absinken der GFR sowie zum Anstieg des Serumkreatinins.

Stadium 2 (oligo-/anurische Phase) Die Harnproduktion ist zum Erliegen gekommen, und das Serumkreatinin steigt weiter an. Diese Phase kann bis zu 10 Wochen dauern, der Patient ist in dieser Zeit dialysepflichtig.

Stadium 3 (polyurische Phase) Zu Beginn der wiedereinsetzenden Nierenfunktion werden täglich bis zu mehrere Liter Urin produziert, ohne dass es zu einer adäquaten Entgiftung des Organismus kommt. Das Serumkreatinin sinkt nur verzögert ab. Eine Dialyse muss ggf. weitergeführt werden.

Stadium 4 (Restitutionsphase) GFR, Serumkreatinin und Diurese normalisieren sich wieder. Eine Defektheilung mit bleibender kompensierter Niereninsuffizienz kann vorkommen.

Therapie

Bei einem Kreatininanstieg über 0,5 mg/dl oder einem Abfall der Diurese unter 400 ml/24 h erfolgt die sofortige Evaluierung hinsichtlich des Risikos für eine mögliche Nierenschädigung. Eine ausführliche Ursachenforschung umfasst folgende Maßnahmen:

- Sonografie der Nieren und der ableitenden Harnwege
- Kreislaufüberwachung
- Flüssigkeitsbilanz

Ein Patient mit diagnostizierter akuter Nierenschädigung sollte auf der Intensivstation behandelt werden.

Konservative Therapie

> Der wichtigste Therapieansatz besteht darin, bereits bei nachlassender Diurese an eine AKI zu denken sowie die Ursache durch folgende Maßnahmen umgehend zu identifizieren und zu beseitigen!

1. Optimierung des Flüssigkeitshaushalts
Eine häufige Ursache der AKI ist ein Volumenmangel. Eine **adäquate Flüssigkeitssubsitution** (Hypervolämie führt zu kardialen und pulmonalen Problemen) mit Kristalloiden muss erfolgen.

2. Optimierung des Kreislaufs Dies geschieht durch ein Anheben des mittleren arteriellen Drucks (MAD) auf > 65 mmHg durch Volumen bzw. den Einsatz von Katecholaminen. Achtung: Patienten mit bekannter arterieller Hypertonie benötigen ggf. höhere Drücke!

3. Absetzen nephrotoxischer Medikamente
Nephrotoxisch z. B. wirken NSAID und Aminoglykosid-Antibiotika. Radiologische Untersuchungen dürfen nur bei vitaler Indikation mit Kontrastmittel erfolgen. Harnpflichtige Substanzen sollten in an die GFR angepasster Dosierung verabreicht werden.

4. „Start-Versuch" mit Schleifendiuretika
Diuretika verbessern **nicht die Nierenfunktion,** nur die Wasserausscheidung. Sie selbst sind nephrotoxisch.

Prärenales Nierenversagen (60%) → renale Minderperfusion
- Hypovolämie
- Abfall des arteriellen Blutdrucks, z. B. bei schwerer Herzinsuffizienz, Schock, Sepsis
- Renale Vasokonstriktion, z. B. bei hepatorenalem Syndrom

Intrarenales Nierenversagen (35%) → Parenchymerkrankung
- Glomerulonephritis
- Tubulo-interstitielle Nephritis: medikamentös, infektiös, immunologisch
- Akute Tubulusnekrose (ca. 85%)
  - Ischämisch, Thromboembolie, thrombotische Mikroangiopathie
  - Toxisch: Kontrastmittel, Medikament
  - Pigment-Nephropathie: Myoglobinurie (Crush-Syndrom)
  - Hämoglobinurie bei Hämolyse, akute Uratnephropathie

Postrenales Nierenversagen (5%) → Abflussbehinderung
- Fehlbildungen
- Erworbene Abflussbehinderungen (sehr häufig: Prostatahyperplasie)

Abb. 41.2 Ursachen und Pathophysiologie der AKI [O646, L231]

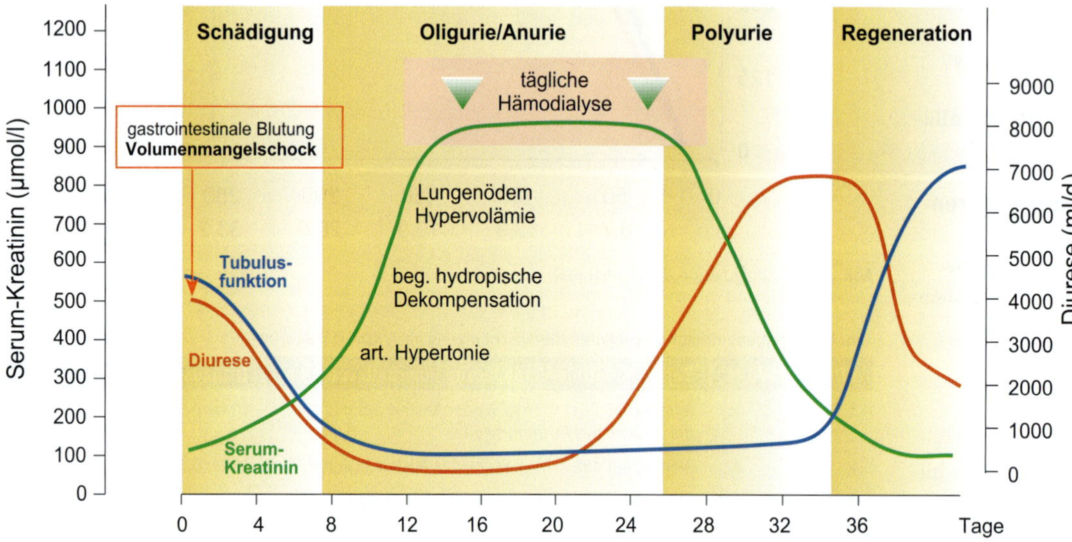

Abb. 41.3 Stadien der Nierenschädigung [L157]

Die internationalen KDIGO-Leitlinien empfehlen deshalb, außer zum Volumenmanagement keine Schleifendiuretika zur Behandlung bei akuter Nierenschädigung anzuwenden.
Nutzen all diese konservativen Maßnahmen nichts, muss der Patient bei Erfüllung bestimmter Kriterien (s. u.) dialysiert werden. Der optimale Zeitpunkt ist dabei weiterhin Gegenstand der Forschung, allerdings scheint ein frühzeitiger Beginn (<72h) das Outcome zu verbessern.

Nierenersatztherapie

Indikationen zur Nierenersatztherapie

Die Indikationen zur Dialyse sind gut anhand des Akronyms **AEIOU** zu merken:

- Acidosis: Metabolische Azidose pH <7,1
- Electrolytes: v. a. konservativ nicht beherrschbare schwere Hyperkaliämie
- Intoxication: schwere Intoxikation mit dialysablen Giftstoffen (z. B. Ethylenglykol)
- Overload: therapierefraktäre Hypervolämie
- Urämie: Enzephalopathie, Perikarditis, Blutung aufgrund von Urämie

Verfahren

Aufgrund der besseren Verträglichkeit gerade bei kreislaufinstabilen Patienten werden in der Intensivmedizin mittlerweile v. a. **kontinuierliche Verfahren** verwendet.
Die **kontinuierliche venovenöse Hämodialyse (CVVHD)** ist in Deutschland mittlerweile das gebräuchlichste kontinuierliche Nierenersatzverfahren: Das Blut wird im Gegenstromverfahren, durch eine semipermeable Membran getrennt, am Dialysat vorbeigeleitet, wobei die Elimination der harnpflichtigen Substanzen durch Diffusion erfolgt. Entfernt werden Teilchen mit einem Molekulargewicht bis ca. 1.000 Da. Durch Ultrafiltration kann Volumen entzogen werden.
Eine Alternative, besonders bei Hypervolämie, ist die **kontinuierliche venovenöse Hämofiltration (CVVH).** Dabei wird das Patientenblut durch einen Hämofilter geleitet, der dem Blut ein Ultrafiltrat (Plasmawasser) entzieht. Mittels Konvektion folgt der Transport der harnpflichtigen Substanzen der filtrierten Flüssigkeit. Eine Kombination beider Verfahren stellt die **kontinuierliche venovenöse Hämodiafiltration (CVVHDF)** dar.
Da die Dialysefilter und -schläuche die Gerinnung aktivieren, muss das Blut für die Dauer der Nierenersatztherapie ungerinnbar gemacht werden. Dazu wird auf der Intensivstation statt **Heparin** zunehmend **Citrat** eingesetzt. Bei dieser im Dialysegerät zugeführten **lokalen Antikoagulation** wird die Gerinnung nur für den Durchlauf im Gerät eingeschränkt: Citrat bindet an Kalzium, den Gerinnungsfaktor IV. Der Komplex wird anschließend über die Leber eliminiert (**cave** Leberinsuffizienz!). Das Kalzium wiederum wird über den Postfilterschenkel des Dialysesets wieder zugeführt, sodass die Gerinnung im Körper weiterhin unbeeinträchtigt ist. Somit kann die Citratdialyse auch bei frisch operierten Patienten, bei Gerinnungsstörungen oder HIT (heparininduzierter Thrombozytopenie) problemlos eingesetzt werden.

Zusammenfassung

- Die wichtigsten Instrumente zur Verhinderung der Endgültigkeit der Diagnose „Akute Nierenschädigung“ sind der Gedanke daran und ein schnelles Handeln:
  - Volumenstatus optimieren
  - Blutdruck auf MAD > 65 mmHg anheben
  - Intensivtherapie, Kreislauf- und Bilanzüberwachung
  - Beim Versagen konservativer Therapie frühzeitige Nierenersatztherapie

Ohne adäquate Therapie wären Intensivpatienten zahlreichen Belastungen wie Schmerzen, Angst und Unsicherheit ausgesetzt. Als Teil der Behandlung werden daher **bedarfsgerecht Analgetika und Sedativa** verabreicht. Ziele dieser Analgosedierung sind eine **suffiziente Schmerztherapie** sowie das **Minimieren von Stress und Angst.** Früher wurden die meisten Patienten tief sediert und teilweise sogar relaxiert. Heute wissen wir, dass ein tiefes „künstliches Koma" die Genesung verzögert, das Risiko für Komplikationen und sogar die Sterblichkeit erhöht. Allerdings ist auch eine zu flache Analgosedierung gefährlich, etwa wenn sich Patienten lebenswichtige Zugänge entfernen oder durch den Intensivaufenthalt psychisch traumatisiert werden. Der Leitsatz lautet daher: Intensivpatienten sollen wach, aufmerksam, schmerz-, angst- und delirfrei sein, um an der eigenen Behandlung und Genesung aktiv teilnehmen zu können.

Durchführung der Analgosedierung

Festlegen von Zielvorgaben

Für jeden Patienten werden regelmäßig Zielwerte für die Analgesie und Sedierung **anhand von Skalen- oder Score-Systemen** festgelegt. Die Ziele werden immer individuell bestimmt und an die aktuelle Krankheitssituation und den Patientenzustand angepasst. Viele Intensivstationen nutzen Flussdiagramme, die einen standardisierten Ablauf der Analgosedierung darstellen (→ Abb. 52.8).
Die Auswahl der Medikamente richtet sich u. a. nach der voraussichtlichen Dauer der Analgosedierung. Die Medikamente kumulieren bei längerer oder wiederholter Gabe unterschiedlich stark (kontextsensitive Halbwertszeit, → Abb. 42.1).
Oft passt das Pflegepersonal die Dosierung der Analgosedativa innerhalb festgelegter Grenzen an. Mindestens einmal pro Schicht sollte das Behandlungsteam überprüfen, ob die Zielwerte noch angemessen sind. Sofern keine Kontraindikationen vorliegen, sollte **täglich ein Aufwachversuch mit Sedierungspause** durchgeführt werden. Dies verkürzt nachweislich die Beatmungszeit und verbessert die Prognose.

Analgesie

Schmerzfreiheit bzw. ein für den Patienten gut erträgliches Schmerzniveau ist das wichtigste Ziel. Wache Patienten können ihre Schmerzen am besten selbst angeben, z. B. mithilfe der **numerischen Ratingskala (NRS).** Bei sedierten oder bewusstseinsgestörten Patienten beurteilt das Behandlungsteam Schmerzen anhand von Mimik, Körperbewegungen und vegetativen Zeichen, wie Herz- und Atemfrequenz, Blutdruck, Pupillenweite und Tränenfluss). Die **Behavioural Pain Scale (BPS)** oder das Critical Care Pain Observation Tool (CPOT) sind bewährte Hilfsmittel.
Hauptsächlich kommen **stark wirksame Opioide** (→ Tab. 42.1) zum Einsatz. Um Nebenwirkungen zu minimieren und die Analgesie zu verbessern, werden oft zusätzlich **Nichtopioidanalgetika oder Regional- bzw. Lokalanästhesie** genutzt (multimodale Analgesie).

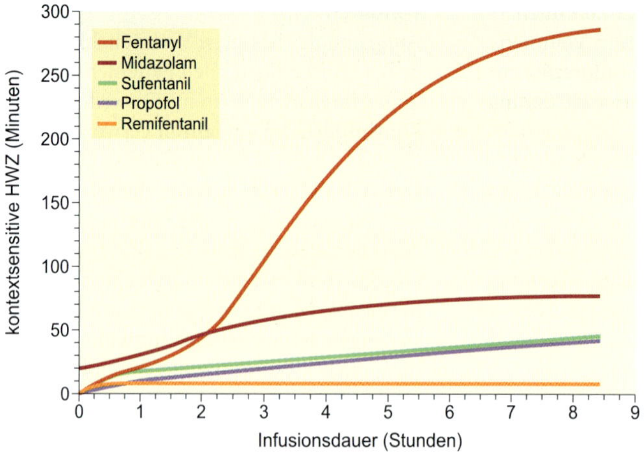

Abb. 42.1 Kontextsensitive HWZ verschiedener Analgosedativa [L141]

Sedierung

Die Sedierungstiefe wird meist mit der **Richmond Agitation Sedation Scale** (RASS, → Tab. 42.2) beurteilt. Durch Beobachten des Patienten, Ansprechen und körperliche Reize (z. B. leichtes Schütteln an der Schulter) wird die Sedierungstiefe klinisch beurteilt. Ziel ist meist ein Wert von 0 oder –1, d. h., der Patient ist wach und ruhig oder leicht schläfrig, aber gut ansprechbar. Nur in speziellen Situationen (z. B. erhöhter Hirndruck, Status epilepticus, akuter Schock, Bauchlage beim schweren ARDS, Unruhe trotz maximaler Therapie) ist eine tiefere Sedierung notwendig. Ergänzend können EEG-gestützte Verfahren zur Überwachung eingesetzt

Tab. 42.1 Opioidanalgetika zur Analgosedierung

Präparat	Charakteristika	Dosierung
Piritramid	• Bolusgabe oder PCA (wenn RASS 0/-1)	Bolus: 0,05–0,1 mg/kg KG
Remifentanil	• Schneller, organunabhängiger Abbau, keine Kumulation auch nach längerer Gabe • Meist keine Gabe > 3 d wegen opioidinduzierter Hyperalgesie	Kont.: 0,05–0,2 µg/kg KG/min
Sufentanil	• Geringere Kumulationsneigung als Fentanyl • Zusätzlich sedierende Komponente, sodass evtl. eine Verabreichung ohne Sedativum möglich ist	Kont.: 0,05–0,75 µg/kg KG/h
Fentanyl	• Ausgeprägte Kumulationsneigung, daher nicht zur Langzeitanwendung	Kont.: 0,5–10 µg/kg KG/h

Tab. 42.2 Richmond Agitation Sedation Scale (RASS)

	Bezeichnung	Beschreibung
+4	Aggressiv	Gewalttätig, unmittelbare Gefahr für das Personal
+3	Sehr agitiert	Zieht oder entfernt Tubus, Katheter und Drainagen, aggressive Tendenzen
+2	Agitiert	Häufige ungezielte Bewegung, atmet gegen das Beatmungsgerät
+1	Unruhig	Ängstlich, aber Bewegungen nicht aggressiv oder lebhaft
0	Wach und ruhig	
–1	Schläfrig	Schläfrig, aber erwacht > 10 s auf Ansprache, hält Blickkontakt
–2	Leicht sediert	Erwacht kurz (< 10 s) mit Blickkontakt auf Ansprache
–3	Mäßig sediert	Bewegung oder Augenöffnen auf Ansprache, aber kein Blickkontakt
–4	Tief sediert	Keine Reaktion auf Ansprache, aber Bewegung oder Augenöffnen durch körperlichen Reiz
–5	Nicht erweckbar	Keine Reaktion auf Ansprache oder körperlichen Reiz

werden, deren Stellenwert aber noch nicht abschließend geklärt ist.
Zur Sedierung wird häufig Propofol verwendet (→ Tab. 42.3). Benzodiazepine kommen aufgrund ihrer Kumulationsneigung und des erhöhten Delirrisikos seltener als primäre Sedativa zum Einsatz, sind aber bei Alkoholentzug oder zur Anxiolyse weiterhin wichtig. Neben der i. v.-Gabe ist auch eine inhalative Sedierung mit den volatilen Anästhetika Sevofluran oder Isofluran über spezielle Verdampfersysteme (z. B. Sedaconda®) möglich. Zukünftig könnten sich die Sedierungsregime durch Zulassung des ultrakurz wirksamen Remimazolam verändern.

Adjuvanzien

Zusätzlich zu den genannten Analgosedativa können adjuvante Substanzen eingesetzt werden (→ Tab. 42.4). **Dexmedetomidin** nimmt dabei eine Sonderstellung ein. Es ist nicht nur ein Adjuvans, sondern kann durch seine hochselektive α_2-Rezeptorwirkung auch als primäres Sedativum eingesetzt werden. Es ist besonders vorteilhaft bei Patienten mit Delir oder hohem Delirrisiko.

Muskelrelaxation

Dank moderner Beatmungsverfahren, die die Eigenatmung des Patienten unterstützen, sind Muskelrelaxanzien heute nur noch selten notwendig und sollten restriktiv eingesetzt werden. Sie werden nur in **besonderen Situationen** eingesetzt, z. B. bei Tetanus, Tollwut, erhöhtem Hirndruck und ARDS mit schwerer Hypoxämie.

Delir-Screening

Ein erheblicher Anteil der Intensivpatienten entwickelt ein **Delir,** das den Krankheitsverlauf negativ beeinflusst und die Langzeitprognose verschlechtert. Daher muss regelmäßig ein Delir-Screening zur Früherkennung (z. B. mittels CAM-ICU) durchgeführt werden. Wichtig ist, dass neben dem oft offensichtlichen hyperaktiven Delir auch hypoaktive Formen vorkommen (→ Kap. 45), die leicht übersehen werden können.

Beendigung der Analgosedierung

Nach längerer Gabe können viele Medikamente zu körperlicher Abhängigkeit und damit zu **Entzugssymptomen beim Absetzen** führen. Die Dosis wird daher meist langsam reduziert („ausgeschlichen"), anfangs um 25 % und dann täglich um 10 %. Clonidin oder Dexmedetomidin (→ Tab. 42.4) können helfen, Entzugssymptome zu lindern.

Tab. 42.3 Sedativa zur Analgosedierung

Präparat	Charakteristika	Dosierung
Propofol	• Kontinuierliche Gabe zur Kurzzeitsedierung, bei Langzeitsedierung Bolusgabe zusätzlich zu anderen Sedativa • Nur geringe Kumulation • Einsatz nur > 16 Jahre und nur bis max. 4 mg/kg KG/h für max. 7 d, da Gefahr des PRIS (→ Kap. 7) • Hohe Zufuhr von Fetten, 2-prozentige Lösung ist daher zu bevorzugen	Kont.: 0,3–4 mg/kg KG/h Bolus: 0,3–1 mg/kg KG
Midazolam	• Ausgeprägte Kumulationsneigung, v. a. bei Nieren- und Leberfunktionsstörung • Amnestische Wirkung	Bolus: 0,05–0,15 mg/kg KG
Lorazepam	• Zur Langzeitsedierung hauptsächlich in den USA eingesetzt • Stärkere Kumulationsneigung als Midazolam • Erhöhtes Risiko für akutes Delir	Bolus: 0,03–0,07 mg/kg KG alle 4–8 h
Lormetazepam	• Keine aktiven Metaboliten → vergleichsweise gut steuerbar, auch bei Nieren- und Leberinsuffizienz • Stärkere anxiolytische Wirkung als andere Benzodiazepine	Bolus: 0,2–0,4 mg

Tab. 42.4 Adjuvante Substanzen zur Analgosedierung

Präparat	Charakteristika	Dosierung
Clonidin	• α_2-Agonist, wirkt sympathikolytisch • Reduziert den Bedarf an Analgosedativa • Reduziert die Entzugssymptomatik bei Entwöhnung	0,5–2 µg/kg KG/h
Dexmedetomidin	• α_2-Agonist wie Clonidin, aber weitaus stärker selektiv wirksam	Start mit 0,7 µg/kg KG/h, dann Titration nach Wirkung im Bereich von 0,2–1,4 µg/kg KG/h
S-Ketamin	• Wirkt analgetisch und sedierend • Wegen bronchodilatatorischer Wirkung vorteilhaft bei obstruktiven Lungenerkrankungen • Vorteilhaft durch hämodynamische Stabilität • Oft in Kombination mit Benzodiazepin oder Propofol, um psychotrope Nebenwirkungen (z. B. Halluzinationen) zu verringern	0,5–2 mg/kg KG/h

Zusammenfassung

- Die Analgosedierung zielt auf Schmerzfreiheit, Angstlinderung und Schutz vor Stress ab. Intensivpatienten sollen so wach und kooperativ wie möglich sein, um aktiv an ihrer Genesung teilzunehmen und dabei schmerz-, angst- und delirfrei bleiben.
- Anhand von Skalensystemen (NRS/BPS, RASS) werden regelmäßig Zielparameter festgelegt. So können negative Auswirkungen durch zu tiefe oder zu flache Analgosedierung verhindert werden.
- Ein regelmäßiges Delir-Screening ist essenziell, um diese häufige Komplikation frühzeitig zu erkennen und zu behandeln.
- Medikamentenauswahl und Dosierung richten sich nach der voraussichtlichen Dauer der Analgosedierung, dem Patientenzustand und Begleiterkrankungen.
- Um Entzugssymptomen vorzubeugen, müssen viele Präparate bei Beendigung der Analgosedierung schrittweise ausgeschlichen werden.

43 Ernährung auf der Intensivstation

Die Bedeutung einer gezielten Ernährung auf der Intensivstation ist in den vergangenen Jahren zunehmend deutlich geworden und aktuelle Empfehlungen finden sich in der deutschen S2k-Leitlinie der Deutschen Gesellschaft für Intensivmedizin sowie der europäischen Fachgesellschaft ESPEN.

Grundlagen

Indikationen zur künstlichen Ernährung

Bei kritisch Kranken soll **innerhalb von 24–48 h** nach Aufnahme auf die Intensivstation mit einer klinischen Ernährungstherapie begonnen werden, soweit sie hämodynamisch stabil sind, aber eine bedarfsdeckende orale Ernährung nicht möglich ist. Dem oralen/enteralen Zugangsweg ist prinzipiell der Vorzug zu geben. Eine parenterale Ernährung soll supplementierend oder ersatzweise erfolgen, wenn auf dem oral-enteralen Weg keine ausreichende Kalorien-/Proteinzufuhr möglich ist oder Kontraindikationen für eine enterale Ernährung bestehen.

Oral vor enteral (gastral vor jejunal) vor parenteral: So natürlich wie möglich!

Kontraindikationen zur enteralen Ernährung

→ Abb. 43.1

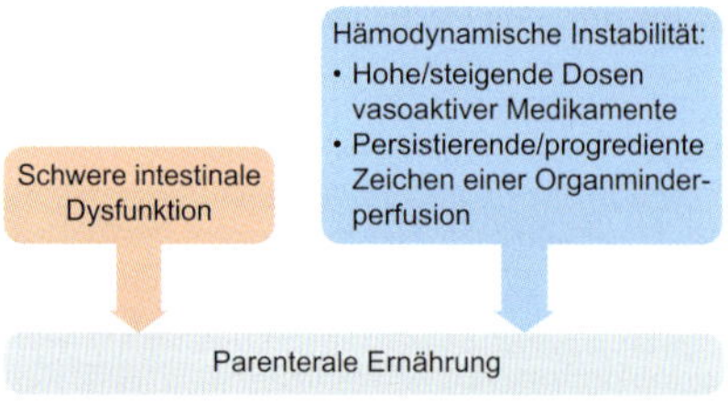

Abb. 43.1 Kontraindikationen für die enterale Ernährung [O646, L231]

Metabolische Veränderungen beim kritisch Kranken

Durch akute Erkrankungen, Schmerz, Trauma oder Operationen kommt es zu massiven Homöostasestörungen, die den Metabolismus nachhaltig verändern. Diese Veränderungen (früher Postaggressionsstoffwechsel genannt), laufen in **mehreren Phasen** ab. Die **initiale Stressreaktion** führt zur Ausschüttung von antiinsulinären Hormonen (Verminderung von Insulinausschüttung oder -wirkung), wie Katecholaminen, Glukagon, adrenokortikotropes Hormon, Kortisol, Wachstumshormon und Vasopressin. Der Insulinmangel induziert eine gesteigerte Glukoseproduktion in der Leber, die zu Hyperglykämie und Glukosurie führt. Durch **Fettsäureoxidation,** Abbau von Aminosäuren und Glukoneogenese in der Leber wird zusätzliche Energie bereitgestellt.

Der gesteigerte Abbau von Muskeleiweiß verursacht eine negative Stickstoffbilanz. Dabei werden anstelle der Kohlenhydrate Proteine zur Energiegewinnung verbrannt. Diese **Akutphase** ist im Frühstadium durch **massive Katabolie** gekennzeichnet, die nicht durchbrochen werden kann, und geht im Verlauf mit Abnahme von Inflammation und Organdysfunktion in eine **späte Akutphase** über. Es schließt sich die **Postakutphase** an, in der der Körper sich erholt und metabolische Schäden wieder „repariert" werden. Diese Phase, unterteilt in Rekonvaleszenz- und Rehabilitationsphase, ist durch eine **anabole Stoffwechsellage** geprägt: Der Körper benötigt viel Substratzufuhr. Bei permanenten Schäden kann die Postakutphase auch in eine **chronische Phase** münden.
Zu den einzelnen Phasen und den jeweiligen Ernährungsprinzipien siehe (→ Tab. 43.1, → Tab. 43.2, → Abb. 43.2).

Energiebedarf und Ernährungsplanung

Der Energiebedarf setzt sich aus dem Grundumsatz und diversen Steigerungsfaktoren zusammen, die Stressausmaß (Trauma, Operation etc.), Fieber und Muskelaktivität berücksichtigen.
Der **Grundumsatz** kann mittels Kalorimetrie genau bestimmt werden. Wenn eine indirekte Kalorimetrie nicht möglich ist, soll für Patienten mit einem BMI $\leq 30\,kg/m^2$ der Energiebedarf mit 24 kcal/kg/d geschätzt werden. Bei Adipösen wird das Sollgewicht (Körpergröße in Zentimeter – 100) und bei

Tab. 43.1 Aspekte zur Ernährung in den einzelnen Phasen

Frühe Akutphase	Späte Akutphase	Postakutphase
• Massive Katabolie, die nicht durchbrochen werden kann → Lediglich Flüssigkeits- und Elektrolytzufuhr → Evtl. Volumenverluste kompensieren (Blutung etc.)	• Besserung der Organfunktion • Noch Substratverwertungsstörung • Negative Stickstoffbilanz → Langsam mit Nährstoffzufuhr beginnen, Hyperalimentation vermeiden	• Abnahme der erhöhten Stickstoffausscheidung • Dauert mehrere Wochen (bis Monate) → Erhöhte Nährstoffzufuhr für verstärkte Syntheseleistung und erhöhten Substratbedarf → Die Planung der Ernährung soll dem Krankheitsverlauf angepasst werden

Tab. 43.2 Definition der Krankheitsphasen bei kritischer Erkrankung [F515-002]

Erkrankungsphase	Ungefähre Dauer/Zeitraum (Tage)	Organdysfunktion	Inflammation	Metabolischer Zustand
Akutphase				
Frühe Akutphase	1–3	Schwere oder zunehmende (Mehr-) Organdysfunktion	Progrediente Inflammation	Katabol
Späte Akutphase	2–4	Stabile oder sich bessernde Organdysfunktion	Regrediente Inflammation	Katabol-anabol
Postakutphase				
Rekonvaleszenz/Rehabilitation	> 7	Weitgehend wiederhergestellte Organfunktion	Resolution der Inflammation	Anabol
Chronische Phase	> 7	Persistierende Organdysfunktion	Persistierende Immunsuppression	Katabol

Durch eine erneute Homöostasestörung (Second Hit) ist ein Rückschritt von der Postakut- in die Akutphase jederzeit möglich. Der Krankheitsverlauf muss im Hinblick auf die inflammatorischen und metabolischen Veränderungen bzw. Veränderungen des Organversagens zu jedem Zeitpunkt individuell beachtet werden.

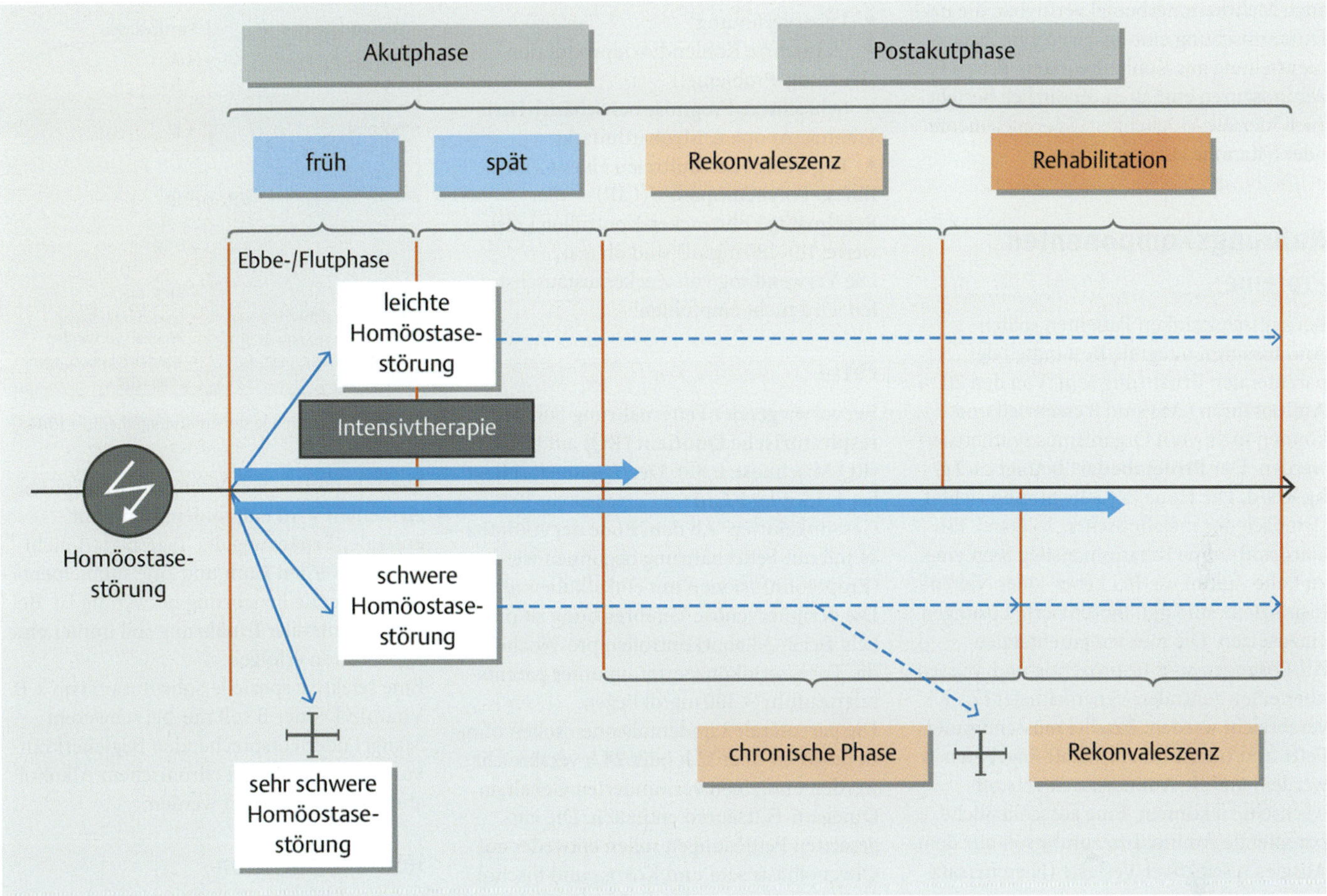

Abb. 43.2 Phasen der kritischen Erkrankung in Abhängigkeit vom Schweregrad der Homöostasestörung [F515-002]

Normal- und Untergewichtigen das Ist-Gewicht veranschlagt.
Energielieferanten sind Kohlenhydrate (≅ 4 kcal/g) und Fette (≅ 9 kcal/g). Bei der Ernährungsplanung ist darauf zu achten, dass **Aminosäuren** (≅ 4 kcal/g) nicht als Energielieferant verbrannt werden.
Bei der Berechnung sollen die Gesamtkalorien aller Makronährstoffe und auch nicht ernährungsbedingt zugeführte Kalorien (Propofol, Citrat etc.) berücksichtigt werden. Zu Beginn der Ernährungstherapie werden nur 75 % der berechneten Kalorien verabreicht (→ Abb. 52.9, → Abb. 52.10). Ziel ist, in Abhängigkeit der Verträglichkeit die Zufuhr bis zum Ende der Akutphase (Tag 4–7) auf 100 % zu steigern.
Wenn folgende Anzeichen für eine **metabolische Intoleranz:**

- Blutzuckerspiegel > 180 mg/dl trotz Insulinzufuhr von > 4 IE/h
- Plasma-Phosphatkonzentration < 0,65 mmol/l

festgestellt werden, sollte die Kalorien-/Makronährstoffzufuhr so weit reduziert werden, bis eine Toleranz erreicht ist bzw. keine Phosphatsupplementierung mehr notwendig ist.

Applikationswege

Enterale Ernährung

Eine enterale Ernährung kann über nasogastrale oder nasoduodenale Sonden sowie durch Anlage einer perkutanen endoskopisch kontrollierten Gastrostomie (PEG) und Jejunostomie (PEJ) durchgeführt werden.
Von Vorteil sind hier die Nutzung des natürlichen Stoffwechselwegs, eine physiologische Ulkusprophylaxe, die Aufrechterhaltung der Schleimhautbarriere und die Verhinderung einer Zottenatrophie durch luminale Nährstoffversorgung.
Bei rezidivierendem Erbrechen, Passagestörungen (insbesondere mechanischem Ileus), GI-Perforation, massiven gastrointestinalen Blutungen, größeren Fisteln oder Mesenteralischämie ist die enterale Ernährung kontraindiziert.
Die Zufuhr wird entweder in 2-h-Boli zu 50–250 ml (nach Lage der Sonde und Verträglichkeit) oder kontinuierliche Gabe über eine Ernährungspumpe sichergestellt. Die Förderrate liegt hier anfangs bei 20 ml/h („Zottenkost") und kann je nach Bedarf und Verträglichkeit auf 60–80 ml/h gesteigert werden. Nach jeder Portion Sondenkost wird mit Wasser oder Tee klargespült, um ein Verstopfen der Sonden zu vermeiden.
Der Einsatz von Prokinetika ist bei enteral ernährten kritisch kranken Patienten mit gastrointestinaler Dysmotilität durch Magenatonie und/oder intestinaler Paralyse möglich.

Prokinetika etc.

- Gastrale Motilitätsstörung: Metoclopramid und/oder Erythromycin:
  - Strenge zeitliche Begrenzung
  - Verabreichung getrennt oder kombiniert
- Intestinale Motilitätsstörung: Neostigmin, Opioidantagonisten, Distigmin oder Sincalid, Paraffinöl, Macrogol, Amidotrizoesäure:
  - Einsatz unter Beachtung der jeweiligen Kontraindikationen

Parenterale Ernährung

Eine parenterale Ernährung ist bei Patienten mit Kontraindikationen für einen enteralen Kostaufbau erforderlich. Neben dem Baukastensystem, bei dem die einzelnen Nahrungsbestandteile aus einzelnen Infusionsflaschen infundiert werden, sind seit einigen Jahren auch Mehrkammerbeutel verfügbar, die nach Durchmischung eine ausgewogene Zusammenstellung aus Kohlenhydraten, Fetten und Aminosäuren enthalten. Zusätzlich besteht auch hier die Möglichkeit, Spurenelemente oder Vitamine zuzumischen.

Nahrungskomponenten

Proteine

Bei kritisch kranken Patienten sollten Aminosäuren integrale Bestandteil der parenteralen Ernährung sein. Von den 20 Aminosäuren (AS) sind 8 essenziell und können nicht vom Organismus synthetisiert werden. Der **Proteinbedarf** beträgt ca. **1 g/kg KG/d.** Die Höhe der Substitution richtet sich nach der metabolischen Toleranz. Ein Harnstoff- ohne Kreatininanstieg zeigt eine zu hohe Zufuhr an. Bei Leber- oder Niereninsuffizienz sind ggf. modifizierte Lösungen einzusetzen. Die meisten parenteralen AS-Lösungen sind 10-prozentig und müssen über einen zentralen Venenkatheter (ZVK) verabreicht werden. Parallel müssen immer Fette und/oder Kohlenhydrate angeboten werden, um die Aminosäuren verstoffwechseln zu können. Eine ausschließliche parenterale Aminosäurezufuhr soll nur dem Ausgleich selektiver Verluste (Nierenersatztherapie) dienen.

Kohlenhydrate

Der **Tagesbedarf (1–4 g/kg KG/d = 70–200 g/d)** liegt bei ca. 40 % der Gesamtkalorien.
Glukose sollte parenteral entsprechend der Phase der Erkrankung und der individuellen metabolischen Toleranz zugeführt werden. Es wird mit in der Regel mit 1 g/kg KG begonnen und in den Folgetagen gesteigert. Die Obergrenze von 4 g Glukose/kg/d und das kalorische Kohlenhydrat-Fett-Verhältnis bzw. das kalorische Kohlenhydrat-Aminosäuren-Verhältnis muss beachtet werden. Hyperglykämien sind unbedingt zu vermeiden (zur Blutzuckereinstellung → Abb. 52.11), da hieraus eine Reihe von Komplikationen resultieren können:

- Leberverfettung
- Vermehrte Kohlendioxidproduktion (Weaning-Probleme!)
- Schlechtere Prognose bei Schädel-Hirn-Trauma, Apoplex, Myokardinfarkt
- Begünstigt das Auftreten einer Critical-Illness-Polyneuropathie (CIP)

Regelmäßige Blutzucker-Kontrollen (Zielwerte: 110–180 mg/dl) sind obligat.
Die Verwendung von Zuckeraustauschstoffen wird nicht empfohlen!

Fette

Bei vorwiegender Fetternährung fällt der **respiratorische Quotient** (RQ) auf bis zu 0,7 (RQ Mischkost: 0,85). Der Tagesbedarf liegt bei **1–1,5 g/kg KG/d** und umfasst ca. 30 % der Gesamtkalorien. Ab dem Ende der Akutphase soll mit Fetternährung begonnen werden (Propofolinfusionen mit einkalkulieren!).
Die periphervenöse Verabreichung ist möglich. Bei 2–3 Laborkontrollen pro Woche soll die Triglyzeridkonzentration unter parenteraler Zufuhr < 300 mg/dl liegen.
Die parenterale Lipidemulsionen sollen ohne Bolusgaben über 12 h oder 24 h verabreicht werden und einen verminderten Gehalt an Omega-6-Fettsäuren enthalten. Die eingesetzten Fettlösungen sollen entweder auf Olivenölbasis sein und Kokos- und Fischöl enthalten.

Vitamine und Spurenelemente

Spurenelemente (Zink, Selen, Mangan, Kobalt etc.) und Vitamine (→ Abb. 43.3) spielen für viele Stoffwechselprozesse eine bedeutende Rolle. Es wird davon ausgegangen, dass der Bedarf bei kritisch kranken Patienten erhöht ist. Aus diesem Grund sollten **Mineralstoffkomplexe** Bestandteil der Ernährung sein.

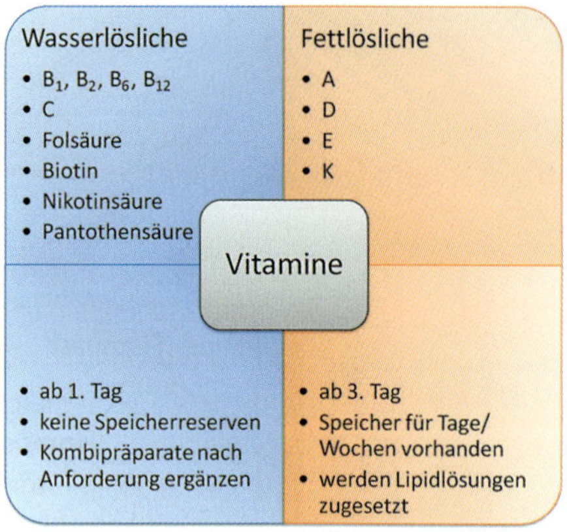

Abb. 43.3 Vitamine in der Ernährungstherapie [O646]

Die Substitution von Vitaminen und Spurenelementen wird empfohlen, wenn mit enteraler Ernährung der Tagesbedarf nicht gedeckt werden kann und eine supplementäre parenterale Ernährung notwendig ist. Bei rein parenteraler Ernährung soll immer eine Substitution erfolgen.
Eine selektive spezielle Substitution von z. B. Vitamin D oder B soll nur bei schwerem Mangel oder entsprechenden Begleiterkrankungen (Thiamin bei chronischem Alkoholabusus) durchgeführt werden.

Immunonutrition

Die Zufuhr bestimmter Substanzen (Glutamin, Arginin, Fischöl etc.) hat modulierende Einflüsse auf das Immunsystem.
Enterale Nährlösungen mit immunmodulierenden Substanzen sollten bei kritisch kranken Patienten nicht eingesetzt werden. Nach den aktuellen Leitlinien gibt es lediglich für spezielle Patientengruppen und den perioperativen Einsatz im Rahmen von Elektiveingriffen eine Empfehlung zur immunmodulierenden Ernährung, dies jedoch bei dünner Evidenzlage.

Zusammenfassung

- Die akute Phase ist metabolisch durch vermehrten Anfall von Laktat, Kohlendioxid, Ketonen und stickstoffhaltigen harnpflichtigen Substanzen gekennzeichnet.
- Der Energiebedarf soll mittels Kalorimetrie bestimmt werden, näherungsweise werden 24 kcal/kg/d des Sollkörpergewichts zur Berechnung verwendet.
- Hauptkomponenten der Ernährung sind Kohlenhydrate, Fette und Aminosäuren. Die Energiezufuhr muss so ausgelegt sein, dass keine Aminosäuren zur Energiegewinnung herangezogen werden müssen.
- Wichtiger Bestandteil der Ernährung sind Spurenelemente und Vitamine.
- Die Ernährungstherapie kann enteral oder parenteral erfolgen, wobei der enterale als der physiologische Weg viele Vorteile bietet und bevorzugt angestrebt werden sollte, wenn keine Kontraindikationen bestehen.

Definition

Gemäß der aktuellen Sepsis-3-Definition wird eine Sepsis definiert als lebensbedrohliche Organdysfunktion **infolge einer fehlregulierten Wirtsantwort** auf eine Infektion (→ Abb. 44.1). Der **septische Schock** stellt eine Untergruppe der Sepsis dar, bei der die vorliegenden zirkulatorischen zellulären/metabolischen Störungen so ausgeprägt sind, dass die Sterblichkeit deutlich zunimmt (→ Abb. 52.12).

Pathophysiologie

Ausgelöst durch Bakterien bzw. deren Toxine oder durch andere Noxen kommt es zur Freisetzung verschiedener **(Entzündungs-) Mediatoren.**

Interleukine (IL) und Tumor-Nekrose-Faktor (TNF)-α sind vermutlich in erster Linie für die weitere Aktivierung von Histamin, Bradykinin, Prostaglandinen, Leukotrienen und Komplementfaktoren verantwortlich. Diese zerstören, wie auch die freien Sauerstoffradikale, die Endothelbarriere an den Gefäßen. Es kommt zum **Capillary Leak Syndrome** mit Übertritt von Intravasalflüssigkeit in das Interstitium. Daraus folgt eine ausgeprägte Ödembildung.

In den geschädigten Kapillaren werden Gerinnungsprozesse angestoßen, die rasch auch zum Verbrauch von Gerinnungsfaktoren führen können. Es kann sich eine **disseminierte intravasale Gerinnung (DIC)** mit Thrombosen und Embolien auf der einen und vermehrter Blutungsneigung auf der anderen Seite ausbilden.

Man unterscheidet die **initiale hyperdyname** von der prognostisch **ungünstigeren zweiten hypodynamen Phase.** Im hyperdynamen Stadium versucht der Organismus, die Zelldysfunktionen zu kompensieren. Kennzeichnend ist das normale bis erhöhte Herzzeitvolumen bei gleichzeitig niedriger zentralvenöser Sauerstoffsättigung.

Zur Aufrechterhaltung eines ausreichenden Perfusionsdrucks muss das Herzzeitvolumen gesteigert werden können. Beim Übergang in das hypodyname Stadium ist der Punkt erreicht, an dem sich die Kontraktilität des Herzmuskels nicht weiter steigern lässt. Der weiter abfallende systemische vaskuläre Widerstand kann durch das Herzzeitvolumen (HZV) nicht mehr kompensiert werden. Die Folge ist eine diastolische Hypotonie und schließlich Myokardversagen.

Die Sauerstoffversorgung wird durch vermehrte Öffnung von arteriovenösen Shunts behindert. Die sich ergebende Mikrozirkulationsstörung führt zu Gewebshypoxie, Laktatanstieg und Azidose (→ Abb. 44.2).

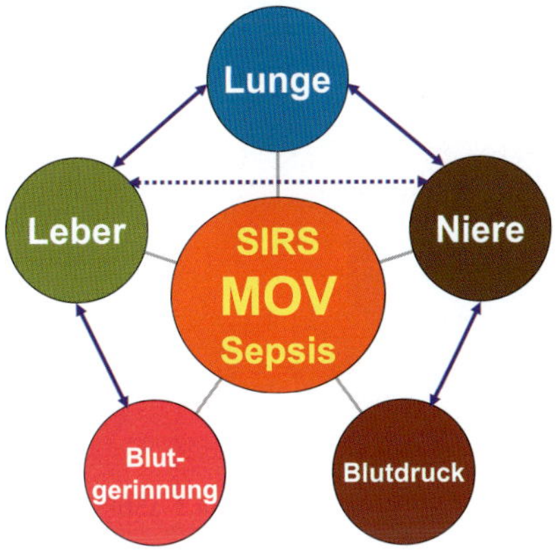

Abb. 44.2 Schockorgane und mögliche Interaktionen bei Multiorganversagen (MOV) [O646]

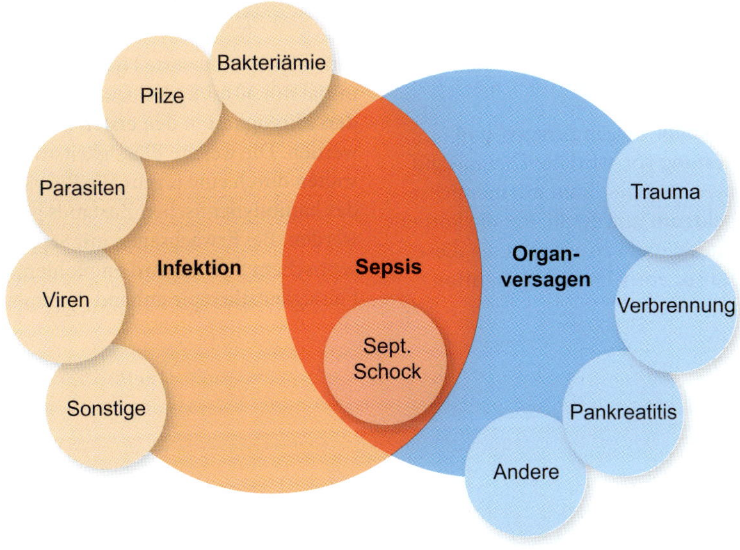

Abb. 44.1 Ursachen und Definition der Sepsis [O646]

Scoring und Bundles

Bei der Einführung der Sepsis-3-Definition wurde nicht nur die Sichtweise auf das Krankheitsbild Sepsis verändert. Zur frühzeitigen Detektion von Patienten mit einer möglichen Infektion oder Sepsis wurde der **Quick-SOFA(qSOFA)** etabliert (→ Abb. 44.3). Der Score ist bei 2 von 3 erfüllten Kriterien positiv und geht mit einer deutlich erhöhten Krankenhausmortalität einher. Allerdings weist der qSOFA eine nur geringe Sensitivität auf, weshalb in der neuesten Fassung der „Surviving Sepsis Campaign" Guideline von 2021 der National Early Warning Score (NEWS) oder Modified Early Warning Score (MEWS) als Alternativen bzw. Ergänzungen empfohlen werden.

Zur Definition der Organdysfunktion als dem zentralen Kriterium für eine Sepsis wird der Sepsis/Sequential Organ Failure Score (SOFA Score) (→ Abb. 52.12). Ausgehend von der Annahme, dass ein Gesunder einen SOFA von 0 hat, stellt ein Score von 2 eine relevante Organdysfunktion dar. Im Zusammenhang mit einer (vermuteten) Infektion muss man von einer Sepsis ausgehen. Bei Patienten mit Vorerkrankungen gilt das Gleiche für eine Zunahme des SOFA um 2 Punkte.

Besonders deutlich wurde in den vergangenen Jahren die Bedeutung einer frühzeitigen Behandlung; analog zum Schock wird von einer „golden hour of sepsis" gesprochen. Hierzu wurde das **Sepsis 1 Hour Bundle** entwickelt (s. u.).

Diagnostik der Infektion

Labordiagnostik und Mikrobiologie Bei Erwachsenen, bei denen der Verdacht auf Sepsis besteht, soll möglichst rasch eine Messung des Laktatspiegels erfolgen und dieser zur Reevaluation und Therapiesteuerung regelmäßig bestimmt werden.

Die Bestimmung von **Procalcitonin (PCT)** wird zur Sicherung der Diagnose empfohlen. Unter 0,5 ng/ml ist das Vorliegen einer Sepsis unwahrscheinlich, der Schwellenwert liegt bei 2 ng/ml. PCT ist im Vergleich zum C-reaktivem Protein (CRP) der geeignetere Parameter (schnellere Kinetik) zum Nachweis einer systemischen Entzündungsreaktion bei bakterieller Infektion.

Obwohl nur bei etwa einem Drittel der Patienten eine Bakteriämie vorliegt, wird empfohlen, bei klinischem Verdacht auf eine Sepsis 2–3 Paare **Blutkulturen,** möglichst durch direkte Entnahme aus einer peripheren Vene, anzulegen. Die Entnahme sollte vor Einleitung einer Antibiotikatherapie, zumindest aber vor der nächsten Dosis – bei bereits begonnener Therapie – erfolgen. Im letzteren Fall muss die bisherige Therapie dem Labor mitgeteilt werden.

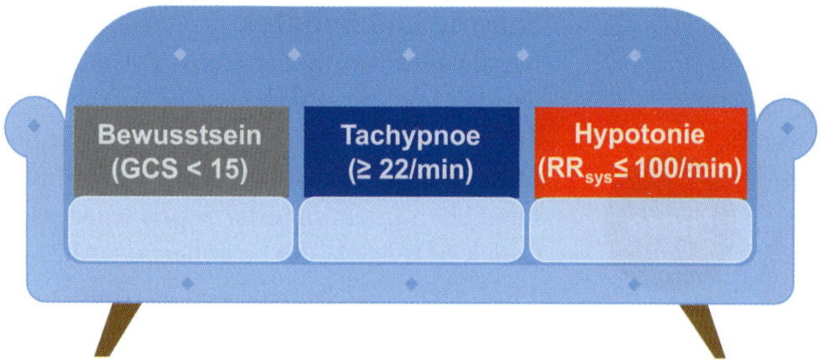

Abb. 44.3 qSOFA [0646]

Apparative Diagnostik

- Sonografie (Abdomen, Herz, Thorax, Weichteile)
- Röntgenuntersuchungen (Thorax, Lunge)
- CT/MRT (Weichteile, innere Organe)

Chirurgische und intraabdominelle Infektionen

Aufgrund der Kontaminationsgefahr stellen Drainagesekrete kein gutes Material für den Keimnachweis dar. Zuverlässig sind Nativmaterial (Gewebe), Wundabstriche oder Blutkulturen.

Invasive Pilzinfektionen

Während eine Kolonisation mit Candida in der Bevölkerung sehr verbreitet ist, machen invasive Candida-Infektionen nur ca. 5–10 % der Sepsisfälle bei Intensivpatienten aus. Gerade bei Risikopatienten (Immunsuppression, Neutropenie, längere Antibiotikatherapie) sollte hieran gedacht werden.

Prävention

Durch Einführung standardisierter Vorgehensweisen **(Weaning- und Sedierungsprotokolle)** können Beatmungszeiten verkürzt und das Risiko einer ventilatorassoziierten Pneumonie (VAP) reduziert werden. Eine Lagerung mit **erhöhtem Oberkörper (30–45°)** reduziert die Wahrscheinlichkeit von Mikroaspirationen und somit der VAP. Bei einer erwarteten längeren Beatmungsdauer kann eine **selektive Darmdekontamination (SDD)** mittels Antibiotika zur Keimreduktion im Gastrointestinaltrakt erwogen werden. Studien zeigen einen Vorteil bzgl. VAP-Rate und Sterblichkeit. Allerdings muss der Vorteil gegenüber einem erhöhten Resistenzsrisiko sowie den Nebenwirkungen einer Antibiotikagabe abgewogen werden. Daher wird das Thema kontrovers diskutiert.

Die Anwendung von Chlorhexidin-Lösungen zur Mundpflege kann ebenfalls als Prophylaxe eingesetzt werden.

Kausale Therapie

Fokussanierung

In vielen Fällen kann ein Infektherd operativ erreicht werden. Diese **chirurgische Sanierung** des Infektfokus durch z. B. Abszessdrainage, Fasziotomie, oder Entfernung von Nekrosen bzw. Implantaten ist dringend erforderlich und muss ggf. auch mehrfach durchgeführt werden. Eine frühzeitige Fokussanierung ist direkt mit einer Senkung der Letalität assoziiert.

Antibiotikatherapie (→ Kap. 46)

Kalkulierte Therapie Bevor ein Keimnachweis mit Resistenzbestimmung geführt ist, wird mit einer **kalkulierten antimikrobiellen Therapie** begonnen, welche die wahrscheinlichsten Erreger abdeckt.

> Möglichst vor der ersten Gabe des Antibiotikums Asservierung von Blutkulturen und anderen Proben zum Keimnachweis!

Gezielte Therapie Liegen Erreger- und Resistenztestung vor, wird die Therapie auf ein geeignetes Antibiotikum mit möglichst **engem Spektrum** umgestellt, um die körpereigene Bakterienflora zu schonen, da diese den Körper vor einer Fremdkolonisation schützt.

> **Antibiotikatherapie – die Tarragonastrategie**
>
> In der Tarragonastrategie werden Grundsätze für einen rationalen und effektiven Ansatz der antimikrobiellen Therapie bei Intensivpatienten festgehalten. Sie gelten ganz besonders für Sepsispatienten.
>
> - „Look at your patient“: durch Anamnese Besonderheiten des Patienten identifizieren (Immunstatus, Vorerkrankungen, liegende Katheter)
> - „Hit hard and early“: früher Beginn einer empirischen i. v. Antibiotikatherapie mit Wirksamkeit gegen das erwartete Erregerspektrum
> - „Listen to your hospital“: lokale Erregerspektren und Resistenzen berücksichtigen
> - „Get to the point“: ausreichende Wirkspiegel im infizierten Gewebe erreichen (z. B. ZNS-gängiges Antibiotikum bei Meningitis wählen)
> - „Focus, focus, focus“: kontinuierliche Reevaluation der Therapie: Eskalation oder Deeskalation nach klinischem Verlauf und ggf. Laborparametern wie Procalcitonin

Supportive Therapie

Flüssigkeitstherapie

Ziel ist es, ein adäquates zelluläres Sauerstoffangebot aufrechtzuerhalten bzw. herzustellen.

> **Hämodynamische Zielwerte**
>
> - Mittlerer arterieller Druck (MAP) ≥ 65 mmHg
> - Diurese ≥ 0,5 ml/kg/h
> - Zentralvenöse Sauerstoffsättigung ($ScvO_2$) ≥ 70 %
> - Laktat ≤ 2 mmol/l bzw. Abfall des Laktatspiegels

Eine Sepsis-induzierte Hypoperfusion sollte initial mit 30 ml/kg KG i. v. einer **kristalloiden Flüssigkeit** in den ersten 3 h therapiert werden. Die weitere Flüssigkeitstherapie sollten durch eine regelmäße Reevaluation des hämodynamischen Zustands gesteuert werden. Bei Erwachsenen mit Sepsis oder septischem Schock wird empfohlen, die Flüssigkeitstherapie anhand dynamischer

Messwerte zu steuern und nicht nur anhand der körperlichen Untersuchung oder statischer Parameter. Zu den **dynamischen Parametern** gehören die Reaktion auf ein passives Beinheben oder einen Flüssigkeitsbolus unter Verwendung des Schlagvolumens (SV), der Schlagvolumenvariation (SVV), der Pulsdruckvariation (PPV) oder der Echokardiografie, sofern diese Methoden verfügbar sind. Dennoch gehören die klinische Untersuchung oder physiologische Marker (Herzfrequenz, Blutdruck, arterielle BGA mit Sättigung, Atemfrequenz, Temperatur, Urinproduktion und andere Variablen (invasive oder nichtinvasive Verfahren) ebenfalls zur Reevaluation dazu. Als Marker der Gewebeperfusion gilt das Laktat.
Die Anwendung von **kolloidalen** Lösungen wie Gelatine oder HES-Lösungen gilt aufgrund des Nebenwirkungsprofils als obsolet. Allein der Einsatz von **Albumin** bei septischen Patienten, die bereits große Mengen an kristalloiden Flüssigkeiten erhalten haben, wird nach SSC 2021 empfohlen.

Katecholamintherapie

Gelingt durch ausreichende Volumensubstitution keine suffiziente Stabilisierung des Blutdrucks, ist die Gabe eines **Vasopressors** indiziert.
Norepinephrin ist der Vasopressor der ersten Wahl. Wird hierunter kein adäquater MAP von > 65 mmHg erreicht, ist die zusätzliche Gabe von Vasopressin (bis zu 0,03 U/min) empfohlen. Dobutamin steigert als Inotropikum das Herzzeitvolumen und kann bei persistierender Hypoperfusion trotz Volumen- und Vasopressortherapie zusätzlich erwogen werden.
Die Überwachung der Katecholamintherapie soll sobald wie möglich mittels invasiver Blutdruckmessung erfolgen.

Einsatz von Blutprodukten

Erythrozytentransfusionen sollen bei Erwachsenen in der Regel nur erfolgen, wenn der Hb-Wert < 7,0 g/dl liegt. Bei Myokardischämie, schwerer Hypoxämie oder einer akuten Blutung kann bereits bei Hb-Werten von 8–10 g/dl transfundiert werden.
Die Substitution von Thrombozyten mittels Thrombozytenkonzentrat soll erfolgen:

- Prophylaktisch bei Thrombozyten < 10.000/mm³ (10 × 10^9/l) ohne klinische Blutung
- Bei Thrombozyten < 20.000/mm³ (20 × 10^9/l), wenn ein hohes Blutungsrisiko besteht
- Bei Thrombozyten ≥ 50.000/mm³ (50 × 10^9/l) und aktiver Blutung, chirurgischer oder invasiver Intervention

Nierenersatzverfahren (→ Kap. 41)

Diuretika führen zu keiner Verbesserung der Nierenfunktion, können aber nach adäquater Volumentherapie verabreicht werden, um die Reaktion der Nieren zu testen.
Bei akuter Nierenschädigung gelten die verschiedenen Methoden der Ersatzverfahren als gleichwertig, wenngleich bei hämodynamisch instabilen Patienten die kontinuierliche venovenöse Hämofiltration (CVVH) aufgrund einer besseren Verträglichkeit und Bilanzierungsmöglichkeit bevorzugt wird.
Der zusätzliche Einsatz von **Adsorptionsverfahren** zur Eliminierung von Bakterientoxinen und Entzündungsmediatoren wird derzeit nicht empfohlen. Zwar sind diese Verfahren effektiv und werden gut toleriert, eine Senkung der Letalität konnte bis dato jedoch nicht nachgewiesen werden.

Beatmung

Die Indikation zur Intubation und Beatmung soll großzügig gestellt und die Sauerstoffsättigung über 90 % gehalten werden.
Patienten mit Sepsis/SIRS und akutem Lungenversagen (ALI/ARDS) sollten mit einem **lungenprotektiven Beatmungsregime** therapiert werden (→ Tab. 47.3). Eine eventuelle Hyperkapnie ($paCO_2$ > 45 mmHg) durch niedrige V_T wird akzeptiert (permissive Hyperkapnie). Grundsätzlich wird empfohlen, immer mit positivem endexspiratorischen Druck (PEEP) zu beatmen. Die optimale Höhe ist von vielen Faktoren abhängig, z. B. Sauerstoffbedarf, Habitus, Lungencompliance. Der PEEP soll immer so hoch wie nötig und so niedrig wie möglich eingestellt sein, um ein Barotrauma zu verhindern. Moderne Respiratoren bieten hierfür entsprechende Tools an (PEEP-Trial, Compliance), alternativ kann man den ösophagealen Druck (messbar über eine Sonde) als Parameter des transpulmonalen Drucks nutzen.

> **Cave**
> Hyperkapnie kann zur Erhöhung des Hirndrucks führen! Bei Patienten mit intrazerebralen Blutungen oder nach Schädel-Hirn-Trauma ist daher der neurologische Verlauf zu dokumentieren und ggf. eine Hirndruckmessung angezeigt.

Bei ARDS mit schweren Oxygenierungsstörungen (paO_2/FiO_2 ≤ 150 mmHg) können Bauchlage oder alternativ 135°-Lagerung die Sauerstoffversorgung verbessern und einen Überlebensvorteil erbringen.
Bei hämodynamisch stabilen, kontaktfähigen und ausreichend oxygenierten Patienten sollte alle 24 h ein **Spontanatemtest/Weaning-Versuch** (→ Abb. 52.7) unternommen werden.

Adjunktive Therapie

Eine Therapie mit **Hydrocortison** (200 mg/24 h) kann erwogen werden, wenn bei therapierefraktären septischen Patienten trotz Volumen- und Vasopressortherapie in hohen Dosen keine Stabilisierung zu erreichen ist. Es erhöht den systemvaskulären Widerstand. Unter Kortikosteroiden muss mit erhöhtem Insulinbedarf und evtl. auch mit einer Hypernatriämie (Mineralokortikoidwirkung) gerechnet werden.
Eine Pufferung mit **Natrium-Bikarbonat** zur Verbesserung der Hämodynamik oder der Katecholaminwirkung soll bei Patienten mit hypoperfusionsinduzierter Laktat-Azidämie nicht bei pH-Werten ≥ 7,15 angewandt werden.

Andere supportive Therapien

Eine tägliche **Thromboembolieprophylaxe** soll mit unfraktioniertem oder niedermolekularem Heparin durchgeführt werden, wenn hierfür keine Kontraindikation besteht. Wann immer möglich, soll die Behandlung

mit einer Kombination aus pharmakologischer Therapie und mechanischer Prophylaxe (Wadenpumpe, Mobilisation) erfolgen. Eine rein mechanische Prophylaxe wird empfohlen, wenn eine pharmakologische Prophylaxe kontraindiziert ist.
Patienten, die voraussichtlich länger als 3 Tage keine normale Kost aufnehmen können, sollen künstlich ernährt werden. Die Höhe der Substratzufuhr muss an die Toleranz angepasst sein, auch wenn dadurch der Energiebedarf unterschritten wird. Eine **enterale Ernährung** ist vorzuziehen. Für den Einsatz von Selen oder Immunonutritiva wie Glutamin gibt es keine Empfehlung (→ Kap. 43).
Bei Patienten mit Sepsis wird eine **Stressulkusprophylaxe** empfohlen, wenn ein hohes Risiko für eine gastrointestinale Blutung besteht. Hierfür können H_2-Blocker oder Protonenpumpenhemmer eingesetzt werden. Ohne Risikofaktoren für eine gastrointestinale Blutung sollte keine Ulkusprophylaxe erfolgen.

Sepsis 1 Hour Bundle
Das Sepsis 1 Hour Bundle fasst die wichtigsten Maßnahmen in der frühen Sepsis zusammen. Sie sollten innerhalb der ersten Stunde nach Diagnose begonnen werden.
- Regelmäßige Laktatmessung (Ziel < 2 mmol/l)
- Abnahme von 2–3 Paaren Blutkulturen
- Beginn einer empirischen Antibiotikatherapie
- Kristalloide Volumengabe (30 ml/kg KG)
- Katecholamintherapie bei persistierender Hypotonie

Zusammenfassung

- Zur Identifikation einer möglichen Sepsis hilft in der Präklinik und klinisch außerhalb der Intensivstation der qSOFA, alternativ NEWS/MEWS.
- Zentrales Merkmal der Sepsis ist die infektgetriggerte Organdysfunktion, die mittels SOFA-Score ermittelt wird.
- Pathophysiologische Merkmale von SIRS und Sepsis sind die Öffnung arteriovenöser Shunts und Mikrozirkulationsstörungen, Capillary Leak Syndrome mit Ödembildung und DIC.
- Es wird eine hyperdyname von einer hypodynamen Phase unterschieden. Kennzeichnend für erstere ist ein normales bis erhöhtes HZV bei hoher $ScvO_2$.
- Erste Maßnahme bei Sepsis ist eine ausreichende Volumentherapie. Bei fortbestehender hämodynamischer Instabilität ist Noradrenalin als Vasopressor indiziert.
- Zur Behandlung von ALI oder ARDS wird eine lungenprotektive Beatmung gewählt.
- Zur spezifischen Suche nach einer Infektquelle und dem Erreger werden bildgebende Verfahren und die mikrobiologische Aufarbeitung von Blutkulturen, Punktaten und Abstrichen verwendet.
- Eine Antibiotikatherapie wird als kalkulierte Breitspektrumtherapie begonnen und nach Keimbestimmung auf eine gezielte Therapie mit möglichst engem Keimspektrum umgestellt.
- Entscheidend ist es, frühzeitige Maßnahmenbündel (Sepsis-Bundles) zu Diagnostik und Therapie einzuleiten (→ Abb. 52.12).

Schock

Definition

Unter Schock versteht man eine unzureichende Durchblutung mit einem konsekutiven Missverhältnis zwischen Sauerstoffangebot und Sauerstoffbedarf im Gewebe.

Pathophysiologie

Durch relativen oder absoluten Volumenmangel (→ Abb. 45.1) mit einer Verringerung von Schlag- und Herzzeitvolumen entsteht eine Umverteilung der Perfusion. Der Körper versucht, durch einen gesteigerten Sympathikotonus mit peripherer Vasokonstriktion die Durchblutung vitaler Organe (Herz und Gehirn) zu gewährleisten. Durch die verminderte periphere Perfusion kommt es zu Gewebsazidose und Hypoxie, in der Folge nimmt die präkapilläre Membranpermeabilität zu, Proteine und Wasser gelangen nach extravasal (Ödembildung). Dies verstärkt den Sauerstoffmangel im Gewebe weiter und die Mikrozirkulation verschlechtert sich (Circulus vitiosus).

Klinik

Unabhängig von der zugrunde liegenden Ursache äußert sich ein Schock meist mit folgenden allgemeinen Symptomen:

- Zentralisation: kalte, feuchte, blasse Haut (außer in der hyperdynamen Phase des septischen Schocks, s. u.)
- Tachykardie
- Hypotonie
- Oligurie bis Anurie
- Bewusstseinstrübung (Unruhe, Verwirrtheit, Angst, Somnolenz, Koma)

Allgemeine Therapiemaßnahmen

Folgende Therapiemaßnahmen gelten für alle Schockformen gleichermaßen, zusätzlich wird eine kausale Therapie angestrebt.

- Schocklagerung: Patienten hinlegen und Beine hochlagern, außer bei kardiogenem Schock, hier Oberkörper hoch!
- Sauerstoffgabe (4–6 l/min über Maske), ggf. Sedierung, Intubation und Beatmung
- Großzügige Volumenzufuhr zum Ausgleich der Hypovolämie (außer bei kardiogenem Schock!), hierfür mindestens zwei großlumige periphere Venenzugänge legen
- Invasive Blutdruckmessung
- Regelmäßige Kontrolle der Blutgase
- Ggf. Einsatz von Katecholaminen (Akrinor®, Noradrenalin, Dobutamin) zur Kreislaufstabilisierung
- Sedierung bei Angst, Verwirrtheit
- Analgesie bei Schmerzen

Hypovolämischer Schock

Ätiologie

Dabei handelt es sich um einen Blut- oder Flüssigkeitsverlust, z. B. durch Blutung, Verbrennung, Diarrhö, Erbrechen.

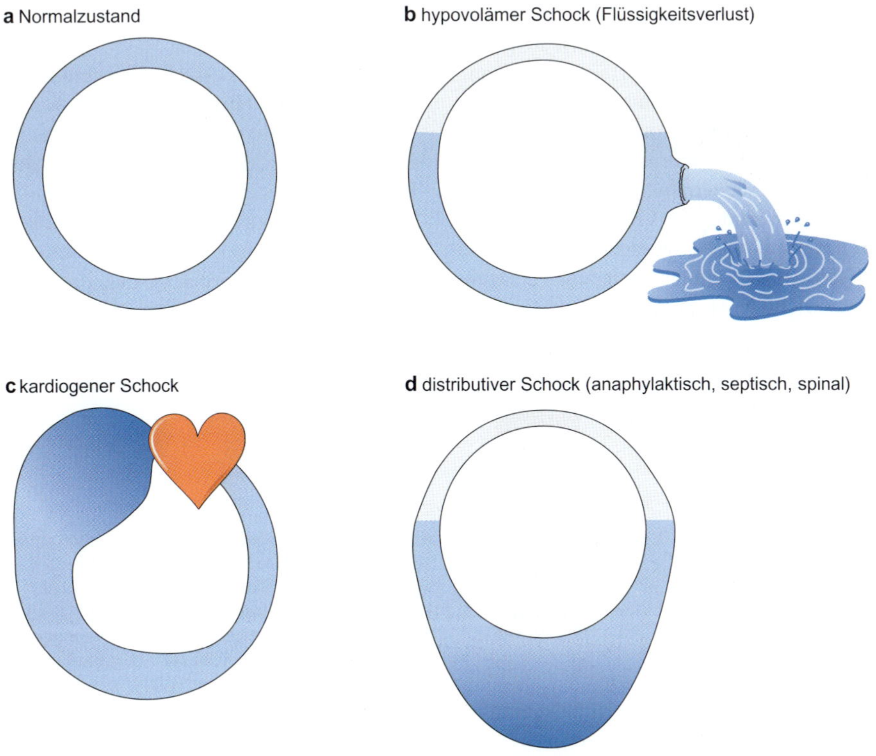

Abb. 45.1 Fahrradschlauch-Modell zur Pathophysiologie der Schockformen [O646, L141]

Klinik

- Kollabierte Halsvenen
- Fahle, blasse Haut
- Zentralisation (↑Rekapillarisierungszeit)

Therapie

Ein rascher Volumenersatz (je nach Ätiologie oft mehrere Liter) ist notwendig, ggf. muss eine Bluttransfusion erfolgen. Kausal ist eine Blutung zu stillen bzw. eine akute Blutung operativ zu versorgen.

Anaphylaktischer und septischer Schock

Bitte lesen Sie hierzu → Kapitel 34 und → Kapitel 44.

Kardiogener Schock

Ätiologie und Pathophysiologie

Beim kardiogenem Schock nimmt das kardiale Schlagvolumen (z. B. bei Myokardinfarkt, Rhythmusstörungen, Klappenvitien) ab, oder ist die Herzfüllung behindert (z. B. Herzbeuteltamponade, Spannungspneumothorax, Lungenarterienembolie).

Klinik

- Gestaute Halsvenen
- Evtl. Ödeme
- Orthopnoe, Dyspnoe
- Lunge: auskultatorisch feuchte Rasselgeräusche

Diagnostik

Die Diagnose wird mittels EKG, Röntgenaufnahme des Thorax, UKG und ggf. Herzkatheteruntersuchung gestellt.

Therapie

Patienten mit kardiogenem Schock werden mit erhöhtem Oberkörper gelagert und erhalten Sauerstoff. Zur Sedierung und Analgesie wird häufig Morphin (3–5 mg i. v.) eingesetzt, die Kontraktilität kann ggf. mit Dobutamin gesteigert werden. Kausal kommen z. B. bei Myokardinfarkt eine perkutane transluminale koronare Angioplastie (PTCA) und Stentimplantation, eine Rhythmisierung, oder die Entlastung eines Spannungspneumothorax oder einer Perikardtamponade infrage. Bei einer Lungenembolie erfolgt eine therapeutische Antikoagulation und ggf. Lyse. Kurzfristig kann ein insuffizientes Herz auch mittels einer intraaortalen Ballonpulsation (IABP) entlastet werden. Da die Evidenz für eine Reduktion der Sterblichkeit fehlt, erfolgt nur ein überbrückender Einsatz vor Verlegung zum oder vor einem kardiochirurgischen Einsatz. Zur mechanischen Unterstützung können ECMO, ECLS oder VAD-Systeme eingesetzt werden (bridge to recovery).

Schädel-Hirn-Trauma

Ein häufiges Krankheitsbild auf Intensivstationen sind polytraumatisierte Patienten. Neben dem hämorrhagischen Schock ist hier das Schädel-Hirn-Trauma (SHT) führende Todesursache.

Definition und Klassifikation

Das SHT lässt sich einerseits in ein

- **offenes** und
- **geschlossenes** SHT unterteilen, je nachdem, ob eine Penetration der Dura vorliegt.

Weiterhin wird die Schwere nach **klinischer Symptomatik** klassifiziert (**GCS;** → Tab. 38.2):

- **1. Grad** (GCS 13–15, „Gehirnerschütterung", **Commotio**): Nach kurzer initialer Bewusstlosigkeit ist der Patient meist noch benommen, oft liegt eine v. a. retrograde Amnesie vor. Typische Symptome sind Übelkeit und Erbrechen, Kopfschmerzen und Sehstörungen. Eine dauerhafte Organschädigung ist nicht nachweisbar, nach Tagen bis Wochen bildet sich die Symptomatik völlig zurück.
- **2. Grad** (GCS 9–13, „Gehirnprellung", **Contusio**): Hier dauert die initiale Bewusstlosigkeit länger (5–30 min), die übrige Symptomatik ähnelt der Commotio. Häufig sind Gehirnverletzungen nicht nur an der Aufprallseite, sondern auch kontralateral nachzuweisen (Coup-Contre Coup-Verletzung). Bleibende Schäden sind selten.
- **3. Grad** (GCS 3–8, „Gehirnquetschung", **Compressio**): Die primäre Bewusstlosigkeit dauert über 30 min an. Entweder liegen schwere initiale Verletzungen des Gehirns vor oder es kommt zum intrakraniellen Druckanstieg. Hier bleiben in der Regel langfristige Schäden bestehen.

Pathophysiologie

Da das Gehirn von knöchernem Schädel umgeben ist, ist es zwar gut geschützt, hat damit aber nur ein festgelegtes Volumen, in dem es sich ausbreiten kann. Dieses intrakranielle Volumen besteht aus drei Kompartimenten: Hirngewebe, Blutgefäßen und Liquor. Wenn nun ein Kompartiment mehr Platz beansprucht (z. B. beim Hirnödem), kann dies bis zu einem gewissen Grad durch Abnahme der anderen Kompartimente (z. B. Verengung der Ventrikel) kompensiert werden. Ist diese Reserve jedoch ausgereizt, steigt der **intrakranielle Druck (intracranial pressure, ICP) (Monro-Kellie-Doktrin)** (→ Abb. 45.2).

> Der normale ICP liegt zwischen 1–10 mmHg. Ab 20 mmHg spricht man von einem behandlungswürdigen ICP-Anstieg.

Warum ist ein erhöhter ICP gefährlich? Die Durchblutung des Gehirns hängt in erster Linie vom zerebralen Perfusionsdruck (*cerebral perfusion pressure, CPP*), d. h. dem Druck in den gehirnversorgenden Gefäßen ab. Er sollte > 60 mmHg liegen und ist definiert als Differenz zwischen systemischem Blutdruck (= mittlerem arteriellen Druck, MAP) und dem ICP:

$$CPP = MAP - ICP$$

Steigt also der ICP, sinkt der CPP, die **zerebrale Blutversorgung** ist gefährdet.
Durch Autoregulation wird bei einem MAP zwischen 50 und 150 mmHg das Gehirn suffizient durchblutet **(Bayliss-Effekt).** Steigt nun der ICP im Rahmen eines Traumas stark an, kann dies nicht mehr kompensiert werden. Steigt der ICP weiter, kommt es zu einer Ausdehnung des Gehirns über die wenigen Lücken im knöchernen Schädel, wie dem Foramen magnum. Dies führt zur **Herniation** mit primären Gewebeschäden, Durchblutungsstörungen und letztlich dem Versagen lebenswichtiger (Hirnstamm-)Funktionen.

Hirndruckzeichen

Die initialen Zeichen einer ICP-Erhöhung sind oft unspezifisch. Hierzu gehören:

- Übelkeit
- Erbrechen
- Kopfschmerzen
- Müdigkeit

Bei Fortschreiten kommt es dann zu

- Vigilanzstörung
- Unruhe
- Anisokorie
- Beugesynergismen, Strecksynergismen
- Pathologischen Atemmustern
- Cushing-Reflex (Hypertonie, Bradykardie, Dyspnoe)
- Somnolenz → Sopor → Koma

Diagnostik

Die Indikation zum **Schädel-CT** (cCT) wird auch beim leichten SHT sehr großzügig gestellt. Zudem sollte eine fokussierte **neurologische Untersuchung** erfolgen, Ausschluss von HWS-Schäden sowie ein gesamter Bodycheck zum Ausschluss weiterer Traumafolgen. Bei jedem SHT ist eine **weitere Überwachung** indiziert, da auch initial leichte Einschränkungen noch eskalieren können. Bei progredienter Klinik (z. B. Eintrüben, Pupillendifferenz) oder Nichtbeurteilbarkeit (intubierte Patienten) erfolgt ein Verlaufs-cCT. Der ICP wird mithilfe einer Messsonde im Ventrikel oder Hirngewebe gemessen **(Hirndrucksonde),** bei V. a. auf Hirndruckerhöhung kann als sonografisches Korrelat der N. opticus dargestellt werden.

Therapie

Therapieziel des SHT ist die **Vermeidung von sekundären Hirnschäden,** insbesondere einer Minderperfusion des Gehirns. Hierzu gehört v. a. beim schweren SHT, den Patienten so wenig wie möglich zu stressen, d. h. wenig zu lagern, abzusaugen etc. **(minimal handling)** sowie eine achsengerechte 30°-Oberkörperhochlagerung, um den ICP niedrig zu halten. Auch die

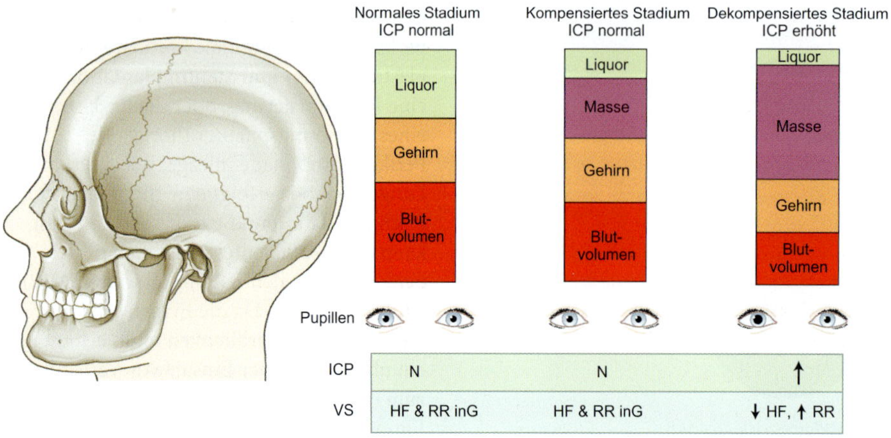

Abb. 45.2 Monro-Kellie-Lehrsatz Lehrsatz: intrakranielle Kompensation für eine sich ausdehnende Masse. Das Volumen der intrakraniellen Bestandteile bleibt konstant. Wird eine Masse wie ein Hämatom hinzugefügt und gleichzeitig das gleiche Volumen an Liquor und venösem Blut verdrängt, bleibt der intrakranielle Druck (ICP) normal. Ist dieser Kompensationsmechanismus erschöpft, steigt der ICP exponentiell zur Volumenzunahme des Hämatoms. (Abkürzungen: HF = Herzfrequenz, RR = Blutdruck, N = Normal, inG = innerhalb normaler Grenzen) [G427]

Aufrechterhaltung einer tiefen Narkose gehört dazu. Zudem werden Elektrolyte (v. a. Natrium), Glukose, Temperatur und CO_2 normwertig gehalten und ein ausreichender systemischer Blutdruck angestrebt.
Die **akute ICP-Erhöhung** ist ein vitaler Notfall und erfordert sofortiges Handeln:

- Narkosevertiefung (z. B. mit Barbituraten wie Thiopental)
- Gabe von Osmodiuretika (Mannitol)
- Liquordrainage (über eine einliegende Ventrikeldrainage)
- Ggf. kurzzeitige Hyperventilation (→ Hypokapnie führt zur Vasokonstriktion)

Als Ultima Ratio wird der ICP durch eine **Dekompressionstrepanation** operativ entlastet.

Hypertensive Schwangerschaftserkrankungen

Ätiologie

Die Ätiologie ist bis heute unklar, vermutlich handelt es sich um eine Kombination aus abnormalen Plazentagefäßen und immunologischen Prozesse im Rahmen der Schwangerschaft.
Pathogenetisch scheint dem Ungleichgewicht zwischen Prostazyklin (PGI_2) und Thromboxan A2 (TXA2) mit Überwiegen des TXA2, eine wichtige Rolle zuzukommen. Die Folge ist eine endotheliale Dysfunktion mit Endothelschaden (u. a. durch eine Vasokonstriktion und eine Steigerung der Gefäßpermeabilität) und Mikrozirkulationsstörungen (u. a. durch eine vermehrte Thrombozytenaggregation). Hiervon können nur einzelne oder auch mehrere Organe betroffen sein, entsprechend fällt die Klinik aus.

Klinik

In 6–8 % aller Schwangerschaften kommt es zu hypertensiven Erkrankungen, die mit einer erhöhten Morbidität und perinatalen Mortalität einhergehen. Von einer **Gestationshypertonie** spricht man, wenn nach der 20. SSW erstmalig Blutdruckwerte über 140/90 mmHg auftreten, die sich innerhalb von 12 Wochen postpartal wieder normalisieren.
Unter **Präeklampsie** versteht man eine schwere Form der schwangerschaftsinduzierten Hypertonie mit Proteinurie. Bei der **schweren Präeklampsie** bestehen zusätzliche Symptome, z. B. Nierenfunktionseinschränkungen, neurologische Symptome (Ohrensausen, Schwindel, Kopfschmerzen, Sehstörungen, Bewusstseinseintrübung), Lungenödem, hämatologische Störungen (Thrombozytopenie) und Beteiligung der Leber (Oberbauchschmerzen, Transaminasenanstieg).
Bei der **Eklampsie** kommt es zu Konvulsionen, die nicht auf eine andere Ursache zurückzuführen sind. Ein Fortschreiten der Präeklampsie in eine Eklampsie ist jederzeit möglich, aber nicht zwingend Voraussetzung hierfür.
Eine Sonderform stellt das **HELLP-Syndrom** dar. Die Diagnose wird anhand folgender Laborparameter gestellt: Hämolyse (**H**emolytic anemia), pathologisch erhöhte Leberenzyme (**E**levated **l**iver enzymes) und erniedrigte Thrombozytenzahlen (< 100.000/µl) (**L**ow **p**latelets). Das HELLP-Syndrom tritt im Median in der 34. SSW auf. Die Symptome sind unspezifisch, die Patientinnen klagen über Oberbauchschmerzen, Unwohlsein, Übelkeit und Erbrechen.
Bis zu **ein Drittel der HELLP-Fälle** tritt **im Wochenbett** auf!

Risikofaktoren

- (Prä-)Eklampsie in der Anamnese
- Chronischer Hypertonus
- Vorbestehende Nierenerkrankungen
- Diabetes mellitus Typ 1
- Positive Familienanamnese

Bisher existieren keine Testverfahren, mit denen sich hypertensive Schwangerschaftserkrankungen sicher vorhersagen lassen.
Die größte Aussagekraft besitzt die Doppler-Sonografie der uterinen Arterien, bei einem pathologischen Flussmuster (stark reduzierter diastolischer Blutfluss und bilateraler Notch) ist in bis zu 60 % mit dem Auftreten einer Praeklampsie zu rechnen.

Prophylaxe und Therapie

Zur Prophylaxe bei Patientinnen mit schwerer Präeklampsie in der Anamnese hat sich inzwischen die Einnahme von 100 mg/d Acetylsalicylsäure p. o. durchgesetzt. Hierdurch lassen sich das Präeklampsierisiko und die Mortalität nachweislich senken.
Leichte Verlaufsformen der Präeklampsie können unter engmaschiger Kontrolle evtl. ambulant überwacht werden. Bei schweren Formen ist die Einweisung in eine Klinik notwendig. Die einzige kausale Therapie ist die Entbindung, i. d. R. per Kaiserschnitt. Bei intensivmedizinischer Überwachung (Mutter und Fetus) kann evtl. die Lungenreife abgewartet werden bzw. eine Frühgeburtlichkeit vermieden werden.
In der Zwischenzeit gilt Bettruhe für die Patientinnen. Zur Prophylaxe von Krämpfen wird bei schwerer Präeklampsie und Eklampsie Magnesium (initial Bolus 4–6 g i. v., dann 1 g/h i. v.) verwendet. Magnesium ist klassischen Antikonvulsiva in Bezug auf Anfallsprophylaxe und neonatale Nebenwirkungen überlegen. Als Antihypertensiva (Ziel < 160 mmHg systolisch) kommen Dihydralazin, α-Methyldopa, Urapidil oder Nifedipin infrage. Gleichzeitig sollte den Patientinnen Volumen zur Verbesserung der Rheologie gegeben werden. Niedrigdosiertes Heparin wird zur Thromboseprophylaxe eingesetzt.
Der Einsatz von Diuretika ist nur bei Zeichen einer Hypervolämie (Lungenödem, Herzinsuffizienz) indiziert, da die uteroplazentare Perfusion durch die Reduktion des Plasmavolumens zusätzlich beeinträchtigt werden kann.
Auch nach erfolgter Entbindung müssen die Patientinnen weiterhin überwacht werden, da sich sowohl das HELLP-Syndrom als auch die Eklampsie noch 48 h postpartal manifestieren können.

Leberinsuffizienz

Eine Leberinsuffizienz kann entweder akut oder durch die Verschlechterung einer vorbestehenden Lebererkrankung entstehen.

Ätiologie

Mögliche Ursachen sind:

- Zirrhose (z. B. Alkohol, Virus- und Autoimmunhepatitis, Budd-Chiari-Syndrom, primär biliäre Cholangitis, primär sklerosierende Cholangitis, Hämochromatose, Morbus Wilson)
- Minderperfusion (z. B. Sepsis, Schock)
- Intoxikation (z. B. Paracetamol-Intoxikation, Halothan, Schwangerschaftshepatitis, Alkoholhepatitis)
- Vaskuläre Ursachen (z. B. Budd-Chiari-Syndrom, Pfortaderthrombose)

Klinik und Pathophysiologie

Fast alle Organsysteme können bei der Leberinsuffizienz mit betroffen sein: Trotz eines erhöhten zirkulierenden Blutvolumens kommt es aufgrund einer peripheren Vasodilatation zur arteriellen Hypotonie. Dies bedingt u. a. eine renale Minderperfusion, die zur Aktivierung des Renin-Angiotensin-Aldosteron-System (RAAS) führt. Die Folge ist eine Natrium- und Wasserretention, es bilden sich Ödeme. Verstärkt werden diese durch einen Eiweißmangel (verminderte Produktion in der Leber). Die verminderte hepatische Syntheseleistung betrifft aber auch die Gerinnungsfaktoren mit erhöhter Blutungs- und Thromboseneigung. Die Glukoneogenese nimmt ab, die Patienten neigen zu Hypoglykämien. Aszites und Zwerchfellhochstand führen zu einer Abnahme der funktionellen Residualkapazität (FRC). Der intrapulmonale Shunt ist erhöht, der Sauerstoffgehalt im arteriellen Blut folglich vermindert.
Typische klinische Zeichen bei vorbestehendem Leberschaden sind eine Bauchglatze, ein Palmarerythem, Spider Naevi und Gynäkomastie. Durch Ösophagusvarizen (aufgrund von Umgehungskreisläufen) kann es zu gastrointestinalen Blutungen kommen.

Komplikationen sind eine hepatische Enzephalopathie, Aszites, eine spontane bakterielle Peritonitis, ein hepatorenales Syndrom und gastrointestinale Blutungen.

Therapie

Neben Kreislaufstabilisierung und Beatmung steht die kausale Therapie (wenn möglich) im Vordergrund, also z. B. die Hämodialyse oder -filtration bei Intoxikationen. Sie dient auch der Elimination toxischer Stoffwechselprodukte, wie Ammoniak. Elektrolytstörungen sind auszugleichen, wichtig ist die Restriktion der Natrium- und Wasserzufuhr. Neben Schleifendiuretika werden Aldosteronantagonisten wie Spironolacton eingesetzt. Bei der Ernährung ist auf eine kontinuierliche Zufuhr von Kohlenhydraten und Fetten zu achten, Aminosäurelösungen müssen vorsichtig dosiert werden. Gerinnungsstörungen werden mit Vitamin K oder bei akuter Blutungsgefahr mit Fresh Frozen Plasma (FFP), Prothrombinkomplex (PPSB), evtl. Fibrinogen und nach strenger Indikationsstellung mit Thrombozytenkonzentraten therapiert.
In speziellen Zentren stehen außerdem Leberersatzverfahren zur kurzfristigen Überbrückung bis zur Transplantation zur Verfügung.

Delir

Definition

Das Delir ist ein akuter Verwirrtheitszustand mit Störung des Bewusstseins, der Wahrnehmung und eingeschränkter Orientierung. Es tritt bei bis zu 60 % der Intensivpatienten auf, nach Langzeitsedierung und -beatmung ist es sogar noch häufiger (80 %).

Ätiologie

Es kommen verschiedene Ursachen (→ Tab. 45.1, Merkspruch: I watch death) für ein Delir infrage, oft ergeben sich aus der Anamnese, der klinischen und apparativen Untersuchung sowie den Laborwerten entscheidende Hinweise. Risikofaktoren für die Entwicklung eines Delirs sind schwere Erkrankung, Alkohol- oder Medikamentenabusus, höheres Lebensalter und vorbestehende kognitive Defizite.

Klinik

Ein Delir kann sich sowohl durch Hyper- als auch durch Hypoaktivität äußern, was die Diagnosestellung erschwert. Dies erklärt, warum gerade bei älteren Patienten ein Delir der hypoaktiven Form häufig verkannt wird.

Prävention

Der Prävention kommt eine entscheidende Rolle zu (→ Tab. 45.2). Hier spielen v. a. nicht-medikamentöse Faktoren eine Rolle, insbesondere die Vermeidung von ungewohnten Einflüssen:

- Ruhige, behagliche Räumlichkeiten
- Kontakt zu Vertrauten
- Geregelter Tag-Nacht-Rhythmus
- Zeitliche und örtliche Orientierung gewährleisten (Uhren, Kalender)
- Hör- und Sehhilfen bereithalten
- Drainagen und Katheter zeitnah entfernen, rasche Mobilisation

Des Weiteren ist die Aufrechterhaltung der Homöostase ein entscheidender Faktor:

- Sauerstoffangebot im Gehirn/Gewebe (HZV, Perfusion, Hb-Wert, SaO_2)
- Ausreichender Blutzuckerspiegel
- Flüssigkeit und Nahrung (kurze Nüchternzeiten vor OP)
- Schmerzfreiheit
- Sedierungsminimierung

Tab. 45.1 Ursachen des Delirs

I	Infection	Infektion
W	Withdrawal	Entzug
A	Acute metabolic	Akute metabolische Störung
T	Trauma	Trauma
C	CNS pathology	Pathologische ZNS-Erkrankung
H	Hypoxia	Hypoxie
D	Deficiencies	Mangelerkrankungen
E	Endocrinopathies	Endokrinologische Störungen
A	Acute vascular	Akute vaskuläre Erkrankungen oder Ischämie
T	Toxines, Drugs	Toxine oder Medikamente
H	Heavy metals	Schwermetallvergiftung

Therapie

Auch hier stehen zunächst nichtmedikamentöse Maßnahmen im Vordergrund. Bestätigt sich durch Anamnese, Untersuchung und Laborwerte eine der o. g. Ursachen, muss diese therapeutisch angegangen werden. Neben allgemeinen Strategien können je nach Symptomatik verschiedene Medikamente eingesetzt werden.

Medizinische Therapie bei Delir

- Schmerzen → opioidbasierte Analgesie
- Psychotische Symptome/Halluzinationen → Neuroleptika (Haloperidol, Risperidon, Olanzapin, Quetiapin)
- Störungen des Tag-Nacht-Rhythmus → Melatonin
- Angst → niedrige Dosen und Boli kurzwirksamer Benzodiazepine (Midazolam, Lorazepam, Lormetazepam: wirken anxiolytisch, sedierend und antikonvulsiv (**cave** delirogen!)
- Agitation → α_2-Agonisten (Clonidin, Dexmedetomidin)
- Vegetative Symptomatik → α_2-Agonisten (Clonidin, Dexmedetomidin), ggf. Betablocker
- Bei Alkoholentzugsdelir → langwirksame Benzodiazepine (z. B. Diazepam)

Analgetika und Sedativa sollten ausgeschlichen werden, um einem Entzug und Delir vorzubeugen.

Tab. 45.2 ABCDEF-Bundle zur Delirprophylaxe

Buchstabe	Intervention
Assess, prevent and manage pain	Schmerztherapie
Both SAT (Spontaneous Awakening Trial) and SBT (Spontaneous Breathing Trial)	Sedierungspause und Weaning-Versuch
Choice of sedation	Möglichst leichte Sedierung, Vermeidung delirogener Substanzen (Benzodiazepine)
Delirium: assess, prevent, manage	Erfassen von Delirium (z. B. CAM-ICU)
Early mobility and exercise	Frühmobilisierung
Family engagement and empowerment	Großzügige Besuchszeiten

Zusammenfassung

- Um den Circulus vitiosus des Schocks – bestehend aus Hypovolämie, vermindertem HZV, Hypoxie, Azidose und Gefäßschaden – zu durchbrechen, werden dem Patienten Sauerstoff und Volumen angeboten, eine kausale Therapie wird angestrebt.
- Spezifische häufige Krankheitsbilder auf der Intensivstation umfassen u. a. Schädel-Hirn-Traumata, hypertensive Schwangerschaftserkrankungen und verschiedene Formen der Leberinsuffizienz.
- Die Therapie des Delirs erfolgt v. a. nichtpharmakologisch, ggf. zudem symptomatisch mit α_2-Agonisten, Haloperidol, Benzodiazepinen und evtl. Clomethiazol.

Prinzipien der antimikrobiellen Therapie

Tarragona-Prinzip
Es beschreibt eine evidenzbasierte klinische Herangehensweise an eine Infektion. Dieses Vorgehen hat sich auf Intensivstationen etabliert:
1. Look at your patient.
2. Listen to your hospital.
3. Hit fast.
4. Hit hard.
5. Get to the point.
6. Focus, focus, focus.

1. Den Patienten ansehen Wichtig ist die **Anamnese** des Patienten: Gibt es ein Risiko für Problem- oder multiresistente Keime (z. B. Pflegeheimbewohner, Immunschwäche). Zudem muss der Infektionsherd sofort identifiziert und (ggf. chirurgisch) saniert werden.
2. Lokale Resistenzen beachten Jedes Krankenhaus hat seine eigene Resistenzstatistik, die dem Anwender der Antibiotika bekannt sein sollte, um eine von vornherein inadäquate Therapie zu verhindern.
3. Möglichst schnell die Therapie beginnen Der Zeitpunkt des Therapiebeginns ist entscheidend. Mit jeder bis zur ersten Antibiotikagabe verstrichenen Stunde sinkt die Heilungschance rapide. Für Patienten im septischen Schock sind 7 % Mortalitätssteigerung pro Stunde beschrieben.
4. Der „Erstschlag" muss sitzen! Wichtig ist die Wahl des richtigen und breit wirkenden Antibiotikums zu Beginn der Therapie (nach Gewinnung von Blutkultur, Trachealsekret oder Wundsekret!).
5. Gezielt dosieren Wichtig sind ausreichende Spiegel im **Zielgewebe.** Daher soll z. B. bei Meningitis ein ZNS-gängiges Antibiotikum (wie Ceftriaxon) gewählt werden. **Die erste Dosis** sollte zudem immer eine **volle Wirkdosis** sein und unabhängig von der Nierenfunktion gewählt werden. Eine Anpassung an z. B. GFR erfolgt erst danach.
6. Gezielt nach Antibiogramm und Klinik behandeln Prinzipiell sollte das antimikrobielle Regime täglich überprüft werden. Häufig lässt der klinische Verlauf einen Schluss über die Wirksamkeit zu, ggf. ist eine Rotation sinnvoll. Nach ca. 72 h sollte das Ergebnis der mikrobiologischen Untersuchung vorliegen, und die Antibiotika sollten dem Antibiogramm angepasst werden **(De-Eskalation).**

Führt man eine zu breite Antibiotikatherapie zu lange fort, erhöht man den Selektionsdruck auf die Krankheitserreger und leistet so der Resistenzbildung Vorschub!

Nosokomiale Pneumonie

Epidemiologie

Die nosokomiale Pneumonie (im Krankenhaus erworben, d. h. Auftreten > 48 h nach Aufnahme) ist die zweithäufigste Krankenhausinfektion in den westlichen Ländern und ist die häufigste Todesursache unter den nosokomialen Infektionen. Die häufigsten Erreger sind *Staphylococcus aureus, Pseudomonas aeruginosa* sowie Enterobacterales (*E. coli, Klebsiella spp, Enterobacter spp.).*

Risikofaktoren

Wichtigster Risikofaktor ist die maschinelle Beatmung über den Endotrachealtubus. Weitere Faktoren sind Immobilität und eine unzureichende Schmerztherapie (v. a. in der Abdominalchirurgie) mit Sekretverhalt bei schwachem Hustenstoß und „Schonatmung".

Diagnostik

Die Diagnose wird gestellt beim Auftreten neuer Infiltrate im Thorax-Röntgenbild und mindestens zwei der folgenden Kriterien:
- Leukozytose > 12.000/μl, Leukopenie < 4.000/μl
- Fieber > 38,3 °C, Hypothermie < 35,0 °C
- Eitriges Trachealsekret

Rasch nach Diagnosestellung und **vor Therapiebeginn** muss Tracheal- oder **Bronchialsekret** abgenommen werden, um die auslösenden Keime zu identifizieren und ein Antibiogramm zu erstellen. Ebenfalls sollten auch 2–3 Paare **Blutkulturen** entnommen werden. Die Abnahme der mikrobiologischen Proben darf den Beginn der Therapie aber keinesfalls nennenswert verzögern!

Vor Beginn der Antibiotikatherapie werden Trachealsekret und Blutkulturen entnommen!

Therapie

Die initiale kalkulierte Antibiotikatherapie richtet sich nach den Tarragona-Kriterien. Häufig kommen Aminopenicilline (z. B. Ampicillin/Sulbactam) zum Einsatz, bei erhöhtem Risiko für Problemkeime oder im septischen Schock werden Breitbandantibiotika, teils in Kombination eingesetzt (*Hit hard*). Nach 7–8 Tagen sollte die Therapie beendet werden, bei deutlicher klinischer Besserung auch eher. (Ausnahmen: Patienten mit langsamer Response auf die Therapie, nicht drainierbares Empyem/Abszess, *Staphylococcus-aureus*-Bakteriämie und Aspergillosen). Hat sich die Infektion nach 48–72 h nicht gebessert, sollten vor der nächsten Antibiotikagabe erneut Proben zur mikrobiologischen Aufbereitung (Blutkulturen, Bronchialsekret etc.) entnommen werden. Gegebenenfalls ist eine erweiterte Diagnostik (CT, Echokardiografie) indiziert. Bei Therapieversagen muss mit einer primären oder sekundären Resistenz gegen die eingesetzten Antibiotika oder einer Superinfektion gerechnet werden. Für einige β-Laktam-Antibiotika hat sich bei kritisch Kranken eine prolongierte Gabe über 3 h/Dosis bewährt, da dies zu anhaltend hohen Wirkspiegeln im Blut führt. Neben der kausalen antimikrobiellen Therapie sind supportive Maßnahmen wie antiobstruktive Maßnahmen (Inhalation) oder Mykolytika oft sinnvoll. Daneben gilt es natürlich, weitere Folgen wie Hypoxie oder Kreislaufstörungen zu therapieren.

Prophylaxe

Da nosokomiale Pneumonien mit einer hohen Morbidität und immensen Folgekosten verbunden sind, ist ein deutliches Augenmerk auf die Prophylaxe zu legen. Die Prophylaxe ist eigentlich einfach und mit wenig Zeit- und Personalaufwand zu bewältigen.

Die wichtigste, aber immer noch die meist vernachlässigte Maßnahme ist die regelmäßige Händedesinfektion des Personals (auch Ärzte) vor und nach jedem Patientenkontakt.

Physikalische Maßnahmen
- Frühzeitige Mobilisation
- Regelmäßiges Atemtraining
- Bei beatmeten oder immobilen Patienten Lagerungstherapie, Oberkörperhochlagerung (45°), Vibrationsmassage

Medikamentöse Maßnahmen
- Ausreichende Schmerztherapie, um bei operierten Patienten ein tiefes Durchatmen zu ermöglichen, großzügige Indikation für rückenmarksnahe und periphere Nervenkatheter
- Sekretolyse (N-Acetylcystein)
- Inhalationstherapie

Sonstige Maßnahmen
- Vermeiden einer (verfrühten) endotrachealen Intubation, rechtzeitige Extubation zur Vermeidung ventilatorassoziierter Pneumonien (VAP)
- Wenig Flachlage bei Patienten mit Magensonde, da diese den gastralen Reflux erleichtern kann

Harnwegsinfekt

Epidemiologie

Harnwegsinfektionen sind auf Intensivstationen sehr häufig, da viele kritisch kranke Patienten einen Blasenkatheter erhalten. Erreger sind meist *E. coli*, Enterokokken, *Pseudomonas aeroginosa* und *Klebsiella spp.* Bei Nichterkennen droht eine Keimaszendierung mit Gefahr der Pyelonephritis und Septikämie.

Risikofaktoren

Größte Risikofaktoren sind der lang liegende transurethrale Blasendauerkatheter (80 % aller nosokomialen Harnwegsinfekte sind katheterassoziiert) sowie eine mangelnde Hygiene bei Anlage und Pflege. Außerdem treten Harnwegsinfekte häufiger bei Frauen, Diabetes mellitus, Niereninsuffizienz und Immunsuppression auf.

Diagnostik

Die Diagnosestellung erfolgt nach klinischen Kriterien und durch Erregernachweis (Stix, Kultur).

> **Cave:** Es muss zwischen asymptomatischer Bakteriurie und einem floriden Infekt differenziert werden!

Therapie

Bei der Auswahl des Antibiotikums sollen u. a. das individuelle Risiko des Patienten, das Erregerspektrum, die Antibiotikaempfindlichkeit, die Effektivität der antimikrobiellen Substanz und mögliche unerwünschte Arzneimittelwirkungen sowie Auswirkungen auf die individuelle Resistenzsituation beim Patienten berücksichtigt werden. Mittel der Wahl sind meist Fluorchinolone wie Levofloxacin oder Ciprofloxacin, die mit dem Urin ausgeschieden werden (*Get to the point*). Details zur Therapie: siehe entsprechende S3-Leitline.

Prophylaxe

Bei Anlage, Pflege und Wechsel eines Dauerkatheters sollen die Hygienevorschriften eingehalten werden. Ein Katheter muss nicht gewechselt werden, solange ein freier Urinabfluss und klarer Harn gewährleistet sind, keine lokalen oder systemischen Infektionen vorliegen und der Patient beschwerdefrei ist. Bei vermuteter längerer Katheterpflichtigkeit ist frühzeitig an die Anlage eines suprapubischen Blasenkatheters zu denken.

Katheterassoziierte Infektionen

Epidemiologie

Diese Infektionen werden ausgelöst durch **zentrale Venenkatheter** (ZVK), Dialysekatheter, arterielle Katheter, Ernährungssonden (PEG), Magensonden, Blasenkatheter, rückenmarksnahe und periphere Nervenkatheter. Typische Erreger sind koagulase-negative Staphylokokken (v. a. *S. epidermidis*), *S. aureus* sowie *Candida spp.*

Risikofaktoren

Das Risiko für eine katheterassoziierte Infektion (CABSI) ist erhöht bei einer langen Liegedauer eines Katheters, bei **mangelnder Hygiene** während Pflege, Blutabnahme und Injektion sowie bei einer geschwächten Immunabwehr.

Diagnostik

Als Anzeichen einer CABSI gelten neu aufgetretenes Fieber und gerötete, eitrige Einstichstellen. Nach Entfernung bessert sich die Symptomatik. Ein Keimnachweis kann auf dem Kathetermaterial sowie aus Blutkulturen erfolgen.

Therapie

Bei Fieber, Anstieg der Infektionsparameter und länger liegenden Kathetern sind **alle infrage kommenden Fremdkörper** („Plastikwechsel") sofort zu entfernen. Die Antibiotikawahl erfolgt nach dem Tarragona-Prinzip, zur kalkulierten Initialtherapie vor Erregernachweis wird häufig Vancomycin eingesetzt.

Prophylaxe

Zur Vermeidung von CABSI gibt es eine Veröffentlichung des RKI, die über deren Internetseite abrufbar ist.

- Hygienische Händedesinfektion vor jeder Manipulation am Katheter
- Katheteransatz und Dreiwegehähne desinfizieren
- Infusionssystemwechsel alle 72 h, Verwendung von Infusionsfiltern
- Verbandswechsel unter Einhaltung aseptischen Bedingungen, entweder mit Mullkompressen oder als Transparentverband
- Kein routinemäßiger Austausch des Katheters nach einer bestimmten Zeit
- Keine Anwendung von antibiotikahaltigen Salben

Intraabdominelle Infektionen

Ätiologie und Epidemiologie

Der Gastrointestinaltrakt ist mit einer reichen Keimflora ausgestattet. Normalerweise schützen eine Barriere sowie eine ausgeklügelte Balance unterschiedlicher Erreger vor Infektionen. Dieser Schutz kann auf unterschiedliche Weise gestört sein:

- Abdominelle Traumata und Operationen können zu infizierten Hämatomen führen entstehen.
- Bei Hohlorganperforation (Appendix, Divertikel, Ulkus) kann Darminhalt in die Bauchhöhle übertreten.
- Nach Antibiotikatherapie ist durch Störung der Darmflora eine pseudomembranöse Kolitis (*Clostridioides-difficile*-Kolitis) möglich.
- Durch länger anhaltende Stauung oder Ischämie der Darmwand beim mechanischen, aber auch beim paralytischen Ileus können Bakterien die Mukosaschranke passieren und in die freie Bauchhöhle translozieren.

Die Erreger richten sich v. a. nach dem Ort der Infektion. Vom oberen bis zum unteren Gastrointestinaltrakt nehmen die grampositiven Erreger ab und die grampositiven Erreger zu. Das Haupterregerspektrum besteht aus coliformen Bakterien (*E. coli, Klebsiella spp., Proteus spp., Enterobacter spp.*), Streptokokken, Enterokokken und Anaerobier.

Risikofaktoren

Risikofaktoren sind Immobilität und ein später Beginn der enteralen Ernährung. Auch bei Magen-Darm-Motilitätsstörungen und abdominellen Voroperationen (Brideni-leus) ist das Risiko einer intraabdominellen Infektion erhöht.

Diagnostik

Die klinische Untersuchung bringt wichtige Hinweise, Bauchschmerzen treten aber bei vielen, unspezifischen Ursachen (v. a. postoperativ) auf. Goldstandard ist das **Abdomen-CT,** mit dem sowohl Abszesse, Perforationen als auch entzündlich veränderte Strukturen identifiziert werden können. Laboruntersuchungen können Hinweis auf betroffene Organe geben.

Therapie

Wichtigste Therapie ist die chirurgische Sanierung des Auslösers. In diesem Rahmen erfolgt auch meist eine perioperative antimikrobielle Prophylaxe (z. B. ein Cephalosporin ± Metronidazol). Nach Entnahme von mikrobiologischen Abstrichen aus dem betroffenen Gebiet werden Antibiotika nach dem Tarragona-Prinzip eingesetzt. Die Auswahl richtet sich v. a. nach dem Ort der Infektion, Ausmaß des Defekts (Perforation?) und der Schwere (Sepsis?). Wichtig ist, auch Anaerobier abzudecken.

Prophylaxe (bei postoperativen Patienten)

Intraabdominelle Infektionen lassen sich oft durch eine frühzeitige enterale Ernährung („Zottenernährung"), Mobilisation und eine optimierte Schmerztherapie (thorakale/lumbale Epiduralanästhesie) vermeiden.

Problemkeime

Die zunehmende Anzahl multimorbider und alter Patienten im Krankenhaus und der häufig zu schnelle Griff zu Antibiotika haben in den letzten Jahren zu rasant ansteigenden Fällen von **multiresistenten Erregern** geführt. Der Einsatz von falschen, unterdosierten oder zu lange gegebenen Antibiotika verursacht einen **Selektionsdruck,** d. h., Bakterien, die aufgrund einer Mutation oder durch Übertragung von **Resistenzmechanismen** eine Antibiotikatherapie überleben, vermehren sich, geben die Resistenz weiter und werden – meist durch ungenügende Hygiene – auf andere Patienten übertragen. Bei Gesunden sind diese Keime oft harmlos, bei Intensivpatienten jedoch können sie ernste Infektionen auslösen, die schwer therapierbar sind.
Nicht zuletzt durch einen teilweise zu sorglosen Umgang mit Antibiotika haben sich zunehmend resistente Keime gebildet, die mit den Standardmitteln nicht zu behandeln sind. Einige dieser „Problemkeime" werden hier vorgestellt, ebenso Reserveantibiotika.

MRSA

Staphylococcus aureus ist ein Bakterium, das **ubiquitär** auf und im Körper vorkommt. Bei Verletzungen der Haut kann es Infekte und Abszesse auslösen. Der „**M**ethicillin-**r**esistente **S**taphylococcus **a**ureus" (MRSA) hat ein zusätzliches „penicillinbindendes Protein" (PBP2), das ihn resistent gegen alle β-Laktam-Antibiotika und Carbapeneme macht, er ist nur mit Reserveantibiotika zu bekämpfen. MRSA ist zwar der bekannteste „Problemkeim", aber die Nachweisrate einer Methicillinresistenz aus Blutkulturisolaten mit *S. aureus* ist in den letzten 15 Jahren deutlich gesunken.

Risikofaktoren

- pAVK
- Schlechter Hautzustand, Ulzera
- Vorangegangene Aufenthalte in Krankenhaus, Pflegeheim, neurologische Rehabilitation
- Antibiotikatherapie vor weniger als 3 Monaten
- Hämodialyse

Therapie

Für Infektionen mit MRSA stehen v. a. drei Reserveantibiotika zur Verfügung:

- Vancomycin
- Linezolid. Bei Linezolid-Monotherapie besteht die Gefahr der Selektion gramnegativer Bakterien, deshalb frühzeitige Zusatzkombination mit z. B. Ciprofloxacin.
- Cephalosporine der 5. Generation (Ceftarolin, Ceftobiprol)

Diese Antibiotika sollten bei anderen oder unklaren Erregern mit besonderem Bedacht eingesetzt werden, um Resistenzen zu vermeiden.
MRSA-Träger im Krankenhaus müssen isoliert werden, bei Kontakt mit den Patienten müssen Kittel, Haube, Mundschutz und Handschuhe getragen werden, die sofort im Zimmer entsorgt werden müssen. Bei Aufnahme von Patienten aus Einrichtungen des Gesundheitswesens (Altenheim, andere Kliniken) werden Patienten oft prophylaktisch isoliert, bis MRSA-Screening-Abstriche einen negativen Befund erbringen.
Besiedelte Patienten werden zur Dekontamination nasal mit Mupirocinsalbe und durch Waschung mit Chlorhexidinseife behandelt.

3-/4-MRGN

Diese Gruppe umfasst gramnegative Erreger der aus der Familie der Enterobakterien (u. a. E. *coli, Klebsiella pneumoniae*), die früher als ESBL-Keime („**E**xtended **s**pectrum **b**eta-**l**actamase") bezeichnet wurde. Außerdem gehören *Pseudomonas aeroginosa* und Acinetobacter zu den **m**ulti**r**esistenten **g**ram-**n**egativen Keimen. Eine Übersicht bietet → Tab. 46.1.

- 3-MRGN (**multiresistente gramnegative** Stäbchen mit Resistenz gegen **3** der 4 Antibiotikagruppen)
- 4-MRGN (**multiresistente gramnegative** Stäbchen mit Resistenz gegen **4** der 4 Antibiotikagruppen)

Pseudomonas aeruginosa

Pseudomonas aeruginosa, ein Wasserkeim, der auch unter widrigen Bedingungen (Wasserleitung, Klimaanlage) lange überleben kann, verursacht z. B. die Otitis externa („Urlaubssouvenir aus dem Pool"). Bei pulmonal vorerkrankten Patienten (COPD, Lungenemphysem, Bronchiekstasen) kann er schwere Pneumonien auslösen. Immunsupprimierte und Diabetiker gelten ebenfalls als Risikopatienten. *P. aeruginosa* hat ein **großes Chromosom,** auf dem fast alle gängigen **Resistenzmechanismen verankert** sind (Effluxpumpe, Verschluss von Membranporen, β-Lactamasen).

Therapie

- Ciprofloxacin plus Piperacillin/Tazobactam oder Ceftazidim
- Carbapeneme (z. B. Meropenem)

Es häufen sich **Resistenzen gegen Carbapeneme.** Aufgrund der vielfältigen Resistenzmechanismen kann – bei geringer Evidenz – eine zweifache antibiotische Abdeckung empfohlen werden.

VRE

Enterokokken sind Keime der normalen Darmflora, die bei Übertritt aus dem Darmtrakt in die Lunge oder die Bauchhöhle (z. B. bei Darmperforation, Harnwegsinfekt oder Aspiration) pathogen werden können. Es existieren multiresistente bzw. **V**ancomycin/Glycopeptid-**r**esistente **E**nterokokken (*Enterococcus faecalis, E. faecium*). Diese Keime können wochenlang in der Umwelt überleben.

Tab. 46.1 Multiresistente Infektionserreger

Antibiotkagruppe	Leitsubstanz	Enterobacteriaceae		Pseudomonas aeruginosa		Acinetobacter		MRSA*	VRE
		3-MRGN	4-MRGN	3-MRGN	4-MRGN	3-MRGN	4-MRGN		
Acylureidopenicilline	Piperacillin/Tazobactam	R	R	Nur **eine** der 4 Antibiotikagruppen sensibel	R	R	R	R	R
3./4. Generation Cephalosporine	Cefotaxim u./o. Ceftazidim	R	R		R	R	R	R	R
Carbapeneme	Imipenem u./o. Meropenem	S	R		R	S	R	R	R
Fluorchinolone	Ciprofloxacin	R	R		R	R	R	R	R

* Außerdem Ceftarolin, Ceftobiprol als Cephalosporine der 5. Generation

Risikofaktoren

- Multiple Antibiotikagaben (Vancomycin)
- Therapie mit Anaerobier-wirksamen Antibiotika
- Immunsuppression, abdominalchirurgische Eingriffe
- Übertragung durch direkten Kontakt und Hände des Personals

Therapie

- Daptomycin
- Linezolid
- Tigecyclin
- Teicoplanin

Pilzinfektionen

Verschiedene Pilze gehören zur normalen Darmflora, bei immunkompromittierten Patienten können sie schwere systemische Infektionen auslösen. Infektionen mit Schimmelpilzen sind immer exogen verursacht und treffen schwer immunsupprimierte Patienten. Die häufigsten intensivmedizinisch relevanten Pilze sind:

- Candida-Spezies: *C. albicans, C. glabrata, C. krusei*
- Aspergillus-Spezies: *A. fumigatus, A. niger, A. flavus.*

Epidemiologie

Candida spp. machen 90 % der Pilzinfektionen aus und verursachen europaweit ca. 13 % der Sepsisfälle (Platz 5 der Sepsisursachen). Hauptkeim ist *C. albicans,* der natürlich im Darm vorkommt, durch Antibiotika isoliert wird und durch Darmverletzung, -ischämie etc. zu systemischen Infektionen führen kann. Zunehmend sind auch Infektionen mit *C. glabrata* und *C. krusei,* die häufig gegen Fluconazol resistent sind (*C. krusei* grundsätzlich).

Risikofaktoren

- Therapie mit Breitspektrumantibiotika, Steroiden
- Katheter
- Operation bzw. Perforation von Magen oder Darm
- Immunsuppression, Dauer des Intensivaufenthalts

Therapie

Eine systemische Therapie ist notwendig, wenn eine Fungämie nachgewiesen ist oder ein Pilznachweis aus verschiedenen und obligat nicht besiedelten Regionen vorliegt. Serologisch können Mannan (Candida-Antigen) sowie β-D-Glykan bestimmt werden. Allerdings haben diese Werte eine niedrige Spezifität bzw. Sensitivität, sodass eine Therapie nicht nur aufgrund eines positiven serologischen Befunds begonnen werden sollte: Eine Blutkulturuntersuchung ist obligat, außerdem muss ein klinischer Verdacht bestehen.

Zur Therapie von Candida-Infektionen:

- Caspofungin (Fluconazol)
- Schwere Fälle: Amphotericin B, Voriconazol

Zur Therapie von Aspergillus-Infektionen:

- Voriconazol
- Isavuconazol, Amphtericin B
- Schwere Fälle: Caspofungin

> Reagiert ein Intensivpatient mit dem Bild einer Sepsis nicht auf eine adäquate Antibiotikatherapie, muss an eine Pilzinfektion gedacht werden!

COVID-19

Das neuartige Coronavirus SARS-CoV-2 (Severe Acute Respiratory Syndrome – Corona-Virus-2) ist seit Ende 2019 bekannt und hat sich seitdem zu einer weltweiten Pandemie ausgebreitet. Die meisten der an Coronavirus Disease 2019 (COVID-19) erkrankten Patienten zeigen lediglich milde Symptome (Husten und Fieber), bei etwa 5 % ist eine stationäre Behandlung notwendig. Die akute hypoxämische respiratorische Insuffizienz mit Dyspnoe und hoher Atemfrequenz (> 30/min) macht in der Regel die Aufnahme auf die Intensivstation notwendig. Oft finden sich bilaterale pulmonale Infiltrate/Konsolidierungen oder auch Lungenembolien in der Bildgebung. Im weiteren Verlauf entwickeln einige dieser Patienten ein ARDS (→ Kap. 47).

Als **medikamentöse Therapie** bei schwerer COVID-19-Erkrankung stehen zur Verfügung:

- Januskinase (JAK)-Inhibitoren (Baricitinib)
- Kortikosteroide (z. B. Dexamethason)
- IL-6-Inhibitoren (Tocilizumab, Sarilumab)
- Antivirale Wirkstoffe (Remdesivir, nur zu Beginn der Erkrankung wirksam)

sowie

- Antikoagulanzien (Heparin)
- Breitspektrumantibiotika (bei vermuteter Superinfektion)

Als **supportive Maßnahme** steht die Sicherstellung einer ausreichenden Oxygenierung im Vordergrund (High-Flow-Sauerstofftherapie, nichtinvasive Beatmung, invasive Beatmung, Bauchlagerung, vvECMO-Therapie).

Im Umgang mit (potenziell) infektiösen Patienten muss auf eine **strikte Einhaltung der Basishygiene** und das korrekte Tragen von **adäquater persönlicher Schutzausrüstung** (FFP2-Maske, Schutzkittel, Face-Shield, Handschuhe) geachtet werden. Dies gilt im Besonderen bei engem Kontakt und Tätigkeiten mit vermehrter Aerosolbildung (Intubation, Bronchoskopie etc.)

Infektionsprophylaxe

> Die wichtigste Maßnahme zur Infektionsprophylaxe und -therapie ist und bleibt die Händedesinfektion:
> - Vor und nach Patientenkontakt
> - Vor einer aseptischen Tätigkeit
> - Nach Kontakt mit potenziell infektiösem Material
> - Nach Kontakt mit der unmittelbaren Patientenumgebung

Antibiotikatherapie

Nur bakterielle Infekte können mit Antibiotika bekämpft werden. Eine Besiedelung mit Bakterien ohne klinische Infektzeichen muss nicht therapiert werden. Grundsätzlich muss die **Ursache einer Infektion zeitgleich bekämpft** werden durch:

- Chirurgische Sanierung
- Entfernung infizierter Fremdkörper
- Absaugen von Trachealsekret
- Belüftung von Atelektasen

Die Therapie erfolgt nach dem Tarragona-Prinzip. Bei schweren Infektionen und Risikopatienten ist initial eine Kombinationstherapie zu beginnen. Die Therapie beginnt grundsätzlich intravenös mit einer vollen Wirkdosis (auch bei Leber- oder Niereninsuffizienz).

> Vor Beginn einer antibiotischen Therapie Gewinnung von Material (mindestens zwei Paare Blutkulturen, Trachealsekret, Katheterspitzen, Urinkultur) zur Keimidentifizierung und Erstellung eines Antibiogramms!

Kalkulierte Antibiose

Patienten mit einer klinisch apparenten Infektion (Fieber, Anstieg von Leukozyten, CRP, Procalcitonin) und Verdacht auf bakterielle Ursache benötigen schnell eine antibiotische Therapie. Die Wahl des Antibiotikums richtet sich nach folgenden Faktoren:

- Infektionsfokus (Wo kommt der Infekt her?):
  - Lunge (Pneumonie)
  - Abdomen (Pankreatitis, Cholezystitis, Hohlorganperforation, Enteritis)
  - Weichteile (Abszess, Ulzera)
  - Knochen
  - Zentrales Nervensystem (Meningitis, Meningoenzephalitis)
  - Fremdkörper (Katheterinfekt, Protheseninfekt, Port)
- Risikofaktoren des Patienten (Mit welchen Problemen muss ich rechnen?):
  - Infekt ambulant oder im Krankenhaus erworben
  - Vorerkrankungen (Diabetes, COPD, Niereninsuffizienz, Leberfunktion)
  - Immunsuppression (Kortikoide, chronische Erkrankungen, Zytostatika)
  - Risiko für resistente Keime (vorangegangene Antibiotikagaben)
- Eigenschaften des Antibiotikums (Schafft das Antibiotikum, was ich will?):
  - Gewebegängigkeit
  - Plasmaspiegel
  - Nebenwirkungsprofil

Viele Kliniken verfügen inzwischen über eigene interne Antibiotika-Leitlinien, die nicht nur evidenzbasiert, sondern auch an die lokale Resistenzlage angepasst sind.

Zusammenfassung

- Die nosokomiale Pneumonie ist die wichtigste Krankenhausinfektion mit hoher Mortalitätsrate. Augenmerk ist auf die Prophylaxe zu legen.
- Bei neu aufgetretenem Fieber bei Patienten mit liegenden Infusions- oder Überwachungskathetern ist immer an eine katheterassoziierte Infektion zu denken.
- Patienten mit Blasenkatheter haben ein hohes Risiko für Harnwegsinfekte.
- Postoperative abdominelle Probleme werden am zuverlässigsten durch Mobilisation, suffiziente Schmerztherapie und frühzeitigen Kostaufbau verhindert.
- Infektionen mit multiresistenten Bakterien sind ein zunehmendes Problem bei Intensivpatienten.
- Moderne Reserveantibiotika sind Linezolid, Tigecyclin und Ertapenem.
- Infektionen mit Pilzen treffen i. d. R. immunsupprimierte Patienten und Langlieger auf Intensivstation.
- Bei schweren Infekten wird nach Entnahme von Material für mikrobiologische Diagnostik (Blutkultur, Trachealsekret, Urin, Abstriche) schnellstmöglich eine kalkulierte Antibiotikatherapie begonnen.
- Wichtigste Maßnahme ist die strikte Hygiene des behandelnden Personals.

47 Akutes Lungenversagen (ARDS)

Das akute Lungenversagen (Acute respiratory distress syndrome, ARDS) ist ein lebensbedrohliches Krankheitsbild, das erstmals 1967 beschrieben wurde. Trotz moderner Behandlungsstrategien liegt die Sterblichkeit noch immer bei etwa 30–45 %, abhängig von Ursache und Schweregrad. Jährlich erkranken etwa 20–30 : 100.000 Menschen an einem ARDS. Allerdings wird das Krankheitsbild häufig nicht als solches erkannt, besonders bei leichten Oxygenierungsstörungen.

Der Schweregrad eines ARDS wird anhand des **Oxygenierungsindex (Synonym: Horovitz-Index)** bestimmt. Er berechnet sich aus dem Verhältnis von arteriellem Sauerstoffpartialdruck (angegeben in mmHg) zur inspiratorischen O_2-Konzentration (angegeben als Dezimalzahl): paO_2/FiO_2.

Berechnungsbeispiel
Gesunder Patient unter Raumluft (21 % Sauerstoff): $paO_2 = 100$ mmHg → $paO_2/FiO_2 = 100/0,21 = 476$.
ARDS-Patient unter Beatmung mit 100 % Sauerstoff: $paO_2 = 75$ mmHg → $75/1,0 = 75$.

Definition

Ein ARDS liegt vor, wenn alle Kriterien der Berlin-Definition von 2012 (→ Tab. 47.1) erfüllt sind.

Im Jahr 2023/2024 wurde die Berlin-Definition durch die „New global definition" erweitert. Ziel dieser Anpassung war es, die Diagnose eines ARDS auch in Situationen mit begrenzter technischer Ausstattung zu ermöglichen. So kann die Lungensonografie mit dem Nachweis typischer Veränderungen anstelle von Röntgen und CT eingesetzt werden. Statt einer arteriellen Blutgasanalyse ist die Pulsoxymetrie ausreichend ($SpO_2/FiO_2 \leq 315$, sofern $SpO_2 \leq 97$ %). Für die Diagnosestellung ist keine Beatmung erforderlich, eine High-flow-Sauerstofftherapie (High-flow nasal cannula, HFNC) mit einem Fluss ≥ 30 l/min genügt. Da einzelne Aspekte der neuen Definition in der Fachwelt kontrovers diskutiert werden, ist sie nicht flächendeckend verbreitet.

Ätiologie

Ein ARDS kann durch verschiedene Auslöser entstehen. Man unterscheidet pulmonale (direkte) und extrapulmonale (indirekte) Ursachen (→ Tab. 47.2).

Pathophysiologie

Beim ARDS kommt es durch eine initiale Schädigung des Endothels und der Alveolarepithelzellen zu einer massiven Entzündungsreaktion in der Lunge. Dadurch wird die Blut-Luft-Schranke (alveolokapilläre Barriere) in der Lunge gestört und eiweißreiche Flüssigkeit tritt aus dem Gefäßsystem in die Alveolen über **(Permeabilitätsödem).** Das Surfactant, das die Oberflächenspannung in den Alveolen reduziert, wird ausgewaschen und kann nicht mehr ausreichend erneuert werden. Dies führt zu:

- Deutlich **verminderter Lungencompliance** (Verlust von Lungenelastizität)
- **Atelektasenbildung** (Kollaps von Lungenarealen)
- Entstehung eins **Rechts-links-Shunts** (Blut fließt an nicht belüfteten Lungenabschnitten vorbei und wird deshalb nicht oxygeniert) **mit Hypoxämie**

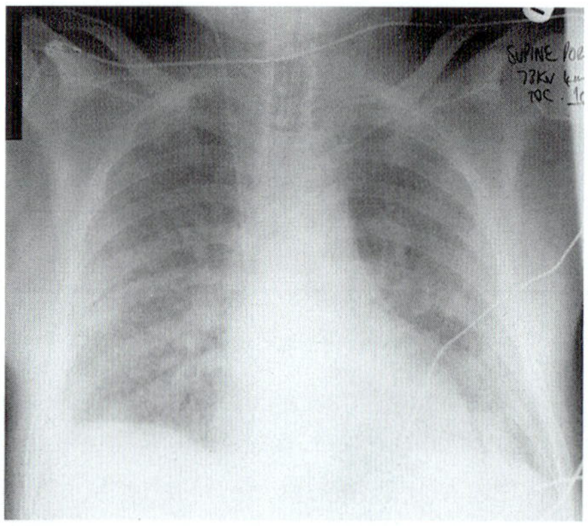

Abb. 47.1 Bilaterale Infiltrate bei ARDS in der Röntgenaufnahme des Thorax [E908]

Tab. 47.1 Definition des ARDS nach der Berlin-Definition 2012

Zeitlicher Verlauf	• Symptombeginn innerhalb 1 Woche nach auslösendem Ereignis
Bildgebung	• Bilaterale Infiltrate in der Röntgenaufnahme oder CT des Thorax, die sich nicht allein durch Pleuraergüsse, Atelektasen oder Rundherde erklären lassen (→ Abb. 47.1)
Ursache des Ödems	• Die respiratorische Insuffizienz lässt sich nicht ausschließlich durch Herzinsuffizienz oder Hypervolämie erklären • Wenn kein typischer Auslöser (→ Tab. 47.2) vorliegt: Ein hydrostatisches Lungenödem wurde ausgeschlossen (z. B. durch Echokardiografie)
Oxygenierungsstörung	
Leicht	201–300 mmHg und PEEP/CPAP ≥ 5 cmH_2O, invasive oder nichtinvasive Beatmung
Mittel	101–200 mmHg und PEEP ≥ 5 cmH_2O, invasive Beatmung
Schwer	≤ 100 mmHg und PEEP ≥ 5 cmH_2O, invasive Beatmung

Die hypoxische pulmonale Vasokonstriktion (HPV), das interstitielle Ödem und Mikrothromben in den Kapillaren verursachen eine **pulmonale Hypertonie.** Diese erhöht die rechtsventrikuläre Nachlast und senkt das Herzzeitvolumen, was den Sauerstofftransport weiter einschränkt.

Zusätzlich kann es zum **fibrotischen Umbau** des Lungenparenchyms kommen, der zu einer irreversiblen Schädigung der Lunge führen kann. Die anhaltende Freisetzung von Zytokinen bewirkt, dass das zunächst lokal begrenzte ARDS auf den gesamten Körper übergreift und sekundär Sepsis und Multiorganversagen auslösen kann.

Schädigung durch Beatmung

Bei schwereren Formen ist meist eine (invasive) Beatmung notwendig. Diese kann jedoch durch verschiedene Mechanismen zusätzliche Lungenschäden (Ventilator-induced lung injury, VILI) verursachen und das Krankheitsgeschehen aufrechterhalten:

- **Volutrauma:** Schädigung durch hohe Tidalvolumina, die zu einer Überdehnung der Alveolen führen
- **Barotrauma:** Schädigung durch hohe Spitzendrücke, die zu Rupturen des Lungengewebes führen können
- **Atelektrauma:** Schädigung durch wiederholtes Öffnen und Kollabieren von Alveolen, was zu Scherkräften (Shear stress) führt
- **Biotrauma:** systemische Entzündungsreaktionen, die durch die Freisetzung proinflammatorischer Mediatoren aus mechanisch gestressten Lungenzellen (Mechanotransduktions-Trauma) ausgelöst werden

Klinik

Die Hauptsymptome des ARDS sind Folge der Oxygenierungsstörung mit rasch fortschreitender **Hypoxie** und **Dyspnoe.** Aufgrund des erhöhten pulmonalarteriellen Drucks zeigen die Patienten oft Zeichen der Rechtsherzbelastung. Das klinische Bild wird zudem durch die Grunderkrankung geprägt.

Therapie

Die Behandlung erfordert ein multimodales Therapiekonzept. Entscheidend sind die konsequente Diagnostik und Therapie der **Grunderkrankung** sowie begleitender oder auslösender Infektionen.

Lungenprotektive maschinelle Beatmung

Zur Behandlung der Hypoxie kann bei leichtem ARDS eine HFNC oder eine nichtinvasive Beatmung ausreichen. Bei schweren Formen müssen die Patienten meist invasiv beatmet werden.

Tab. 47.2 Häufige Ursachen des akuten Lungenversagens

Pulmonal	Extrapulmonal
• Pneumonie • Aspiration von Magensaft • Thoraxtrauma mit Lungenkontusion • Inhalationstrauma • E-Zigaretten oder Vaping • Pulmonale Vaskulitis • Ertrinken/Beinahe-Ertrinken	• Nichtpulmonale Sepsis • Polytrauma • Schwere Pankreatitis • Schwere Verbrennung • Nichtkardiogener Schock • Drogenintoxikation • Massivtransfusion oder TRALI

Tab. 47.3 Lungenprotektive Beatmung im ARDS

• (Druck)kontrollierte Beatmung
• Niedrige Tidalvolumina ($V_T \leq 6$ ml/kg KG Idealgewicht einstellen)
• Endinspiratorischer Druck ≤ 30 cmH_2O und • Driving pressure (endinspiratorischer Druck minus PEEP) ≤ 15 cmH_2O anstreben
• Bei Bedarf CO_2-Anstieg bis $paCO_2$ 50–60 mmHg bzw. 6,7–8,0 kPa zulassen, sofern pH > 7,2 (permissive Hyperkapnie)
• Ziel-Sauerstoffsättigung SaO_2 90–94 % bzw. paO_2 60–80 mmHg (8,0–10,7 kPa)
• Einstellung eines PEEP (soll den Kollaps der Alveolen am Ende der Ausatmung verhindern und die funktionelle Residualkapazität erhöhen, ohne eine Überblähung zu verursachen) abhängig von FiO_2: FiO_2: 0,3 / 0,4 / 0,5 / 0,6 / 0,7 / 0,8 / 0,9 / 1,0 PEEP: 5 / 5–8 / 8–10 / 10 / 10–14 / 14 / 14–20 / 20–24 • In spezialisierten Fällen kann eine individualisierte PEEP-Titration sinnvoll sein, z. B. basierend auf Transpulmonaldruckmessung, Driving Pressure, Lungensonografie oder elektrischer Impedanztomografie
• Verlängerte Inspirationszeit (I : E 1 : 1 bis 1 : 1,5) kann in Einzelfällen zur Verbesserung der Oxygenierung angewendet werden.

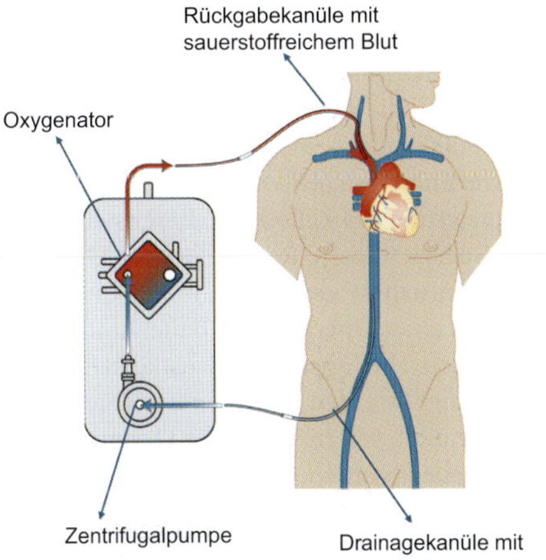

Abb. 47.2 Veno-venöse ECMO [E325-003]

Ziel der Beatmung ist, ausreichend Sauerstoff im Blut bereitzustellen, aber gleichzeitig zusätzliche Lungenschäden zu vermeiden (lungenprotektive Beatmung, → Tab. 47.3). Grundsätzlich wird angestrebt, möglichst schnell auf die Beatmung verzichten zu können. Das Weaning wird daher frühzeitig durch Integration spontanatmungsunterstützender Beatmungsformen eingeleitet.

Lagerung

Etwa ⅔ der Patienten zeigen eine deutliche Verbesserung der Oxygenierung in Bauchlage, die für mindestens 16 h täglich durchgeführt werden sollte. Dadurch verbessern sich Belüftung und Gasaustausch, u. a. durch die Wiedereröffnung von Atelektasen. Die Bauchlage führt zu einer gleichmäßigeren Verteilung von Belüftung und Perfusion in der Lunge und rekrutiert dorsale Lungenareale, die in Rückenlage kollabiert sind. Das Umlagern bedeutet v. a. bei kreislaufinstabilen Patienten ein gewisses Risiko und muss gut vorbereitet und mit einem eingespielten Team durchgeführt werden. Pflegerisch ist besonders auf die erhöhte Dekubitusgefahr zu achten. Eine druckfreie Lagerung gefährdeter Bereiche wie Augen, Nase, Larynx und Abdomens ist essenziell.

Weitere Maßnahmen

Flüssigkeitstherapie Bei Patienten ohne septischen Schock kann eine restriktive Flüssigkeitstherapie in den ersten Tagen die Beatmungsdauer verkürzen. Bei septischem ARDS muss die Flüssigkeits- und Volumentherapie jedoch gemäß den aktuellen Sepsisleitlinien (→ Kap. 44) gesteuert werden, was meist ein erweitertes hämodynamisches Monitoring erfordert.

ECMO Bei schweren ARDS mit therapierefraktärer Hypoxämie (Horovitz-Index ≤ 80 für > 6 h trotz optimaler konventioneller Therapie) kann die extrakorporale Membranoxygenierung (ECMO, → Abb. 47.2) lebensrettend sein. Dabei wird meist ein Teil des Bluts über eine großlumige Kanüle aus der V. cava entzogen, über eine Membran geleitet und oxygeniert und das dann sauerstoffreiche Blut wieder über eine große Vene (z. B. V. jugularis interna) zurückinfundiert. Die veno-venöse ECMO (vvECMO) ist die häufigste Form beim ARDS und dient primär der Unterstützung der Oxygenierung. ECMO-Verfahren sollten in spezialisierten Zentren durchgeführt werden.

Inhalative Vasodilatatoren In Einzelfällen werden inhalative pulmonale Vasodilatatoren eingesetzt, die jedoch nur bei etwa der Hälfte der Patienten wirksam sind. Inhalatives Stickstoffmonoxid (iNO) bewirkt in den ventilierten Lungenbereichen eine selektive Vasodilatation. Dies verlagert den Blutfluss aus den nicht ventilierten in gesunde Lungenareale und verringert den Rechts-links-Shunt, ohne systemische Nebenwirkungen zu verursachen. Ein Überlebensvorteil konnte durch iNO jedoch nicht nachgewiesen werden, weshalb es meist nur überbrückend bis zum Beginn einer ECMO-Therapie eingesetzt wird.

Zusammenfassung

- Ein ARDS ist ein lebensbedrohliches Krankheitsbild, das durch verschiedene Ursachen ausgelöst werden kann. Zugrunde liegt eine Entzündungsreaktion in der Lunge, die zu Permeabilitätsödem, Atelektasenbildung und fibrosierender Alveolitis führt. Schwere Krankheitsverläufe können in ein Multiorganversagen übergehen.
- Ein ARDS liegt vor bei: Oxygenierungsindex ≤ 300 (mit PEEP/CPAP ≥ 5 cmH_2O), bilateralen Infiltraten in der Bildgebung, Beginn innerhalb 1 Woche bei typischem Auslöser bzw. ausgeschlossener Herzinsuffizienz.
- Gesicherte Therapieverfahren sind die Behandlung der Grunderkrankung, lungenprotektive Beatmung, Bauchlagerung, restriktive Flüssigkeitstherapie (wenn möglich) sowie ECMO-Therapie bei schweren Verläufen.
- Eine lungenprotektive Beatmung ist gekennzeichnet durch niedrige Tidalvolumina, hohen PEEP, möglichst geringe Spitzendrücke, angepasste Atemfrequenzen, wobei ein moderater CO_2-Anstieg toleriert wird.

In Deutschland wird das Organtransplantationswesen von der Deutschen Stiftung Organtransplantation (DSO) organisiert. Die Mittel stammen aus einem gemeinsamen Budget der Krankenkassen. Im Jahr 2024 wurden 2.855 Organe von 953 Spendern entnommen. Transplantiert wurden 3.013 Organe. Diese Diskrepanz ergibt sich aus dem Fakt, dass auch Organe aus dem europäischen Ausland in Deutschland transplantiert wurden. Mit rund 11 Organspenden pro Million Einwohner liegt Deutschland im EU-Vergleich im hinteren Drittel. Um die Zahl der Organspenden zu erhöhen, wurden in den vergangenen Jahren die Voraussetzungen, personell wie finanziell, verbessert. So sind u. a. Transplantationsbeauftragte in jedem Entnahmekrankenhaus vorgeschrieben. Das Bestreben, die Spendebereitschaft durch eine „Widerspruchslösung" (der Entnahme muss zu Lebzeiten aktiv widersprochen werden) zu erhöhen, wird immer wieder kontrovers diskutiert.

Hirntoddiagnostik

Die Bundesärztekammer hat 2022 die Richtlinie zur Feststellung des Hirntods nach einem Dreistufenschema fortgeschrieben (→ Abb. 52.2).

Voraussetzungen

Noch bevor mit der eigentlichen Diagnostik begonnen werden darf, müssen alle möglichen Ursachen eines Komas (Intoxikationen, Medikamente, Hypothermie, Schock, metabolische, endokrine oder entzündliche Erkrankungen) ausgeschlossen sein. Voraussetzung für die Diagnose des Hirntods ist der zweifelsfreie Nachweis einer Hirnschädigung, wobei zwischen **primären und sekundären Ursachen** zu unterscheiden ist (→ Tab. 48.1).

Tab. 48.1 Ursachen primärer und sekundärer Hirnschädigungen

Primäre Hirnschädigung	Sekundäre Hirnschädigung
Es werden zusätzlich supra- von infratentoriellen Störungen unterschieden: • Blutungen • Perfusionsstörungen • Tumoren • Entzündungen des Gehirns • Schweres SHT	Mittelbar durch Stoffwechselvorgänge das Gehirn betreffende Prozesse nach: • Kreislaufstillstand • Intoxikation

Klinische Untersuchung

Im Rahmen einer klinischen Untersuchung, die von zwei qualifizierten Ärzten durchzuführen ist, die nicht mit der Entnahme oder Übertragung der Organe befasst sein dürfen, muss das gleichzeitige Vorliegen von Koma, Apnoe und Hirnstammareflexie nachgewiesen werden.
Der Nachweis der Hirnstammareflexie erfolgt durch Prüfung fünf verschiedener Reflexmuster, welche die Funktion des Hirnstamms auf unterschiedlichen anatomischen/funktionellen Ebenen repräsentieren:

- Pupillenreaktion
- Okulozephaler Reflex
- Hornhautreflex
- Schmerzreaktion im Gesicht
- Pharyngeal- und Trachealreflex

Nachweis der Irreversibilität

Schließlich ist nachzuweisen, dass die klinisch erhobenen Befunde auf einem irreversiblen Schaden beruhen. Dies erfolgt entweder durch Wiederholung der Untersuchung durch dieselben Ärzte nach einem Zeitintervall von 12–72 h (abhängig von Alter des potenziellen Spenders, Schädigungsmechanismus) oder durch zusätzliche apparative Diagnostik (→ Abb. 48.1):

- EEG
- Akustisch oder somatosensorisch evozierte Potenziale (AEP/SEP)
- Transkranielle Doppler-Sonografie
- Perfusionsszintigrafie
- Angiografie der hirnversorgenden Arterien

Hiermit wird entweder ein Stillstand der Hirnperfusion oder ein Funktionsverlust nachgewiesen. Bei primärer infratentorieller Schädigung sind diese ergänzenden Untersuchungen obligat.

Organspende

In Deutschland gilt für die Organspende die **erweiterte Zustimmungsregelung.** Das bedeutet, der potenzielle Spender muss der Spende zu Lebzeiten zustimmen und dies am besten schriftlich (z. B. im Organspendeausweis) dokumentieren. Liegt keine schriftliche Äußerung über eine Spendebereitschaft oder -ablehnung vor, entscheiden die nächsten Angehörigen nach dem mutmaßlichen Willen des Patienten.
In anderen Ländern, z. B. Spanien, wird die Widerspruchsregelung praktiziert. Hier sind alle Bürger ab dem 16. Lj. automatisch Spender registriert, außer sie widersprechen. Die Entscheidung kann jederzeit revidiert werden. In Ländern mit Widerspruchsregelung liegt meist eine höhere Spendequote vor.
Nach **Feststellung des Hirntods** (s. o.) und erteiltem Einverständnis zur Organentnahme wird der Spender auf mögliche Infektions- oder maligne Erkrankungen untersucht, um den Empfänger nicht einer zusätzlichen Gefahr auszusetzen.
Steht einer Organspende aus medizinischen Gründen nichts mehr im Weg, werden alle erforderlichen Daten an Eurotransplant in Leiden (Niederlande) weitergeleitet. Hier erfolgt die Zuteilung der Organe an den am besten geeigneten Empfänger.

Organentnahme

Die DSO organisiert den Ablauf der Organentnahme in Absprache mit der „Spenderklinik" und dem Transplantationszentrum. Vom Transplantationszentrum wird meist auch das ärztliche Operationsteam gestellt und in die entsprechende Klinik gebracht. Während der Operation werden die Organe mit einer speziellen Lösung blutleer gespült, sodass sich keine Blutgerinnsel bilden, und rasch auf 4 °C heruntergekühlt. Neben der rein thermischen Kühlung der Organe wird durch die spezielle Zusammensetzung der Spüllösungen eine zusätzliche **Konservierung** erreicht (Azidosepufferung, Reduzierung des Zellödems, Bereitstellung von Energieträgern, Radikalfänger). Die Organentnahme gleicht in Umfang und Sorgfalt einer Operation an Bauch und/oder Brustkorb. Die Organe im Brustkorb (Herz und Lunge) werden vor jenen im Bauchraum entnommen, sofern sie für die Organspende freigegeben wurden. Ein Anästhesieteam überwacht während der Entnahmeoperation Kreislauf und Beatmung des Organspenders, bis die Entnahme von Herz und Lunge abgeschlossen sind. Eine **Narkose ist** prinzipiell **nicht notwendig** und wäre unwirksam, da das Gehirn nicht mehr perfundiert wird und somit die Narkotika nicht mehr an ihren Wirkort gelangen können. Allerdings kann zur Unterdrückung von spinalen Reflexen ein Muskelrelaxans bzw. zur vegetativen Dämpfung ein Opioid verabreicht werden. Im Anschluss an die Organentnahme wird der Körper des Spenders wie bei anderen Operationen durch Nähte verschlossen und verbunden. Äußerlich weisen nur Verbände auf die Organentnahme hin. Die Organe werden verpackt, gekühlt und zur transplantierenden Klinik transportiert.

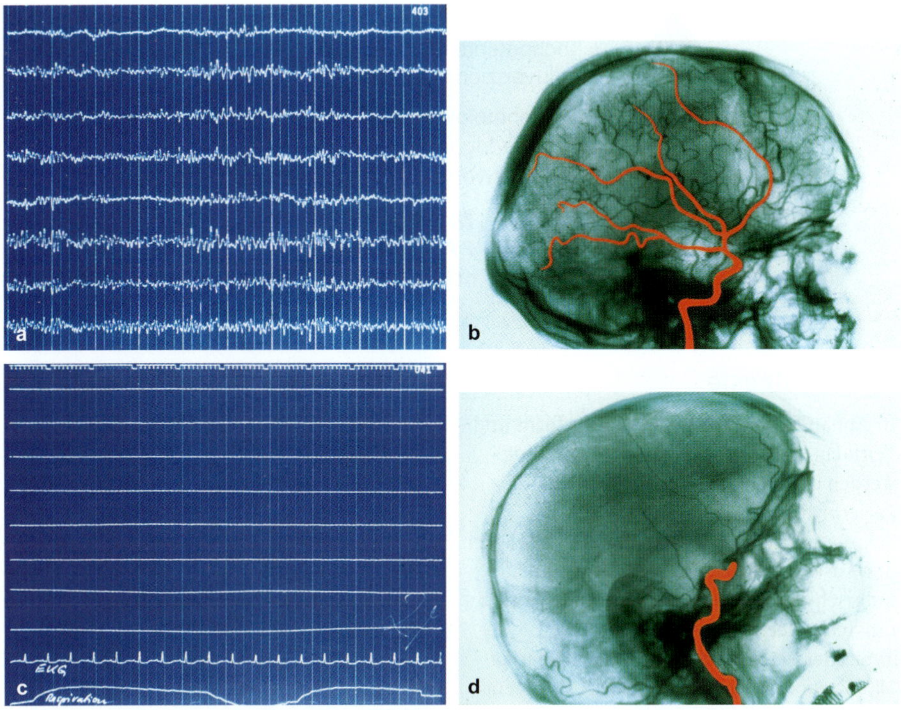

Abb. 48.1 EEG und Angiogramm bei Hirntod. a) Normales EEG eines Gesunden. b) Angiografie Normalbefund unter Darstellung aller Äste der Aa. carotides interna und externa. c) Isoelektrische Stille („Null-Linien-EEG") bei einem Hirntoten. Nur die elektrische Aktivität des Herzens (EKG, neunter Kanal) sowie Artefakte durch maschinelle Beatmung (zehnter Kanal) sind erkennbar. d) Befund im Hirntod: Es stellen sich nur die Äste der A. carotis externa dar. Der Blutfluss in der A. carotis interna und A. vertebralis ist beim Eintritt in die Schädelhöhle unterbrochen. [W279]

Intensivtherapie von potenziellen Spendern

Der Intensivtherapie vor einer Entnahme kommt große Bedeutung zu. Ziel ist es, möglichst organprotektiv zu wirken. Im Mittelpunkt steht dabei, eine Homöostase aufrechtzuerhalten.
Zentral sind hierbei:

- Eine lungenprotektive Beatmung
- Gewährleistung einer guten Organperfusion
- Differenzierte Volumentherapie

Zusammenfassung

- Die Hirntoddiagnostik unterliegt strengen gesetzlichen Auflagen und läuft nach einem genau festgelegten Dreistufenschema ab.
- Für eine Organspende gilt in Deutschland die erweiterte Zustimmungsregelung.
- Die Organisation im Zusammenhang mit der Organspende und Transplantation übernimmt die DSO.
- Die Organentnahme läuft wie eine geplante Operation ab. Zur Konservierung werden die Organe gekühlt und vor Explantation mit einer speziellen Spüllösung behandelt.
- Eine Narkose ist während der Organentnahme nicht erforderlich. Ein Anästhesieteam überwacht aber die künstlich aufrechterhaltenen Vitalfunktionen.
- Eine detaillierte Informationsmappe mit Rahmenbedingungen, Ablauf, Untersuchung der Spender(organe) steht unter https://www.dso.de/organspende/fachinformationen/organspendeprozess/leitfaden-f%C3%BCr-die-organspende zu Verfügung.

Postoperativer Schmerz gehört neben Übelkeit und Erbrechen (PONV) zu den Hauptängsten der Patienten. Seit September 2021 liegt die aktualisierte Fassung der S3-Leitlinie zur Behandlung von perioperativen und posttraumatischen Schmerzen vor. Unter Federführung der DGSI haben rund 30 Fachgesellschaften und Arbeitskreise nach evidenzbasierten Kriterien Empfehlungen zur Analgesie zusammengestellt.
Die Grundprinzipien der perioperativen Akutschmerztherapie sind eng an das Tumorschmerzmodell der WHO angelehnt. Für Herbst 2021 war eine umfassende Revision geplant, die jedoch COVID-19-Pandemie-bedingt verschoben wurde.

Tumorschmerzmodell nach WHO

Für die Versorgung von Tumorschmerzpatienten gibt es seit Jahren ein praktikables Stufenschema der Weltgesundheitsorganisation (WHO). Dieses Konzept kombiniert in drei Stufen Nichtopioide mit niedrig- bis hochpotenten morphinartigen Analgetika (→ Abb. 49.1):

- **Stufe 1:** Einsatz von Nichtopioiden aus verschiedenen Substanzklassen
- **Stufe 2:** Kombination der Nichtopiode mit einem niedrigpotenten Opioid (z. B. Tramadol, Tilidin/Naloxon oder Dihydrocodein)
- **Stufe 3:** Einsatz von hochpotenten Opioiden statt der weniger potenten

> Niemals niedrig und hochpotente Opioide kombinieren!

Der Einsatz von Koanalgetika oder Adjuvanzien, wie Protonenpumpenhemmer bei Verwendung von nichtsteroidalen Antirheumatika (NSAR), Laxanzien und Antiemetika zur Milderung von typischen Nebenwirkungen der Opiate und Opioide, ist obligat.

> **Koanalgetika**
> Pharmaka, die selbst keine analgetische Potenz aufweisen, jedoch die Wirkung von z. B. Opioiden verstärken können. Einige Antiepileptika und Antidepressiva werden dieser Gruppe zugeordnet.

> **Adjuvanzien**
> Pharmaka, die typische Nebenwirkungen der Analgetika abmildern oder verhindern sollen (Protonenpumpenhemmer, Laxanzien, Antiemetika etc.).

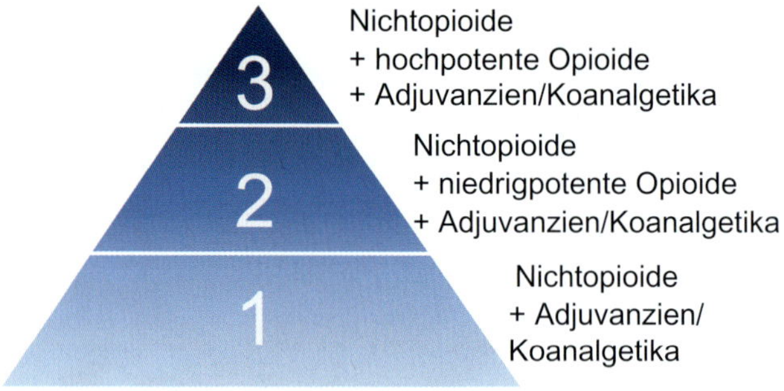

Abb. 49.1 Stufenmodell zur Tumorschmerztherapie [O646]

Basisanalgesie

In Abhängigkeit von Darreichungsform und Wirkdauer des entsprechenden Wirkstoffs werden ein oder mehrere Basisanalgetika verordnet, um den Grundbedarf an Schmerzmitteln zu sichern (→ Tab. 49.1). Bei der Auswahl der Wirkstoffe sollte man auf unterschiedliche Wirkmechanismen achten, um Synergieeffekte zu nutzen.
Typischerweise werden als Basisanalgetika NSAR oder andere Nichtopioide, wie Metamizol, verwendet (Stufe 1 nach WHO). Nach größeren Traumata oder Operationen kann es erforderlich sein, ein Opioid bereits als Basisanalgetikum einzusetzen. Es empfiehlt sich die Verwendung von Retard-Präparaten, die nur ein- oder zweimal pro 24 h eingenommen werden müssen. Diese speziellen Galeniken sichern einen kontinuierlichen Wirkspiegel und unterstützen durch weniger Einnahmezeitpunkte die Compliance des Patienten.
In der Therapie chronischer Schmerzen ist die Verwendung eines mit hochpotentem Opioid befüllten **transdermalen therapeutischen Systems** (TTS, Schmerzpflaster) ebenfalls Bestandteil der Basisanalgesie. Für den Akutschmerz sind TTS nicht geeignet, weil es einige Tage dauert, bis sich ein stabiles Wirkdepot aufbaut und die adäquate Dosis für den Patienten gefunden ist.

Rescue-Medikation

Bei plötzlichen **Durchbruchschmerzen oder Schmerzspitzen** muss dem Patienten die Möglichkeit gegeben werden, sich zusätzliche Analgetikadosen anzufordern (→ Tab. 49.2).
In Abhängigkeit von den verwendeten Basisanalgetika werden entweder **zusätzliche Nichtopioide** oder auch **Opioide** als Rescue-Medikation eingesetzt.
Entscheidend ist, dass die Zeitdauer von der Verabreichung bis zum Einsetzen der Wirkung möglichst kurz sein soll. Dies ist bei der Auswahl der Darreichungsform zu beachten. Auf Stufe 3 des Stufenschemas der WHO gibt es beispielsweise die Möglichkeit, eine Schmelztablette (Buprenorphin) oder einen „Lolli" (Fentanyl) zu verabreichen.

Tab. 49.1 Basisanalgetika und Verordnungshilfen

Wirkstoff	Dosis und Dosierungsintervall
Metamizol	8–16 mg/kg = 500–1.000 mg alle 4–6 h Bis zu 5 g/d
Paracetamol	500–1.000 mg alle 4–6 h p. o. 1 g alle 4–6 h als Kurzinfusion i. v.
NSAR	
Diclofenac	Dreimal 50 mg/d alle 8 h Zweimal 75 mg/d alle 12 h bei Verwendung von Voltaren resinat®
Ibuprofen	(200)–400–600 mg alle 4–6 h
Selektive COX-2-Hemmer	
Celecoxib	200 mg alle (8–)12 h
Etoricoxib	Einmal 60–90–120 mg/d
Parecoxib	20–40 mg alle 8–12 h (max. 80 mg/d) i. v. als Kurzinfusion oder i. m.
Opioide	
Tramadol, z. B. als Tramal long®	100–200 mg alle 12 h
Tilidin/Naloxon, z. B. als Valoron N ret.	50/2–100/4 mg alle 12 h
Oxycodon ret.	5–80 mg alle 12 h

Tab. 49.2 Rescue-Medikationen mit Verordnungshilfe

Wirkstoff	Dosis und Dosierungsintervall
Metamizol	8–16 mg/kg = 500–1.000 mg als Tropfen: 20–40
Paracetamol	1 g als Kurzinfusion (KI) i. v.
Selektive COX-2-Hemmer	
Parecoxib	20–40 mg i. v.
Opioide	
Tramadol	50–100 mg = 20–40 Tropfen p. o. 50–100 mg i. v. als Kurzinfusion (Antiemetikum!)
Tilidin/Naloxon	50–100 mg = 20–40 Tropfen p. o.
Piritramid	3,75–7,5 mg als Kurzinfusion i. v.
Oxycodon	2–5 mg i. v. Boli im AWR oder 5 mg als KI

Risiken der medikamentösen Schmerztherapie

- Opioide können zu Übelkeit, Erbrechen und Obstipation führen, der Einsatz von Adjuvanzien ist daher als obligat anzusehen.
- Bei der Anwendung von Opioiden sind bei Überdosierungen Vigilanzminderungen und Atemdepression möglich.
- Unter Regionalanästhesie und Opioiden muss mit Harnverhalt gerechnet werden.
- Bei Anwendung von NSAR können postoperativ Nierenfunktionsstörungen (v. a. bei Volumenmangel!) und gastrointestinale Blutungen auftreten.
- Bei zu rascher Infusion kann es unter Metamizol (und Dolantin) zu Blutdruckabfällen kommen.
- Allergische Reaktionen sind möglich.

Konzepte

Präoperative Analgesie

In den letzten Jahren konnte trotz mehrfacher Studien nicht nachgewiesen werden, dass eine präemptive Analgesie zu einem geringeren postoperativen Opiatbedarf führt. Da es offensichtlich keinen Vorteil für den Patienten gibt, wird daher derzeit keine Empfehlung für eine präoperative Verabreichung von Analgetika ausgesprochen, wenn die Patienten zu diesem Zeitpunkt schmerzfrei sind (Elektiveingriffe etc.).
Vor geplanten Amputationen sollte zur Reduktion des Phantomschmerzrisikos für eine gute Analgesie gesorgt werden (→ Kap. 51).

Intraoperative Analgesie

Neben der klassischen medikamentösen Analgesie mit hochpotenten Opioiden wird empfohlen, parallel ein Regionalanästhesieverfahren als Single-shot oder kathetergestützt anzuwenden, wenn keine Kontraindikationen vorliegen. Dafür gibt es folgende Gründe:

- Leitungsanästhesie- und neuroaxiale Anästhesieverfahren können nachweislich den perioperativen Analgetikabedarf senken.
- Die frühe Mobilisationsfähigkeit wird durch Schmerzkatheter gefördert.
- Eine adäquate Periduralanästhesie kann durch Sympathikusblockade die perioperative Stressreaktion senken und ist insbesondere für kardial vorbelastete Patienten von Vorteil.
- Darmotilität und Perfusion der abdominellen Organe werden durch eine Periduralanästhesie verbessert.

Wie einige Studien mit Nichtopioiden zur perioperativen Schmerztherapie gezeigt haben, kann die intraoperative Gabe von NSARs oder Metamizol den postoperativen Opiatbedarf senken.
Ist ein Regionalanästhesieverfahren technisch nicht möglich oder kann aufgrund von Kontraindiaktionen oder Ablehnung nicht zum Einsatzkommen, können Infiltrationen mit Lokalanästhetika, z. B. an den Wundrändern oder im Frakturbereich sinnvoll sein. Lidocaininfusionen stellen ebenfalls eine mögliche Alternative dar.

Postoperative Analgesie

Primäres Ziel muss es sein, eine möglichst rasche Schmerzfreiheit oder zumindest eine geringe Schmerzstärke zu erreichen. Hierfür sind kleine Boli eines mittel- bis hochpotenten Opioids (z. B. 2 mg Oxycodon alle 5 min bis zur Schmerzfreiheit) am besten geeignet. Im Aufwachraum sind die Patienten ausreichend überwacht, sodass die Sorge um die Atemdepression unbegründet ist. Für die weitere stationäre Betreuung haben sich Schmerzstandards nach dem oben beschriebenen WHO-Modell bewährt.
Die bereits vor der Operation angelegten Schmerzkatheter werden je nach Operationstrauma und Lage für mehrere Tage belassen und zur Basisanalgesie benutzt.
Die patientenkontrollierte Analgesie (PCA, → Abb. 49.2), als i. v. Medikation oder in Kombination mit eine Regionalanästhesie (Patient controlled epidural analgesia [PCEA] etc.), erlaubt es dem Patienten, seine Schmerztherapie in vorher festgelegten Sicherheitsgrenzen selbst zu steuern.

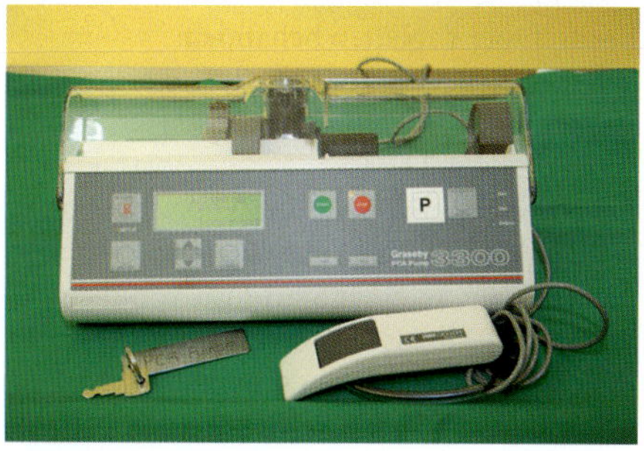

Abb. 49.2 PCA-Pumpe [O646]

Zusammenfassung

- Das Grundprinzip der perioperativen Akutschmerztherapie ist an das WHO-Stufenmodell zur Tumorschmerzbehandlung angelehnt:
  - Immer Basisanalgetika und zusätzlich Rescue-Medikation bei Schmerzspitzen und Durchbruchschmerzen geben.
  - Wirkstoff mit unterschiedlichem Wirkmechanismus kombinieren, um Synergieeffekte zu nutzen.
  - Niemals niedrig- und hochpotente Opioidanalgetika kombinieren.
  - Immer Koanalgetika und Adjuvanzien verordnen.
  - Im perioperativen Bereich, wann immer möglich, (kathetergestützte) Regionalanästhesie einsetzen.
  - Patientenkontrollierte Analgesie einsetzen als Ergänzung zur Basisanalgesie bei Schmerzspitzen.

Kopfschmerz

Spannungskopfschmerz

Definition

Die episodische Form des Spannungskopfschmerzes (Häufigkeit 15–20 %) dauert Minuten bis Tage an und tritt nur gelegentlich für 1–2 Tage auf. Bei mehr als 15 Attacken im Monat wird von der chronischen Form gesprochen. Es gibt Übergangsformen zur Migräne. Beide Kopfschmerzformen können auch gemeinsam auftreten.
Zur Abgrenzung gegenüber der Migräne werden Schmerzcharakter, Lokalisation und das Fehlen der Aura herangezogen. Photo- und Phonophobie treten beim Migränekopfschmerz immer zusammen auf.

Differenzialdiagnosen

Mögliche Differenzialdiagnosen sind medikamenteninduzierter, postpunktioneller oder posttraumatischer Kopfschmerz. Jeder zweite intrakranielle Tumor geht mit Kopfschmerzen einher, die Kriterien des Spannungskopfschmerzes erfüllen. Im Rahmen von chronischen Infekten (Sinusitis) können ebenfalls Kopfschmerzen auftreten. An eine Arteriitis temporalis oder einen Pseudotumor cerebri muss ebenfalls gedacht werden.

Therapie

Episodische Verläufe werden mit klassischen Kopfschmerztabletten behandelt:
- Acetylsalicylsäure (1 g) oder
- Naproxen 500 mg und/oder
- Paracetamol 1 g

Bei chronischem Spannungskopfschmerz werden trizyklische Antidepressiva, wie Amitriptylin, in einer Startdosis von 10 mg/d verordnet und zusätzlich verhaltenstherapeutische Maßnahmen empfohlen.

Migräne

Einteilung

Bei der Migräne (Häufigkeit 10 %), einem idiopathischen Kopfschmerzsyndrom, werden zwei Hauptformen unterschieden (→ Tab. 50.1). Als Komplikation kann es zum Status migraenosus kommen. Bei der Therapie werden Akuttherapie und Prophylaxe unterschieden. Auch der Schwergrad der Beschwerden beeinflusst die Behandlung.

Therapie

> Leichte und mittelschwere Migräneattacke: Analgetikum + Antiemetikum oder Triptan + Antiemetikum.
> Mittelschwere und schwere Migräneattacke: Triptan + Antiemetikum.

Tab. 50.1 Unterschiedliche Formen der Migräne

	Migräne ohne Aura	Migräne mit Aura
Synonyme	Einfache Migräne, Hemikranie	Klassische Migräne, komplizierte Migräne
Dauer	• Kopfschmerz: 4–72 h	• Aura: entwickelt sich über 5–20 min und hält ca. 1 h an • Kopfschmerz: 4–72 h
Symptome	• Einseitige Lokalisation, pulsierender Charakter, mäßig bis starke Intensität • Verstärkung durch körperliche Anstrengung • Photophobie, Phonophobie, Nausea	• Aura: homonyme Sehstörungen, halbseitige Sensibilitätsstörungen, Hemiparese, Dysphase, vollreversibel • Pochende, pulsierende oder hämmernde Kopfschmerzen

Die Wirkung der Triptane ist zu Beginn der Attacke besser.
Lasmiditan (Serotonin-1F-Rezeptoragonist) kann zur Behandlung akuter Migräneattacken eingesetzt werden, hat keine vasokonstriktiven Eigenschaften und kann bei Patienten mit Kontraindikationen gegen Triptane zum Einsatz kommen. **Rimegepant,** ein CGRP-Rezeptorantagonist zeigt bei der Behandlung akuter Migräneattacken eine gute Verträglichkeit.

Migräneprophylaxe

Die Indikation für eine Prophylaxe steht in engem Zusammenhang mit dem Leidensdruck und der Einschränkung der Lebensqualität durch den Schmerz. Einen Einfluss haben hier z. B. die Dauer (Attacken über 72 h), die Häufigkeit (über drei Attacken im Monat) und die Qualität (komplizierte Attacken mit neurologischen Ausfällen von mehr als 1 Woche Dauer) der Attacken.
Die Wirksamkeit in der Migräneprophylaxe ist bei den Betablockern Metoprolol und Propranolol, dem Kalziumantagonist Flunarizin, den Antikonvulsiva Topiramat und Valproinsäure sowie Amitriptylin belegt. Die Auswahl des Prophylaktikums sollte sich an Attackenhäufigkeit (episodisch vs. chronisch), Begleiterkrankungen und individuellen Bedürfnissen des Patienten orientieren. Monoklonale Antikörper gegen CGRP (Eptinezumab, Fremanezumab und Galcanezumab) oder den CGRP-Rezeptor-Blocker (Erenumab) sind bei der prophylaktischen Therapie der episodischen Migräne erfolgreich einsetzbar.
Ergänzend zur Pharmakotherapie sollten **verhaltenstherapeutische Maßnahmen** und **Ausdauersport** verordnet werden.

Cluster-Kopfschmerz

Definition

Bei den meisten Patienten treten die Attacken dieses idiopathischen Kopfschmerzes (Häufigkeit 0,04–0,09 %) in Serien über Wochen oder Monate auf, wobei es eine jahreszeitliche Häufung im Frühjahr und Herbst gibt. Männer sind sechsmal häufiger betroffen. Mögliche Auslöser sind Nitrate, Flackerlicht, Alkohol oder Histamin. Im Gegensatz zur Migräne fehlen häufig Prodromi und die Patienten neigen zu motorischer Unruhe (Umherlaufen etc.).
Chronische Verläufe dauern über 1 Jahr ohne Remission oder mit Pausen von weniger als 1 Monat. Bei episodischem Verlauf treten die Perioden über einen Zeitraum von 7 Tagen bis zu 1 Jahr auf. Schmerzfreie Intervalle von 4 Wochen liegen dazwischen. Die Attacken treten i. d. R. in den Nachtstunden auf.
Die Schmerzen sind streng einseitig und orbital, supraorbital oder temporal lokalisiert, werden als bohrend, brennend und unerträglich empfunden und dauern zwischen 15 min und 3 h an. Mehrere Attacken pro Tag sind möglich.

Begleitsymptome

Während oder nach einer Attacke tritt mindestens eines der folgenden Begleitsymptome auf:
- Konjunktivale Injektionen, Lakrimation
- Schwellung der Nasenschleimhaut und Rhinorrhö
- Miosis, Ptosis, ipsilaterales Lidödem
- Schwitzen im Stirn- und Gesichtsbereich

Therapie

Eine akute Clusterattacke kann durch Inhalation von **Sauerstoff** (8 l via Maske für 15 min), die Anwendung von **Sumatriptan** (s. c. oder Nasenspray) oder Lidocain (lokal intranasal) erfolgen. Zur Durchbrechung des Clusters wird hoch dosiert Prednisolon als Stoßtherapie eingesetzt und dann über 3 Wochen ausgeschlichen.
Unwirksam sind Analgetika, Antikonvulsiva und Neuroleptika.
Die Clusterprophylaxe kann mit **Verapamil** (drei- bis viermal 80 mg/d) oder **Prednisolon** (60–100 mg/d, dann ausschleichen) erfolgen.

Medikamenteninduzierter Kopfschmerz

Definition

Dumpf-drückender oder pulsierender Schmerz, ausgelöst durch Medikamentenüber- oder -fehlgebrauch, tritt unmittelbar nach oder bei längerer Einnahme auf.

Auslöser

Auslösende Pharmaka gehören zur Gruppe der Nitrate, Kalziumantagonisten, nichtsteroidale Antirheumatika (NSAR) oder Immunglobuline. Nach Einnahme von Dipyramidol oder Theophyllin treten ebenso gehäuft Kopfschmerzen auf. Bei diesen Medikamenten kommt es i. d. R. nur zu kurzen Schmerzphasen. Der klassische chronische medikamenteninduzierte Kopfschmerz wird durch die regelmäßige Einnahme von Analgetika ausgelöst und auch als **Analgetika-Kopfschmerz** bezeichnet.

Diagnostische Kriterien

- Auftreten nach Einnahme täglicher Dosen eines bestimmten Pharmakons (häufig: Analgetika, Triptane, Ergotamin) über einen Zeitraum von 3 Monaten
- Chronischer Kopfschmerz (> 15 Tage/Monat)
- Kopfschmerz verschwindet innerhalb 1 Monats nach Absetzen des Auslösers, wird aber ggf. vom ursprünglichen Kopfschmerz abgelöst.

Therapie

Medikamentenentzug unter Symptomkontrolle.

Chronischer Rückenschmerz

Bei der Behandlung des chronischen Rückenschmerzes werden mit einem multimodalen Therapieansatz die besten Ergebnisse erzielt. Somatische Beschwerden können zu reaktiven depressiven Störungen und psychischen Komorbiditäten führen. Umgekehrt können ursprünglich psychische Belastungen somatoforme Schmerzsyndrome verursachen.
Die Indikation zur Operation beim Bandscheibenvorfall ist sehr streng zu stellen. Die konservativen Behandlungsoptionen sind auszuschöpfen, da jeder zweite Patient nach einer Operation, teils sogar verstärkt, weiterhin unter Schmerzen leidet (Failed back surgery). Dringende Indikationen zur Operation sind Wurzelschädigungen mit Lähmungserscheinungen und das Cauda-equina-Syndrom.

Diagnostik

Allgemeines

Grundsätzlich muss immer eine ausführliche orthopädische, neurologische, angiologische sowie gynäkologische bzw. urologische Untersuchung durchgeführt werden, um mögliche Malignome auszuschließen (→ Abb. 50.1 und → Tab. 50.2).

Spinalkanalstenose

Man unterscheidet die Claudicatio spinalis und die neurogene Claudicatio. Ähnlich wie bei Claudicatio intermittens kommt es beim Laufen zu zunehmendem Schmerz, Parästhesien und Lähmungserscheinungen. Die Symptome lassen sich durch Aufhebung der Lordose lindern.

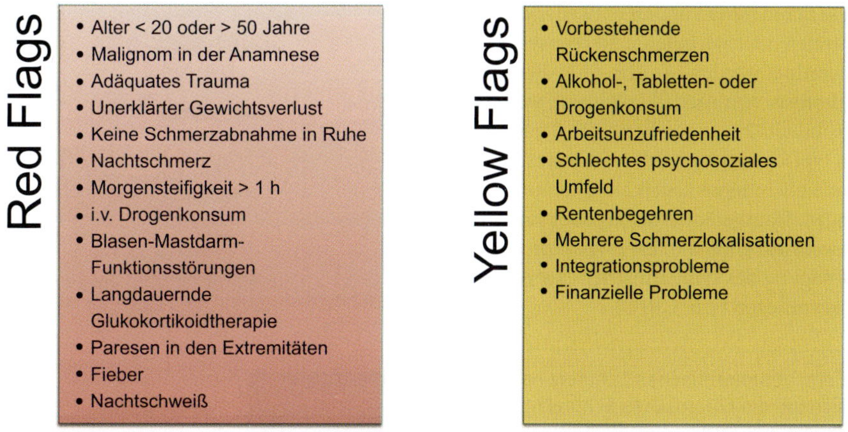

Abb. 50.1 Physische (Red Flags) und psychosoziale (Yellow Flags) Warnzeichen zur Diagnostik bei Rückenschmerzen [O646]

Therapie

Aus dem breiten Feld der nichtmedikamentösen Maßnahmen gibt es nur für wenige eine Empfehlung in den gültigen Leitlinien. Hierzu zählen **Bewegungstherapie** und **Reha-Sport.** Bettruhe ist zu vermeiden. Bei entsprechenden psychosozialen Risikofaktoren soll eine **Verhaltenstherapie** eingeleitet werden. Zur medikamentösen Therapie gehört die konsequente Einnahme von **NSAR.** Morphinartige Schmerzmittel sollten zurückhaltend zum Einsatz kommen. Mittel der Wahl sind dann Oxycodon oder Tilidin. Für Muskelrelaxanzien gibt es keine Leitlinienempfehlung. Ebenso wird von invasiven Verfahren abgeraten. Capsaicinpflaster und -cremes können im Rahmen des Selbstmanagements in Kombination mit aktivierenden Maßnahmen zur Behandlung nichtspezifischer Kreuzschmerzen angewendet werden. Reichen diese weniger intensiven evidenzbasierten Maßnahmen nicht aus, soll der Patient in ein **multimodales Therapieprogramm** (ambulant, stationär) eingeschleust werden.
Bei **spezifischen Schmerzsyndromen** kommt neben den bereits erwähnten Optionen auch der Einsatz von Antidepressiva oder Antiepileptika zur Therapie neuropathischer Schmerzen infrage. Als interventionelles Verfahren stehen die **(CT-gesteuerte) periradikuläre Therapie (PRT)** und die operative Versorgung der Schmerzursache zur Verfügung. Bei der PRT werden Lokalanästhetika oder Kortikoide direkt an die lokal entzündete, komprimierte oder gedehnte Nervenwurzel gespritzt.

Tab. 50.2 Differenzialdiagnose radikulärer und nichtradikulärer Rückenschmerzen

	Radikulärer Rückenschmerz	Nichtradikulärer Rückenschmerz
Häufigkeit	10 %	90 %
Schmerz	Beinschmerz > Rückenschmerz	Beinschmerz < Rückenschmerz
Ausbreitung	Dermatome mit Parese der Kennmuskeln	Ohne Bezug
Ausstrahlung	Nach distal	Lokal (oder distal)
Lokalisation	Meist einseitig	Ein- oder beidseitig
Linderung	Ruhe, Stufenlagerung	Bewegung
Verstärkung	Husten, Heben	Sitzen, Stehen
Typisch		Diskrepanz zwischen Befund und Schmerz

Zusammenfassung

- Kopf- und Rückenschmerzen gehören zu den „Volkskrankheiten".
- Eine genaue Ursachenabklärung ist in beiden Fällen zwingend erforderlich, da häufig Kopf- oder Rückenschmerzen auch Symptome einer schweren organischen oder psychosomatischen Grunderkrankung sind.
- Bei Kopfschmerzsyndromen muss neben der Akutversorgung ggf. auch an eine Prophylaxe gedacht werden.
- Bei Rückenschmerz ist einer Immobilisation zwingend entgegenzuwirken.

Diese Schmerzen können entweder dem zentralen oder peripheren Nervensystem zugeordnet werden (→ Abb. 51.1). Bevor es zu motorischen Ausfällen kommt, werden Sensibilitätsstörungen berichtet. Treten zu den typischen brennenden oder einschießenden Schmerzen auch Durchblutungsstörungen, Hautveränderungen oder veränderte Schweißsekretion auf, kann zusätzlich eine Beteiligung des sympathischen Nervensystems vorliegen (s. u. CRPS).

> Beim neuropathischen Schmerz handelt sich um ein chronisches Schmerzsyndrom aufgrund einer Schädigung peripherer oder zentraler nozizeptiver Systeme.

Ätiologie

→ Tab. 51.1.

Neuropathische Schmerzsyndrome

Phantomschmerz

Nach Nervenläsion oder Amputation kann es zu Nervenschmerzsyndromen kommen. Es handelt sich um Deafferenzierungsschmerzen, da trotz Ausfall von sensiblen Afferenzen Schmerzen im Versorgungsgebiet wahrgenommen werden.

Definition

- **Phantomschmerz:** schmerzhafte Wahrnehmung bei partiellem oder kompletten Verlust einer Extremität, der Brust, eines Zahns oder Organs
- **Phantomsensationen:** nichtschmerzhafte Wahrnehmungen im Phantomglied oder -organ
- **Phantombewegungen:** real wahrgenommene Bewegungen im Phantomglied
- **Stumpfschmerzen:** meist über Nozizeptoren vermittelter Schmerz durch mechanische, entzündliche, vaskuläre oder proliferative Ursachen (bei 60 % der Patienten)

Diagnostik

Mögliche Ursachen des symptomatischen Phantomschmerzes können auch Wurzelirritationen, Spinalkanalstenose, Tumoren, lokale Infektionen und Wundheilungsstörungen, statische Fehlbelastungen und andere sein.

Prävention

Die beste Therapie ist die präoperative Prophylaxe (→ Tab. 51.2). Liegen chronische oder akute Schmerzen vor der Amputation vor, ist das Risiko für die Entwicklung eines Phantomschmerzes deutlich erhöht.

Frühtherapie

Etabliertes Stufenschema (→ Abb. 51.2).

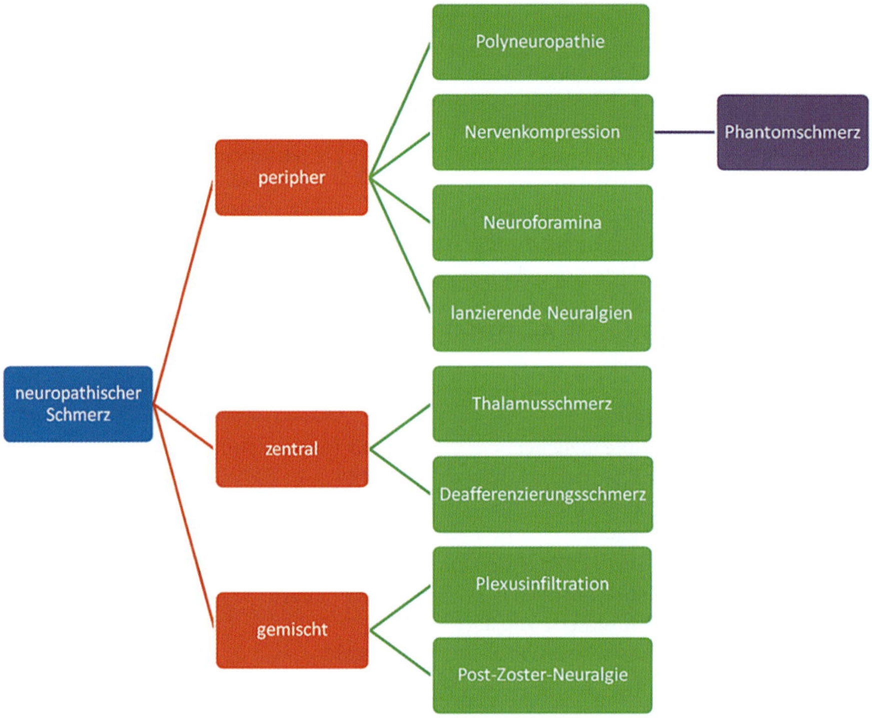

Abb. 51.1 Systematik des neuropathischen Schmerzes [O646]

Tab. 51.1 Ursachen neuropathischer Schmerzen

Zerebral	Hirnnerven	Rückenmark	Spinalwurzeln	Periphere Nerven
Ischämie Tumor Multiple Sklerose Phantomschmerz	Neuralgien (Trigeminus) Neuropathien	Trauma Syrnigomyelie	Wurzelkompressionssyndrom Radikulitis Ganglionitis Post-Zoster-Neuralgie	Engpasssyndrome Mononeuropathien Plexusläsionen CRPS I und II

Tab. 51.2 Prävention von Stumpf- und Phantomschmerzen

Rechtzeitige (präoperative) Schmerzlinderung	• Analgetika nach WHO-Schema • Präoperative Regionalanästhesie (PDA, Plexusanästhesie) mit Lokalanästhetikum • Präoperative Behandlung von Perfusionsstörungen
Chirurgische Präventionsmaßnahmen	• Perineurale Nervenblockade vor Neurektomie • Sicherung des Nervenstumpfs vor Irritation • Frühe Prothesenanpassung • Möglichst keine Nachresektion
Anästhesiologische Präventionsmaßnahmen	• Amputation unter Regionalanästhesie, ggf. kombiniert mit Allgemeinanästhesie • Evtl. Nervenblockaden • Ketamingabe (Low-dose)
Postoperative Schmerztherapie	• **Sofort postoperative Analgesie gemäß WHO-Schema** • Kontinuierliche Katheteranalgesie für 4 d • Früh einsetzende Therapie bei Auftreten von Phantomschmerz

Trigeminusneuralgie

Sie gehört zu den Gesichtsschmerzen und tritt **idiopathisch oder symptomatisch** im Rahmen von Tumorleiden, bei Gefäßanomalien, Encephalitis disseminata oder knöchernen Veränderungen auf. Die Therapie ist kausal. Für das Auftreten der idiopathischen Form gibt es verschiedene Hypothesen zu Störungen auf neuronaler Ebene und mirkovaskulären Störungen.

Klinik und Diagnostik

→ Tab. 51.3

Therapie

Die Dauertherapie besteht aus der Einnahme von **Antiepileptika.** Als Mittel der ersten Wahl gilt Carbamazepin in einschleichend steigenden Dosierungen von 800–1.600 mg/d, wenn dies gut vertragen wird. Zusammen mit Phenytoin ist es der

Tab. 51.3 Diagnostische-Kriterien Trigeminusneuralgie nach ICHD-3 [W1087-012]

A	Wiederkehrende paroxysmale unilaterale Gesichtsschmerzattacken im/in den Versorgungsbereich(en), die einen oder mehrere Äste des N. trigeminus betreffen. Keine Ausstrahlung darüber hinaus, die die Kriterien B und C erfüllen
B	Der Schmerz weist alle der folgenden Charakteristika auf: • Dauer zwischen einem Sekundenbruchteil bis zu 2 min • Starke Intensität • Stromstoßartige, einschießende, stechende oder scharfe Qualität
C	Schmerzen, ausgelöst durch normalerweise nicht schmerzhafte Reize im betroffenen Versorgungsbereich des N. trigeminus
D	Nicht besser erklärt durch eine andere ICHD-3-Diagnose

Nach: S1-Leitlinie Trigeminusneuralgie der DGN (AWMF 030/016) Stand 10/2023

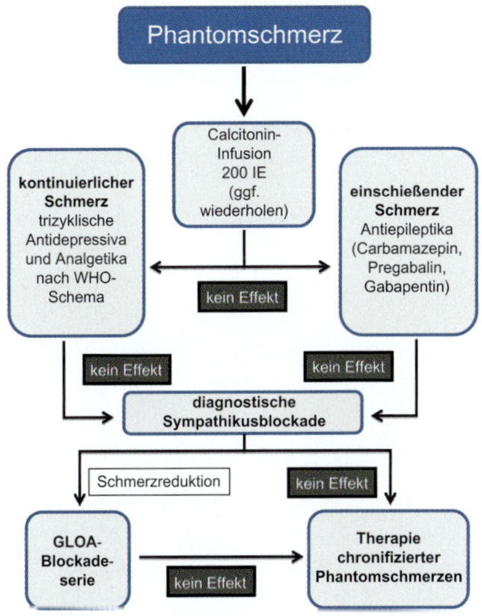

Abb. 51.2 Frühtherapie des Phantomschmerzes [O646]

einzige zugelassene Wirkstoff bei TN. Wichtige Medikamente der zweiten Wahl sind u. a. Gabapentin/Pregabalin, Lamotrigin, Onabotulinumtoxin A und Baclofen, Lidocain intranasal/intraoral, Topiramat. Der Einsatz erfolgt jedoch off-label. Wird ein rasches Ansprechen gewünscht, können parallel Opioide eingesetzt werden.
Eine interventionelle oder operative Behandlung ist nach nicht ausreichendem Ansprechen auf drei Behandlungsversuche mit Medikamenten oder intolerablen Nebenwirkungen der medikamentösen Therapie indiziert. Es stehen grundsätzlich drei Methoden zur Auswahl:

- Perkutane Verfahren im oder am Ganglion Gasseri
- Mikrovaskuläre Dekompression des N. trigeminus im Kleinhirnbrückenwinkel
- Radiochirurgische Behandlung (Gamma-Knife, Cyber-Knife, Linearbeschleuniger)

CRPS (Complex regional pain syndrome)

Man unterscheidet zwei Formen:

- **CRPS I** (früher sympathische Reflexdystrophie, Morbus Sudeck): führt unabhängig von Art, Lokalisation und Schweregrad nach einer Schädigung zu sensiblen, motorischen und sympathischen Störungen in den distalen Extremitäten.
- **CRPS II** (früher Kausalgie): nach Nervenläsionen

Klink des CRPS I

Die Erkrankung läuft in drei Phasen ab, begleitet von brennenden Schmerzen:

- **Phase 1** (sympathische Unterfunktion, Dauer 3 Monate): erhöhte Durchblutung, Überwärmung, lokales Ödem und Rötung, schnelles Haut- und Nagelwachstum und reduzierte Beweglichkeit
- **Phase 2** (Dystrophie): blasse zyanotische kühle Haut, brüchige Nägel, verminderter Haarwuchs, Schmerzverstärkung durch Kälte, ausgeprägtes Ödem, Verhaltensänderungen, Gemütsstörungen, Schonhaltung
- **Phase 3** (irreversible Atrophie): Muskelschwund, kutane und subkutane Atrophie, fleckförmige Knochenentkalkungen und Osteoporose

Die Diagnosestellung erfolgt klinisch und wird apparativ, z. B. durch Thermografie oder ein Drei-Phasen-Skelettszintigramm (periartrikuläre Traceranreicherung in der Spätphase) bestätigt.

Therapie des CRPS

Die Therapie des CRPS sollte immer als Kombination aus nichtmedikamentösen und medikamentösen Maßnahmen erfolgen. Ein multimodaler Ansatz von Beginn an gilt als vorteilhaft. Interventionelle Therapieformen sollen nur ausnahmsweise zum Einsatz kommen, da es z. B. für Regionalanästhesieverfahren am Sympathikus keine ausreichende Evidenz gibt.
Die Bandbreite der Einzelmaßnahmen ist groß:

- Bisphosphonate
- Glukokortikoide bei akut posttraumatisch-entzündlichem CRPS mit Rötung, Überwärmung und Ödem
- Physio- und Ergotherapie (inkl. Spiegeltherapie, „Grade Motor Imagery", Graded Exposure) zur Wiedererlangung der Funktion
- Medikamentöse Therapie chronischer (neuropathischer) Schmerzen gemäß der entsprechenden Leitlinie
- Psychotherapeutische Verfahren
- Ketamindauerinfusion über 4 Tage zur Schmerztherapie bei Therapieresistenz
- Sympathikusblockaden bei gesichert sympathisch-unterhaltenen Schmerzen in erfahrenen Zentren
- Rückenmarksnahe Elektrostimulation (SCS) bei chronischen, sonst unbehandelbaren Schmerzen
- Intrathekale Gabe von Baclofen bei fokaler Dystonie

Die S1-Leitlinie zur Diagnostik und Therapie des CRPS liefert ein abgestuftes Therapiekonzept.

Zusammenfassung

- Neuropathische Schmerzen können vom zentralen und peripheren Nervensystem ausgehen.
- Bei vielen Nervenschmerzen sind klassische Analgetika von eingeschränkter Wirksamkeit.
- Die medikamentöse Schmerztherapie wird durch Antidepressiva oder Antiepileptika geleistet.
- Regionalanästhesieverfahren haben einen festen Bestandteil in der Therapie und Prophylaxe von neuropathischen Schmerzsyndromen.

Flussdiagramme

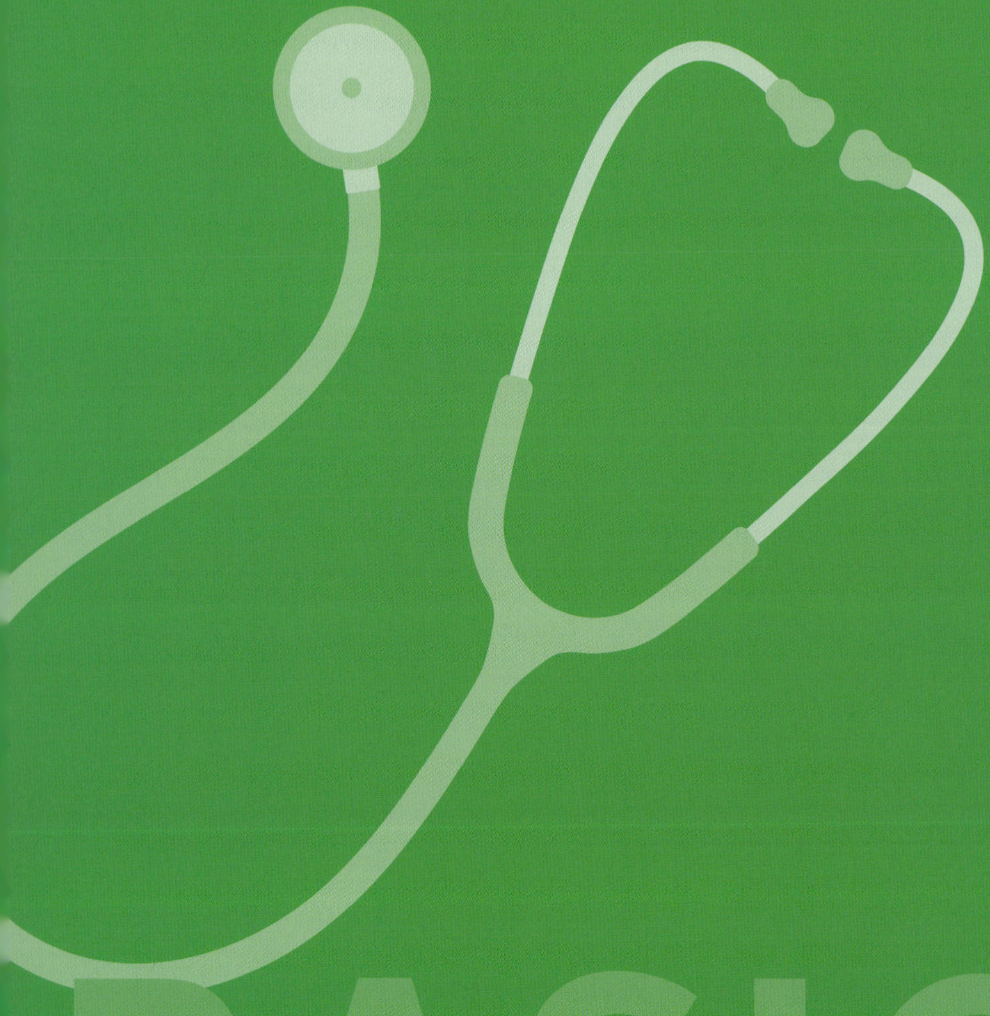

BASICS

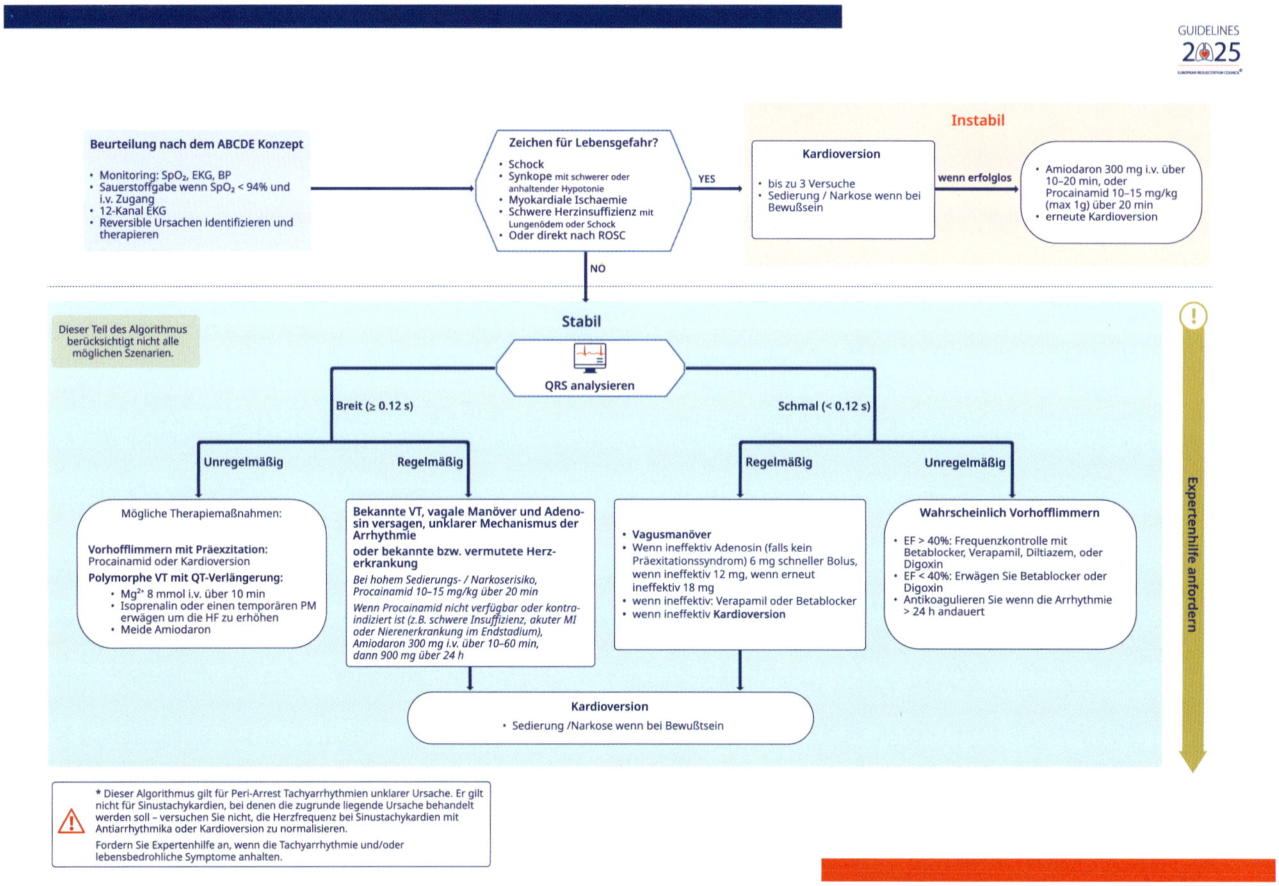

Abb. 52.1 Algorithmus Tachykardie (© German Resuscitation Council [GRC] und European Resuscitation Council [ERC] 2025) [F781-057]

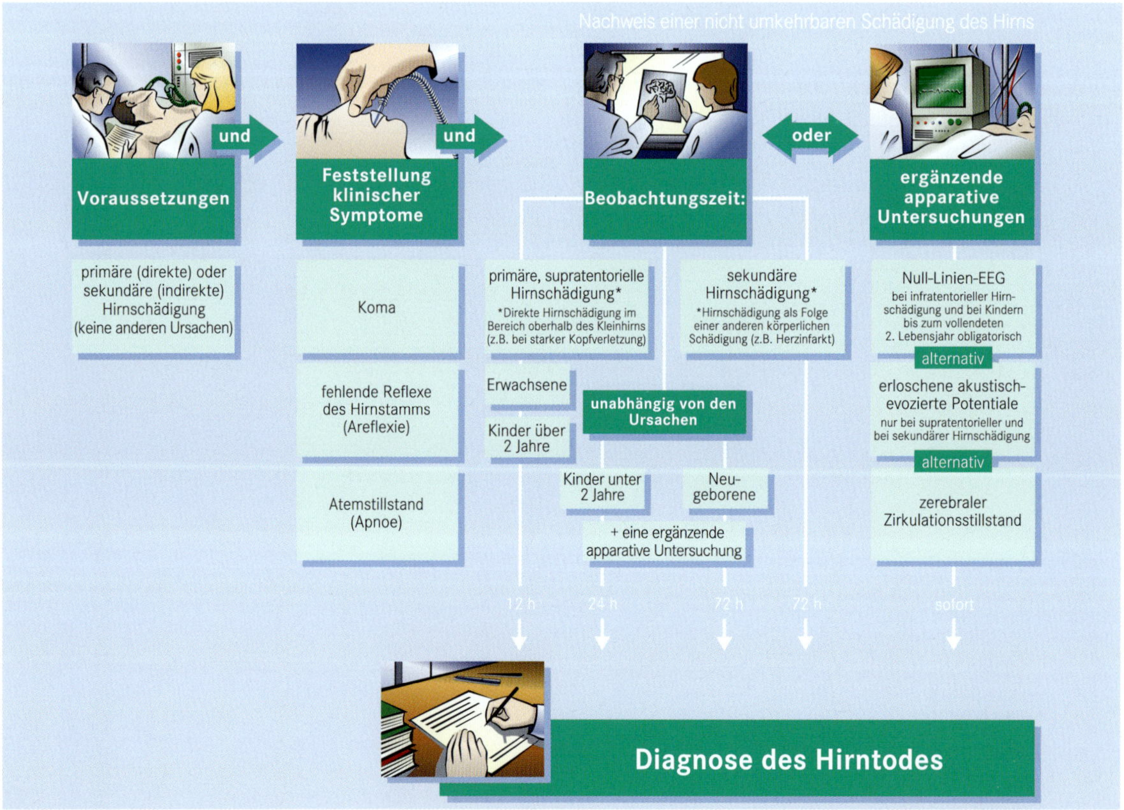

Abb. 52.2 Ablaufschema Hirntoddiagnostik [V532]

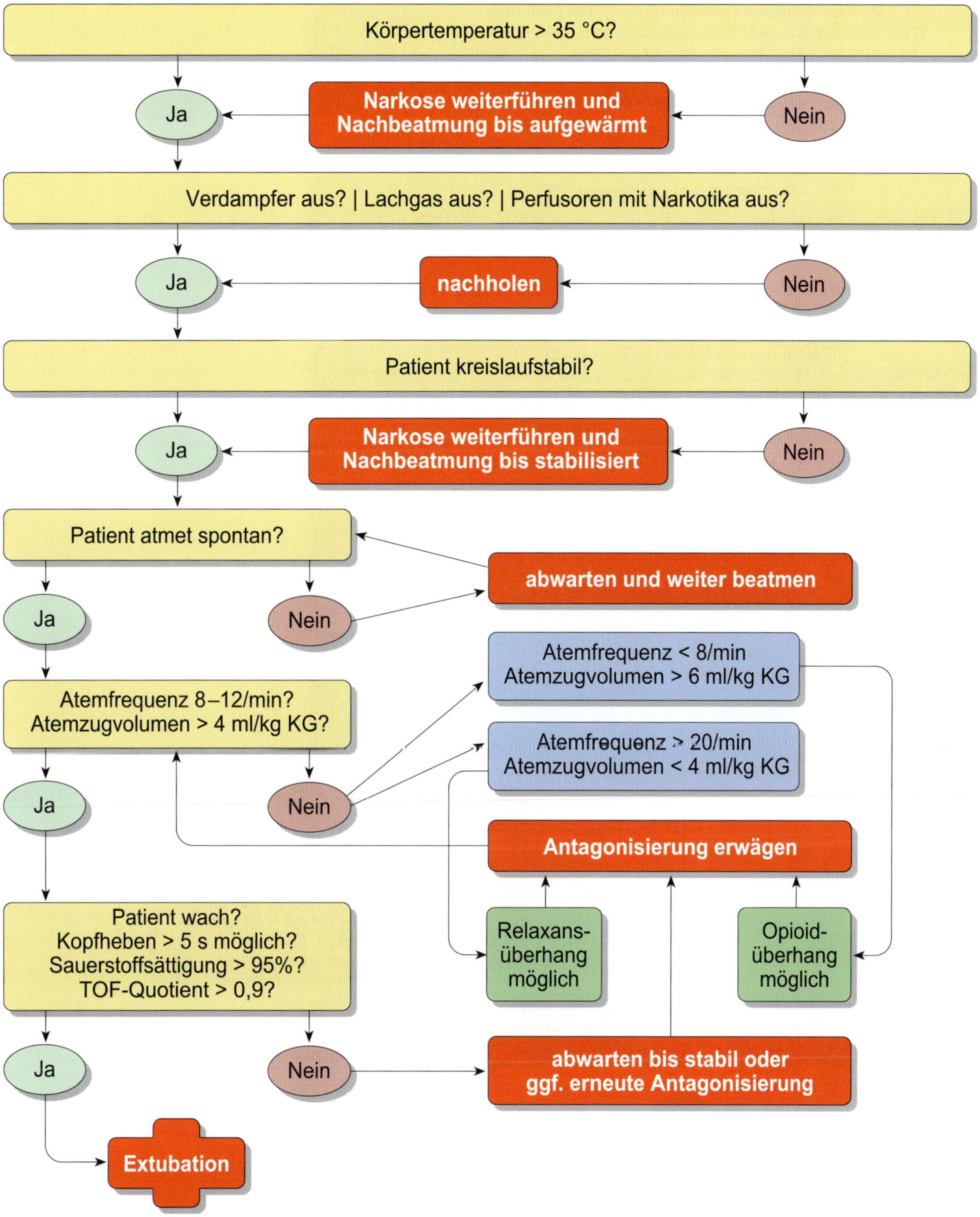

Abb. 52.3 Extubationsfähigkeit nach Allgemeinanästhesie [O646, L141]

147

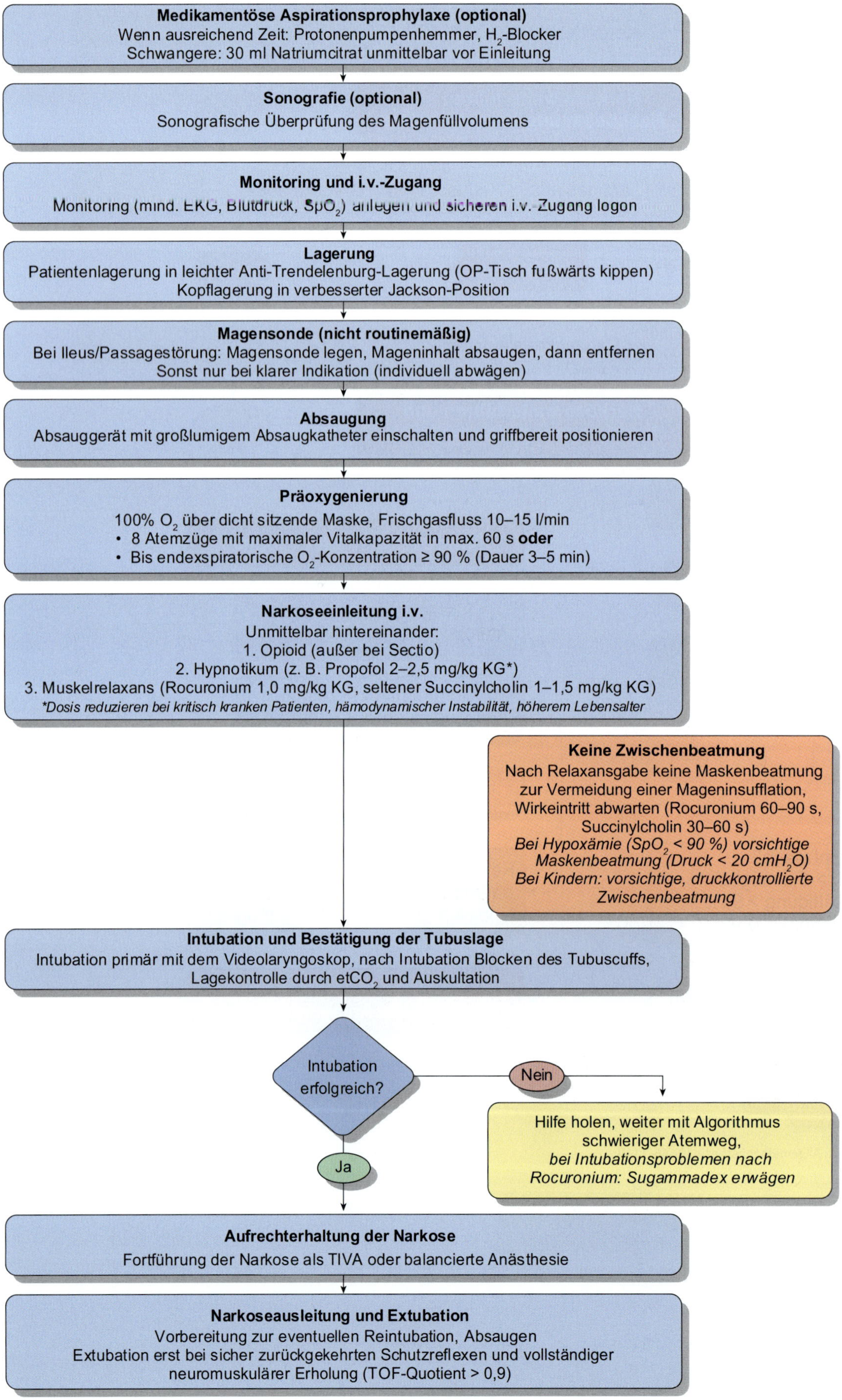

Abb. 52.4 Ablaufschema „Rapid Sequence Induction (RSI)“ bei Erwachsenen [O647, L141]

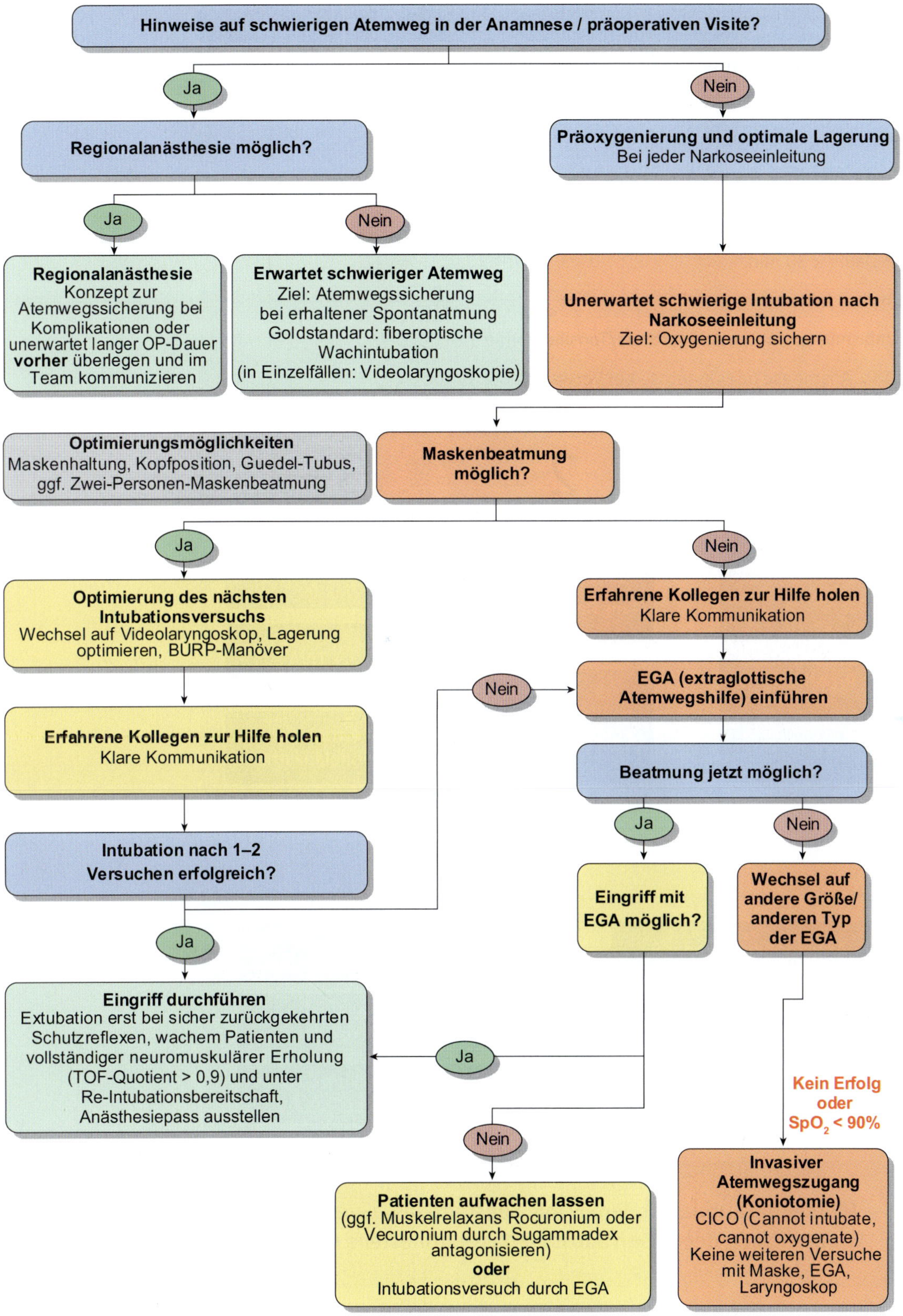

Abb. 52.5 Ablaufschema für das Vorgehen beim schwierigen Atemweg [O647, L141]

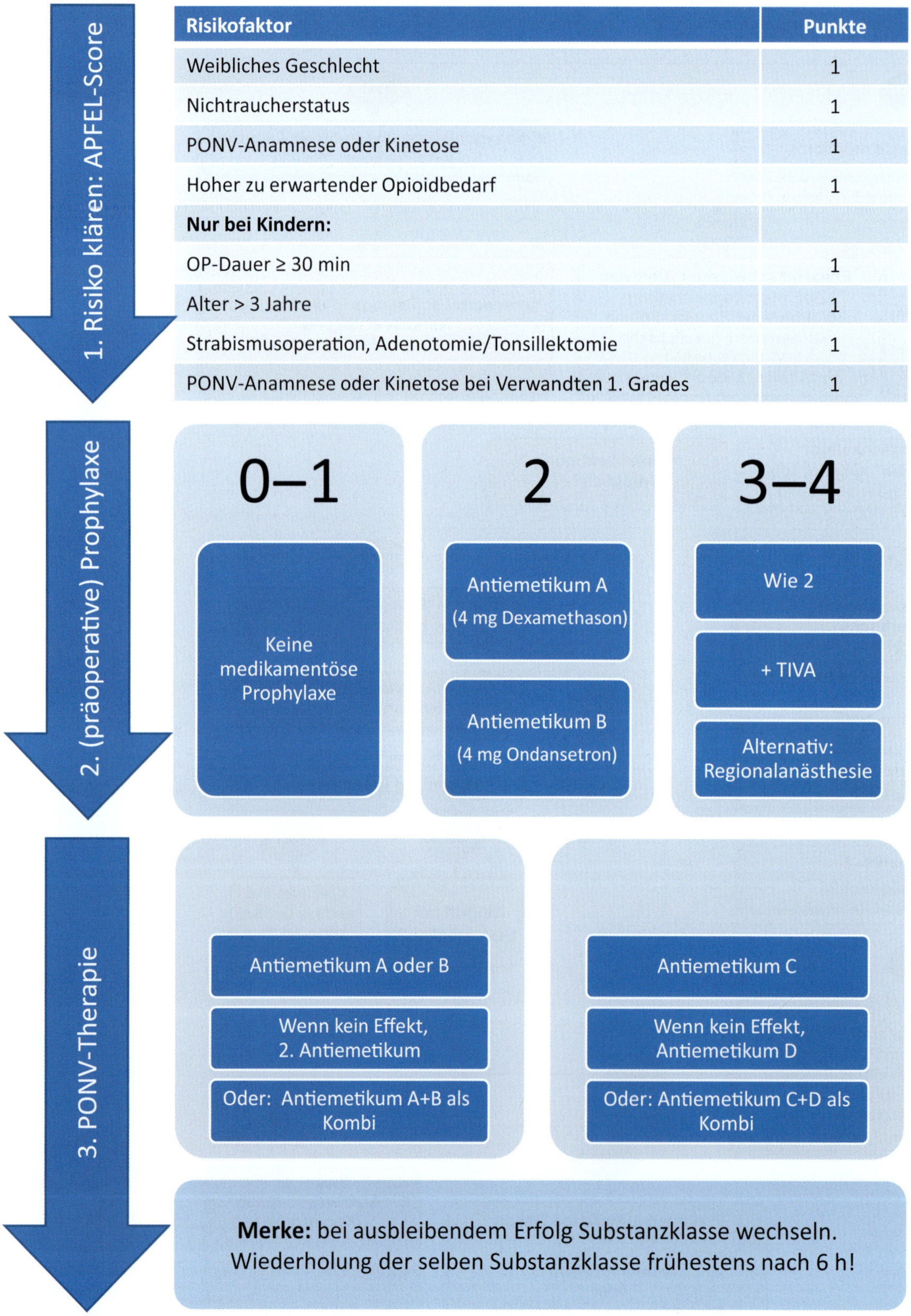

Abb. 52.6 PONV-Schema [O646]

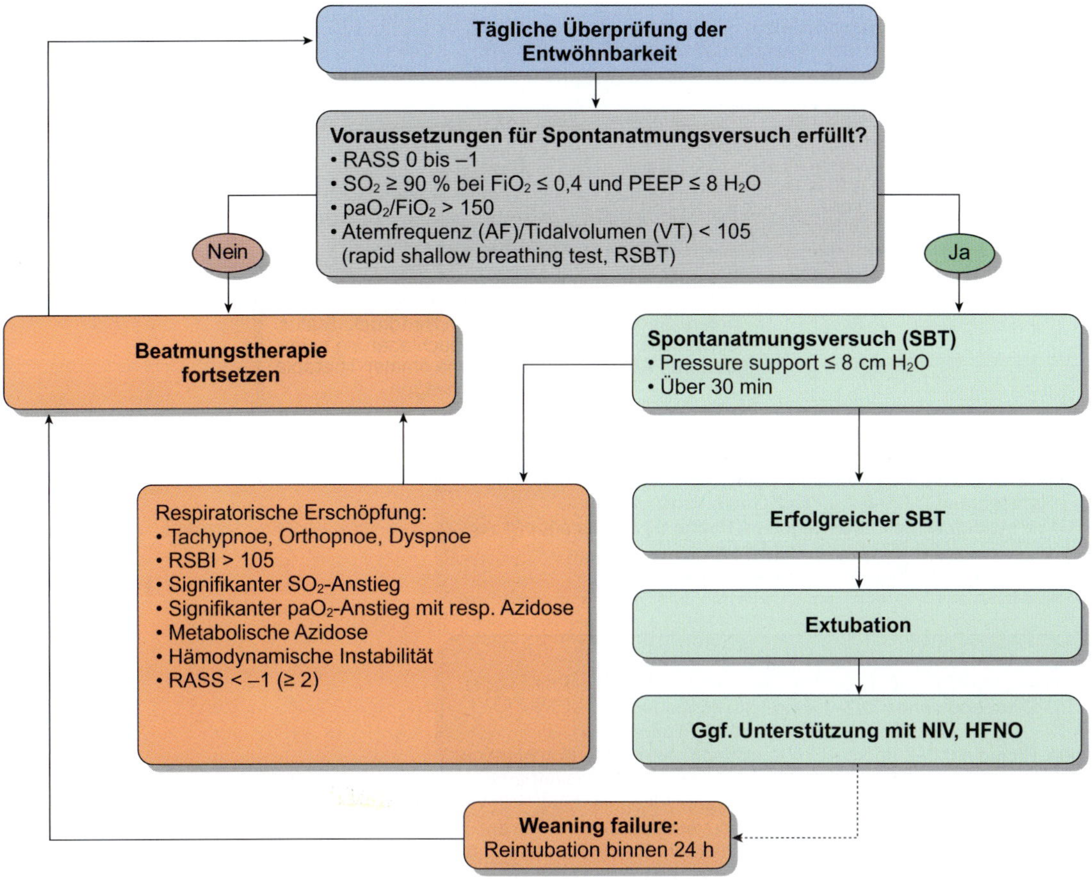

Abb. 52.7 Kriterien der Weaning-Fähigkeit und Weaning-Ablauf (mod. nach der „s2k-Leitlinie „Prolongiertes Weaning" 2019) [P1696, L141]

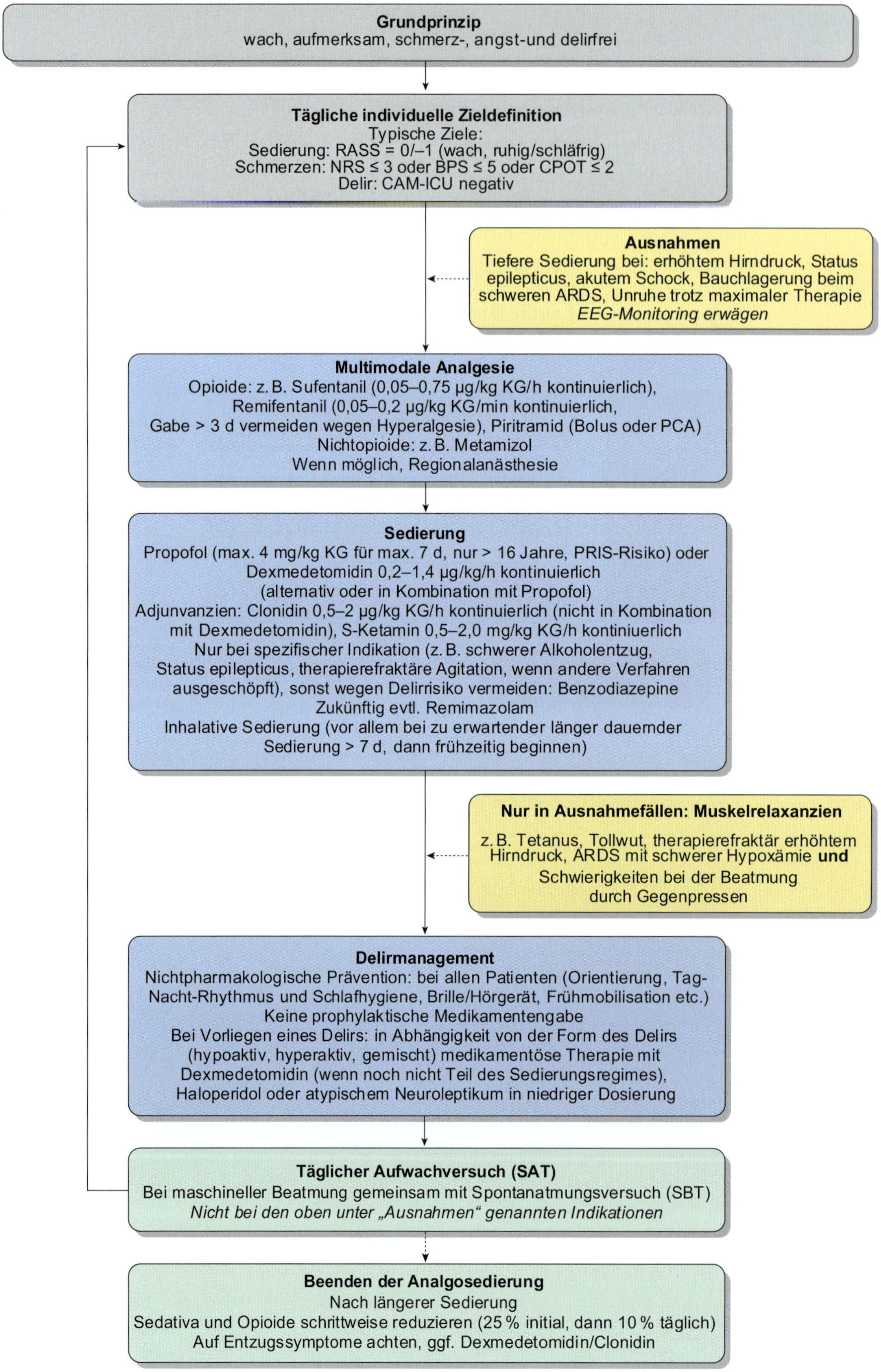

Abb. 52.8 Beispiel für einen Algorithmus zur Planung und Durchführung der Analgosedierung auf der Intensivstation [O647, L141]

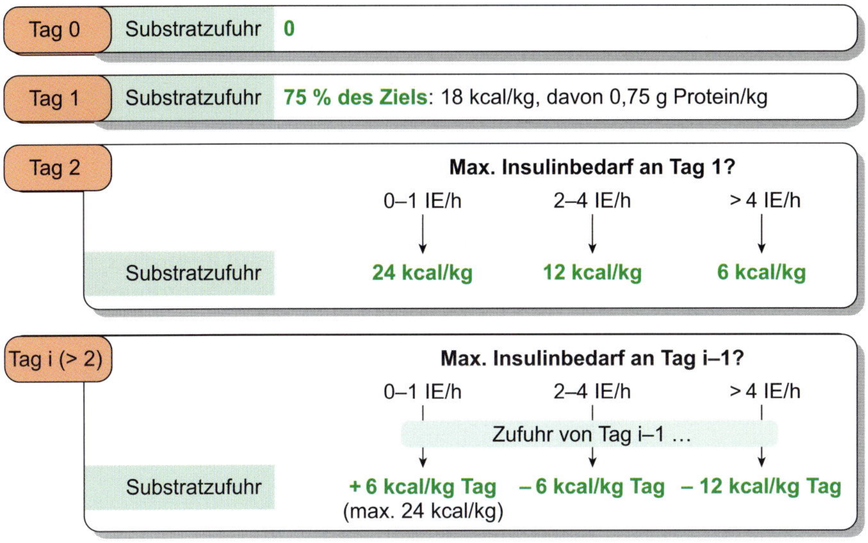

Abb. 52.9 Steuerung der Ernährung über den Insulinbedarf [F515-002, L231]

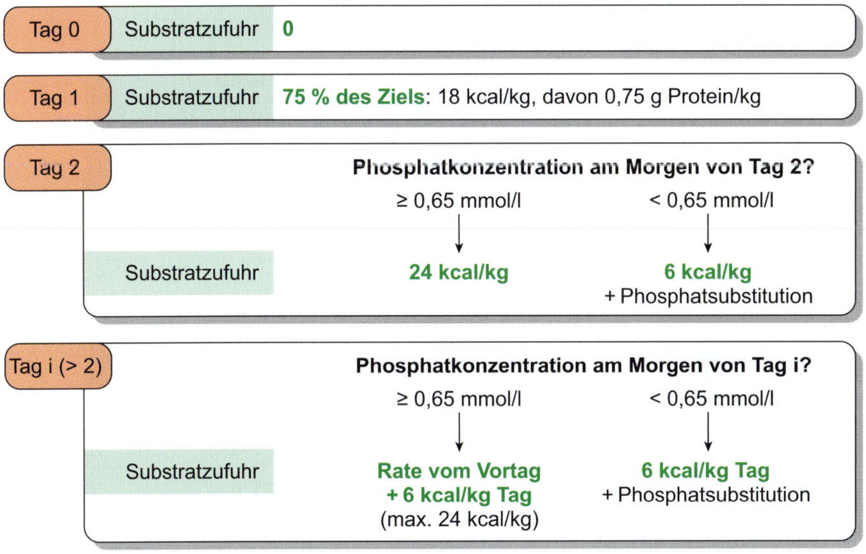

Abb. 52.10 Steuerung der Ernährung über den Phosphatspiegel [F515-002, L231]

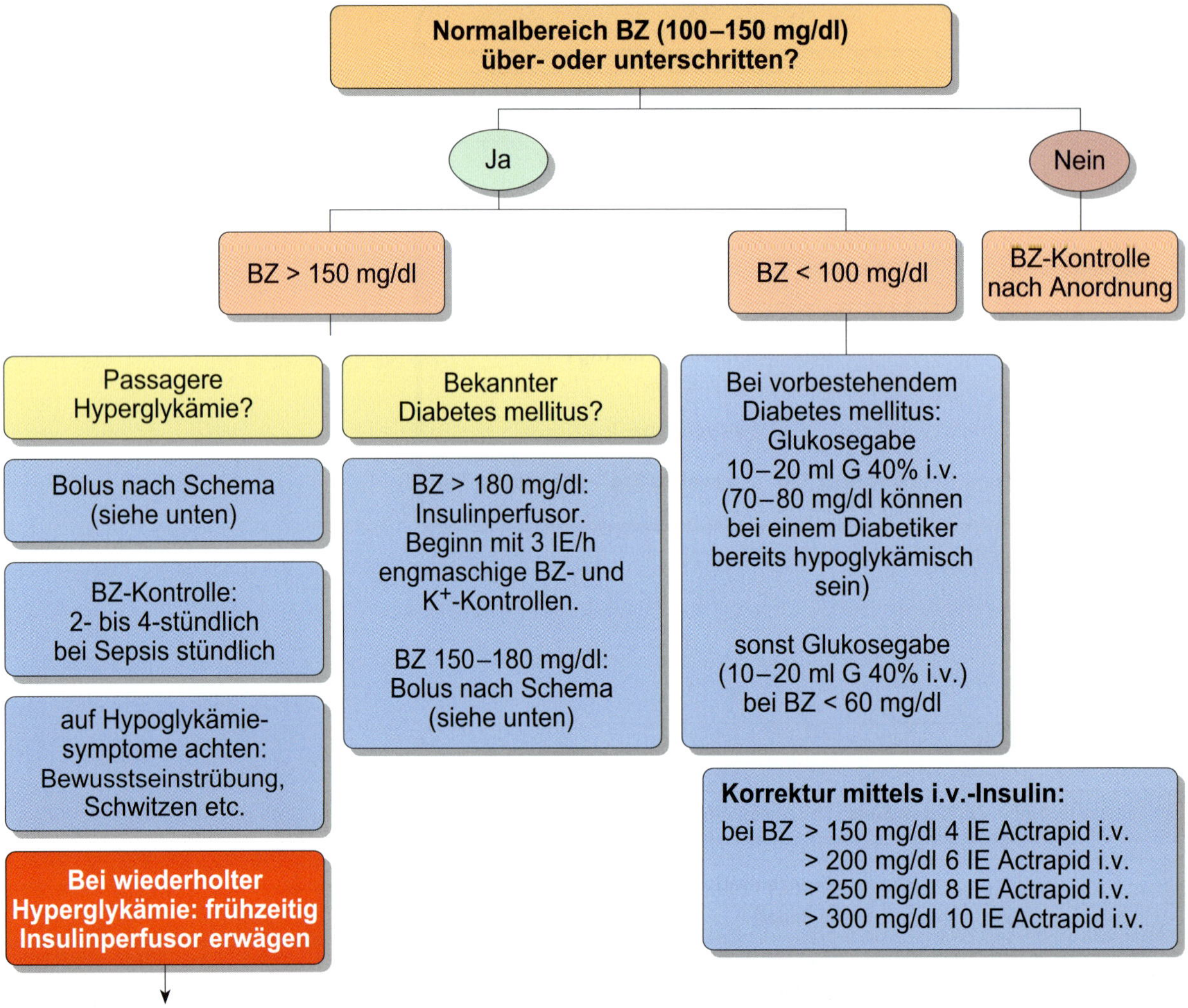

Start Insulinperfusor

BZ	Insulinperfusor (50 IE/50 ml)	Kontrollintervall
> 250 mg/dl	Start mit 4 IE/h	Nach 1 h
200–250 mg/dl	Start mit 3 IE/h	Nach 1 h
150–200 mg/dl	Start mit 2 IE/h	Nach 1 h
< 150 mg/dl	Kein Insulin	Nach 1 h

Anpassung der Infusionsrate des Insulinperfusors nach BZ

	BZ	Änderung der Infusionsrate	Kontrollintervall
BZ ↑	> 180 mg/dl 161–179 mg/dl 151–159 mg/dl	→ Steigern der Insulindosis um 1–2 IE/h → Steigern der Insulindosis um 0,5–1 IE/h → Steigern der Insulindosis um 0,1–0,5 IE/h	Nach 1 h
	100–150 mg/dl	→ Dosis beibehalten	Nach Anordnung
BZ ↓	< 90 mg/dl	→ Insulindosis reduzieren um ca. 25%	Nach 1 h

Abb. 52.11 Blutzucker-Einstellungen auf der Intensivstation [O648, L141]

Patient mit V.a. Infektion

qSOFA (Präklinik, Notaufnahme, Normalstation)

Bewusstsein? (GCS < 15) → Tachypnoe? (≥ 22/min) → Hypotonie? (RR_{sys} ≤ 100/min)

Patient > 2 Punkte: nach Infektionsfokus suchen!
Bei > 2 Punkten ist die Hospitalsterblichkeit 3- bis 14-fach höher als bei einem Score von < 2 Punkten.

qSOFA > 2? Organdysfunktion erfassen

SOFA (Intensivstation)

	Score				
System	**0**	**1**	**2**	**3**	**4**
Atmung paO_2/FiO_2 [mmHg]	≥ 400	< 400	< 300	< 200	< 100
Kreislauf MAP [mmHg]	> 70	< 70	Katecholamine niedrige Dosis*	Katecholamine mittlere Dosis*	Katecholamine hohe Dosis*
Gerinnung Thrombozytenzahl [10^3/µl]	> 150	< 150	< 100	< 50	< 20
Leber Bilirubin [mg/dl]	< 1,2	1,2–1,9	2,0–5,9	6,9–11,9	> 12,0
Niere Kreatinin [mg/dl] Diurese [ml/d]	< 1,2	1,2–1,9	2,0–3,4	3,5–4,9 < 500	> 5,0 < 200
ZNS GCS	15	13–14	10–12	6–9	< 6

* Katecholamintherapie für mindestens 1 Stunde
Adaptiert nach: Singer M et al. JAMA. 2016;315[8]:801–810 und Vincent JL et al. Intensive Care Med. 1996;22[7]:707–710

SOFA > 2?*

Fokussuche (Diagnostik)

Blutkulturen anlegen
Bildgebende Diagnostik (Röntgen, CT, Sonografie)
Labordiagnostik

Sepsis

Therapie

Kalkulierte Antibiotikatherapie
(chirurgische) Fokussanierung
Flüssigkeitstherapie
Katecholamine

Trotz adäquater Volumengabe:
1. Vasopressor erforderlich um bei persistierender Hypotonie einen mittleren arteriellen Druck ≥ 65 mmHg aufrecht zu erhalten
2. Serumlaktat ≥ 2 mmol/l (18 mg/dl)

Septischer Schock

qSOFA nicht ≥ 2 / SOFA nicht > 2
- Klinik überwachen
- Reevaluation für mögliche Sepsis

Maßnahmen innerhalb 1 h:
- Laktat messen: regelmäßige Kontrollen, wenn > 2 mmol/l
- Blutkulturen: 2–3 Paare, 10 ml pro Flasche, direkte Punktion, vor Antibiotikagabe
- Breitspektrumantibiotika
- 30 ml/kg KG balancierte Kristalloidlösung bei Hypotension oder Laktat > 4 mmol/l
- Vasopressoren, wenn trotz Infusion MAP < 70 mmHg

Maßnahmen innerhalb 3–6 h:
- ZVK (4–5-lumig, Highflow), arterielle Kanüle/PICCO
- regelmäßig BGA (arteriell, zentral-/gemischt-venös)
- Laktatkontrolle
- Volumentherapie
- Schlagvolumen/HZV optimiert nach: TEE, TTE, PICCO/ProAQT/Flotrac o.ä.
- Urinausscheidung > 0,5 ml/kg KG/h
- EK-Transfusion, Hb > 7–9 g/dl
- BZ, 110–180 mg/dl
- Stressulkusprophylaxe
- Antikoagulation
- lungenprotektive Beatmung, Weaningprotokoll
- Nierenersatzverfahren
- Immunadsorption

Abb. 52.12 Diagnostik und Therapie der Sepsis [O646, L231]

Anhang

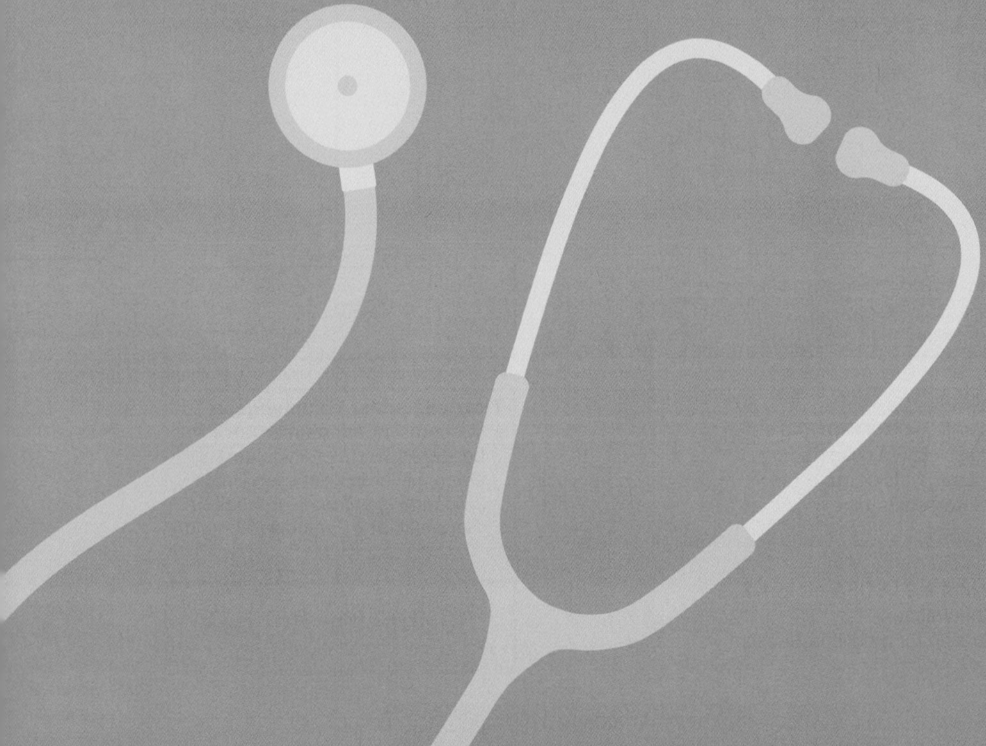

BASICS

Weiterführende Literatur

Armbruster, W., Eichholz, R., Notheisen, T.: Ultraschall in der Anästhesiologie: Grundlagen, Nadelnavigation, Gefässpunktionen, Nervenblockaden, Atemnotdiagnostik. AEN, 2. Auflage 2016.
Armbruster, W., Eichholz, R., Notheisen, T.: Ultraschall in der Intensiv- und Notfallmedizin: Grundlagen, Nadelnavigation, Gefäße, Echokardiografie, Atemnotdiagnostik, FAST, Abdomen, Nervus opticus. AEN, 1. Auflage 2021.
Bartels, K., Fox A. A., Shaw A. D.: Hensley's practical approach to Cardiothoracic Anesthesia. Lippincott Williams & Wilkins, 7. Auflage 2024.
Biro, P., Vagts, D. A., Schultz, U., Pasch, T.: Anästhesie bei seltenen Erkrankungen. Springer. EBook: https://link.springer.com/referencework/10.1007/978-3-662-44368-2#bibliographic-information
Braun, J., Müller-Wieland, D.: Basislehrbuch Innere Medizin. Elsevier/Urban & Fischer, 7. Auflage 2022.
Bundesärztekammer (Hrsg.): Querschnittsleitlinie zur Therapie mit Blutkomponenten und Plasmaderivaten. Deutscher Ärzteverlag, 5. Auflage 2021.
Cross, M. E., Plunkett E. V. E.: Physics, Pharmacology and Physiology for Anaesthetists: Key Concepts for the FRCA. Cambridge University Press, 2. Auflage 2014.
Deutsch, E., Bender, A. W., Eckstein, R., Zimmermann, R.: Transfusionsrecht. Wissenschaftliche Verlagsgesellschaft, 2. Auflage 2007.

Eckstein, R., Zimmermann, R.: Immunhämatologie und Transfusionsmedizin. Elsevier/Urban & Fischer, 7. Auflage 2015.
Flood, P., Rathmell, J. P.: Stoelting's Pharmacology and Physiology in Anesthetic Practice. Lippincott Williams and Wilkins, 6. Auflage 2021.
Gladwin, M. T., Trattler, W., Mahan, C. S.: Clinical Microbiology Made Ridiculously Simple. Medmaster, 9. Auflage 2022.
Gräsner, J.-T.: Klinikalltag AINS: Knifflige Fälle: Lösungsstrategien für Klinik und Praxis. Thieme, 1. Auflage 2019.
Gropper, M. A., Eriksson, L. I., Fleisher, L. A.: Miller's Anesthesia. Elsevier, 10. Auflage 2024.
Heck, M., Fresenius, M., Busch, C.: Repetitorium Anästhesiologie. Springer, 9. Auflage 2023.
Hillmann, R., Döffert, J.: Praxis der anästhesiologischen Sonografie. Elsevier/Urban & Fischer, 2. Auflage 2016.
Hübler, M., Koch, T.: Komplikationen in der Anästhesie: Fallbeispiele Analyse Prävention. Springer, 4. Auflage 2024.
Hübler, M. Komplikationen in der Intensivmedizin: Fallbeispiele-Analyse-Prävention. Springer, 1. Auflage 2019.
Jöhr, M.: Kinderanästhesie. Elsevier/Urban & Fischer, 10. Auflage 2023.
Keech, B. M., Laterza, R. D.: Anesthesia Secrets. Elsevier Mosby, 7. Auflage 2025.
Knapp, R.: Hemodynamic Monitoring Made Incredibly Visual (Made Incredibly Easy!). Lippincott Williams & Wilkins, 5. Auflage 2024.
Kranke, P.: Die geburtshilfliche Anästhesie. Springer, 1. Auflage 2018.
Kretz, F.-J., Becke-Jakob, K., Eberius, C.: Anästhesie bei Kindern: Narkosevorbereitung und -durchführung, Intensiv- und Notfallmedizin. Thieme, 4. Auflage 2020.
Larsen, R.: Anästhesie. Elsevier/Urban & Fischer, 12. Auflage 2022.
Lumb, A. B., Thomas, C. R.: Nunn's Applied Respiratory Physiology. Elsevier, 9. Auflage 2020.
Maier, C., Bingel, U., Pogatzki-Zahn, E.: Schmerzmedizin. Elsevier/Urban & Fischer, 6. Auflage 2024.
Meier, G., Büttner, J., Kessler, P., Wiesmann, T.: Atlas der peripheren Regionalanästhesie. Thieme, 4. Auflage 2024.
Neumann, H. A.: Das Gerinnungssystem. ABW Wissenschaftsverlag, 2. Auflage 2014.
Oczenski W.: Atmen – Atemhilfen: Atemphysiologie und Beatmungstechnik. Thieme, 11. Auflage 2023.
Parsons P. E., Wiener-Kronish J. P., Berra, L., Stapleton, R. D.: Critical Care Secrets. Elsevier, 6. Auflage 2018.
Pötzsch, B., Madlener, K.: Hämostaseologie. Springer, 2. Auflage 2010.
Räpple, D.: ECMO: Ein Manual für die Intensivmedizin. Springer. 1. Auflage 2023.
Rossaint, R., Werner, C., Zwißler, B.: Die Anästhesiologie. Springer, 4. Auflage 2019.
Singbartl G., Walther-Wenke G.: Transfusionspraxis. Springer, 2. Auflage 2014.
Striebel, H. W.: Anästhesie – Intensivmedizin – Notfallmedizin für Studium und Ausbildung. Thieme, 10. Auflage 2020.
Striebel, H. W.: Die Anästhesie. Thieme, 4. Auflage 2019.
Thiel, H., Röwer, N.: Anästhesiologische Pharmakotherapie: Von den Grundlagen der Pharmakologie zur Medikamentenpraxis. Thieme, 4. Auflage 2021.
Van Aken, H., Reinhart, K., Welte, T., Weigand, M.: Intensivmedizin. Thieme, 3. Auflage 2014.
v. Hintzenstern, U.: Praxisbuch invasives hämodynamisches Monitoring. Elsevier/Urban & Fischer, 2. Auflage 2014.
Weinert, M.: 101 Anästhesie Perlen: Einsichten und Erkenntnisse voller Wahrheit, Witz und Weisheiten. 1. Auflage 2025.
Wilhelm, W., Sakka, S. G.: Praxis der Anästhesiologie: konkret – kompakt – leitlinienorientiert. Springer, 1. Auflage 2018.
Wilhelm, W., Sakka, S. G.: Praxis der Intensivmedizin: konkret, kompakt, interdisziplinär. Springer, 3. Auflage 2023.

Apps

AGNNW Kompendium Notfallmedizin (kostenlos, für iOS und Android)

Die Arbeitsgemeinschaft Notärzte in Nordrhein-Westfalen e. V. (AGNNW) bietet das von ihr herausgegebene Handbuch Notfallmedizin mit zahlreichen Behandlungsalgorithmen und Informationen zu Notfallmedikamenten auch in Form einer App an.

ABG Acid-Base eval (kostenlos, für iOS und Android)

Englischsprachige App zur Auswertung und zum Erlernen der Interpretation einer Blutgasanalyse

Airwax Ex (kostenlos, für iOS und Android)

Fallbeispiele zum Airway Management und anderen anästhesierelevanten Themen in spielerischer Form (kostenlose Registrierung erforderlich)

Arznei aktuell (kostenlos, für iOS und Android)

Enthält alle relevanten Informationen zu verschreibungs- und apothekenpflichtigen Medikamenten in Deutschland.

Deutsches Ärzteblatt (kostenlos, für iOS und Android)
Die App bietet neben dem Ärzteblatt in digitaler Form auch die Möglichkeit, das eLogbuch für die Facharztweiterbildung zu führen.

DGAI Leitlinien (kostenlos, für iOS und Android)
Enthält die aktuellen Leitlinien der Deutschen Gesellschaft für Anästhesiologie & Intensivmedizin (DGAI), Algorithmen, Scores und Tools wie z. B. Basismonitoring und postoperative Volumentherapie.

EchoCalc (kostenlos, für iOS und Android)
Echokardiografie-Rechner der British Society of Echocardiography mit Normwerten und Pathologiebeschreibungen, ideal für TTE, TEE und FATE

Embryotox (kostenlos, für iOS und Android)
Informationen über Arzneimittel und Besonderheiten bei der medikamentösen Therapie bestimmter Erkrankungen in Schwangerschaft und Stillzeit

ESAIC Academy
Die App der European Society of Anaesthesiology and Intensive Care (ESAIC) bietet u. a. e-Learning-Module und Webcasts zu zahlreichen Themen (Anmeldung erforderlich).

ESC Pocket Guidelines (kostenlos, für iOS und Android)
Bietet neben den Leitlinien der European Society of Cardiology (ESC) auch diverse Algorithmen, Scores und Rechen-Tools aus dem Bereich der Kardiologie.

FATE Card (kostenlos, für iOS und Android)
Zeigt die Schritte des fokussierten echokardiografischen Untersuchungsgangs FATE (Focus Assessed Transthoracic Echocardiography) sowie einen Überblick über relevante pathologische Befunde.

Leila PRO (kostenlos, für iOS und Android)
Aktuelle Leitlinien verschiedener medizinischer Fachgesellschaften, u. a. der Deutschen Sepsis-Gesellschaft

Leitlinien der Inneren Medizin (kostenlos, für iOS und Android)
Aktuelle Leitlinien der Deutschen Gesellschaft für Innere Medizin (DGIM) Algorithmen, Scores und Tools

MDCalc (kostenlos, für iOS und Android)
Berechnet eine Vielzahl medizinischer Scores und Skalen. Zu jedem Scoring-System ist auch ausgeführt, wann es eingesetzt wird, welche Evidenz dahintersteht und welche möglichen Fallstricke mit dem Einsatz verbunden sind (nach 7 Tagen kostenlose Registrierung erforderlich).

PediHelp (Basis-Version kostenlos, für iOS und Android)
Rechner für Kinderanästhesie und Kindernotfälle. Nach Einstellung des Alters über eine Farbskala werden u. a. altersentsprechende Normwerte, Tubusgrößen, Medikamentendosierungen angezeigt. Umfangreicher Funktionsumfang bereits in der kostenfreien Version. Die Pro-Version (4,99 €) bietet zusätzlich eine Favoriten-Liste sowie eine Suchfunktion.

Researchgate (kostenlos, für iOS und Android)
Soziales Netzwerk für Wissenschaftler und Forscher

Regional Anesthesia Reference (kostenlos, für iOS und Android)
Zeigt verschiedene Regionalanästhesieverfahren der oberen und unteren Extremität sowie Rumpfblockaden und besitzt einen Lokalanästhetika-Rechner.

RKU compact (kostenlos, gegenwärtig nur für Android)
Tutorium für die periphere Regionalanästhesie, welches in Zusammenarbeit mit den Universitäts- und Rehabilitationskliniken Ulm (RKU) erstellt wurde.

Siilo (kostenlos, für iOS und Android)
DSGVO-konformer Messenger für medizinisches Fachpersonal mit Gruppenfunktionen und Fallbesprechungen

Touch Surgery (kostenlos, für iOS und Android)
Simulationen aus mehr als 17 Fachgebieten, darunter Anästhesie und Notfallmedizin

Internetlinks

Allgemeine medizinische Informationen

www.fachinfo.de
Aktuelle Fachinformationen zu allen in Deutschland erhältlichen Pharmaka (DocCheck-Passwort erforderlich)

www.thecaddy.de
CADDy: Calculator to Approximate Drug-Dosing in Dialysis, Dosierungsrechner für Dialysepatienten

flexikon.doccheck.com/de
Online-Lexikon medizinischer Begriffe

www.leitlinien.net
Sämtliche Leitlinien der Arbeitsgemeinschaft der Wissenschaftlichen Medizinischen Fachgesellschaften e. V. (AWMF)

www.medscape.com
Medscape from WebMD: tagesaktuelle Abstracts aus Publikationen, sortiert nach Fachgebieten (kostenlose Anmeldung erforderlich)

www.notfallguru.de
Praxisnahe Handlungsempfehlungen, Checklisten, Dosierungshilfen und Skills für Anästhesie, Intensivstation, Notfallmedizin

www.news-papers.eu/
Blog mit neuen interessanten wissenschaftlichen Publikationen aus der Notfallmedizin

www.pie.med.utoronto.ca/TEE/
Kostenlose virtuelle Simulation des Toronto General Hospital zur transösophagealen Echokardiografie, die sich hervorragend zum Erlernen der sonografischen Anatomie eignet

www.rki.de
Robert Koch-Institut (RKI): Informationen zu zahlreichen Infektionskrankheiten

www.rote-liste.de
Online-Version der „Roten Liste“ (DocCheck-Passwort erforderlich)

www.thecochranelibrary.com
Systematische Übersichtsarbeiten aus allen medizinischen Fachgebieten

Anästhesie

www.anaesthesia-museum.uni-bonn.de
Horst-Stoeckel-Museum für die Geschichte der Anästhesiologie mit virtuellem Rundgang

www.egena-app.de
Web-App der Deutschen Gesellschaft für Anästhesiologie und Intensivmedizin und des Berufsverbands Deutscher Anästhesisten. Bietet Gedächtnis- und Entscheidungshilfen für die Diagnose und Therapie bei Komplikationen.

www.emhg.org
European Malignant Hyperthermia Group (EMHG): aktuelle Leitlinien zur Diagnose und Therapie der malignen Hyperthermie sowie Überblick über alle MH-Zentren Europas

www.mhaus.org
Malignant Hyperthermia Association of the United States: MH-Vereinigung der USA mit Leitlinien und weiteren Informationen

www.nysora.com
The New York School of Regional Anesthesia: umfangreiche Informationen über periphere und rückenmarksnahe Regionalanästhesieverfahren

www.openanesthesia.org
Online-Anästhesiebuch im Wiki-Stil. Zusätzliche Highlights sind ein monatlicher Podcast, der TEE-Fall des Monats, und die „Question of the day".

www.orphananesthesia.eu
Sammlung von Handlungsempfehlungen zur anästhesiologischen Betreuung von Patienten mit seltenen Erkrankungen

https://pin-up-docs.de/
Hervorragender Blog zur Anästhesie, Intensiv- und Notfallmedizin, außerdem gibt es einen monatlichen Podcast und viele weitere Links und Empfehlungen.

www.virtual-anesthesia-textbook.com
Umfangreiches, aber leider auch etwas unübersichtliches und optisch in die Jahre gekommenes Online-Anästhesie-Lehrbuch

Fachgesellschaften, Vereinigungen, Berufsverbände

www.asahq.org
American Society of Anesthesiologists (ASA)

www.asra.com
American Society of Regional Anesthesia and Pain Medicine (ASRA)

www.awmf.org
Arbeitsgemeinschaft der wissenschaftlichen medizinischen Fachgesellschaften

www.bda.de
Berufsverband Deutscher Anästhesisten e. V. (BDA)

www.dgai.de
Deutsche Gesellschaft für Anästhesiologie und Intensivmedizin e. V. (DGAI): über „Arbeitskreise und Foren" können die Empfehlungen und Leitlinien der Arbeitskreise sowie Kongresspräsentationen heruntergeladen werden.

www.dgti.de
Deutsche Gesellschaft für Transfusionsmedizin und Immunhämatologie

www.divi-org.de
Deutsche Interdisziplinäre Vereinigung für Intensiv- und Notfallmedizin (DIVI)

www.dso.de
Deutsche Stiftung Organtransplantation

www.erc.edu
European Resuscitation Council (ERC): Leitlinien zur Reanimation und andere Materialien wie Poster

www.esaic.org
European Society of Anaesthesiology and Intensive Care (ESAIC)

www.esicm.org
European Society of Intensive Care Medicine (ESICM)

www.euroanesthesia.org
European Society of Anaesthesiology (ESA)

www.grc-org.de
Deutscher Rat für Wiederbelebung (German Resuscitation Council): Leitlinien zur Reanimation in deutscher Sprache

www.gth-online.org
Gesellschaft für Thrombose und Hämostaseforschung

www.iakh.de
Interdisziplinäre Arbeitsgemeinschaft für klinische Hämotherapie

www.ilcor.org
International Liaison Committee on Resuscitation (ILCOR)

www.oegari.at
Österreichische Gesellschaft für Anästhesiologie, Reanimation und Intensivmedizin (ÖGARI)

www.ssapm.ch
Swiss Society for Anaesthesiology and Perioperative Medicine (SSAPM)

Intensivmedizin

www.dgai-abx.de
Informationen zur kalkulierten antibiotischen Therapie für die Intensivmedizin, nach Cyberangriff leider nur noch statische Inhalte

www.dgem.de
Deutsche Gesellschaft für Ernährungsmedizin e. V. (DGEM)

www.pulmccm.org
Fasst in kurzen Texten die wichtigsten aktuellen Studienergebnisse zur (pulmonologischen) Intensivmedizin aus über 30 Fachzeitschriften zusammen.

www.sepsis-gesellschaft.de
Deutsche Sepsis-Gesellschaft e. V.: Informationen zum Thema Sepsis und aktuelle Leitlinien zum Herunterladen

Schmerztherapie

www.dgpalliativmedizin.de
Deutsche Gesellschaft für Palliativmedizin (DGP)

www.dgschmerztherapie.de
Deutsche Gesellschaft für Schmerztherapie e. V.

www.dgss.org
Deutsche Gesellschaft zum Studium des Schmerzes e. V. (DGSS)

54 Quellenverzeichnis

Der Verweis auf die jeweilige Abbildungsquelle befindet sich bei allen Abbildungen im Werk am Ende des Legendentextes in eckigen Klammern.

[A400]	Reihe Pflege konkret.
[E306]	Wilkinson J. et al. Dermatology In focus. 1. A. Elsevier/Churchill Livingstone, 2005.
[E325-003]	Booth J, Randall D, Wiles K. Kumar & Clark's Clinical Medicine. 11. A. Elsevier, 2026.
[E514-004]	Herring W. Learning Radiology – Recognizing the Basics. 4. A. Elsevier/ Saunders, 2020.
[E876-002]	Gropper MA. Miller's Anesthesia. 9. A. Elsevier, 2020.
[E908]	Corne J. et al. Chest X-Ray made easy. 2. A. Elsevier/Churchill Livingstone, 2002.
[E909]	Roberts JR, Hedges JR. Clinical Procedures in Emergency Medicine. 5. A. Elsevier/Saunders, 2009.
[E1079]	Honegger et al. Pituitary Tumors. A Comprehensive and Interdisciplinary Approach. Elsevier, 2021.
[F210-010]	Teasdale G, Jennett B. Assessment of Coma and Impaired Consciousness – A Practical Scale. The Lancet. 1974; 304(7872): 81–84. Elsevier.
[F434-002]	Willis BA, Pender JW, Mapleson WW. Rebreathing in a T-piece. Br J Anaesth. 1975; 47: 1239–1246.
[F467]	Castillo et al. Laparoscopic Adrenalectomy for Adrenal Masses: Does Size Matter? Urology. Elsevier, June 2008.
[F515-002]	DGEM-Leitlinie: Klinische Ernährung in der Intensivmedizin. Thieme, 2018.
[F781-055]	Metelmann C, Metelmann B. Lebensrettende Systeme. Notfall Rettungsmed (2025).
[F781-056]	Papaspyrou H. Basismaßnahmen zur Wiederbelebung Erwachsener. Notfall Rettungsmed (2025).
[F781-057]	Paal P. Erweiterte lebensrettende Maßnahmen für Erwachsene. Notfall Rettungsmed (2025).
[F844-001]	Bienholz A, Kribben A. KDIGO-Leitlinien zum akuten Nierenversagen. Nephrologe. 2013; 8: 247–251.
[F935-009]	Zöllner C, Deutsche Gesellschaft für Anästhesiologie und Intensivmedizin, Deutsche Gesellschaft für Chirurgie. et al. Präoperative Evaluation erwachsener Patientinnen und Patienten vor elektiven, nicht herz-thoraxchirurgischen Eingriffen. Anaesthesiologie. 2024; 73: 294–323. Springer.
[G427]	McSwain NE Jr, Paturas JL. The basic EMT: comprehensive prehospital patient care. 2. A. St. Louis: Mosby, 2001.
[G724]	Broder J. Diagnostic Imaging for the Emergency Physician. 1. A. Philadelphia: Elsevier/Saunders, 2011.
[G803-001]	Cameron P et al. Textbook of Paediatric Emergency Medicine. 4. A. Elsevier, 2024.
[G899-001]	Kumar V, Abbas AK, Fausto N et al. Robbins & Cotran pathologic basis of disease. 8. A. Philadelphia: Saunders, 2009.
[G1505]	Vaughan Williams EM. Classification of antiarrhythmic drugs. In: Sandfte E, Flensted-Jensen E, Olesen KH (Hrsg.). Symposium on Cardiac Arrhythmias. Södertälje: AB ASTRA, 1970, p. 449–472.
[K115]	Andreas Walle, Hamburg.
[L106]	Henriette Rintelen, Velbert.
[L126]	Dr. med. Katja Dalkowski, Erlangen.
[L136]	Dr. Ralf Hartenstein, Karlsruhe.
[L141]	Stefan Elsberger, Planegg.
[L157]	Susanne Adler, Lübeck.
[L190]	Gerda Raichle.
[L231]	Stefan Dangl, München.
[M400]	Dr. med. Ulrich von Hintzenstern, Spardorf.
[M582]	Prof. Dr. med. Reinhard Larsen, Homburg.
[M1289]	Prof. Dr. med. Martin Langer, UK Münster.
[O430]	Bernd Hertling, Grafing.
[O522]	Dr. Wolfgang Zettlmeier, Barbing.
[O646]	Dr. med. Jens Vater, Schwäbisch Gmünd.
[O647]	Dr. med. Lars Töpfer, Berlin.
[O648]	Markus Boldte, Rosenheim.
[O649]	Patrick Keppeler, Ansbach.
[O682]	Dr. med. Heiko Trentzsch, München.
[R246]	Gruber G, Hansch A. Kompaktatlas Blickdiagnosen in der Inneren Medizin. 2. A. Elsevier, 2009.
[R396]	Günther KP et al. Orthopädie und Unfallchirurgie. 1. A. Elsevier, 2011.
[T517]	Dr. med. Martin Jöhr; Klinik für Anästhesie, Chir. Intensivmedizin, Rettungsmedizin und Schmerztherapie (IFAIRS); Luzerner Kantonsspital, Schweiz.
[T1226]	PD Dr. Florian Brettner, München.
[V348]	VBM Medizintechnik GmbH, Sulz a. N.
[V532]	Lindner & Steffen GmbH, Nastätten.
[W279]	Deutsche Stiftung Organtransplantation, Frankfurt/Main.
[W867-003]	Bundesärztekammer (BÄK): Querschnitts-Leitlinien zur Therapie mit Blutkomponenten und Plasmaderivaten – Gesamtnovelle 2020.
[W917]	American Heart Association Inc., Dallas/USA.
[W1087-012]	S1-Leitlinie Diagnostik und Therapie der Trigeminusneuralgieder. Deutsche Gesellschaft für Neurologie e.V. (DGN). AWMF 030/016. Stand 10/2023.
[W1210-001]	Waurick K, Zarbock A, Gogarten W et al. S1-Leitlinie Rückenmarknahe Regionalanästhesien und Thromboembolieprophylaxe / antithrombotische Medikation. Deutsche Gesellschaft für Anästhesiologie und Intensivmedizin e.V. (DGAI). AWMF-Register-Nr. 001-005, 2021.